Operationsberichte

Olaf Richter
Dirk Uhlmann (*Hrsg.*)

Operationsberichte Allgemein-, Viszeral-, Gefäß- und Thoraxchirurgie

2. Auflage

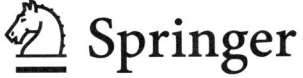 Springer

Herausgeber
Olaf Richter
Evangelisches Diakonissenkrankenhaus Leipzig
Leipzig, Germany

Dirk Uhlmann
Klinikum Döbeln
Döbeln, Germany

ISBN 978-3-662-57282-5   ISBN 978-3-662-57283-2 (eBook)
https://doi.org/10.1007/978-3-662-57283-2

Die Deutsche Nationalbibliothek verzeichnet diese Publikation in der Deutschen Nationalbibliografie; detaillierte biblio-
grafische Daten sind im Internet über http://dnb.d-nb.de abrufbar.

Springer

Umschlaggestaltung: deblik Berlin
Fotonachweis Umschlag: © s_l/stock.adobe.com

Springer ist ein Imprint der eingetragenen Gesellschaft Springer-Verlag GmbH, DE und ist ein Teil von Springer Nature
Die Anschrift der Gesellschaft ist: Heidelberger Platz 3, 14197 Berlin, Germany

Vorwort

Durch das rege Interesse am Buch „Operationsberichte Unfallchirurgie" und die dahinterstehende gute Idee, Beispieloperationsberichte für wichtige Operationen des chirurgischen Alltags zu erstellen, haben wir uns gern anstecken lassen und diese hervorragende Vorlage genutzt, um auch für weitere Gebiete der Chirurgie Operationsberichte aus der täglichen Arbeit zusammenzustellen.

Da gerade jungen Kollegen bei der Erstellung ihrer Operationsberichte ausführliche Vorlagen zur Orientierung fehlen, sollte die Fortsetzung dieser Reihe eine entsprechende Hilfestellung geben.

Sehr gefreut haben wir uns deshalb über die durchweg positiven mündlichen und schriftlichen Reaktionen unserer Kollegen auf die 1. Auflage dieses Buches und die anerkennenden Rezensionen in der Fachpresse.

Die rasante Entwicklung auf dem Gebiet der Chirurgie, sowohl was onkologische Operationen als auch was den fortschreitenden Einsatz minimalinvasiver Methoden angeht, erlaubt jeweils nur eine Momentaufnahme aktuell eingesetzter Techniken, die von Haus zu Haus je nach der chirurgischen Schule variieren können.

Exemplarisch sei hier die Pankreaschirurgie genannt. In diesem Gebiet erlauben die in den letzten Jahren eingeführten Techniken des „uncinatus first approach", „superior mesenteric artery first approach" und minimal-invasive Operationstechniken neue Wege für eine schonende und sichere Chirurgie dieses, auch für den erfahrenen Chirurgen, anspruchsvollen Organs.

Ähnliches gilt für die Behandlung in der Gefäßchirurgie. Zunehmend werden interventionelle Verfahren additiv oder als Ersatz zur konventionellen Gefäßoperation genutzt. Der Umfang der einzelnen Verfahren differiert jedoch stark zwischen den einzelnen Krankenhäusern, sodass in dem vorliegenden Buch ein Schwerpunkt auf die Standardoperationen gelegt wurde.

Eine große Freude ist es, in dieser 2. Auflage unseres Buches der Thoraxchirurgie ein großes Kapitel einräumen zu können. Dank sagen wir hier Herrn Dr. Grallert und Herrn Dr. Krämer für die kollegiale und unkomplizierte Zusammenarbeit.

Die neuen Gegebenheiten, die sich aus dem am 26. Februar 2013 in Kraft getretenen Patientenrechtegesetz ergeben, demonstrieren die Wichtigkeit der adäquaten und kompetenten Dokumentation ärztlicher Handlungen. Auch wenn in diesem Gesetz vor allem der präoperativen Aufklärung besondere Bedeutung beigemessen wurde, ist doch vorauszusehen, dass im Rahmen einer Stärkung der Patientenrechte auch der umfassenden und zeitnahen Dokumentation der am Patienten durchgeführten Handlungen noch größere Aufmerksamkeit geschenkt werden sollte. Dieser Situation entsprechend muss auf die vollständige Dokumentation

— der präoperativ zur Verfügung stehenden Informationen,
— der Diagnose,
— des operativen Vorgehens und
— der gewünschten Nachbehandlung

schon im Operationsbericht geachtet werden. So muss es möglich sein, durchgeführte Eingriffe für Kollegen, Nachbehandler (Zweitoperateure) und eventuelle Gutachter nachvollziehbar zu dokumentieren.

Welche Bedeutung dies hat, zeigt das Beispiel von Alessandro Codivilla. So existiert von seiner im Jahr 1898 in Imola durchgeführten und damit der ersten bekannten Pankreatikoduodenektomie nur ein dreizeiliger Operationsbericht. Da Codivilla seine Operation nie publizierte, ist dies der einzige Nachweis über diese Operation überhaupt und machte ihn neben Walter Kausch und Allen Oldfather Whipple fast vergessen.

In einigen Kliniken wurde der Operationsbericht früher nicht in der aktuell üblichen Protokollform, sondern als Zeichnung angefertigt. Die 1991 von Rudkowski veröffentlichte „Gefäßchirurgische Fallstudie" mit Operationszeichnungen von Prof. Dr. Hans-Martin Becker beweist die hervorragende Möglichkeit der Bebilderung eines Operationsberichts. Der Operationssitus wird durch die Bilder einem geübten Leser plastisch vor Augen geführt. In der heutigen „modernen Zeit" mit ausgelagerten Schreibbüros, Diktatsoftware usw. ist dies kaum noch vorstellbar.

Das vorliegende Buch soll dazu beitragen, jungen Kollegen die Erstellung von Operationsberichten aus dem Gebieten der Allgemein-, Viszeral-, Thorax- und Gefäßchirurgie zu vereinfachen und zu-

gleich Dokumentationen zu erstellen, die das eigentliche operative Vorgehen schriftlich absichern
und nachvollziehbar erklären. Unabhängig davon
bleibt jedoch die jeweils notwendige individuelle
Niederschrift jedes einzelnen Berichts. Somit bietet
dieses Buch eine Orientierungshilfe für den operativen chirurgischen Alltag.

D. Uhlmann, O. Richter
Döbeln und Leipzig, im April 2018

▪▪ Hinweis zum Text

Im Sinne der Lesbarkeit wird darauf verzichtet,
beide Geschlechterformen zu nennen. Selbstverständlich sind trotz der gewählten Form immer
beide Geschlechter gemeint.
In einigen Operationsberichten werden Handelsnamen zur Bezeichnung erwähnter Firmenpro-
dukte verwendet. Diese sind immer als Beispiele
für vergleichbare Produkte zu verstehen und beinhalten keine Empfehlung für ein bestimmtes
Produkt.

Inhaltsverzeichnis

I   Grundlagen

1   **Gliederung eines Operationsberichts**   3
     D. Uhlmann, O. Richter

2   **Besonderheiten allgemein- und viszeralchirurgischer Operationsberichte**   9
     D. Uhlmann

3   **Besonderheiten gefäßchirurgischer Operationsberichte**   11
     O. Richter

4   **Negativbeispiele**   13
     D. Uhlmann, O. Richter

5   **Aspekte zur Verschlüsselung des Operationsberichts**   19
     A. Gitschel, H. Streller

6   **Juristische Aspekte von Operationsberichten**   25
     H. Hölzer, T. Wagner

II   Operationsberichte Viszeral- und Allgemeinchirurgie

7   **Endokrine Chirurgie**   35
     R. Schneider

8   **Ösophaguschirurgie**   55
     C. Möbius

9   **Magenchirurgie**   65
     C. Möbius, D. Uhlmann

10   **Dünndarmchirurgie**   77
     D. Uhlmann

11   **Kolonchirurgie**   85
     A. Flade

12   **Rektumchirurgie**   109
     A. Flade

13   **Analchirurgie**   119
     T. Jacobi

14   **Leberchirurgie**   133
     D. Uhlmann

15   **Chirurgie der Gallenwege und Gallenblase**   145
     D. Uhlmann

16   **Pankreaschirurgie**   153
     D. Uhlmann, R. Schneider, H. Witzigmann

17   **Milzchirurgie** 167
      D. Uhlmann

18   **Hernienchirurgie** 175
      N.-T. Hoedt

19   **Transplantationschirurgie** 191
      D. Uhlmann

20   **Kleine Chirurgie** 199
      H. Staab, H. Spieker

III   Operationsberichte Thoraxchirurgie

21   **Lungenchirurgie** 215
      M. Grallert, S. Krämer, D. Uhlmann

22   **Chirurgie des Mediastinums** 289
      M. Grallert, S. Krämer, D. Uhlmann

23   **Chirurgie der Thoraxwand** 311
      M. Grallert, S. Krämer, D. Uhlmann

IV   Operationsberichte Gefäßchirurgie

24   **Embolektomie** 333
      O. Richter

25   **Shunt-Chirurgie** 337
      S. Rohm

26   **Varizenchirurgie** 347
      H. Staab

27   **Amputationschirurgie** 353
      H. Siekmann, L. Brückner, L. Becherer

28   **Aneurysmachirurgie** 367
      O. Richter

29   **Endarteriektomie** 379
      O. Richter

30   **Bypass-Chirurgie** 387
      O. Richter

      Serviceteil 399
      Sachverzeichnis 400

Autorenverzeichnis

Becherer, Lars, Dr. med.
Martin-Luther-Universität Halle-Wittenberg
Universitäts- und Poliklinik für Unfall- und Wieder-
herstellungschirurgie
Halle

Brückner, Lutz, Priv.-Doz. Dr. med.
Leipzig

Flade, Andreas, Dr. med.
HELIOS Park-Klinikum Leipzig
Klinik für Allgemein-, Viszeral- und Gefäßchirurgie
Leipzig

Gitschel, Andrea, Dipl.-Med.
Ev. Diakonissenkrankenhaus Leipzig
Medizincontrolling
Leipzig

Grallert, Martin, Dr. med.
Halle

Hoedt, Niels-Torsten, Dr. med.
Ev. Diakonissenkrankenhaus Leipzig
Klinik für Allgemein- und Viszeralchirurgie
Leipzig

Hölzer, Helge, RA Dr. med.
Sindelfingen

Jacobi, Thorsten, Dr. med.
Diakonissenkrankenhaus Dresden
Klinik für Viszeralchirurgie und Proktologie
Dresden

Krämer, Sebastian, Dr. med.
Universitätsklinikum Leipzig
Klinik für Viszeral-, Transplantations-,
Thorax- und Gefäßchirurgie
Leipzig

Möbius, Christian, Priv.-Doz. Dr. med.
Florence-Nightingale-Krankenhaus –
Kaiserswerther Diakonie
Klinik für Allgemein- und Viszeralchirurgie
Düsseldorf

Richter, Olaf, Dr. med.
Ev. Diakonissenkrankenhaus Leipzig
Klinik für Gefäßchirurgie
Leipzig

Rohm, Silvio, Dr. med.
Ev. Diakonissenkrankenhaus Leipzig
Klinik für Gefäßchirurgie
Georg-Schwarz-Straße 49
Leipzig

Schneider, Rick, PD Dr. med. habil.
Martin-Luther-Universität Halle-Wittenberg
Universitäts- und Poliklinik für Viszerale, Gefäß-
und Endokrine Chirurgie
Halle/Saale

Siekmann, Holger, Dr. med.
Martin-Luther-Universität Halle-Wittenberg
Universitäts- und Poliklinik für Unfall- und
Wiederherstellungschirurgie
Halle/Wittenberg

Spieker, Henning, Dr. med.
Klinikum Döbeln
Klinik für Chirurgie
Döbeln

Staab, Holger, Dr. med.
Universitätsklinikum Leipzig
Klinik und Poliklinik für Viszeral-, Transplantations-,
Thorax- und Gefäßchirurgie
Leipzig

Streller, Heiko
Ev. Diakonissenkrankenhaus Leipzig
Medizincontrolling
Leipzig

Uhlmann, Dirk, Prof. Dr. med.
Klinikum Döbeln
Klinik für Chirurgie
Döbeln

Wagner, Thomas, RA
Leipzig

Witzigmann, Helmut, Prof. Dr. med.
Städtisches Klinikum
Krankenhaus Dresden-Friedrichstadt
Klinik für Allgemein- und Viszeralchirurgie
Dresden

Abkürzungsverzeichnis

A. (Aa.) Arteria (Arteriae)
a.-p. anterior-posterior
ACC Arteria carotis communis
ACI Arteria carotis interna
ACL Anokutanlinie
ACVB aortokoronarer Venen-Bypass
ADP Adenosindiphosphat
ADP Arteria dorsalis pedis
AEG Adenokarzinom des ösophagogastralen Übergangs
AFC Arteria femoralis communis
AFP Arteria femoralis profunda
AFS Arteria femoralis superficialis
AIC Arteria iliaca communis
AIE Arteria iliaca externa
AII Arteria iliaca interna
AMI Arteria mesenterica inferior
AMS Arteria mesenterica superior
AP Anus praeter
AP Arteria poplitea
ASS Acetylsalicylsäure
ATA Arteria tibialis anterior
ATP Arteria tibialis posterior
AZ Allgemeinzustand

BMI Body-Mass-Index
BV Bildverstärker

CA Chefarzt
CCE Cholezystektomie
CCIS Cleveland Clinic Incontinence Score
CD Claudicatio-Distanz
Ch Charrière
CIT kalte Ischämiezeit des Organs
CMV Cytomegalievirus
COPD chronisch obstruktive Lungenerkrankung
COX Cyclooxygenase
CRP C-reaktives Protein
CT Computertomografie
CUP „cancer of unknown primary"

D Spender eines Organs
DD Differenzialdiagnose
DGVS Deutsche Gesellschaft für Verdauungs- und Stoffwechselkrankheiten
DHC Ductus hepatocholedochus
DIMDI Deutsches Institut für Medizinische Dokumentation und Information
DKR Deutsche Kodierrichtlinien
DM Diabetes mellitus
DSA digitale Subtraktionsangiografie

EBUS endobronchialer Ultraschall
EEG Elektroenzephalografie
EHS European Hernia Society Classification
ERC endoskopische retrograde Cholangiografie
EVAR „endovascular aortic repair"

F French
FA/FÄ Facharzt/Fachärztin
FEV1 Einsekundenkapazität
FEVAR fenestrierte endovaskuläre Aneurysmareparatur
FKDS farbkodierte Duplexsonografie
FP femoropopliteal

G-DRG German Diagnosis Related Groups
GFR glomeruläre Filtrationsrate
GIA gastrointestinale Anastomose
Gpt Gigapartikel

HAL Hämorrhoidalarterien-Ligatur
HCC hepatozelluläres Karzinom

IASLC International Association for the Study of Lung Cancer
ICD Internationale statistische Klassifikation der Krankheiten und verwandter Gesundheitsprobleme
ICPM Internationale Klassifikation der Behandlungsmethoden in der Medizin
ICR Interkostalraum
IE Internationale Einheiten
i. H. in Höhe
IMC Intermediate Care
InEK Institut für das Entgeltsystem im Krankenhaus
IPOM intraperitoneales Onlay-Mesh
ITMIG International Thymic Malignancy Interest Group
ITN Intubationsnarkose
ITS Intensivtherapiestation

J. Jahre

KI Kurzinfusion

LAO „left anterior oblique"
LMWH „low-molecular-weight heparin"

M. Musculus
m männlich
MRT Magnetresonanztomografie
MS Magensonde

N. (Nn.) Nervus (Nervi)
n. F. nach Fontaine
NaCl Natriumchlorid
NIEN niedriggradige intraepitheliale Neoplasie
NSAR nichtsteroidale Antirheumatika
NSCLC „non-small cell lung cancer"

OA Oberarzt
ODS obstruktives Defäkationssyndrom
ÖGD Ösophagogastroduodenoskopie
Op Operation
OPS Operationen- und Prozedurenschlüssel
OS Oberschenkel
OSG oberes Sprunggelenk

pAVK periphere arterielle Verschlusskrankheit
PDA Periduralanästhesie
PDK Periduralkatheter
PDMS periphere Durchblutung, Motorik und Sensibilität
PEG perkutane endoskopische Gastrostomie
PET Positronenemissionstomografie
PME partielle mesorektale Resektion
PTA perkutane transluminale Angioplastie
PTFE Polytetrafluorethylen
PTT partielle Thromboplastinzeit
PVP Proceed-Ventral-Patch

R	Empfänger einer Organspende
R.	Ramus
RAR	rektoanale Rekonstruktion
RFA	Radiofrequenz-Ablation
RF-Ka-theter	Radiofrequenz-Katheter
RR	Blutdruck nach Riva-Rocci
s.c.	subkutan
SNS	Sakralnervenstimulation
SSEP	somatosensorisch evozierte Potenziale
SSL	Steinschnittlage
STARR	„stapled transanal rectal resection"
TAP	transabdominelle präperitoneale Mesh-Plastik
TC	Truncus coeliacus
TEA	Thrombendarteriektomie
TEP	totale Endoprothese
TEP	total-extraperitoneale Mesh-Plastik
TEVAR	„thoracic endovascular aortic repair"
TIA	transitorische ischämische Attacke
TL	Teelöffel
(ta)TME	(transanale) totale mesorektale Exzision
tPA	„tissue plasminogen activator"
TVT	tiefe Venenthrombose
UICC	Union internationale contre le cancer
uPA	„urokinase-type plasminogen activator"
US	Unterschenkel
V. (Vv.)	Vena (Venae)
V. a.	Verdacht auf
VAMLA	videoassistierte mediastinoskopische Lymphadenektomie
VATS	videoassistierte Thorakoskopie
VSM	Vena saphena magna
VSP	Vena saphena parva
w	weiblich
WHO	Weltgesundheitsorganisation
ZVK	zentraler Venenkatheter

Grundlagen

Inhaltsverzeichnis

Kapitel 1   **Gliederung eines Operationsberichts** – 3
D. Uhlmann, O. Richter

Kapitel 2   **Besonderheiten allgemein- und viszeralchirurgischer Operationsberichte** – 9
D. Uhlmann

Kapitel 3   **Besonderheiten gefäßchirurgischer Operationsberichte** – 11
O. Richter

Kapitel 4   **Negativbeispiele** – 13
D. Uhlmann, O. Richter

Kapitel 5   **Aspekte zur Verschlüsselung des Operationsberichts** – 19
A. Gitschel, H. Streller

Kapitel 6   **Juristische Aspekte von Operationsberichten** – 25
H. Hölzer, T. Wagner

Gliederung eines Operationsberichts

D. Uhlmann, O. Richter

1.1   Basisdaten   – 4

1.2   Vorgeschichte   – 4
1.2.1 Voroperationen und Nebenerkrankungen   – 4
1.2.2 Medikamente und Allergien   – 4
1.2.3 Beschwerden, Anamnese   – 6
1.2.4 Lokalbefund   – 6
1.2.5 Aufklärung   – 6
1.2.6 Präoperative Planung   – 6

1.3   Diagnose   – 6

1.4   Operation   – 6

1.5   Bericht zum operativen Vorgehen   – 8
1.5.1 Ablauf   – 8

1.6   Nachbehandlung/Prozedere   – 8

1.7   Datum und Unterschrift   – 8

© Springer-Verlag GmbH Deutschland, ein Teil von Springer Nature 2018
O. Richter, D. Uhlmann (Hrsg.), *Operationsberichte Allgemein-, Viszeral-, Gefäß- und Thoraxchirurgie*, Operationsberichte
https://doi.org/10.1007/978-3-662-57283-2_1

1.1 Basisdaten

Üblicherweise beginnt ein Op-Bericht mit der Angabe der Basisdaten zur Operation. Diese geben die eindeutige Identifikation des Patienten inklusive Geburtsdatum sowie Angaben zum Op-Team und grundlegende Daten zur Operation an.

Üblicherweise enthält der **Kopf eines Op-Berichts** dementsprechend folgende Details:

- Patienten- und Fallnummer,
- die behandelnde Klinik und die Station,
- den Namen, das Geschlecht und das Alter sowie das Geburtsdatum des Patienten,
- den Op-Saal und das Op-Datum sowie die Schnitt-/Nahtzeit,
- die Namen der Operateure, der Assistenten, der Anästhesisten und des Pflegepersonals.

Sollten mehrere Operateure an einer Operation beteiligt gewesen sein, sollte dies auch entsprechend angegeben werden.

Beispiele für die Anwesenheit mehrerer Operateure sind parallel arbeitende Op-Teams bei verschiedenen Op-Gebieten (z. B. Unterschenkelkompartment und abdominales Kompartment bei Zustand nach Versorgung eines rupturierten Aortenaneurysmas) oder die Beteiligung mehrerer Fachdisziplinen bei Komplexverletzungen (Gefäß-, Neuro-, Unfall- und Viszeralchirurgen).

Durch die **Angabe mehrerer Operateure** kann der während einer komplexen Operation (z. B. Hemihepatektomie oder Kausch-Whipple-Operation) von dem **jungen Assistenten** durchgeführte Op-Schritt (z. B. Cholezystektomie oder Anlage einer Fußpunktanastomose) dokumentiert werden und damit dem Assistenten für seinen Op-Katalog zur Verfügung stehen. Der Assistent kann so lernen, auch für einzelne Op-Schritte verantwortlich zu sein und separate Op-Berichte anzufertigen. Ebenso kann auch die aktive und unterstützende Beteiligung des Facharztes unterstrichen werden, der dem jungen und noch unerfahrenen Kollegen bei einer Operation aktiv assistiert.

Die **Verantwortung am Tisch** obliegt im Normalfall dem Facharzt. Teilweise lässt sich das Aktivitätsausmaß bei der Operation zwischen Operateur und erstem Assistenten jedoch kaum trennen.

Besonderes Augenmerk sollte auch auf die Angabe einer **exakten Schnitt-Naht-Zeit** gelegt werden. Denn gerade die Dauer zwischen Schnitt und Naht lässt für den erfahrenen Beobachter ggf. Rückschlüsse auf den operativen Ablauf zu. Die angegebene Zeit sollte dabei mit dem Ablauf in Einklang stehen. Eine unkomplizierte laparoskopische Cholezystektomie sollte z. B. keine Op-Zeit von 90 min oder mehr aufweisen. Möglicherweise deuten in dieser Situation überlange Op-Zeiten auf einen unerfahrenen Operateur hin, dem es an der Unterstützung eines erfahrenen Facharztes mangelte oder auf während der Operation aufgetretene erschwerende Besonderheiten oder Komplikationen. Diese müssen dann auf jeden Fall im Op-Bericht erwähnt werden.

Wünschenswert ist daher in diesem Zusammenhang die **Angabe des Ausbildungsstands** bzw. die Angabe der **Funktion der Operateure und Assistenten** (Assistenzarzt, Facharzt, subspezialisierter Facharzt, Ober- oder Chefarzt).

1.2 Vorgeschichte

Mit den Angaben zur Vorgeschichte legt der Operateur dar, dass er sich umfassend mit der präoperativen Situation des Patienten, für dessen Wohl er Verantwortung trägt, auseinandergesetzt hat. Soweit vorhanden, sollten die **Angaben zur Vorgeschichte** Informationen zu folgenden Punkten liefern:

- jetziger Verlauf der Beschwerden,
- präoperatives Staging bei onkologischen Operationen,
- Grund der Vorstellung und Diagnostik bei notfallmäßigen Operationen,
- Voroperationen,
- Medikamente,
- erfolgte Aufklärung,
- präoperative Planung,
- Lokalbefund.

1.2.1 Voroperationen und Nebenerkrankungen

In unserer täglichen Arbeit treffen wir zunehmend auf Patienten in einem höheren Lebensalter, die eine umfangreiche Geschichte an Voroperationen und Nebenerkrankungen bieten können. Oft liegen **stattgehabte Operationen** mehrere Jahre bis Jahrzehnte zurück und werden von dem Patienten auch nicht mehr in ihrer Ganzheit erinnert. Auch Op-Berichte oder Epikrisen können aus diesem Zeitraum schwer zurate gezogen werden. Eventuell zieht man aus dem Verlauf bzw. Zustand abdominaler Narben auf Voroperationen Rückschlüsse. Oft zeigt sich jedoch auch erst intraoperativ das wahre Ausmaß einer Voroperation.

An **typischen Nebenerkrankungen**, die häufig Einfluss auf

- die operative Vorgehensweise,
- die Wahl der geeigneten Narkose sowie auf
- das angestrebte Op-Ereignis

haben, seien exemplarisch die nachfolgenden Krankheiten genannt:

- Diabetes mellitus,
- chronisch obstruktive Lungenerkrankungen,
- periphere Verschlusskrankheit,
- kardiale Erkrankungen

1.2.2 Medikamente und Allergien

Hinweise zur präoperativen Medikamenteneinnahme des Patienten sind sinnvoll, wenn diese einen Einfluss auf die Operation bzw. das Op-Ergebnis haben können. Dies trifft besonders auf die Medikamentengruppe zu, die in das **Blutgerinnungssystem** eingreift. Die ◻ Tab. 1.1 spiegelt, ohne Anspruch auf Vollständigkeit, ein breites Spektrum möglicher Medikamente wider. Dabei ist auf die große Palette der Handelsnamen für Medikamente mit demselben Wirkstoff zu achten (◼ Tab. 1.2).

Abstoßungsreaktionen bei eingebrachten Kunststoffen, z. B. bei der Versorgung von Narbenhernien, sind heutzutage sehr selten.

◼ **Tab. 1.1** Gerinnungsaktive Medikamente

Thrombozytenaggregationshemmer	
COX-Inhibitoren	ASS, Aloxiprin
Glykoprotein-IIb/IIIa-Inhibitoren	Abciximab, Eptifibatide, Tirofiban
ADP-Rezeptor-Inhibitoren	Clopidogrel, Ticlopidin, Prasugrel
Prostaglandinanaloga	Prostacyclin, Iloprost, Treprostinil
Sonstige	Ditazol, Dipyridamol, Cilostazol
Antikoagulanzien	
Vitamin-K-Antagonisten	Phenprocoumon, Warfarin u. a.
Heparine	Unfraktioniertes Heparin, LMWH (Enoxaparin, Dalteparin, Certoparin, …), Heparinoide (Danaparoid, Sulodexide)
Faktor-Xa–Inhibitoren	Fondaparinux
Orale Faktor-Xa–Inhibitoren	Rivaroxaban, Apixaban
Thrombininhibitoren	Hirudin, Argatroban, Bivalirudin, Desirudin u. a.
Orale Thrombinhemmer	Dabigatran
Plasminogen-Aktivatoren	
tPA	Alteplase, Tenecteplase
uPA	Urokinase, Saruplase
Streptokinase	Streptase

◼ **Tab. 1.2** Mono- und Kombinationspräparate, die Acetylsalicylsäure (ASS) enthalten

Acesal	
Aggrenox	
Alka-Seltzer classic	
Aspirin	Coffein
	Complex
	Direkt
	Effect
	i.v.
	Migräne
	N
	protect
	plus C/-plus C Orange

◼ **Tab. 1.2** (Fortsetzung)

ASS	AL 100 TAH
	AL 500
	+ C-ratiopharm gegen Schmerzen
	gamma 75 mg Infarktschutz Tabletten
	-ratiopharm
	-ratiopharm PROTECT 100 mg
	STADA
	STADA Protect 100 mg magensaftresistente Tabletten
	TAD 100 mg protect
AxanumTM 81 mg/20 mg Hartkapseln	
Boxazin plus C bei Kopfschmerz	
dolomo TN Tabletten	
Dolopyrin AL	
Dolviran N Tabletten	
DuoCover 75 mg/100 mg Filmtabletten	
DuoPlavin 75 mg/100 mg Filmtabletten	
EUDORLIN Schmerztabletten	
Fibrex Tabletten	
Godamed 50 mg/-100 mg ASS TAH	
Grippal + C ratiopharm	
HA-Tabletten N gegen Schmerzen	
HerzASS-ratiopharm	
Melabon K Tabletten	
Mipyrin Tabletten	
Neuralgin Schmerztabletten	
Neuranidal N Schmerztabletten	
Novo Petrin Novum Schmerztabletten	
ratiopyrin Schmerztabletten	
Thoma-pyrin	Brausetabletten
	CLASSIC Schmerztabletten
	INTENSIV Tabletten
TITRALGAN gegen Schmerzen Tabletten	
Togal	ASS 400 mg Tabletten
	Classic Duo Tabletten
	Kopfschmerz-Brause + Vitamin C Brausetabletten

1.2.3 Beschwerden, Anamnese

Kurze Angaben zum Beginn bzw. zum Verlauf der Beschwerden sollten auch im Op-Bericht niedergelegt werden. Sie erklären ggf. in sich schon das folgende operative Vorgehen.

Beispielhaft sei hier die Magenperforation genannt, die durch ihre typische Anamnese zügig erkannt und einer notfallmäßigen Operation zugeführt werden sollte. Hier reicht schon ein alleiniges abdominales Röntgen im Stehen mit Nachweis von freier Luft als Bestätigung der Op-Indikation. Der unklare Unterbauchschmerz bei jungen Patientinnen sollte jedoch präoperativ sonografisch und auch gynäkologisch abgeklärt werden.

Bei der akuten arteriellen Embolie kann der Patient meist ganz genau den zeitlichen Beginn der Symptomatik schildern. In einem solch typischen Fall wird ebenfalls keine zeitraubende weitere Diagnostik benötigt. Der Patient sollte sofort operativ versorgt werden.

1.2.4 Lokalbefund

Wie die Anamnese so ist auch die kurze Beschreibung des Lokalbefunds wünschenswert. Dies gilt besonders für die notfallmäßige Operation im Abdominalbereich.

In der **Gefäßchirurgie** ist eine detaillierte Beschreibung der Befunde im Seitenvergleich wichtig, da dadurch häufig die Prognose des Prozesses besser eingeschätzt werden kann. Absolut simpel, aber meist von grundlegender Bedeutung ist die korrekte Erhebung des Pulsstatus. Bei akuten und chronischen Ischämien sollte Stellung zu eventuellen Temperaturunterschieden sowie eingeschränkter Motorik und Sensibilität bezogen werden. Bei Thrombosen oder Kompartmentsyndromen ist der Umfang der Extremität oder der eventuell gemessene Druck zu bewerten.

1.2.5 Aufklärung

Kurze schriftliche Notizen eines stattgefundenen Aufklärungsgesprächs einschließlich alternativer Therapieoptionen belegen das präoperativ geführte Gespräch mit dem Patienten. Der Aufklärung durch einen fachlich entsprechend ausgewiesenen Arzt misst das neue Patientenrechtegesetz große Bedeutung bei. Auch in der akuten Notfallbehandlung sollte diese erfolgen und kurz dokumentiert werden.

1.2.6 Präoperative Planung

Sowohl in der Akutversorgung, z. B. beim akuten Abdomen, als auch bei geplanten Eingriffen sind die meisten Operationen heute standardisiert und können entsprechend dem vorliegenden Krankheitsbild geplant werden. Sicherlich können in der Versorgung eines akuten Abdomens überraschende Befunde auftreten, die Abwandlungen vom Standardvorgehen erfordern. Jedoch sollten entsprechend dem jeweiligen Krankheitsbild Patienten über eine geeignete Operation aufgeklärt werden und eine entsprechende Auseinandersetzung des Operateurs mit dem geplanten Eingriff dokumentieren.

1.3 Diagnose

Im Op-Bericht als zentralem Dokument der Patientenakte sollte auf eine dezidierte **Angabe der Diagnose** besonderer Wert gelegt werden. Die genaue Diagnose an sich stellt schon die nachvollziehbare Indikation zur Operation dar.

In Zeiten von **ICD** (Internationale statistische Klassifikation der Krankheiten und verwandter Gesundheitsprobleme) und **ICPM** (Internationale Klassifikation der Behandlungsmethoden in der Medizin) verwischen hingegen sinnvolle Diagnosen zunehmend. Nach beurteilenden Gutachtern bieten sich häufig Diagnosen, die die Frage rechtfertigen, ob der Operateur wirklich wusste, was er gerade operiert. Nachstehend sei hier auf einige ICD-Beispiele verwiesen (◘ Tab. 1.3).

In dieser Form haben entsprechende Formulierungen in einem adäquaten Op-Bericht nur zwecks der Abrechnung mit der Krankenkasse ihre Berechtigung. Im günstigsten Fall kann die ICD-Kodierung mit dem entsprechenden Programm aus dem Kodierungssystem zwecks Abrechnung übernommen und dann durch den Operateur der eigentlichen Op-Situation angepasst werden. Ist eine Änderung der ICD-Diagnose in einem sinnvolleren Text nicht möglich, so sollte der Operateur noch zusätzlich eine dezidierte Diagnose dokumentieren.

Eine gute Diagnose erklärt deskriptiv das Ausmaß der Erkrankung/Verletzung. Sie sollte z. B. bei Tumorerkrankungen Folgendes beinhalten:

- die genaue Lokalisation des Tumors,
- die Beziehung zu Nachbarstrukturen, Gefäßen,
- den Verdacht auf bereits stattgehabte lymphogene oder Fernmetastasierung.

Auch für akute Geschehnisse ist z. B. das Ausmaß der lokalen Schädigung oder bereits das Vorhandensein einer Peritonitis und deren Unterteilung in putride oder kotig wichtig. Wenn möglich, sollte eine sinnvolle, das operative Vorgehen erklärende Klassifikation der Erkrankung verwendet werden. Diese sind im viszeralchirurgischen Bereich sicherlich nicht so geläufig wie in der Gefäß- oder Unfallchirurgie. Jedoch sei hier z. B. auf die Bismuth-Klassifikation der Klatskin-Tumoren hingewiesen.

1.4 Operation

Wie für die Diagnose, so gilt auch für die Beschreibung der eigentlichen Operation, dass mit diesen Angaben schon kurz, aber nachvollziehbar, das operative Vorgehen dargestellt werden soll. Die wesentlichen Maßnahmen sollten Erwähnung finden, d. h. die lokale operative Maßnahme und ggf. Erweiterung des Eingriffs bzw. die Resektion von suspekten Lymph-

◼ Tab. 1.3   ICD-Kodierung bei Cholelithiasis

K80-K87	**Krankheiten der Gallenblase, der Gallenwege und des Pankreas**
K80.-	**Cholelithiasis**
K80.0-	**Gallenblasenstein mit akuter Cholezystitis**
	Inkl.: Jeder unter K80.2- aufgeführte Zustand mit akuter Cholezystitis
K80.00	Gallenblasenstein mit akuter Cholezystitis: Ohne Angabe einer Gallenwegsobstruktion
K80.01	Gallenblasenstein mit akuter Cholezystitis: Mit Gallenwegsobstruktion
K80.1-	**Gallenblasenstein mit sonstiger Cholezystitis**
	Inkl.: Cholezystitis mit Cholelithiasis o.n.A. Jeder unter K80.2- aufgeführte Zustand mit Cholezystitis (chronisch)
K80.10	Gallenblasenstein mit sonstiger Cholezystitis: Ohne Angabe einer Gallenwegsobstruktion
K80.11	Gallenblasenstein mit sonstiger Cholezystitis: Mit Gallenwegsobstruktion
K80.2-	**Gallenblasenstein ohne Cholezystitis**
	Inkl.: Cholelithiasis nicht näher bezeichnet oder Cholezystolithiasis ohne Cholezystitis Gallenblasenkolik (rezidivierend) Gallenstein (eingeklemmt): Ductus cysticus, Gallenblase
K80.20	Gallenblasenstein ohne Cholezystitis: Ohne Angabe einer Gallenwegsobstruktion
K80.21	Gallenblasenstein ohne Cholezystitis: Mit Gallenwegsobstruktion
K80.3-	**Gallengangsstein mit Cholangitis**
	Inkl.: Jeder unter K80.5- aufgeführte Zustand mit Cholangitis
K80.30	Gallengangsstein mit Cholangitis: Ohne Angabe einer Gallenwegsobstruktion
K80.31	Gallengangsstein mit Cholangitis: Mit Gallenwegsobstruktion
K80.4-	**Gallengangsstein mit Cholezystitis**
	Inkl.: Jeder unter K80.5- aufgeführte Zustand mit Cholezystitis (mit Cholangitis)
K80.40	Gallengangsstein mit Cholezystitis: Ohne Angabe einer Gallenwegsobstruktion
K80.41	Gallengangsstein mit Cholezystitis: Mit Gallenwegsobstruktion
K80.5-	**Gallengangsstein ohne Cholangitis oder Cholezystitis**
	Inkl.: Choledocholithiasis nicht näher bezeichnet oder ohne Gallenstein (eingeklemmt): Cholangitis oder Cholezystitis - Ductus choledochus - Ductus hepaticus - Gallengang o.n.A. Intrahepatische Cholelithiasis Leberkolik (rezidivierend)
K80.50	Gallengangsstein ohne Cholangitis oder Cholezystitis: Ohne Angabe einer Gallenwegsobstruktion
K80.51	Gallengangsstein ohne Cholangitis oder Cholezystitis: Mit Gallenwegsobstruktion
K80.8-	Sonstige Cholelithiasis
K80.80	Sonstige Cholelithiasis: Ohne Angabe einer Gallenwegsobstruktion
K80.81	Sonstige Cholelithiasis: Mit Gallenwegsobstruktion

1

knoten oder Entnahme anderer suspekter Bezirke, auch die Resektion einer kleinen synchronen Lebermetastase.

1.5   Bericht zum operativen Vorgehen

1.5.1   Ablauf

Der eigentliche Vorgang bzw. die Durchführung der Operation soll in guter und verständlicher Sprache mit den wesentlichen, auch für den späteren Leser nachvollziehbaren Schritten niedergeschrieben werden. Hierbei ist es günstig, wenn sich die Individualität der Operation anhand intraoperativer „landmarks" von selbst erklärt (Beschreibung der genauen Tumorlage, des vorgefundenen Befunds bei z. B. Hohlorganperforation, Lage von Gefäßclips oder Ähnlichem).

Die **einzelnen Schritte der Operation** müssen nachvollziehbar sein, ebenso intraoperative Probleme, z. B. bei der Adhäsiolyse im Dünndarmbereich nach stattgehabter Voroperation oder bei der Mobilisation der Leber nach erfolgter Leberteilresektion, die dann wiederum verlängerte Op-Zeiten hinreichend erklären können. So belegt z. B. ein einfacher unkomplizierter Eingriff wie eine laparoskopische Appendektomie, selbst durch einen Ausbildungsassistenten, keine Op-Zeit von 90 min. Der operative Ablauf muss somit die Op-Zeit erklären.

Wichtig ist die **Darstellung des vorgefundenen intraoperativen Befunds**. Zum einen in der Notfallsituation:
- welche Organe sind in welchem Ausmaß betroffen,
- welche Nachbarstrukturen sind in die Verletzung bzw. in den Befund einbezogen,
- wie hat die Ausbreitung der Erkrankung in der gesamten Abdominalhöhle bereits stattgefunden.

Auch in der onkologischen Chirurgie ist eine detaillierte Beschreibung des vorgefundenen Befunds und ggf. bereits stattgehabter Fernabsiedlungen notwendig.

Auch bereits **stattgehabte Voroperationen**, selbst wenn diese schon längere Zeit zurückliegen, können ausgeprägte Veränderungen im Op-Situs hinterlassen. Diese können ein standardisiertes Op-Vorgehen nicht mehr zulassen bzw. die Op-Zeit erheblich verlängern und sollten deshalb gründlich dokumentiert werden. Ein abweichendes Verhalten vom üblichen operativen Standard bei klassischen Op-Verfahren sollte sich aus dem Op-Bericht erschließen.

Auch die **Gabe eines Antibiotikums** sollte Erwähnung im Op-Bericht finden, auch wenn in vielen Kliniken bereits Standards hinsichtlich der perioperativen Antibiotikagabe vorhanden sind.

Für die **Nähte** sollten die Nahttechnik (z. B. fortlaufende oder Einzelknopfnaht) und das Material genannt werden.

1.6   Nachbehandlung/Prozedere

Angaben zum Prozedere sind essenziell, da eigentlich nur der Operateur die **Möglichkeit einer entsprechenden Weiterbehandlung** einschätzen kann.
- Ist z. B. ein standardisierter Kostaufbau möglich oder sollte eine verlängerte Nahrungskarenz eingehalten werden?
- Ist eine längerfristige Antibiotikatherapie notwendig, z. B. perforierte Appendizitis, oder reicht die einmalige perioperative Gabe?
- Sind häufigere Labor- oder Ultraschallkontrollen notwendig bei entsprechenden größeren oder komplizierteren Operationen?

Für die Zeit im Aufwachraum mögen entsprechende Festlegungen noch nicht so wichtig sein, spätestens mit Rücktransport auf die Station sollte jedoch das weitere Prozedere schriftlich festgelegt worden sein. Daher wird der Op-Bericht im eigenen Vorgehen üblicherweise noch am Op-Tag schriftlich niedergelegt.

Angaben zum Prozedere durch den Operateur sollten Hinweise zu folgenden Fragen enthalten:
- Analgesie,
- Thromboseprophylaxe,
- Notwendigkeit und Dauer der Antibiotikagabe,
- Notwendigkeit weiterer Operationen,
- stattgehabte Histologie und Abstrich,
- Empfehlungen ggf. weiterer diagnostischer Maßnahmen.

Auch wenn meist bereits interne Schemata für die Nachbehandlung existieren, sollten auch diese Routinen im Op-Bericht Erwähnung finden.

1.7   Datum und Unterschrift

Die zeitnahe Angabe zum Erstellungsdatum des Op-Berichts sowie die Unterschrift, mit der der Operateur sein Handeln abzeichnet, verstehen sich von selbst. Hierbei wird im eigenen Vorgehen darauf geachtet, dass der Zeitraum zwischen der Operation und dem Gegenzeichnen des Op-Berichts 5 Arbeitstage nicht überschreitet. Im günstigsten Fall wird der Op-Bericht vom Operateur selbst noch im Operationssaal, zumindest **am Op-Tag** erstellt. Hierdurch wird gewährleistet, dass auch Details während der Operation nicht vergessen werden, zu denen im Rahmen möglicher späterer Auseinandersetzungen nicht der Vorwurf einer Verfälschung des Op-Berichts erhoben werden kann.

Besonderheiten allgemein- und viszeralchirurgischer Operationsberichte

D. Uhlmann

2.1 **Standardeingriff** – 10

2.2 **Elektive onkologische Chirurgie** – 10

2.3 **Zweit-/Dritteingriff nach (auswärtiger) Voroperation** – 10

© Springer-Verlag GmbH Deutschland, ein Teil von Springer Nature 2018
O. Richter, D. Uhlmann (Hrsg.), *Operationsberichte Allgemein-, Viszeral-, Gefäß- und Thoraxchirurgie*, Operationsberichte
https://doi.org/10.1007/978-3-662-57283-2_2

2

In der täglichen Routine kann man zwischen drei großen Kategorien von Eingriffen unterscheiden:
1. Standardeingriff,
2. elektive onkologische Chirurgie,
3. Zweit-/Dritteingriff nach (auswärtiger) Voroperation.

2.1   Standardeingriff

Für diese Eingriffe soll dieses Buch dem jungen Kollegen die Möglichkeit geben, sich vor der Operation kurz noch einmal über die einzelnen Op-Schritte zu informieren und nach der Operation die Grundlage für das Erstellen erster eigener Op-Berichte liefern. Auch dabei muss bedacht werden, dass es einen „Standardeingriff" nicht gibt und intraoperative Besonderheiten, vor allem anatomische Varianten und das Abweichen vom üblichen operativen Vorgehen, auch so zu dokumentieren sind.

Auch viele Ursachen des akuten Abdomens (z. B. akute Appendizitis, akute Cholezystitis, Magenperforation), die operativ saniert werden, können mithilfe von Standardoperationen versorgt werden, sollten aber detailliert beschrieben werden, um bei einer nötigen operativen Revision einem anderen Operateur die Möglichkeit der Einschätzung einer Befunddynamik zu geben.

2.2   Elektive onkologische Chirurgie

Im Gegensatz zur Akutchirurgie erfolgt hier die Operation erst, nachdem man ausreichend Informationen über lokale Tumorausdehnung und Verteilungsmuster zusammengetragen hat. Für kleine Tumoren kann man auch hier entsprechend der heute geltenden Grundprinzipien der Tumorchirurgie Standardoperationen durchführen, wie dies hier exemplarisch mit entsprechenden Op-Berichten dargestellt ist. Auch in der onkologischen Chirurgie vollzieht sich ein ständiger Wandel der Op-Methoden hin zu minimal-invasiven Eingriffen, die heute beim Kolon- und Rektumkarzinom etabliert sind und auch bei Leber- und Pankreasresektionen Einzug in die Klinik halten. Neue spezielle intraoperative Vorgehensweisen, wie z. B. der „uncinatus first-approach" oder „superior mesenteric artery first approach" in der konventionellen Pankreaschirurgie, helfen, frühzeitig inoperable Befunde zu erkennen und operable Befunde entsprechend zu sanieren. Der Bericht muss aber immer so gestaltet sein, einem in der Materie Geübten, der während der Operation nicht anwesend war, den Ablauf der Operation verständlich darzulegen.

2.3   Zweit-/Dritteingriff nach (auswärtiger) Voroperation

Die Durchführung größerer viszeralchirurgischer Eingriffe nach bereits stattgefundenen Operationen stellt eine große Herausforderung für den Chirurgen dar. Der vorliegende Op-Bericht des Voroperateurs kann (sofern klar und detailliert angefertigt) dabei präparative Schritte wesentlich erleichtern. Ist präoperativ der zu erwartende Op-Situs bekannt, so weiß der Operateur, welche Struktur ihn wann und vor allem wo erwartet. Das wird das Op-Ergebnis wesentlich verbessern. Insofern sollte erwähnt werden, ob ein Voroperationsbericht vorlag und wenn dies nicht der Fall war, mit einer kurzen Begründung versehen werden.

Im Gegensatz zu unserem unfallchirurgischen Pendant, kann dieses Buch nicht mit schönen postoperativen Abbildungen glänzen. Intraoperative Fotodokumentationen werden zwar mancherorts schon angefertigt, gehören jedoch noch nicht zum Standard viszeralchirurgischer Eingriffe. Gerade dieser Aspekt unterstreicht die Wichtigkeit des zeitnahen und detaillierten allgemein- und viszeralchirurgischen Op-Berichts. Dieser muss dem (weiterbehandelnden) Kollegen, ggf. dem Patienten und ggf. einem Gutachter die Möglichkeit geben, die während einer Operation durchgeführten Schritte und das Endergebnis nachzuvollziehen. Daraus lässt sich auch ableiten, dass der Bericht frühzeitig nach der Operation, am besten noch im Op-Trakt, diktiert oder geschrieben wird. Damit werden auch die Anforderungen des neuen Patientenrechtegesetzes erfüllt.

Jedoch muss von einer reinen Übernahme nachstehend aufgeführter Op-Berichte abgeraten werden. Diese können einzig als Orientierung bei der Erstellung der eigenen Op-Berichte dienen. Jeder Op-Bericht muss individuell die jeweils einzigartige Situation bei der betreffenden Operation widerspiegeln. Ein gut dokumentierter Op-Bericht sichert das eigene Handeln ab.

Besonderheiten gefäßchirurgischer Operationsberichte

O. Richter

3.1   Primäreingriff   – 12

3.2   Rezidiveingriff   – 12

© Springer-Verlag GmbH Deutschland, ein Teil von Springer Nature 2018
O. Richter, D. Uhlmann (Hrsg.), *Operationsberichte Allgemein-, Viszeral-, Gefäß- und Thoraxchirurgie*, Operationsberichte
https://doi.org/10.1007/978-3-662-57283-2_3

3.1   Primäreingriff

Wie bereits unter ▶ Abschn. 2.2 beschrieben sollte eine prägnante Kurzdarstellung des zur Operation führenden Verlaufs erfolgen. In der Gefäßchirurgie sind die Beschwerdedauer und ggf. die Progredienz entscheidend für den Umfang der Operation.

Zum nachträglichen Bewerten der Gesamtsituation (z. B. für Folgeoperationen in anderen Einrichtungen) wäre eine kurze Zusammenfassung des Angiografiebefundes wünschenswert.

Wenn präoperative interventionelle Maßnahmen erfolgten, sollten diese eine kurze Erwähnung finden.

3.2   Rezidiveingriff

Im Fall eines Rezidivs sollte neben der Anamnese zusätzlich die Informationen zum subjektiven Verlauf seitens des Patienten im Op-Bericht erwähnt werden:

- Hatte die Voroperation eine Linderung der Beschwerden ermöglicht?
- Wie lange hat diese angehalten?
- Wie hat sich die Klaudikationssymptomatik verändert?

Bei Operationen in einem Narbengebiet ist eine erhöhte Komplikationsrate einzukalkulieren.

Wenn primär mit Nervenverletzungen zu rechnen ist, sollte dies im Op-Bericht angegeben werden.

In Einzelfällen wird bei der Operation bereits festgestellt, dass eine Revision bei einem erneuten Verschluss des operierten Gefäßes keinen Sinn machen würde. Auch das sollte mit einer kurzen, nachvollziehbaren Begründung erwähnt werden. Somit wird dem Patienten und dem Kollegen im Dienst eventuell eine frustrane langandauernde Operation erspart.

Negativbeispiele

D. Uhlmann, O. Richter

4.1   Beispiel 1   – 14

4.2   Beispiel 2   – 15

4.3   Beispiel 3   – 16

4.4   Beispiel 4   – 17

Bei den nachfolgenden Berichten handelt es sich um reale Beispiele aus der Klinik. Diese finden sich leider noch allzu häufig und seien hier nur exemplarisch dargestellt.

4.1   Beispiel 1

Kommentar (◘ Abb. 4.1):
— Kein Hinweis auf ein Gespräch und eine Aufklärung des Patienten.
— Welche Voroperation hatte stattgefunden? Onkologische Operation?
— Perioperative Anbibiose?
— Art der Narkose?

— Steriles Abwaschen und Abdecken?
— Wie ist der intraabdominale Befund?
— Verwirrende Schilderung der Operationstechnik; vorderes und hinteres Blatt der Rektusscheide werden präpariert, das Netz dann jedoch intraperitoneal eingebracht.
— Therapieangabe ist falsch, es handelt sich eigentlich um ein IPOM, kein Sublay.
— Welches Netz wurde verwendet?
— Welche Größe hatte das Netz?
— Am Ende der Operation Desinfektion und steriler Verband?
— Wie ist die Nachbehandlung?

OP-Bericht, Klinik für Viszeral-, Transplantations-, Thorax- und Gefäßchirurgie

Pat.-Nr.: 111111111   **Fall-Nr.:** 1111111111111

Aktuelle Klinik: Viszeralchirurgie   **Station:** XX

Pat.-Name: N. N.   **Geb.-Datum:** 00.00.0000

OP-Datum: 00.00.0000   **Geschlecht/Alter:** w, 38 J.

OP-Dauer (Schnitt/Naht): 09:30–11:15 Uhr

Saal: X

Personal: **Anästhesist:** N. N.

Operateur: N. N.   **Anästhesieschw./pfl.:** N. N.

1. Assistent: N. N.   **OP-Schwester/-Pfl.:** N. N.

2. Assistent: N. N.   **OP-Springer:** N. N.

Diagnose:

Ausgedehnte Narbenhernie nach medianer Laparotomie

Operation:

Herniotomie einer abdominalen Narbenhernie, Netzhernioplastik (Sublay)

Bericht:

Rückenlagerung der Patientin und Exzision der medianen Ober- und Unterbauchlaparotomienarbe. Es findet sich eine kindskopfgroße Hernie bei einer großen, nahezu über die gesamte Narbenlänge bestehenden Fasziendehiszenz. Nun teils stumpfes, teil scharfes Präparieren der Faszienränder. Nach Freipräparieren bds. des vorderen sowie hinteren Rektusscheidenblattes Eröffnen der Hernie. Zunächst Lösen der adhärenten Dünndarmschlingen vom Bruchsack. Ein kleiner Serosadefekt im Bereich des Jejunums wird mit einer Einzelknopfnaht übernäht. Anschließend Freipräparation des hinteren Rektusscheidenblatts mit adhärentem Peritoneum im gesamten Hernienbereich. Anpassen eines ca. 30 x 25 cm großen Netzes, das intraperitoneal mittels transmuskulären Nähten fixiert wird. Nach ausgiebiger Spülung der Wunde fortlaufende Naht der Rektusscheide. Einbringen einer subkutanen Redon-Drainage, Subkutan- sowie Hautklammernaht.

N. N.

Facharzt für Viszeralchirurgie

◘ **Abb. 4.1**   Beispiel eines fehlerhaften Op-Berichts. Herniotomie einer abdominalen Narbenhernie, Netzhernioplastik (Sublay)

4.2 Beispiel 2

Kommentar (◙ Abb. 4.2):
- Kein Hinweis auf ein Gespräch und eine Aufklärung des Patienten.
- Welche Diagnostik hatte präoperativ stattgefunden?
- Art der Narkose?
- Steriles Abwaschen und Abdecken?
- Wie erfolgte die Präparation im Calotschen Dreieck?
- Mit welchem Instrument erfolgte die Präparation?
- Am Ende der Operation Desinfektion und steriler Verband?
- Wie ist die Nachbehandlung?

OP-Bericht, Klinik für Viszeral-, Transplantations-, Thorax- und Gefäßchirurgie

Pat.-Nr.: 111111111

Aktuelle Klinik: Viszeralchirurgie

Pat.-Name: N. N.

OP-Datum: 00.00.0000

OP-Dauer (Schnitt/Naht): 12:00–11:45 Uhr

Saal: X

Fall-Nr.: 111111111111

Station: XX

Geb.-Datum: 00.00.0000

Geschlecht/Alter: m, 48 J.

Personal:

Operateur: N. N.

1. Assistent: N. N.

2. Assistent: N. N.

Anästhesist: N. N.

Anästhesieschw./pfl.: N. N.

OP-Schwester/-Pfl.: N. N.

OP-Springer: N. N.

Diagnose:

Cholezystolithiasis

Eingriff:

Laparoskopische Cholezystektomie

Bericht:

Schnitt unterhalb des Nabels. Einbringen eines 12er Trokars und der Optik. Inspizieren des Bauchraumes. Einbringen eines 5er Arbeitstrokars in der Mittellinie zwischen Nabel und Processus xiphoideus, eines 12er Trokars links im Epigastrium und rechts eines 5er Trokars subkostal. Inspektion des Bauchraumes: keine Besonderheiten. Darstellen der Gallenbase. Sichere Präparation von Ductus cysticus und Arteria cystica. Durchtrennen der Gebilde nach Setzen von Clips: 2 zentral, 3 peripher. Teil stumpfes, teils scharfes Herauslösen der Gallenblase aus dem Leberbett. Koagulation zur Blutstillung. Bergung der Gallenblase mittels Bergebeutel durch den Schnitt unterhalb des Nabels. Danach wird eine kleine Drainage durch den rechtsseitigen subkostalen Trokar gelegt, die im Bereich des Gallenblasenbettes platziert wird. Überprüfen der Bluttrockenheit. Entfernen der Trokare. Entlastung des Pneumoperitoneums. Naht der Faszie unterhalb des Nabels. Subkutannähte. Hautnähte.
Intraoperative Gabe von 1,5 g Cefuroxim i. v.
Die aufgeschnittene Gallenblase zeigt mehrere kleine Konkremente.

N. N.

Facharzt für Viszeralchirurgie

◙ **Abb. 4.2**   Beispiel eines fehlerhaften Op-Berichts. Laparoskopische Cholezystektomie

4.3   Beispiel 3

Kommentar (◘ Abb. 4.3):

- Bei der Diagnose sollte die Seite und Region angegeben sein.
- Wie war die Anamnese? Bestehen evtl. Herz-Rhythmus-Probleme?
- Wie lange war die Dauer der Ischämie?
- Bestanden neurologische/motorische Ausfälle?
- Erfolgte präoperativ eine Heparinisierung?
- Bestand bereits im Vorfeld eine Claudicatio intermittens?
- Warum erfolgte die Operation in Lokalanästhesie (Mengen- und Substanzangabe), ggf. Intubationsnarkose?
- Wie ist der Palpationsbefund an der Arterie: Weich? Atherosklerotisch?
- Wie groß ist die Kaliberstärke der Gefäße: normal/kleiner/größer?
- Wo erfolgt die Querinzision?
- Mit welcher Katheterstärke wurde gearbeitet: 4er/5er Fogarty-Katheter?
- Wie weit konnte der Katheter in jedes Gefäß vorgeschoben werden?
- Wurde das geborgene Material zur histologischen Untersuchung eingesandt?
- Erfolgte ggf. die Instillation von Heparin-Kochsalz-Lösung in die Gefäße? Wie war der Abstrom zu bezeichnen?
- Wurde intraoperativ evtl. eine Kontrollangiografie durchgeführt?
- Erfolgte eine Fasziotomie?
- Welches Nahtmaterial wurde bei der Arteriotomie verwendet: Prolene/PDS?
- Wie erfolgt die Nachsorge?
- Postoperative Heparinisierung?

OP-Bericht, Klinik für Gefäßchirurgie

Pat.-Nr.: 111111111

Aktuelle Klinik: Gefäßchirurgie

Pat.-Name: N. N.

OP-Datum: 00.00.0000

OP-Dauer (Schnitt/Naht): 12:10–12:35 Uhr

Saal: X

Fall-Nr.: 1111111111111

Station: XX

Geb.-Datum: 00.00.0000

Geschlecht/Alter: weiblich, 71 J.

Personal:

Operateur: N. N.

1. Assistent: N. N.

2. Assistent: N. N.

Anästhesist: N. N.

Anästhesieschw./pfl.: N. N.

OP-Schwester/-Pfl.: N. N.

OP-Springer: N. N.

Diagnose:

Embolie

Therapie:

Embolektomie

Operation:

In Lokalanästhesie Längsschnitt in der rechten Leiste, Freilegen der pulslosen Leistengefäße. Querinzision, Embolektomie nach peripher und zentral mit Bergung von reichlich thromb(embolischem?) Material. Bei gutem Rückstrom Verschluss der Arteriotomie mit fortlaufender Naht 5/0. Einlage einer Redon-Drainage. Subkutannaht. Hautnaht. Verband

N. N.

Facharzt für Chirurgie

◘ **Abb. 4.3**   Beispiel eines fehlerhaften gefäßchirurgischen Op-Berichts. Embolektomie

4.4 Beispiel 4

Kommentar (◘ Abb. 4.4):
- Genauere Anamnese: Bestand eine symptomatische/asymptomatische Stenose?
- Bezug auf Neurologie/Diagnostik fehlt: erfolgte eine Untersuchung durch Magnetresonanztomografie (MRT)? Computertomografie-Angiografie (CTA)? Digitale Subtraktionsangiografie (DSA)? Ggf. vorhandene intrakranielle Veränderungen sind zu erwähnen.
- Erfolgte die Operation evtl. unter ASS-/Plavix-Therapie?
- Wurde der Kopf speziell gelagert?
- Wurde eine Antibiose durchgeführt?
- Bezug zu den Nerven: Nn vagus et hypoglossus, Ansa cervicalis?
- Wie hoch war die Heparindosis?
- Erfolgte ein Neuromonitoring (Somatosensibel evozierte Potenziale [SSEP], Elektroenzophalografie [EEG])?
- Wurde intraoperativ ein temporärer Shunt angelegt?
- Wie lautet der intraoperative Befund bezüglich der Atherosklerose?
  - Nur lokal/dorsalseitig/zirkulär?
  - Angabe der Länge der Desobliterationsstrecke?
  - Wie groß ist das Gefäßkaliber?
- Welche Art von Karotis-Patch wurde verwendet: Dacron/PTFE, ggf. autologe Vene (dann woher?)
- Erfolgte ein Flush-Manöver vor Beendigung der Gefäßnaht?
- Reihenfolge der Reperfusion?
- Wie lautete der intraoperative DSA-Befund?
- Wie hoch war die Protamindosis?
- Wie erfolgt die weitere postoperative Behandlung: IMC/ITS/Normalstation?
- Welches postoperative Prozedere war angedacht? Gab es postoperativ neurologische Komplikationen? Lag der Patient im Aufwachraum?
- Wie viel Klemmzeit war nötig?

OP-Bericht, Klinik für Gefäßchirurgie

Pat.-Nr.: 111111111	**Fall-Nr.:** 1111111111111
Aktuelle Klinik: Gefäßchirurgie	**Station:** XX
Pat.-Name: N. N.	**Geb.-Datum:** 00.00.0000
OP-Datum: 00.00.0000	**Geschlecht/Alter:** männlich, 70 J.
OP-Dauer (Schnitt/Naht): 09:10–10:35 Uhr	
Saal: X	

Personal:	**Anästhesist:** N. N.
Operateur: N. N.	**Anästhesieschw./pfl.:** N. N.
1. Assistent: N. N.	**OP-Schwester/-Pfl.:** N. N.
2. Assistent: N. N.	**OP-Springer:** N. N.

Diagnose:

A.-carotis-interna-Stenose links

Therapie:

TEA und Patch-Plastik linke A. carotis interna

Indikation:

Die Operationsindikation ergibt sich aus einer hochgradigen langstreckigen A.-carotis-interna-Stenose links; geplant ist eine TEA mit Patch-Plastik. Eine präoperative Risikoaufklärung ist erfolgt.

Operation:

In Intubationsnarkose schräge Längsinzision der Haut am Vorderrand des M. sternocleidomastoideus links. Durchtrennen des Platysmas, Darstellen und Anzügeln der Halsgefäße. Heparinisierung. Ausklemmen der Halsgefäße, Längsarteriotomie von der A. carotis communis bis in die A. carotis interna, lokale Endarteriektomie mittels eines Raspatoriums. Verschluss durch Patch-Plastik (Karotis-Patch) und fortlaufender Prolene-Naht. Nach Reperfusion gute Pulsation über der A. carotis interna. Kontrollangiografie. Protamin-Gabe. Einlage einer 14er Robinson-Drainage. Subkutannaht. Hautnaht. Verband.

N. N.

Facharzt für Chirurgie

◘ **Abb. 4.4** Beispiel eines fehlerhaften gefäßchirurgischen Op-Berichts. Thrombendarteriektomie (TEA) und Patch-Plastik linke A. carotis interna

Aspekte zur Verschlüsselung des Operationsberichts

A. Gitschel, H. Streller

5.1   Diagnosekodierung   – 20
5.1.1 Appendizitis   – 21
5.1.2 Divertikulose/Divertikulitis   – 21

5.2   Prozedurenkodierung   – 21
5.2.1 Eingriffe am Darm   – 21
5.2.2 Eingriffe an Haut und Unterhaut   – 22
5.2.3 Vakuumtherapie   – 22
5.2.4 Revisionseingriffe   – 22
5.2.5 Vorzeitiger Abbruch einer Operation, intraoperativer Umstieg   – 23

© Springer-Verlag GmbH Deutschland, ein Teil von Springer Nature 2018
O. Richter, D. Uhlmann (Hrsg.), *Operationsberichte Allgemein-, Viszeral-, Gefäß- und Thoraxchirurgie,* Operationsberichte
https://doi.org/10.1007/978-3-662-57283-2_5

Die Diagnoseverschlüsselung erfolgt in Deutschland in der ambulanten und stationären Versorgung nach der Internationalen statistischen Klassifikation der Krankheiten und verwandter Gesundheitsprobleme, 10. Revision, German Modification (ICD-10-GM).

Die Übertragung und Anpassung der „International Statistical Classification of Diseases and Related Health Problems" der Weltgesundheitsorganisation (WHO) erfolgt durch das Deutsche Institut für Medizinische Dokumentation und Information (DIMDI).

Der **ICD-10-GM-Verschlüsselungskatalog** enthält im Systematischen Verzeichnis über 13.000 (ICD 2017: 13.574) endständige Diagnosen.

Das DIMDI stellt ebenfalls den für den stationären Krankenhausbereich und für ambulante Operationen verbindlichen **Operationen- und Prozedurenschlüssel** (OPS) zur Verfügung. Im Systematischen Verzeichnis enthalten sind weitere reichlich 30.000 (OPS 2017: 30.439) endständige Kodes.

Die Anwendung der beiden Klassifikationen bildet die Grundlage für das leistungsbezogene und pauschalierende Entgeltsystem der **German Diagnosis related groups** (G-DRG) zur Vergütung der Krankenhausbehandlung, nach dem seit 2004 durch die Krankenhäuser abzurechnen ist.

Zur Gewährleistung der leistungsgerechten Vergütung im Sinne „gleicher Preis für gleiche Leistung" wurden mit Einführung des DRG-Systems die **Deutschen Kodierrichtlinien** (DKR) veröffentlicht. Diese werden – wie auch das DRG-System an sich – jährlich durch das Institut für das Entgeltsystem im Krankenhaus (InEK) weiterentwickelt und fortgeschrieben. Die Kodierrichtlinien sollen auch in schwierigen Fällen eine einheitliche Verschlüsselung ermöglichen.

Um die Vielzahl der Diagnose- und Prozedurenkodes im klinischen Alltag effektiv handhaben zu können, wurde in die Krankenhausinformationssysteme **Kodiersoftware** (überwiegend KODIP von 3M oder DIACOS von ID) integriert. Semantische Suchmöglichkeiten (Erkennung von Freitexteingaben des Anwenders) sollen den Mediziner hier zu dem passenden ICD- oder OPS-Kode führen.

Der Einsatz dieser intelligenten Suchsoftware entbindet Arzt und Krankenhaus allerdings nicht von der **Validierung der Kodierung** unter Beachtung der Hinweise, Inklusiva und Exklusiva in den Klassifikationen sowie der Anwendung der Deutschen Kodierrichtlinien.

Hier liegen im Arbeitsalltag häufig die Fehlerquellen, weil Suchergebnisse zwar verbal treffen, ermittelte Diagnose- oder Prozedurenkodes aber unpassend oder unspezifisch ausfallen. Bei der Prozedurenverschlüsselung sollten vor allem Suchergebnisse, die auf

- .x (Sonstige) oder
- .y (nicht näher bezeichnet)

enden, auf genauere Kodiermöglichkeiten geprüft werden.

Für den Diagnosebereich betrifft dies überwiegend die Kodes mit letzter Stelle .8 (sonstige) oder .9 (nicht näher bezeichnet). Gänzlich vermeiden lassen sich entsprechende Kodierungen nicht, meist gibt es aber geeignetere Kodieralternativen.

Inklusiva und Exklusiva lassen sich in der Kodiersoftware fakultativ mit anzeigen. Auch Hinweise auf die deutschen Kodierrichtlinien sind in den Suchhilfen meist enthalten. Hier sollte erfahrenes Personal zusätzlich unterstützen.

Nicht immer entwickelt eine Diagnose oder Prozedur eine Erlösrelevanz. Die passende Kodierung hilft aber auch, unötige Vergütungsnachfragen zur stationären Notwendigkeit und Grenzverweildauerüberschreitung durch die Kostenträger zu vermeiden.

Außerdem können Simulationen zur Weiterentwicklung des DRG-Systems durch das InEK nur auf Basis von Kodes durchgeführt werden, die in den Datenlieferungen der Krankenhäuser auch enthalten sind. Eine aus dem Gedanken der fehlenden Erlösrelevanz heraus nicht oder nur unzureichend verwendete Diagnose oder Prozedur kann sich nur schwer zum Kostentrenner entwickeln und zukünftig Erlösaufwertung erreichen.

5.1   Diagnosekodierung

Die postoperativen Diagnosen stellen als zeitnah dokumentierte Befundeinschätzung in Verbindung mit der schlüssigen verbalen Schilderung im Op-Bericht (insbesondere präoperativer klinischer Befund!) eine wichtige Stütze zur späteren Gestaltung der Fallabrechnung und zur Durchsetzung der Fallkodierung bei Abrechnungsprüfungen durch die Kostenträger dar.

Die in der ambulanten Versorgung anzugebenden **Zusatzkennzeichen zur Diagnosesicherheit** (Verdacht, Zustand nach, ausgeschlossen, gesichert) sind im stationären Bereich nicht zu verwenden. Der Umgang mit Verdachtsdiagnosen und Symptomen ist über die Kodierrichtlinien geregelt.

Eine **Validierung und Ergänzung der postoperativen Diagnosen** nach Zugang weiterer Befunde ist obligatorisch, z. B.
- ICD-Diagnosekapitel D37–D48 Neubildungen unsicheren oder unklaren Verhaltens; aber auch
- Organzuordnungen bei unklarer intraoperativer Zuordenbarkeit,
- mikrobiologische Befunde bei Abstrichentnahme.

Bei **geplanten Folgeeingriffen bzw. Weiterbehandlung** ist die Diagnose als Hauptdiagnose anzugeben, die ursprünglich zur Behandlung geführt hat, z. B. das Mammakarzinom bei Brustaufbau im Intervall nach Ablation oder die Divertikulitis bei geplanter Rückverlagerung eines temporären Enterostomas. Erfolgt die Aufnahme zum operativen Verschluss eines AV-Shunts, ist abweichend „Z48.8 Sonstige näher bezeichnete Nachbehandlung nach chirurgischem Eingriff" anzugeben (Spezielle Kodierrichtlinie).

Eine **unspezifische Diagnoseverschlüsselung** kann die DRG-Zuordnung neben fehlender Schweregradrelevanz (als Nebendiagnose) auch auf andere Art und Weise ungünstig beeinflussen: Wird z. B. bei der beidseitigen Leistenhernienversorgung die Hauptdiagnose als K40.9_ (Leistenhernie einseitig oder ohne Seitenangabe) fehlerhaft kodiert, mündet der Fall bei Abrechnung trotz korrekt verschlüsselter Prozedur(en) in eine minder bewertete DRG für die einseitige Versorgung (öfter falsch gemacht: Diagnose K40.9_ Leistenhernie einseitig mit Lokalisationsangabe „beidseitig").

Doppelseitige Leistenhernien sind mit ICD K40.0_ – K40.2_ (beidseitig) zu verschlüsseln. Weichen beide Seiten vom Befund her voneinander ab (Rezidiv/Nichtrezidiv, Einklemmung/Gangrän), sind beide Seiten mit Angabe der Lokalisation getrennt zu kodieren.

Die aus der Op-Dokumentation übermittelten postoperativen Diagnosen sollten aufgrund solcher und weiterer Fallstricke zur Abrechnung durch erfahrene DRG-verantwortliche Ärzte bzw. das Medizincontrolling geprüft werden.

5.1.1 Appendizitis

Bei der operativ versorgten Appendizitis kommt der treffend kodierten Hauptdiagnose deutliche Erlösrelevanz zu. Unter ICD K35.ff. gibt es **differenziert untergliederte Kodiermöglichkeiten**
- zur Appendizitis mit/ohne Perforation,
- mit lokaler/diffuser Peritonitis oder
- Peritonealabszess.

Perforation (K63.1 i. S. der Darmperforation), Peritonitis (K65.ff.) und Darmabszess (K63.0) sind hier im Kode enthalten und dürfen in oben genannten Fällen nicht zusätzlich kodiert werden. Diese Befunde führen in der Regel zur Zuordnung des Falls zu einer **höher bewerteten DRG**.

Entsprechend häufig wird die Diagnosekodierung der höher bewerteten Fälle – vor allem bei relativ kurzer postoperativer stationärer Verweildauer im Rahmen der Einzelfallprüfung durch die Kostenträger geprüft. Die schlüssige Schilderung des vorgefundenen Situs im Op-Bericht ist hier wichtigstes Nachweisdokument zur Durchsetzung des Abrechnungsanspruchs.

5.1.2 Divertikulose/Divertikulitis

Für gleichzeitig bei Divertikulose und Divertikulitis vorliegende Perforation, Peritonitis bzw. Abszess gilt das unter 6.1.1. „Appendizitis" dargelegte. Auch hier gibt es differenzierte Kodiermöglichkeiten unter K57.ff. für Befunde mit Perforation und Abszess (sowie Blutung).

In anderen Konstellationen, in denen keine Exklusiva einer zusätzlichen Angabe entgegenstehen, sollten diese erschwerenden Nebendiagnosen unbedingt mit kodiert werden und wirken häufig erlössteigernd. Egal ob kodierbar oder nicht – die verbale Beschreibung im Op-Bericht ist obligatorisch.

5.2 Prozedurenkodierung

Für die Prozedurenkodierung ist der **Grundsatz der monokausalen Kodierung** zu beachten. Zugang und erforderliche Teilschritte einer Operation sind nicht gesondert zu ver-

schlüsseln. Zur Abbildung komplexer Eingriffe kann die Kodierung mit mehreren Kodes erforderlich sein. Hier finden sich Hinweise zur Prozedur, falls die durchgeführten Teilmaßnahmen zusätzlich anzugeben sind.

Bei der Darmresektion (OPS 5-45ff.) findet sich z. B. der Hinweis, dass die Anlage eines protektiven Enterostomas (OPS 5-462ff.) zusätzlich anzugeben ist.

Durchgeführte Prozeduren bei ungeplanter intraoperativer Erweiterung des Eingriffs sind gesondert anzugeben, z. B. bei Versorgung von intraoperativen Komplikationen (Gefäßverletzungen, Organperforationen usw.).

Die im Diagnosebereich verwendeten Zusatzkennzeichen zur Seitenangabe sind für Prozeduren an paarigen Organen oder Körperteilen verpflichtend anzugeben. Die betreffenden Schlüsselnummern sind in den DIMDI-Referenzfassungen mit Zusatzkennzeichen „Doppelpfeil" gekennzeichnet und durch die EDV-Hersteller als Pflichtfeld bei der Therapieerfassung umgesetzt.

5.2.1 Eingriffe am Darm

Die Prozeduren zur Kolonresektion wurden mit OPS 2013 sowie den Folgeversionen umfassend umgestaltet. Zahlreiche Inklusiva, Exklusiva und Hinweise sollen hier eine gleiche Verwendung und damit eine einheitliche DRG-Zuordnung gewährleisten. Zur Resektion von Kolonabschnitten wurden zu vielen der Prozeduren ¾-Grenzen als Trenngröße festgelegt, z. B. bei der (Mit-)Resektion des Colon transversum. Wurde z. B. weniger als ¾ des Colon transversum reseziert, ist der Kode für die Segmentresektion (5-455.0ff.) anzugeben. Zur Durchsetzung der Abrechnungsansprüche bei späterer Fallprüfung sollte auf die Überschreitung der ¾-Grenze bei Teilresektion im Op-Bericht explizit eingegangen werden. Die Histologie zum Präparat kann nur bedingt Nachweis bieten und bedarf einer Wertung anhand des intraoperativ vorgefundenen Situs.

Die zusätzlich kodierte **Adhäsiolyse** führt bei Kolonresektion – vor allem in Verbindung mit schweren Nebendiagnosen – häufig zu einer höheren DRG-Zuordnung und ist deshalb oft Prüfgegenstand. Dient die Adhäsiolyse lediglich dem Op-Zugang, ist diese nach dem Grundsatz der monokausalen Kodierung nicht separat anzugeben. Erfolgt eine zusätzliche (zeitaufwendige) therapeutische Adhäsiolyse, sollte dies unbedingt im Op-Bericht so Erwähnung finden.

Ebenso Prüfgegenstand ist häufig die **zusätzliche Angabe einer Darmresektion** bei Enterostoma-Rückverlagerung. Eine kodierte Teilresektion führt hier vor allem bei Rückverlagerung einer doppelläufigen Enterostomie zu hohem Erlösunterschied. Der OPS 2013 enthält diesbezüglich den Hinweis, dass die aus operationstechnischen Gründen erforderliche Mitresektion einer Darmmanschette in der Rückverlagerungsprozedur (5-465ff.) enthalten ist. Sollte darüber hinaus eine Resektion erforderlich sein, sollten Ausmaß und Grund unbedingt im Op-Bericht dargelegt werden. Eine Prüfung der zusätzlich verschlüsselten Prozedur im Rahmen der Einzelfallprüfung ist bei Entgeltrelevanz hochwahrscheinlich.

5

5.2.2 Eingriffe an Haut und Unterhaut

Der OPS bietet unter 5-89ff. bis 5-92ff. Operationen an Haut und Unterhaut verschiedene Möglichkeiten zur Prozedurenverschlüsselung, die meist zu unterschiedlicher DRG-Zuordnung führen. Inzisionen an Haut und Unterhaut, über 5-892ff. abgebildet, führen als alleinige Prozedur meist in eine konservative DRG. Hierunter fallen Hämatomentlastungen mit/ohne Drainageeinlage und Abszessinzisionen.

Exzisionen werden je nach Größe des exzidierten Befundes als lokal (5-894.ff.) oder radikal/ausgedehnt (5-895.ff.) verschlüsselt. Eine lokale Exzision entspricht dabei entsprechend der Hinweise im OPS einer Fläche von bis zu 4 cm^2 oder einem Raum bis zu 1 cm^3. Obwohl bei stationärer Erbringung eine entsprechende Befundgröße eher der Regelfall ist, wird recht häufig fälschlicherweise trotzdem der OPS für die lokale Exzision (5-894ff.) verwendet. Auch wenn die radikale/ausgedehnte Exzision zu keiner Erlösaufwertung führt, hilft die korrekte Verschlüsselung ggf., Anfragen zur stationären Notwendigkeit bei kurzstationärer Behandlung zu vermeiden.

Für einige **Lokalisationen der Körperoberfläche** gibt es spezifischere Verschlüsselungsmöglichkeiten, z. B.
— Exzision perianal (OPS 5-490.1) oder
— bei Sinus pilonidalis (5-897.0).

Die Verschlüsselung des **chirurgischen Wunddébridements** (5-896.ff.) setzt u. a. eine vorliegende Unterbrechung der Hautkontinuität voraus. Die operative Behandlung von Befunden ohne Oberflächenperforation ist als Inzision oder Exzision zu kodieren. Der OPS zum Wunddébridement wird in fünfter Stelle ebenfalls unterschieden nach klein- und großflächig, hier gelten als Grenze eine Länge von 3 cm oder eine Fläche bis 4 cm^2 für das kleinflächige Wunddébridement. Die Unterscheidung führt in einigen Konstellationen zu erheblichem Erlösunterschied. Eine entsprechende Größenangabe im Op-Bericht bzw. Fotodokumentation ist zu Nachweiszwecken erforderlich.

Für die **Entfernung von erkranktem Gewebe** an Haut und Unterhaut **ohne Anästhesie** (z. B. im Rahmen eines Verbandwechsels) gibt es seit einiger Zeit ebenfalls Kodiermöglichkeiten (OPS 8-192.ff.). Die entsprechende Prozedur dient der Abgrenzung zum Wunddébridement unter Op-Bedingungen und ist – mit Ausnahme der Anwendung biochirurgischer Verfahren – ab 2013 nicht mehr erlösrelevant.

Schichtenübergreifende Befunde sind, wenn möglich, mit spezifischen Prozeduren für die jeweilige Lokalisation (Schicht) zu verschlüsseln (5-850.ff. Debridement an Muskeln, Sehnen und Faszie). Bei nicht eindeutiger Gewebezuordnung, z. B. bei septischen Befunden ohne eindeutige Darstellbarkeit der anatomischen Schicht, gibt es bei Eingriffen an Bewegungsorganen die Kodiermöglichkeit mit 5-869.1 „Schichtenübergreifendes Wunddébridement Bewegungsorgane". Vor allem bei längerer Wundkonditionierung mit mehrfachen Revisionen und Vakuumtherapie kann hier durch genaue Verschlüsselung des Eingriffs deutlicher Erlösunterschied erzielt werden.

5.2.3 Vakuumtherapie

Anlage und Wechsel eines Verbands zur Vakuumversiegelung unter operativen Bedingungen sind mit OPS 5-916.aff. zu verschlüsseln.

Die **Dauer der Vakuumsogbehandlung** ist zusätzlich mit OPS 8-190.2ff. / 8-190.3ff. anzugeben. Die Angabe der Dauer der Vakuumbehandlung erfolgt summiert über den Gesamtaufenthalt unter dem Datum der ersten Vakuumverbandanlage. Mehrere Phasen sind entsprechend zu summieren. Entsprechende Nachbearbeitung durch Kodierpersonal/Medizincontrolling vor Fallfreigabe mit Anpassung dieses Kodes ist unumgänglich, da bei Einleitung der Vakuumtherapie die Dauer der Anlage noch nicht feststeht.

Erfolgt der Vakuumverbandwechsel nicht unter Op-Bedingungen, ist der OPS 5-916.aff. für den Wechsel nicht anzugeben. Die Dauer der Vakuumbehandlung zählt jedoch fortlaufend mit.

Zur aufwandsgerechten Vergütung der komplexen Vakuumsogbehandlung stehen im DRG-System einige DRG mit entsprechendem Prozedurenbezug zur Verfügung, je nach Hauptdiagnose z. B. die
— DRG G35Z „Komplexe Vakuumbehandlung bei Krankheiten und Störungen der Verdauungsorgane" (Relativgewicht 2017: 10,152 > etwa 33 T€ DRG-Erlös) oder
— J35Z „Komplexe Vakuumbehandlung bei Krankheiten und Störungen an Haut, Unterhaut und Mamma" (Relativgewicht 2017: 4,892 > etwa 16,3 T€ DRG-Erlös).

Die Zuordnungsbedingungen zu den DRG bei komplexer Vakuumbehandlung wurden in der Vergangenheit mehrfach geschärft. Neben Vakuumbehandlung mit Therapiedauer von mindestens acht Tagen sind mindestens vier größere Eingriffe erforderlich. Das alleinige Wunddébridement an Haut und Unterhaut führt nicht mehr zur entsprechenden Zuordnung.

Seit 2013 wird im OPS zusätzlich unterschieden nach **Art der Sogherstellung**. Der OPS 8-190.2ff. erfordert ein mechanisches Pumpensystem mit kontinuierlicher Druckkontrolle. Eine Sogbehandlung mit sonstigen Systemen ist mit 8-190.3ff. zu verschlüsseln. Beide Prozedurenkodes sind aktuell den gleichen DRG zugeordnet.

5.2.4 Revisionseingriffe

Als Reoperation gilt die **Wiedereröffnung des Op-Gebiets**
— zur Behandlung einer Komplikation,
— zur Durchführung einer Rezidivoperation oder auch
— zur Durchführung einer anderen Operation im voroperiertem Op-Gebiet.

Im OPS gibt es für einige **Reoperationen spezifische Kodiermöglichkeiten.** Beispielhaft seien genannt:
— Relaparotomie (5-541.2),
— Second-look-Laparotomie (5-541.3),
— Revision von Blutgefäßoperationen (5-394.ff.),
— Revision einer Magenresektion (5-447.ff.),

- Revision eines Amputationsgebietes (5-866.ff.) oder
- Revision der Op-Wunde nach Schilddrüsenoperation (z. B. 5-060.3; 5-062.6ff. sowie weitere Kodes).

Andere Prozeduren haben einen klaren inhaltlichen Bezug zur Voroperation, z. B. die Enterostoma-Rückverlagerung.

Sofern kein eigener Kode vorhanden ist, ist die Durchführung eines Eingriffs als Reoperation zusätzlich zu den durchgeführten Maßnahmen mit 5-983 „Reoperation" zu kennzeichnen. Die Angabe dieses Zusatzkodes führt nicht in eine höher bewerte DRG. Die Verwendung im DRG-Datensatz vermeidet aber unter Umständen unnötige Fallprüfungen zur stationären Notwendigkeit bei kurzstationären Eingriffen.

Im Gegensatz dazu kann die spezifische Kodierung von Revisionsoperationen durchaus in eine höher bewertete DRG führen.

5.2.5 Vorzeitiger Abbruch einer Operation, intraoperativer Umstieg

Muss eine geplante Prozedur vorzeitig abgebrochen werden, ist zu prüfen, ob sich die bisher erbrachte Teilleistung mit einem geeigneten OPS kodieren lässt, in der Abdominalchirurgie z. B. mit Laparotomie. Für einige Lokalisationen gibt es die Kodiermöglichkeit „Exploration von …" (Bauchwand, Niere, Gefäße). Gibt es keine passenderen Kodieralternativen, ist die geplante, aber nicht komplett durchgeführte Prozedur zu kodieren, zusätzlich ist der OPS 5-995 anzugeben.

Für den Umstieg von einem laparoskopischen/endoskopischen Verfahren auf den offen-chirurgischen Zugang gibt es für einige Bereiche spezifische OPS-Kodes, z. B. für den Umstieg bei Cholezystektomie. Gibt es keinen entsprechenden spezifischen Kode, so wird nur die offen-chirurgische Prozedur kodiert. Die Prozedur für das laparoskopische/endoskopische Vorgehen ist hier nicht zusätzlich mit anzugeben und kann ggf. zu falscher DRG-Zuordnung führen.

Juristische Aspekte von Operationsberichten

H. Hölzer, T. Wagner

6.1 Allgemeine Anforderungen an den Operationsbericht – 26

6.2 Gerichtsurteile zu Einzelaspekten von Operationsberichten – 27

© Springer-Verlag GmbH Deutschland, ein Teil von Springer Nature 2018
O. Richter, D. Uhlmann (Hrsg.), *Operationsberichte Allgemein-, Viszeral-, Gefäß- und Thoraxchirurgie*, Operationsberichte
https://doi.org/10.1007/978-3-662-57283-2_6

6.1 Allgemeine Anforderungen an den Operationsbericht

Nachdem das Patientenrechtegesetz am 26.02.2013 in Kraft getreten ist, hat die schon früher wichtige ärztliche Dokumentation an zusätzlicher Bedeutung gewonnen. Mit § 630f BGB wird der Arzt verpflichtet, in der Patientenakte „sämtliche aus fachlicher Sicht für die derzeitige und künftige Behandlung wesentlichen Maßnahmen und deren Ergebnisse aufzuzeichnen". Da es in der Regel die in den Behandlungsunterlagen dokumentierten Details sind, auf die sowohl die Sachverständigen als auch die Gerichte zur Beurteilung einer ärztlichen Behandlung angewiesen sind, kann vor allem die forensische Bedeutung der Dokumentation in der heutigen Zeit kaum hoch genug eingeschätzt werden. Dies gilt selbstverständlich auch – und in besonderem Maße – für den Op-Bericht, der im Rahmen der ärztlichen Dokumentation eine besondere Stellung mit einem besonders hohen Stellenwert einnimmt. Deshalb sollte er die folgenden Angaben über wesentliche Details der Behandlung enthalten:

1. Die **Daten des Patienten** (Name, Vorname, Geburtsdatum und ggf. Identifikationsziffer).
2. Das **Datum der Operation**, wobei die Details zum zeitlichen Ablauf (genaue Uhrzeiten und Dauer) ggf. im Protokoll der OP und/oder im Protokoll der Anästhesie ausreichen.
3. Die **Art der Anästhesie** (z. B. Intubationsnarkose, Larynxmaske, Regionalanästhesie, Lokalanästhesie).
4. Alle **an der Operation beteiligten Personen** (Operateur, Assistenten sowie das nichtärztliche Personal mit Namen und Funktionsbezeichnung), da bei juristischen Auseinandersetzungen auch über die Person und/oder die Qualifikation des Operateurs sowie der Assistenten gestritten wird.
5. Die **Diagnose** und die **Art der Operation**.
6. Die **Indikation zur Operation** sollte insbesondere in den Fällen, in denen alternative Behandlungsmöglichkeiten (auch anderer Fachgebiete) bestehen oder in denen präoperativ keine sichere Diagnose gestellt werden kann, erläutert werden. So sollte dokumentiert werden, dass mit dem Patienten bei einer pAVK mit relativer Indikation zur Bypass-Operation präoperativ auch über die konservativen Behandlungsmöglichkeiten gesprochen worden ist oder die konservative Behandlung erfolglos geblieben war.
7. Bei **notfallmäßig durchgeführten Operationen** sollte begründet werden, wieso die präoperative Diagnostik möglicherweise nur eingeschränkt durchgeführt werden konnte.
8. Die **Lagerung des Patienten** (z. B. Rücken-, und Steinschnittlagerung), wobei vor allem bei länger dauernden Eingriffen und riskanteren Lagerungen betont werden sollte, dass in besonderem Maße auf gefährdete Bereiche geachtet worden ist (z. B. keine Auslagerung der Arme über 80°). Bei einer riskanten und lange andauernden Lagerung (z. B. eine längere Steinschnittlagerung) sollten die intraoperativen Lagerungskontrollen und ggf. Umlagerungen unbedingt auch dokumentiert werden, da die Gefahr besteht, dass es auch bei korrekter Lagerung zu Nervenschäden oder einem Kompartmentsyndrom kommen kann und dann Haftungsrisiken drohen, wenn die erforderlichen prä- und intraoperativen Maßnahmen wegen unzureichender Dokumentation nicht nachgewiesen werden können.

9. Auch die **präoperative Aufklärung und Einwilligung** sollten dokumentiert werden, wobei Details nur für den Fall erforderlich sind, dass die Aufklärung und die Einwilligung zuvor nur mündlich erfolgt sind.
10. Eine erforderliche **perioperative antibiotische Prophylaxe** sollte nicht nur im Protokoll der Anästhesie, sondern auch im Op-Bericht auftauchen, da es für den Fall einer postoperativen Infektion im Rahmen einer Auseinandersetzung vor der Gutachterkommission oder vor Gericht durchaus darauf ankommen kann, dass die Antibiotikaprophylaxe nachgewiesen werden kann.
11. Entscheidend ist vor allem auch die **Dokumentation des operativen Vorgehens**, wobei sich vor allem der erfahrene Operateur bei standardisierten Routineeingriffen auf die wesentlichen Maßnahmen beschränken kann. Soweit Leitlinien zum operativen Vorgehen existieren, sollte das in diesen Leitlinien beschrieben Prozedere auch dokumentiert werden.

Als Beispiel sei insoweit die Operation der benignen Struma erwähnt, für die die Leitlinie der AWMF u. a. die Verpflichtung, den N. laryngeus recurrens sowie die Epithelkörperchen darzustellen und zu erhalten, vorsieht. Da gilt, dass das, was nicht dokumentiert ist, im Zweifelsfall auch nicht gemacht wurde, kann nur empfohlen werden, bei einer Schilddrüsenoperation diese Schritte unbedingt zu dokumentieren. Dies gilt auch für die Dokumentation der Darstellung der Strukturen im Bereich des Calot'schen Dreiecks bei einer laparoskopischen Cholezystektomie und des N. accessorius bei der Entfernung eines Lymphknotens im seitlichen Halsbereich. Auch in der Gefäßchirurgie kann es auf die Details des intraoperativen Vorgehens ankommen, sodass auch selbstverständliche Maßnahmen, die routinemäßig immer erfolgen – wie z. B. die Heparingabe bei Bypassoperationen – im Op-Bericht Erwähnung finden sollten. Bei der Appendektomie eines „unschuldigen Wurms" sollte die ausgiebige Exploration des übrigen Abdomens zur Abklärung möglicher anderer Ursachen der präoperativen Beschwerdesymptomatik beschrieben werden. Selbstverständlich ist auch die Dokumentation aller wesentlichen – vor allem auffälligen – intraoperativen Befunde (der intraoperative Situs, das Ergebnis histologischer Schnellschnittdiagnostik, intraoperative [Doppler-]Sonografien, Röntgenuntersuchungen und Laborkontrollen). Dabei gilt, dass die ausführliche Dokumentation einer sorgfältig vorbereiteten und technisch korrekt durchgeführten Operation sehr gut geeignet ist, um eine Haftung zu vermeiden bzw. das Haftungsrisiko deutlich zu reduzieren.

Es gilt jedoch auch, dass die ausführliche Dokumentation der Details eines fehlerhaften Eingriffs die Möglichkeiten eines Patienten Schadensersatzansprüche durchzusetzen, deutlich verbessert. Gleichwohl ist der Operateur verpflichtet, auch Komplikationen – gleich, ob sie schicksalhaft aufgetreten oder schuldhaft iatrogen verursacht worden sind – zu dokumentieren. Sämtliche eingebrachten und belassenen Fremdkörper (Gefäßprothesen, Netze, Fadenmaterial, Drainagen etc.) müssen – ggf. mit LOT- bzw. Chargennummer – dokumentiert werden.

Zusammenfassend ist festzustellen, dass der Op-Bericht in der Dokumentation des Arztes eine zentrale Stellung einnimmt und deshalb besonderer Sorgfalt und Aufmerksamkeit bedarf. Er kann als wesentliches Dokument einer – wenn nicht der – entscheidenden ärztlichen Leistung die Weichen für die weitere Behandlung stellen und vor allem den weiterbehandelnden Ärzten einen wesentlichen Eindruck von der Behandlung vermitteln.

Für den Fall einer forensischen Auseinandersetzung – im zivil- als auch im strafrechtlichen Bereich – kann er sowohl für den Arzt als auch den Patienten die wesentlichen Informationen enthalten, die über Sieg oder Niederlage entscheiden, sodass der Arzt gut beraten ist, die Abfassung des Op-Berichts nicht als lästige Pflicht auf die leichte Schulter zu nehmen, sondern sich zu bemühen, die wesentlichen Umstände des Eingriffs, der dokumentiert werden soll, unter Berücksichtigung der Besonderheiten des konkreten Einzelfalls (keine ausschließliche Verwendung von „Textbausteinen"!) nachvollziehbar zu dokumentieren.

6.2 Gerichtsurteile zu Einzelaspekten von Operationsberichten

Im Folgenden soll anhand von ganz konkreten Beispielen aus der zivil- und berufsgerichtlichen Rechtsprechung dargestellt werden, welche Erfordernisse die Gerichte im Einzelfall an eine vollständige Dokumentation stellen. Zwar drohen bei einer fehlenden oder unvollständigen Dokumentation keine strafrechtlichen Konsequenzen. Gleichwohl kann ein Verstoß gegen die Berufspflichten des Arztes nach den Heilberufsgesetzen und den Berufsordnungen für Ärzte mit berufsrechtlichen Maßnahmen, wie Verweisen oder Geldbußen, geahndet werden. Des Weiteren kann es bei einer Fehlbehandlung in einem Zivilprozess zu Beweiserleichterungen für den Patienten bis hin zur Beweislastumkehr kommen. In bestimmten Fällen kann eine unzureichende Dokumentation sogar einen Behandlungsfehler darstellen, wenn es nämlich bei der Weiterbehandlung, aufgrund der lückenhaften Dokumentation, zu einem Schaden kommt.

Der Arzt muss daher wissen, was aus medizinischer Sicht wichtig ist, denn nur das ist auch aus rechtlicher Sicht zu dokumentieren. Der Op-Bericht muss nicht nur vollständig sein, sondern er sollte eben auch medizinisch nicht erforderliche Angaben, wie z. B. Selbstverständlichkeiten, nicht enthalten. Das Ziel sollte eine ausreichende Dokumentation sein, also nicht zu wenig, aber eben auch nicht zu viel.

▪▪ Landesberufsgericht für Heilberufe Münster zu den allgemeinen Anforderungen

Landesberufsgericht für Heilberufe Münster, Urteil vom 25.11.2015 – 6tA 2679/13.T –, juris

1. Gemäß § 10 Abs. 1 Satz 1 der Berufsordnungen haben Ärztinnen und Ärzte über die in Ausübung ihres Berufes gemachten Feststellungen und getroffenen Maßnahmen die erforderlichen Aufzeichnungen zu machen. Diese Pflicht obliegt demjenigen Arzt, der die Behandlung des Patienten verantwortlich übernommen hat. Jeder Arzt, der eine dokumentationspflichtige Maßnahmen durchführt, trägt demnach auch die Verantwortung für deren Dokumentation. Zweck der Dokumentationspflicht ist die Therapiesicherung, daneben auch die Beweissicherung und Rechenschaftslegung. Die Dokumentation soll insbesondere eine sachgerechte (Weiter-)Behandlung des Patienten gewährleisten, indem sie jeden mit- und nachbehandelnden Arzt in die Lage versetzt, sich über durchgeführte Maßnahmen und die angewandte Therapie kundig zu machen.

2. Dies gilt in besonderer Weise für Berichte über durchgeführte Operationen, die wichtige Informationen über das gebotene postoperative Vorgehen vermitteln. In zeitlicher Hinsicht hat die Dokumentation in unmittelbarem Zusammenhang mit der Behandlung oder dem Eingriff zu erfolgen, jedenfalls aber in einem Zeitraum, in dem dem Arzt die Einzelheiten der Behandlung noch präsent sind.

3. Dem Beschuldigten wird wegen schuldhafter Verletzung seiner Berufspflichten eine Verweis erteilt und eine Geldbuße in Höhe von 1.500 Euro auferlegt, weil er bei neun von ihm operierten Patientinnen keinen Operationsbericht erstellt hat und sich weigerte, dies nachzuholen.

▪▪ Berufsgericht für Heilberufe Mainz zur Verletzung von Berufspflichten bei nicht ausreichender oder fehlender Dokumentation

Berufsgericht für Heilberufe Mainz, Urteil vom 03. Juni 2009 – BG-H 1/09.MZ –, juris

1. Der Beschuldigte hat schuldhaft seine Berufspflichten verletzt, indem er die bei einem Patienten am 24. März 2001 durchgeführte Liposuktion nicht hinreichend dokumentiert und den Patienten nicht im erforderlichen Maß über Komplikationsmöglichkeiten wie Nekrosen aufgeklärt hat.

2. Der Beschuldigte hat zunächst schuldhaft seine Berufspflicht nach § 10 Abs. 1 BOÄ 1997 verletzt, wonach er über die in Ausübung seines Berufs gemachten Feststellungen und getroffenen Maßnahmen die erforderlichen Aufzeichnungen zu machen hat, die nicht nur als Gedächtnisstützen für den Arzt, sondern auch dem Interesse des Patienten an einer ordnungsgemäßen Dokumentation dienen sollen.

   Zu den erforderlichen Aufzeichnungen über getroffene Maßnahmen im Sinne des § 10 Abs. 1 Satz 1 BOÄ 1997 gehören auch die zur Nachsorge einer Operation erfolgten Behandlungen und Behandlungsintervalle.

3. Die Fertigung der Aufzeichnungen, deren Richtigkeit unterstellt, allein reicht allerdings nicht aus, um der Dokumentationspflicht nachzukommen. Vielmehr muss – wie sich aus § 10 Abs. 1 Satz 2 BOÄ 1997 ergibt – der Arzt gewährleisten, dass im Zweifel, d. h. dann, wenn die entsprechenden Fakten benötigt werden, diese auch vollständig und umfassend beigezogen werden können. Das war vorliegend – wie der Beschuldigte selbst eingeräumt hat – nicht der Fall. Zwar hat der Beschuldigte im Schlichtungsverfahren im August 2001 die schriftliche Operationseinwilligung des Patienten vom 24. März 2001 sowie einen Patientenerfassungsbogen/Op-Bericht ohne Datum im berufsgerichtlichen Ermittlungsverfahren auf Anforderung vorlegen können, das Verlaufsprotokoll des Eingriffs vom 24. März 2001 mit der durchgeführten Protokollierung der Nachsorge konnte er demgegenüber erst mit Schriftsatz vom 14. Mai 2003 vorlegen, also mehr als 2 Jahre nach dem durchgeführten Eingriff, wobei die dort dokumentierten Termine (erster, zweiter und dritter postoperativer Tag sowie 29.03.2001) weder mit den zuvor von ihm selbst angegebenen Daten (Schreiben vom 14.08.01 und 26.02.02) noch mit den von dem Patienten vorgetragenen Terminen (zweimaliger Verbandwechsel) übereinstimmten.

4. Dem Beschuldigten wird wegen Verstoßes gegen die Berufspflichten zur ordnungsgemäßen Aufklärung (§ 8 BOÄ 1997) und Dokumentation (§ 10 BOÄ 1997) ein Verweis erteilt und eine Geldbuße in Höhe von 10.000,00 Euro auferlegt.

■■ Bundesgerichtshof zur Einwilligung des Patienten
BGH, Urteil vom 19. Juli 2016 – VI ZR 75/15

1. Hat ein Patient eine Chefarztbehandlung vereinbart und wird der Patient dann aber nicht vom Chefarzt selbst, sondern von dem stellvertretenden Oberarzt operiert, obwohl der Patient dazu seine Einwilligung nicht erteilt hat, und kommt es nach der Operation zu gesundheitlichen Beeinträchtigungen, hat der Patient einen Anspruch auf Schmerzensgeld.

2. Dabei spielt es keine Rolle, dass der Oberarzt fehlerfrei operiert hat und der Eingriff vom Chefarzt genauso vorgenommen worden wäre.

3. Der Einwand, auch wenn der Chefarzt operiert hätte, wäre es zu den gesundheitlichen Beeinträchtigungen gekommen, ist unerheblich, da bei einer fehlenden Einwilligung die Operation rechtswidrig ist und schon deshalb ein Schmerzensgeldanspruch besteht.

■■ Bundesgerichtshof zur Lagerung
BGH, Urteil vom 24.01.1984 – VI ZR 203/82 –, juris

1. Es genügt, die Lagerung des Patienten auf dem Operationstisch technisch schlagwortartig zu beschreiben oder durch ein zeichnerisches Symbol zu kennzeichnen, sodass für den Fachmann erkennbar wird, nach welcher Methode gelagert und operiert worden ist.

2. Steht die Art der Lagerung des Patienten während der Operation allgemein fest, ergibt sich die technische Durchführung der Lagerung aus den allgemeinen anerkannten, dabei einzuhaltenden medizinischen Regeln; diese brauchen nicht jedes Mal schriftlich fixiert zu werden.

3. Eine Dokumentation über die Lagerung des Patienten auf dem Operationstisch ist erforderlich, wenn im Einzelfall von der Norm abgewichen werden soll oder wenn es während der Operation zu nicht ganz unbedeutenden Korrekturen kommt.

4. Ins Detail muss die Dokumentation nur dann gehen, wenn anders der Operationsverlauf und die dabei angewandten Techniken nicht verständlich sind.

5. Das Fehlen besonderer Vorkommnisse braucht nicht aufgezeichnet zu werden.

6. Es ist Sache des Krankenhauses, den Beweis für die Einhaltung der insoweit gebotenen ärztlichen Kontrollen zu erbringen. Die technisch richtige Lagerung des Patienten auf dem Operationstisch und die Beachtung der dabei zum Schutze des Patienten vor etwaigen Lagerungsschäden einzuhaltenden ärztlichen Regeln sind Maßnahmen, die dem Risikobereich des Krankenhauses und dem ärztlichen Bereich zuzuordnen sind.

■■ Oberlandesgericht Dresden zur Lagerung bei TEP-Operation
OLG Dresden, Urteil vom 13. September 2007 – 4 U 601/06 –, juris

Bei einer TEP-Operation ist die Art der Lagerung nicht gesondert zu dokumentieren.

■■ Bundesgerichtshof zur Frage, wann Mängel der ärztlichen Dokumentation (hier: Operationsbericht über die Entfernung von Osteosynthesematerial am Oberarmknochen) zu Beweiserleichterungen zugunsten des Patienten hinsichtlich eines Behandlungsfehlers und des Ursachenzusammenhangs führen können.
BGH, Urteil vom 24. Januar 1989 – VI ZR 170/88 –, juris

1. Beweiserleichterungen zugunsten eines Patienten kommen in Betracht, wenn die gebotene ärztliche Dokumentation lückenhaft bzw. unzulänglich ist und deswegen für den Patienten im Falle einer Schädigung die Aufklärung des Sachverhalts unzumutbar erschwert wird. Das Fehlen eines Vermerks indiziert in erster Linie, dass die aufzeichnungspflichtige Maßnahme unterblieben ist, wirkt sich also zugunsten des Patienten auf den Nachweis eines Behandlungsfehlers aus. Dagegen sind Beweiserleichterungen hinsichtlich des Ursachenzusammenhangs zwischen dem Behandlungsfehler und dem eingetretenen Gesundheitsschaden mit dem Dokumentationsmangel unmittelbar nicht verbunden.

2. Ausnahmsweise kann der Dokumentationsmangel mittelbar auch für den Nachweis des Ursachenzusammenhangs Bedeutung gewinnen, wenn der wegen des Fehlens der gebotenen Aufzeichnung indizierte Behandlungsfehler als grob zu bewerten ist oder sich als Verstoß des Arztes gegen eine besondere Befundsicherungspflicht darstellt und aus diesem Grund nach den dafür

von dem erkennenden Senat entwickelten Grundsätzen dem Patienten auch insoweit Erleichterungen für den Kausalitätsnachweis zuzubilligen sind.

3. Aufzuzeichnen sind nur die für die ärztliche Diagnose und die Therapie wesentlichen medizinischen Fakten in einer für den Fachmann hinreichend klaren Form. Die ärztliche Dokumentation dient vor allem therapeutischen Belangen; ihr Inhalt und Umfang richtet sich nicht danach, wie am besten Beweise für einen späteren Arzthaftungsprozess zu sichern sind.

4. Hat der Arzt den Hergang der Operation nach der gewählten Operationsmethode, wie er sie konkret durchgeführt hat, einschließlich der intraoperativen Befunde, im Operationsbericht ausreichend beschrieben, obliegt es ihm nicht, das Unterlassen eines vielleicht auch in Betracht kommenden Operationsschrittes aufzuzeichnen und zu begründen.

Verzichtet der Arzt auf einen nach der gewählten Methode in aller Regel medizinisch gebotenen Operationsschritt, weil die besondere Operationssituation ein Abweichen von der üblichen Technik erforderlich macht, so muss er diesen Verzicht dokumentieren und begründen (hier zur Freilegung des Nervus radialis bei der Entfernung von Osteosynthesematerial am Oberarmknochen).

■ ■ Oberlandesgericht Nürnberg zu den Rechtsfolgen einer nicht den Anforderungen einer Richtlinie des Gemeinsamen Bundesausschusses zur Qualitätssicherung entsprechenden Operationsdokumentation

OLG Nürnberg, Urteil vom 20. April 2017 – 5 U 458/16 –, juris

Richtlinien des Gemeinsamen Bundesausschusses zur Qualitätssicherung nach § 136 SGB V definieren nicht, was nach § 630 f Abs. 2 Satz 1 BGB als aus fachlicher Sicht für die derzeitige und künftige Behandlung wesentlich anzusehen ist. Entspricht eine schriftliche oder bildliche Operationsdokumentation nicht den Anforderungen einer solchen Richtlinie (hier: der Qualitätsbeurteilungs-Richtlinie Arthroskopie), so kann allein hierauf eine Beweiserleichterung für den Patienten nicht gestützt werden.

■ ■ Landessozialgericht Baden-Württemberg zu Inhalt und zeitnaher Erstellung

LSG Baden-Württemberg, Urteil vom 25.09.2013 – L 5 KA 3347/11 –, juris

1. Operationsberichte müssen für den fachkundigen Dritten selbsterklärend sein. Sie müssen lesbar in sich widerspruchsfrei und nachvollziehbar sein.

2. Überdies ist ein Op-Bericht nach der Operation zu erstellen. Nur durch die „frische Erinnerung" des Operateurs ist gewährleistet, dass die Dokumentation alle notwendigen Informationen enthält.

■ ■ OLG des Landes Sachsen-Anhalt zu Inhalt und was noch zeitnahe Erstellung ist

Oberlandesgericht des Landes Sachsen-Anhalt, Urteil vom 15. November 2011 – 1 U 31/11 –, juris

1. Einer formell und materiell ordnungsgemäßen ärztlichen Dokumentation kann bis zum Beweis des Gegenteils Glauben geschenkt werden. Um die Annahme der Vollständigkeit der Dokumentation zu erschüttern, müssen konkret erkennbare Anhaltspunkte vorliegen, z. B. nachträgliche Änderungen am Operationsbericht oder dass er erst mit langem zeitlichen Abstand zur Operation verfasst worden ist (hier verneint für 1 Monat).

2. Der Operationsbericht muss eine stichwortartige Beschreibung der jeweiligen Eingriffe und Angaben über die hierbei angewandte Technik enthalten. Nicht erforderlich ist die Wiedergabe von medizinischen Selbstverständlichkeiten.

■ ■ Landgericht Dortmund zum konkreten erforderlichen Inhalt

LG Dortmund, Urteil vom 14. April 2016 – 4 O 230/13 –, juris

1. Aus einem Operationsbericht muss die operative Vorgehensweise hervorgehen.

Hat sich bei der operativen Vorgehensweise ein Standard etabliert hat, muss sich dieser aus dem Operationsbericht erkennen lassen. Danach muss sich im Operationsbericht zunächst die Indikation wiederfinden. Dies gilt insbesondere dann, wenn die Operation konsiliarisch erfolgt. Außerdem muss die Anamnese aufgenommen werden. Es ist dann im Vorspann zu beschreiben, welche Operationsalternative, aus welchem Grund angewandt wird. Insbesondere muss im Fall bestehender Alternativen mitgeteilt werden, warum in welcher Region operiert wird. Auch gehört in den Operationsbericht aufgenommen, wie die Vorstellung des Patienten erfolgt ist und welche Narkoseform gewählt wird. Im Anschluss ist zu vermerken, wie die Schnittführung erfolgt, ob beispielsweise entlang der Hautspalten operiert wird oder eine besondere Schnittführung angewandt wird. Danach gehört beschrieben, wie operiert wird, in welcher Tiefe und mit welchen Hilfsmitteln. Letztlich ist zu beschreiben, wie sich der Operateur zurückzieht, wie also die Wunde verschlossen wird, ob eine Blutstillung notwendig ist und ob eine Drainage oder aber ein Druckverband verwandt wird.

2. Die unterlassene oder lückenhafte Dokumentation zu dokumentierender Maßnahmen führt zu der Vermutung, dass die Maßnahmen unterblieben sind.

3. Schließlich gehört auch die Aufklärung des Patienten über Behandlungsalternativen zum erforderlichen Inhalt eines Operationsberichtes.

■■ Oberlandesgericht Koblenz zum erforderlichen Inhalt bei risikoreichen Operationen

OLG Koblenz, Urteil vom 12. Februar 2009 – 5 U 927/06 –, juris

Sind bei einem ärztlichen Eingriff Vorkehrungen zur Vermeidung einer häufigen und schwerwiegenden Komplikation erforderlich (hier: Verletzung des Nervus peroneus), muss der Operationsbericht Angaben zu den Schutzmaßnahmen enthalten.

■■ Oberlandesgericht Düsseldorf zu Hygienemaßnahmen

OLG Düsseldorf, Urteil vom 29. Januar 2015 – I-8 U 107/13, 8 U 107/13 –, juris

1. Ein etwaiger Verstoß gegen Dokumentationspflichten begründet für sich keine Haftung.
2. Hygienemaßnahmen, insbesondere allgemeine Desinfektionsmaßnahmen wie z. B. das «sterile Abwaschen und Abdecken» unterliegen nicht der Dokumentationspflicht. Ziel und Zweck der Dokumentation ist nicht die forensische Beweissicherung für den Patienten, sondern die Gewährleistung sachgerechter medizinischer Behandlung durch den Erstarzt und den weiterbehandelnden Arzt.
3. Aufzeichnungspflichtig sind danach die aus medizinischer Sicht für die ärztliche Diagnose und Therapie wesentlichen medizinischen Fakten, nicht aber selbstverständliche Routinemaßnahmen, die sich vorliegend zudem aus dem Hygieneplan ergeben.

■■ Oberlandesgericht Koblenz zur Ausführlichkeit und zeitnahen Erstellung

OLG Koblenz, Urteil vom 27. Juli 2006 – 5 U 212/05 –, juris

1. Bei einer sehr schwierigen Operation, die lange gedauert hat, ist es – auch angesichts der mannigfachen anderen Aufgaben eines Oberarztes in einer großen Universitätsklinik – nicht zu beanstanden, wenn er davon absieht, den Bericht noch am selben Tag zu fertigen.
2. Die ärztliche Dokumentation und damit auch ein Operationsbericht zielt nicht auf die Vorbereitung eines Haftpflichtprozesses gegen den behandelnden Arzt. Der Operationsbericht soll vielmehr dem Sachkundigen ermöglichen, die wesentlichen Schritte des Eingriffs nachzuvollziehen.

Selbst bei schwierigsten Operationen ist der Weg bis zum eigentlichen Operationsfeld häufig standardisiert. In derartigen Fällen ist es nicht zu beanstanden, wenn der operierende Arzt sich auf den Hinweis beschränkt, dass der Zugang in typischer Weise erfolgte. Daneben ist der Arzt jedoch nicht verpflichtet, detailgetreu an jeder Stelle festzuhalten, dass er sämtliche jeweils in Betracht kommenden Fehler und Versäumnisse vermieden hat. Sähe man das anders, würden Operationsberichte bei komplexen und lang dauernden Eingriffen zu Rechtfertigungsschriften ausufern, ohne damit einen Informationsgewinn zu verschaffen. In der Regel ergibt sich nämlich aus dem Schweigen des Berichts zu den üblichen, jedoch medizinisch unwesentlichen Zwischenschritten, dass diese unter Beachtung der erforderlichen Sorgfalt durchgeführt wurden.

■■ Oberlandesgericht Koblenz zu dokumentationsrelevanten Fakten

OLG Koblenz, Beschluss vom 27. September 2011 – 5 U 273/11 –, juris

1. Aus einem recht knappen Operationsbericht kann nicht gefolgert werden, dass es während der Operation zu dokumentationspflichtigen Zwischenfällen oder Ereignissen gekommen ist, die der Operationsbericht verschweigt. Denn der Operationsbericht dient weder dazu, ärztliches Handeln lückenlos in sämtlichen Details festzuhalten, noch dazu, die tatsächlichen Grundlagen eines Haftpflichtprozesses gegen den Arzt zu schaffen oder zu erschüttern. Die Dokumentation richtet sich an den nachbehandelnden Arzt, dem durch Aufzeichnung der behandlungsrelevanten medizinischen Fakten verdeutlicht werden soll, ob und gegebenenfalls welche Auffälligkeiten und Besonderheiten aufgetreten sind, die von Einfluss auf die Gesundheit des Patienten sein können und daher in die Überlegungen zum weiteren Behandlungskonzept einbezogen werden müssen.
2. Für die technisch richtige Lagerung des Patienten auf dem Operationstisch während des gesamten Eingriffs und in der postoperativen Aufwachphase ist die Behandlungsseite darlegungs- und beweisbelastet.
3. Gab es bei Bewältigung von Problemen keine nennenswerten Auffälligkeiten und Besonderheiten, muss der Operateur den gewöhnlichen Ablauf der Dinge auch nicht dokumentieren.

■■ Oberlandesgericht Oldenburg zum erforderlichen Inhalt

OLG Oldenburg (Oldenburg), Urteil vom 30. Januar 2008 – 5 U 92/06 –, juris

1. Maßnahmen sind nur dann in den Krankenunterlagen zu dokumentieren, wenn dies erforderlich ist, um Ärzte und Pflegepersonal über den Verlauf der Krankheit und die bisherige Behandlung im Hinblick auf künftige medizinische Entscheidungen ausreichend zu informieren.
2. Ein Operationsbericht muss eine stichwortartige Beschreibung der jeweiligen Eingriffe und Angaben über die hierbei angewandte Technik enthalten. Nicht erforderlich ist hingegen die Wiedergabe von medizinischen Selbstverständlichkeiten wie z. B. einer spannungsfreien Verknotung der Anastomosennähte bei einer Prostatektomie.
3. Was vom Arzt dokumentiert werden muss, hängt davon ab, ob die Dokumentation aus medizinischer Sicht erforderlich ist. Die Dokumentationspflicht dient nämlich der Sicherstellung wesentlicher medizinischer Daten und Fakten für den Behandlungsverlauf. Dagegen bezweckt diese nicht die Sicherung von Beweisen für einen späteren Haftungsprozess: Eine Dokumentation, die aus medizinischer Sicht nicht erforderlich ist, ist auch aus Rechtsgründen nicht geboten.

4. Danach ist also eine Maßnahme nur dann in den Krankenunterlagen zu vermerken, wenn dies erforderlich ist, um Ärzte und Pflegepersonal über den Verlauf der Krankheit und die bisherige Behandlung für ihre künftigen Entscheidungen ausreichend zu informieren. Es kommt maßgeblich auf den therapeutischen Nutzen der Aufzeichnung, nicht hingegen auf die Nachvollziehbarkeit der von dem Arzt vorgenommenen Handlungen an.

5. Über den Verlauf einer Operation müssen demgemäß die wesentlichen, für eine spätere ärztliche Beurteilung voraussichtlich unerlässlichen Fakten wiedergegeben werden. Zu berichten ist daher regelmäßig über den Operationssitus, die angewandte Technik mit stichwortartiger Beschreibung der jeweiligen tatsächlichen Eingriffe. Dagegen ist der Arzt nicht gehalten, detailgetreu an jeder Stelle festzuhalten, dass er sämtliche in Betracht kommenden Fehler und Versäumnisse vermieden hat. In der Regel ergibt sich schon aus dem Schweigen des Berichts zu den üblichen, jedoch medizinisch unwesentlichen Zwischenschritten, dass diese unter Beachtung der erforderlichen Sorgfalt durchgeführt worden sind.

6. Im Allgemeinen ist der Arzt jedoch nicht gehalten, jede Einzelheit seines Handelns durch Dokumentation beweismäßig festzuhalten. Erforderliche Routinemaßnahmen, wozu regelmäßig die Überprüfungen bestimmter Sachverhalte gehören, muss er nicht im Op-Bericht niederlegen. Vielmehr reicht es aus, die wichtigsten Daten und Maßnahmen niederzulegen, so dass für den Nachbehandler das Vorgeschehen ausreichend an Klarheit gewinnt.

■■ Oberlandesgericht Hamm zur fehlenden Dokumentation des Standardvorgehens im Operationsbericht

OLG Hamm, Urteil vom 28. Januar 2008 – I-3 U 121/07 –, juris

Ein Standardvorgehen wie der Einsatz von Operationshaken bzw. -beitel muss nicht im Operationsbericht dokumentiert werden.

■■ Brandenburgisches Oberlandesgericht zur Dokumentationspflicht bei Einsatz eines Tasthakens bei einer Arthroskopie

Brandenburgisches Oberlandesgericht, Urteil vom 25. Oktober 2007 – 12 U 79/06 –, juris

Selbstverständlichkeiten sind nicht dokumentationspflichtig. Dies ist der Fall bei Einsatz eines Tasthäkchens, wenn im Op-Bericht festgehalten ist, dass tastend Kniegelenkstrukturen als unauffällig anzusehen sind.

■■ Oberlandesgericht Oldenburg zu den Anforderungen an die Dokumentation einer Magenresektion nach Billroth II

OLG Oldenburg (Oldenburg), Urteil vom 25. November 1997 – 5 U 71/97 –, juris

Bei Dokumentation einer medizinisch indizierten Magenresektion nach Billroth II ist es nicht erforderlich, die genauen Ausmaße des entfernten Magens in den Operations-

bericht aufzunehmen; die Angabe der zur Wahl des Operateurs stehenden Operationsmethode genügt den Dokumentationserfordernissen.

■■ Oberlandesgericht München zur Dokumentationspflicht bei der Verwendung von Geräten

OLG München, Urteil vom 26. September 1991 – 24 U 684/89 –, juris

Die Beachtung technischer Bedienungsvorschriften bei der Handhabung von regelmäßig verwendeten, relativ einfachen und ungefährlichen Geräten ist eine Selbstverständlichkeit und unterliegt nicht der Dokumentationspflicht (hier: Einsatz eines Insufflationsgeräts). In diesem Falle kommen der Klägerin nicht die beweisrechtlichen Folgen von Dokumentationslücken – Nichtdokumentation einer aufzeichnungspflichtigen Maßnahme indiziert ihr Unterbleiben – zugute.

■■ OLG des Landes Sachsen-Anhalt zum Dokumentationsmangel bei der operativen Versorgung einer Darmserosaverletzung

Oberlandesgericht des Landes Sachsen-Anhalt, Urteil vom 24. September 2015 – 1 U 132/14 –, juris

Ist bei der operativen Versorgung einer Dünndarmserosaläsion darauf zu achten, dass es zu keiner lumeneinengenden Nahtführung kommt und sich der Dünndarm auch nach dem Ende des Eingriffs als ausreichend durchgängig erweist, führt die ein solches Vorgehen pflichtwidrig aussparende Dokumentation im Prozess zu der Annahme, dass beides unterblieb. Der Behandlungsseite steht allerdings der Nachweis einer fehlerfreien Behandlung offen. Eine pflichtwidrig lückenhafte Dokumentation kann ein Behandlungsfehler sein, wenn die fehlenden Angaben in der Weiterbehandlung des Patienten zu vermeidbaren medizinischen Defiziten und dadurch zu einem Schaden führen.

Operationsberichte Viszeral- und Allgemeinchirurgie

Inhaltsverzeichnis

Kapitel 7   **Endokrine Chirurgie** – 35
             R. Schneider

Kapitel 8   **Ösophaguschirurgie** – 55
             C. Möbius

Kapitel 9   **Magenchirurgie** – 65
             C. Möbius, D. Uhlmann

Kapitel 10   **Dünndarmchirurgie** – 77
             D. Uhlmann

Kapitel 11   **Kolonchirurgie** – 85
             A. Flade

Kapitel 12   **Rektumchirurgie** – 109
             A. Flade

Kapitel 13   **Analchirurgie** – 119
             T. Jacobi

Kapitel 14   **Leberchirurgie** – 133
             D. Uhlmann

Kapitel 15   **Chirurgie der Gallenwege und Gallenblase** – 145
             D. Uhlmann

Kapitel 16   **Pankreaschirurgie** – 153
             D. Uhlmann, R. Schneider, H. Witzigmann

Kapitel 17   **Milzchirurgie** – 167
             D. Uhlmann

Kapitel 18 **Hernienchirurgie** – 175
N.-T. Hoedt

Kapitel 19 **Transplantationschirurgie** – 191
D. Uhlmann

Kapitel 20 **Kleine Chirurgie** – 199
H. Staab, H. Spieker

Endokrine Chirurgie

R. Schneider

7.1 Hemithyreoidektomie rechts mit subtotaler Schilddrüsenresektion links (Operation nach Riedel-Hartley-Dunhill) – 36

7.2 Rezervikotomie mit totaler Rest-Thyreoidektomie
beidseits – 38

7.3 Transzervikale totale Thyreoidektomie beidseits
bei retrosternaler Struma – 40

7.4 Totale Thyreoidektomie mit systematischer Mikrodissektion
der zervikozentralen Lymphknotenkompartimente beidseits
(K1a und K1b) – 42

7.5 Totale Thyreoidektomie mit systematischer Mikrodissektion
der zervikozentralen und zervikolateralen Lymphknotenkompartimente beidseits (K1–K3) – 45

7.6 Subtotale Parathyreoidektomie bei renalem Hyperparathyreoidismus – 48

7.7 Fokussierte Parathyreoidektomie – 50

7.8 Retroperitoneoskopische Adrenalektomie – 52

© Springer-Verlag GmbH Deutschland, ein Teil von Springer Nature 2018
O. Richter, D. Uhlmann (Hrsg.), *Operationsberichte Allgemein-, Viszeral-, Gefäß- und Thoraxchirurgie,* Operationsberichte
https://doi.org/10.1007/978-3-662-57283-2_7

7.1   Hemithyreoidektomie rechts mit subtotaler Schilddrüsenresektion links (Operation nach Riedel-Hartley-Dunhill)

Op-Bericht, Klinik für Allgemein-, Viszeral- und Gefäßchirurgie

Pat.-Nr.:	**Fall-Nr.:**
Aktuelle Klinik:	**Station:**
Pat.-Name:	**Geb.-Dat.:**
	Geschlecht/Alter: w, 39 J.
Op-Datum:	
Op-Dauer (Schnitt/Naht): 79 min	
Saal:	
Personal:	
Operateur:	**Anästhesist:**
1. Assistent:	**Anästhesieschw./pfl.:**
2. Assistent:	**Op-Schwester/-pfl.:**
	Op-Springer:

- **Vorgeschichte/Indikation**

Bei der Patientin besteht eine rechtsdominante bilaterale Struma multinodosa mit lappenfüllenden kalten Knoten rechts sowie 2 ventrokaudal gelegenen kalten Knoten links mit zunehmenden Schluckbeschwerden und Globusgefühl, bei laborchemisch und klinisch euthyreoter Stoffwechsellage. Ein zentral gelegener, echoarmer Knoten im rechten Schilddrüsenlappen stellt sich sonografisch mit unscharfer Abgrenzbarkeit und Mikrokalzifizierungen als suspekt (EU-TIRADS 5) dar. In Anbetracht der vorliegenden Befunde hatte sich jetzt auch die Patientin zur operativen Behandlung entschlossen. Es besteht ein ausdrücklicher Wunsch, gesundes Schilddrüsengewebe im linken Schilddrüsenlappen im Sinne einer Hemithyreoidektomie rechts mit subtotaler Schilddrüsenresektion links in situ zu belassen. Die Patientin wurde ausführlich über Durchführung, Nutzen und Risiken des Eingriffes aufgeklärt und hatte dem operativen Prozedere schriftlich zugestimmt.

- **Diagnose**

Rechtsdominante bilaterale Struma multinodosa mit lappenfüllenden kalten Knoten rechts sowie 2 ventral gelegen kalten Knoten links.

- **Operation**

Kocher'scher Kragenschnitt, Hemithyreoidektomie rechts und subtotale Schilddrüsenresektion links unter Belassen eines ca. 5 ml großen Schilddrüsenrestes in Mikrodissektionstechnik, intaktes intraoperatives Neuromonitoring beidseits, Darstellung und sicherer gefäßgestielter In-situ-Erhalt aller 4 Nebenschilddrüsen, intraoperativer Schnellschnitt (kein Hinweis für Malignität), Hautklammern.

- **Vorgehen**

Rückenlagerung der Patientin mit Reklination des Kopfes und Unterpolstern der Schultern sowie sämtlicher aufliegender Körperstellen. Steriles Abwaschen und Abdecken des Op-Feldes. Zervikotomie als Kocher'scher Kragenschnitt über der im wachen Zustand der Patientin eingezeichneten Inzisionslinie ca. 1 Querfinger breit oberhalb des Jugulums. Durchtrennung der Subkutis und des Platysma, Hochpräparation des Hautplatysmalappens nach kranial bis zum Kehlkopf und nach kaudal bis zum Jugulum. Anlage zweier Hochnähte. Beginn der Präparation auf der befunddominanten rechten Seite. Eingehen über die Mittellinie und Abpräparation der kurzen geraden Halsmuskulatur von der Schilddrüsenkapsel nach rechts lateral. Unterbinden der Kocher'schen Seitenvene über Klemmen und Ligaturen. Eingehen auf die Gefäßscheide und Darstellung des N. vagus rechts zwischen V. jugularis interna und A. carotis communis. Intaktes Neuromonitoring-Signal und -EMG des N. vagus rechts. Darstellung des rechten Schilddrüsenlappens. Dieser ist erheblich knotig verändert und vergrößert, er reicht nach dorsal bis zur Wirbelsäule. Zunächst Präparation des rechten Schilddrüsenlappens entlang seiner Lateralfläche und schrittweise Präparation nach kaudal. Weit kaudal Identifikation des rechten N. recurrens, ebenfalls intaktes Neuromonitoring-Signal und EMG. Im Fettgewebe etwas lateral des Schilddrüsenlappens Identifikation der rechten unteren Nebenschilddrüse, die abpräpariert und unter regelrechtem Durchblutungserhalt gefäßgestielt in situ belassen werden kann. Präparationsbeginn an der Schilddrüse am rechten unteren Schilddrüsenpol, kapselnahe Dissektion der Gefäße und Präparation zur Trachea. Vorgehen in kaudokranialer Richtung und Präparation unter sorgfältiger Schonung des N. recurrens. Vorgehen bis hin zur Kreuzungsstelle von A. thyroidea inferior und N. recurrens. Der Nerv nimmt einen retrovaskulären Verlauf ein. Kraniodorsal der Kreuzungsstelle wird die rechte obere Nebenschilddrüse identifiziert, die unter Erhalt ihrer regelrechten Zirkulation gefäßgestielt nach dorsal paratracheal verlagert und in situ belassen werden kann. Nun Eingehen auf den Schilddrüsenhilus und Absetzen einzelner Gefäßäste der A. thyroidea inferior. Anschließend Durchtrennen des Ligamentum Berry und Vorgehen bis hin zum Eintritt des N. recurrens in den Larynx. Dann Präparation nach kranial zum rechten oberen Schilddrüsenpol. Darstellung der cricothyreoidalen Muskulatur und Identifikation des Ramus externus des N. laryngeus superior rechts, ebenfalls intaktes Neuromonitoring-Signal und EMG. Schrittweises, streng schilddrüsenkapselnahes Absetzen der oberen Polgefäße unter sicherer Schonung des Ramus externus. Der rechte Schilddrüsenlappen kann nun zur Trachea medialisiert werden. Vollständige Lappenmobilisation bis zur Tracheavorderwand und Rückverlagerung des N. recurrens auf der rechten Seite in sein Bett. Das abschließende Neuromonitoring zeigt ein unverändert intaktes Signal und EMG des N. vagus rechts, N. recurrens rechts sowie des Ramus externus des N. laryngeus superior rechts, auch nach komplikationsloser Entfernung der APS-Elektrode bei Stimulation des N. vagus kranial der Insertionsstelle. Anschließend Präparation eines vom rechten Schilddrüsenlappen ausgehenden und nach kranial ziehenden kurzen und schmalen Lobus pyramidalis. Er wird vollständig ausgelöst und verbleibt am Präparat. Übergang auf die Gegenseite mit analogem Vorgehen. Abpräparation der kurzen geraden Halsmuskulatur von der Schilddrüsenkapsel. Unterbinden der Kocher'schen Seitenvene über Klemmen und Ligaturen. Eingehen auf die Gefäßscheide und Darstellung des N. vagus links zwischen V. jugularis interna und A. carotis communis. Intaktes Neuromonitoring-Signal und -EMG des N. vagus links. Darstellung des linken Schilddrüsenlappens. Dieser ist volumenmäßig nur mäßig vergrößert und zeigt einen den unteren Schilddrüsenpol ausfüllenden Knoten sowie einen zweiten im mittleren Abschnitt des Schilddrüsenlappens ventral gelegenen Knoten, sodass wunschgemäß eine subtotale Resektion des linken Schilddrüsenlappens angestrebt wird. Weit kaudal Identifikation des linken N. recurrens, intaktes Neuromonitoring-Signal und EMG. Dann schrittweises Aufsuchen der linken unteren Nebenschilddrüse. Diese liegt ventral dem linken unteren Schilddrüsenpol auf und wird minutiös von der Schilddrüsenorgankapsel unter gutem Durchblutungserhalt gefäßgestielt abpräpariert und nach kaudal in das prätracheale Fettgewebe verlagert. Präparationsbeginn an der Schilddrüse am linken unteren Schilddrüsenpol, kapselnahes Absetzen der Gefäße. Festlegen der Resektionslinie ventral der Grenzlamelle nach kranial unter Einbeziehung beider Knoten. Nun parenchymsparende Resektion unter Mitnahme des Isthmus und Belassen eines kleinen, lupenmikroskopisch und palpatorisch unauffälligen dorsalen Anteils mit identifizierter intakter linker oberer Nebenschilddrüse sowie des Schilddrüsenoberpols des linken Schilddrüsenlappens (ca. 5 ml Schilddrüsengewebe in situ). Schließlich vollständige Exstirpation des gesamten Präparates en bloc. Ex situ Präparatetrennung und seitengetrennte Fadenmarkierung und Abgabe zur Schnellschnittuntersuchung. Diese ergibt keinen Hinweis für Malignität, sodass die Operation wie geplant beendet werden kann. Das abschließende Neuromonitoring zeigt ein unverändert intaktes Signal und EMG des N. vagus links und N. recurrens links, auch nach komplikationsloser Entfernung der APS-Elektrode bei Stimulation des N. vagus kranial der Insertionsstelle. Sorgfältige Kontrolle auf Bluttrockenheit. Bei trockenen Wundverhältnissen wird auf die Einlage zervikaler Drainagen verzichtet. Die Zählkontrolle der Bauchtücher, Kompressen und Tupfer und die nochmalige Exploration des Situs ergibt, dass alle Bauchtücher, Kompressen, Tupfer und Instrumente aus dem Situs entfernt sind. Readaptation der Muskulatur in der Mittellinie sowie des Platysmas. Desinfektion der Wunde, Hautverschluss mit Klammern. Säuberung der Wunde, nochmalige Desinfektion, steriler Wundverband. Postoperativ kommt die Patientin extubiert, kreislaufstabil in gutem Zustand vom Tisch und dann in den Aufwachraum.

Der Eingriff wurde unter Kontrolle der Lupenbrille, dem intraoperativen Neuromonitoring sowie unter ausschließlicher Verwendung der bipolaren Pinzette und bipolaren Schere durchgeführt.

■ **Weiteres Prozedere**
Analgesie, Thromboseprophylaxe und Laborkontrollen nach kliniküblichem Schema. Entfernung der Hautklammern am 2. post-op. Tag; videolaryngoskopische Stimmlippenkontrolle am 2. post-op. Tag.

N.N., FA Chirurgie, Viszeralchirurgie und Spezielle Viszeralchirurgie

7.2   Rezervikotomie mit totaler Rest-Thyreoidektomie beidseits

Op-Bericht, Klinik für Allgemein-, Viszeral- und Gefäßchirurgie

Pat.-Nr.:	Fall-Nr.:
Aktuelle Klinik:	Station:
Pat.-Name:	Geb.-Dat.:
	Geschlecht/Alter: w, 57 J.
Op-Datum:	
Op-Dauer (Schnitt/Naht): 132 min	
Saal:	
Personal:	
Operateur:	Anästhesist:
1. Assistent:	Anästhesieschw./pfl.:
2. Assistent:	Op-Schwester/-pfl.:
	Op-Springer:

7

- **Indikation**

Bei der Patientin besteht ein rechtsdominantes zweites Rezidiv einer bilateralen Knotenstruma mit kalten Knoten beidseits und einem Knotenkonglomerat des Lobus pyramidalis mit erheblicher symptomatischer Trachealeinengung mit Ruhedyspnoe sowie zunehmenden Schluckbeschwerden bei Z. n. zweimaliger auswärtiger SD-Operation mit postoperativer permanenter, symptomatischer Stimmlippenparese links mit Heiserkeit und Dyspnoe. In Anbetracht der vorliegenden Befunde hatte sich jetzt auch die Patientin zur operativen Behandlung im Sinne einer totalen Rest-Thyreoidektomie entschlossen. Die Patientin wurde ausführlich über Durchführung, Nutzen und Risiken des Eingriffes, insbesondere des deutlich erhöhten Risikos einer bilateralen Stimmlippenparese, aufgeklärt und hatte dem operativen Prozedere schriftlich zugestimmt.

- **Diagnose**

Rechtsdominantes, 2. Rezidiv einer bilateralen Struma multinodosa mit kalten Knoten beidseits und einem Knotenkonglomerat des Lobus pyramidalis bei Z. n. auswärtiger SD-OP 1972 und 1979 mit vorbestehender permanenter symptomatischer Stimmlippenparese links.

- **Operation**

Rezervikotomie, totale Rest-Thyreoidektomie beidseits in Mikrodissektionstechnik, intaktes kontinuierliches Neuromonitoring rechts, Darstellung und sichere anatomische Schonung des linken N. vagus und N. recurrens bei negativem Neuromonitoring vor und nach Resektion, Darstellung und sicherer gefäßgestielter In-situ-Erhalt beider kranialer Nebenschilddrüsen, intraoperativer Schnellschnitt (kein Hinweis für Malignität), 2 gekreuzte zervikale Drainagen, Hautklammern.

- **Vorgehen**

Rückenlagerung der Patientin mit Reklination des Kopfes und Unterpolstern der Schultern sowie sämtlicher aufliegender Körperstellen. Steriles Abwaschen und Abdecken des Op-Feldes. Perioperative Antibiose. Rezervikotomie unter Inzision der vorbestehenden filigranen zervikalen Narbe i. S. eines Kocher'schen Kragenschnittes. Durchtrennung der narbig alterierten Subkutis und des Platysma, Hochpräparation des Hautplatysmalappens nach kranial bis zum Kehlkopf und nach kaudal bis zum Jugulum. Anlage zweier Hochnähte. Beginn der Präparation auf der befunddominanten rechten Seite. Zunächst über lateralen Zugang am medialen Rand des rechten M. sternocleidomastoideus Eingehen auf die Gefäßscheide und Darstellung des N. vagus rechts zwischen V. jugularis interna und A. carotis communis. Intaktes Neuromonitoring-Signal und -EMG des N. vagus rechts. Kurzstreckige zirkuläre Präparation des N. vagus unter Erhalt der nervalen Mikrovaskularisation und atraumatische Anlage der APS-Sonde. Systemkalibrierung zur kontinuierlichen Stimulation nach Tubuslagekorrektur und Beginn des kontinuierlichen Neuromonitorings mit regelrechtem Signal und EMG. Vorpräparieren von lateral nach medial. Darstellung des rechten Schilddrüsenlappens. Dieser ist insbesondere kaudal erheblich knotig verändert und vergrößert. Weit kaudal im Narbengewebe Identifikation des rechten N. recurrens, ebenfalls intaktes Neuromonitoring-Signal und -EMG. Der sehr zarte N. recurrens verläuft langstreckig lateral und innerhalb der narbig alterierten Kapsel des rechten Schilddrüsenlappens. Nun Querinzision der geraden Halsmuskulatur und Abpräparation von der ausgesprochen narbig alterierten Schilddrüsenkapsel. Minutiös erfolgt von laterokaudal die langstreckige Neurolyse des N. recurrens aus der Narbenkapsel über die Kreuzungsstelle von A. thyroidea inferior und N. recurrens. Der Nerv nimmt einen retrovaskulären Verlauf ein und kann nach dorsal paratracheal verlagert werden. Nun schrittweise Mobilisation des narbig veränderten Schilddrüsenunterpols. Eine rechte untere Nebenschilddrüse kann trotz intensiver Suche nicht identifiziert werden. Vorgehen in kaudokranialer Richtung und Präparation unter sorgfältiger Schonung des N. recurrens. Kraniodorsal der Kreuzungsstelle wird die rechte obere Nebenschilddrüse identifiziert, die unter Erhalt ihrer regelrechten Zirkulation gefäßgestielt nach dorsal paratracheal verlagert und in situ belassen werden kann. Nun Eingehen auf den Schilddrüsenhilus. Anschließend Durchtrennen des Ligamentum Berry und Vorgehen bis hin zum Eintritt des N. recurrens in den Larynx. Dann Präparation nach kranial zum rechten oberen Schilddrüsenpol. Darstellung der cricothyreoidalen Muskulatur und Identifikation des Ramus externus des N. laryngeus superior rechts, ebenfalls intaktes Neuromonitoring-Signal und EMG. Schrittweises, streng schilddrüsenkapselnahes Absetzen der oberen Polgefäße unter sicherer Schonung des Ramus externus des N. laryngeus superior. Der rechte Schilddrüsenlappen kann nun zur Trachea medialisiert werden und wird im prätrachealen Narbengewebe abgesetzt. Ex situ Fadenmarkierung des rechten oberen Pols und Abgabe zur Schnellschnittuntersuchung. Diese ergibt keinen Hinweis für Malignität. Nun von der Mittellinie ausgehend Präparation nach kranial und Resektion eines bis nach kranial zum Os hyoideum reichenden Knotenkonglomerats des Lobus-pyramidalis-Restes. Exstirpation des gesamten Präparates und Abgabe zur Schnellschnittuntersuchung. Auch hier ergibt sich kein Hinweis für Malignität. Das abschließende Neuromonitoring zeigt ein unverändert intaktes Signal und EMG des N. vagus rechts, N. recurrens rechts sowie des Ramus externus des N. laryngeus superior rechts; auch nach komplikationsloser Entfernung der APS-Elektrode bei Stimulation des N. vagus kranial der Insertionsstelle. Übergang auf die Gegenseite mit analogem Vorgehen. Zunächst über lateralen Zugang am medialen Rand des linken M. sternocleidomastoideus Eingehen auf die Gefäßscheide und Darstellung des N. vagus links zwischen V. jugularis interna und A. carotis communis. Es kann trotz sicherer Stimulation des Nervs weder ein EMG noch ein akustisches Signal abgeleitet werden. Eine technische Störung des Neuromonitoring-Equipments kann sicher ausgeschlossen werden bei regelrechter Funktion der Technik auf der Gegenseite. Vorpräparation von lateral nach medial. Darstellung des ebenfalls erheblich vergrößerten und knotig alterierten linken Schilddrüsenlappens. Der linke N. recurrens kann zunächst nicht identifiziert werden. Nun Querinzision der geraden Halsmuskulatur und Abpräparation von der ausgesprochen narbig alterierten Schilddrüsenkapsel. Schrittweise Präparation und Identifikation des N. recurrens. Es kann auch hier trotz sicherer Stimulation des Nervens weder ein EMG noch ein akustisches Signal abgeleitet werden. Eine linke untere Nebenschilddrüse kann trotz intensiver Suche im Narbengewebe nicht identifiziert werden. Vorgehen in kaudokranialer Richtung unter sorgfältiger Schonung des nichtfunktionellen, in seiner Kontinuität jedoch intakten N. recurrens in seinem weiteren Verlauf und Vorgehen bis hin zur Kreuzungsstelle mit der A. thyroidea inferior. Auch auf dieser Seite nimmt der Nerv einen retrovaskulären Verlauf ein. Kraniodorsal hiervon Identifikation der linken kranialen Nebenschilddrüse, die sorgfältig gefäßgestielt abpräpariert und unter Erhalt ihrer Zirkulation in situ belassen werden kann. Wechsel zum narbigen Oberpolrest. Darstellung der cricothyreoidalen Muskulatur und Identifikation des Ramus externus des N. laryngeus superior links, intaktes Neuromonitoring-Signal und EMG. Schrittweises, streng schilddrüsenkapselnahes Absetzen der oberen Polgefäße unter sicherer Schonung des Ramus externus des N. laryngeus superior. Der linke Schilddrüsenlappen kann nun zur Trachea medialisiert werden und wird im prätrachealen Narbengewebe abgesetzt. Ex situ Fadenmarkierung des linken oberen Pols und Abgabe zur Schnellschnittuntersuchung. Diese ergibt keinen Hinweis für Malignität, sodass die Operation wie geplant beendet werden kann. Auch im abschließenden Neuromonitoring kein Signal und EMG des N. vagus links und N. recurrens, bei unverändert intaktem Signal und EMG des Ramus externus des N. laryngeus superior. Sorgfältige Kontrolle auf Bluttrockenheit. Einlegen von 2 gekreuzten zervikalen Drainagen mit Ausleitung kaudal der Wundinzision. Die Zählkontrolle der Bauchtücher, Kompressen und Tupfer und die nochmalige Exploration des Situs ergibt, dass alle Bauchtücher, Kompressen, Tupfer und Instrumente aus dem Situs entfernt sind. Naht und Readaptation der Muskulatur in der Mittellinie sowie des Platysmas. Desinfektion der Wunde, Hautverschluss mit Klammern. Säuberung der Wunde, nochmalige Desinfektion, steriler Wundverband. Postoperativ kommt die Patientin extubiert, kreislaufstabil in gutem Zustand vom Tisch und dann in den Aufwachraum.

Der Eingriff wurde unter Kontrolle der Lupenbrille, dem kontinuierlichen Neuromonitoring sowie unter ausschließlicher Verwendung der bipolaren Pinzette und bipolaren Schere durchgeführt.

- **Weiteres Prozedere**

Analgesie, Thromboseprophylaxe und Laborkontrollen nach kliniküblichem Schema. Entfernung der Drainagen nach Rücksprache mit dem Operateur, Entfernung der Hautklammern am 2. post-op. Tag; videolaryngoskopische Stimmlippenkontrolle am 2. post-op. Tag.

N.N., FA Chirurgie, Viszeralchirurgie und Spezielle Viszeralchirurgie

7.3   Transzervikale totale Thyreoidektomie beidseits bei retrosternaler Struma

Op-Bericht, Klinik für Allgemein-, Viszeral- und Gefäßchirurgie

Pat.-Nr.:	Fall-Nr.:
Aktuelle Klinik:	Station:
Pat.-Name:	Geb.-Dat.:
	Geschlecht/Alter: w, 81 J.
Op-Datum:	
Op-Dauer (Schnitt/Naht): 137 min	
Saal:	
Personal:	
Operateur:	Anästhesist:
1. Assistent:	Anästhesieschw./pfl.:
2. Assistent:	Op-Schwester/-pfl.:
	Op-Springer:

- **Vorgeschichte/Indikation**

Bei der Patientin besteht eine linksdominante bilaterale Struma multinodosa et permagna links mit ausgedehntem knotigen retrosternalen Anteil links, CT-morphologisch nach links mediastinal bis auf Höhe der Carina reichend. Aufgrund akut zunehmender Dyspnoe mit respiratorischer Insuffizienz wurde die Patientin im auswärtigen Krankenhaus reintubiert nach vorausgegangener Sigmaresektion bei lokal fortgeschrittenem Sigmakarzinom mit komplikativem Verlauf. Ursächlich für die Reintubationspflicht wurde die ausgedehnte Struma gesehen, sodass aufgrund dieser Befundkonstellation eine dringliche Indikation zur Operation besteht. Der betreuende Enkelsohn wurde ausführlich über Durchführung, Nutzen und Risiken des Eingriffes aufgeklärt und hatte dem operativen Prozedere schriftlich zugestimmt. Die Patientin selbst wurde im auswärtigen Krankenhaus vor Reintubation mündlich über den bevorstehenden Eingriff aufgeklärt und war ebenfalls damit einverstanden.

- **Diagnose**

Linksdominante bilaterale Struma multinodosa et permagna links mit ausgedehntem mediastinalen Anteil links.

- **Operation**

Kocher'scher Kragenschnitt, totale Thyreoidektomie beidseits mit transzervikaler En-bloc-Resektion des mediastinalen Anteils links in Mikrodissektionstechnik, intaktes kontinuierliches Neuromonitoring beidseits, Darstellung und sicherer gefäßgestielter In-situ-Erhalt aller 4 Nebenschilddrüsen, intraoperativer Schnellschnitt (kein Hinweis für Malignität), 2 gekreuzte zervikale Drainagen, Hautklammern.

- **Vorgehen**

Rückenlagerung der Patientin mit Reklination des Kopfes und Unterpolstern der Schultern sämtlicher aufliegender Körperstellen. Steriles Abwaschen und Abdecken des Op-Feldes. Zervikotomie als Kocher'scher Kragenschnitt über der im intubierten und beamteten Zustand der Patientin eingezeichneten Inzisionslinie ca. 1 Querfinger breit oberhalb des Jugulums. Durchtrennung der Subkutis und des Platysma, Hochpräparation des Hautplatysmalappens nach kranial bis zum Kehlkopf und nach kaudal bis zum Jugulum. Anlage zweier Hochnähte. Beginn der Präparation auf der deutlich befunddominanten linken Seite. Zunächst über lateralen Zugang am medialen Rand des linken M. sternocleidomastoideus Eingehen auf die Gefäßscheide und Darstellung des N. vagus links zwischen V. jugularis interna und A. carotis communis. Intaktes Neuromonitoring-Signal und -EMG des N. vagus links. Kurzstreckige zirkuläre Präparation des N. vagus unter Erhalt der nervalen Mikrovaskularisation und atraumatische Anlage der APS-Sonde. Systemkalibrierung zur kontinuierlichen Stimulation und Beginn des kontinuierlichen Neuromonitoring mit regelrechtem Signal und EMG. Der linke N. recurrens kann zunächst nicht dargestellt werden. Nun Eingehen über die Mittellinie und Abpräparation der kurzen geraden Halsmuskulatur von der Schilddrüsenkapsel nach links lateral. Unterbinden der Kocher'schen Seitenvene über Klemmen und Ligaturen. Vorpräparation von lateral nach medial. Darstellung des zervikalen Anteils des sehr großen linken Schilddrüsenlappens. Aufgrund des ausgedehnten mediastinalen Anteils zunächst Präparation nach kranial zum linken oberen Schilddrüsenpol. Darstellung der cricothyreoidalen Muskulatur und Identifikation des Ramus externus des N. laryngeus superior links, intaktes Neuromonitoring-Signal und EMG. Schrittweise, streng schilddrüsenkapselnahes Absetzen der oberen Polgefäße unter sicherer Schonung des Ramus externus des N. laryngeus superior. Anschließend weitere kraniokaudale Präparation nach medial prätracheal mit Durchtrennung des Schilddrüsenisthmus, des Berry-Ligamentes und Lateralisierung des Schilddrüsenlappens unter minutiöser Präparation der laryngotrachealen Nerveneintrittsstelle. Identifikation des linken N. recurrens und intaktes Neuromonitoring-Signal und -EMG. Weitere kraniokaudale Präparation sowohl von medial als auch lateral unter sorgfältiger Schonung des N. recurrens mit Identifikation der linken oberen Nebenschilddrüse kranio-dorsal der Kreuzungsstelle des retrovaskulär verlaufenden N. recurrens mit der A. thyroidea inferior. Die linke obere Nebenschilddrüse kann unter Erhalt ihrer regelrechten Zirkulation gefäßgestielt nach dorsal paratracheal verlagert und in situ belassen werden. Weitere Präparation linksparatracheal bis auf Höhe des perithyreoidealen Gewebes im Jugulum unter sukzessiver kraniokaudaler Mobilisierung des zervikalen Anteils des linken Schilddrüsenlappens. Der N. recurrens kommt spannungsfrei dorsal im Bereich der tracheoösophagealen Rinne zu liegen. Nun Durchtrennung von ventralen retrosternalen Verwachsungen an der SD-Kapsel und schrittweises Hervorluxieren des ins hintere Mediastinum auf Höhe der Tracheabifurkation reichenden mediastinalen Anteils nach zervikal. Dieser kann enbloc und vollständig transzervikal entfernt werden unter sicherer Schonung des N. recurrens und intaktem kontinuier-lichem Neuromonitoring. Die linke untere Nebenschilddrüse wird im umliegenden Fettgewebe identifiziert bei regelrechtem Durchblutungserhalt und kann in situ belassen werden. Schließlich vollständige Exstirpation des Präparates en bloc. Ex situ Fadenmarkierung des linken oberen Schilddrüsenpols und Abgabe zur Schnellschnittuntersuchung. Diese ergibt keinen Hin-weis für Malignität. Das abschließende Neuromonitoring zeigt ein unverändert intaktes Signal und EMG des N. vagus links, N. recurrens links sowie des Ramus externus des N. laryngeus superior links; auch nach komplikationsloser Entfernung der APS-Elektrode bei Stimulation des N. vagus kranial der Insertionsstelle. Übergang auf die Gegenseite. Abpräparation der kurzen geraden Halsmuskulatur von der Schilddrüsenkapsel. Unterbinden der Kocher'schen Seitenvene über Klemmen und Ligaturen. Eingehen auf die Gefäßscheide und Darstellung des N. vagus rechts zwischen V. jugularis interna und A. carotis communis. Intaktes Neuromonitoring-Signal und -EMG des N. vagus rechts. Kurzstreckige zirkuläre Präparation des N. vagus unter Erhalt der nervalen Mikrovaskularisation und atraumatische Anlage der APS-Sonde. Systemkalibrierung zur konti-nuierlichen Stimulation und Beginn des kontinuierlichen Neuromonitoring mit regelrechtem Signal und EMG. Darstellung des rechten Schilddrüsenlappens. Dieser ist erheblich vergrößert mit lappenfüllenden knotigen Veränderungen. Zunächst Präparation des rechten Schilddrüsenlappens entlang seiner Lateralfläche und schrittweise Präparation nach kaudal. Weit kaudal Identifikation des rechten N. recurrens, ebenfalls intaktes Neuromonitoring-Signal und EMG. Die im Fettgewebe etwas lateral des Schilddrüsenlappens identifizierte rechte untere Nebenschilddrüse kann abpräpariert und gefäßgestielt bei regel-rechter Perfusion in situ belassen werden. Präparationsbeginn am rechten unteren Schilddrüsenpol, kapselnahe Dissektion der Gefäße und Präparation zur Trachea. Vorgehen in kaudokranialer Richtung und Präparation unter sorgfältiger Schonung des N. recurrens. Vorgehen bis hin zur Kreuzungsstelle von A. thyroidea inferior und N. recurrens. Der Nerv nimmt einen retrovaskulären Verlauf ein. Kranio-dorsal der Kreuzungsstelle wird die rechte obere Nebenschilddrüse identifiziert, die unter Erhalt ihrer Perfusion gefäßgestielt in situ belassen werden kann. Nun Eingehen auf den Schilddrüsenhilus und Durchtrennen des Berry-Ligaments. Vorgehen bis hin zum Eintritt des N. recurrens in den Larynx. Anschließend Präparation nach kranial zum rechten oberen Schilddrüsenpol, Darstellung der cricothyreoidalen Muskulatur und Identifikation des Ramus externus des N. laryngeus superior rechts, ebenfalls intaktes Neuromonitoring-Signal und EMG. Schrittweises, streng schilddrüsen-kapselnahes Absetzen der oberen Polgefäße unter sicherer Schonung des EBSLN. Schließlich vollständige Mobilisation des Präparates auf dieser Seite. Vorgehen bis zur Mittellinie unter Hinzunahme eines langen und schmalen Lobus pyramidalis en bloc und vollständige Exstirpation des gesamten Präparates. Ex situ Fadenmarkierung des rechten oberen Schilddrüsenpols und Abgabe zur Schnellschnittuntersuchung. Diese ergibt ebenfalls keinen Hinweis für Malignität, sodass die Operation wie geplant beendet werden kann. Das abschließende Neuromonitoring zeigt ein unverändert intaktes Signal und EMG des N. va-gus rechts, N. recurrens rechts sowie des Ramus externus des N. laryngeus superior rechts; auch nach komplikationsloser Entfernung der APS-Elektrode bei Stimulation des N. vagus kranial der Insertionsstelle. Sorgfältige Kontrolle auf Bluttrocken-heit. Einlegen von 2 gekreuzten zervikalen Drainagen mit Ausleitung kaudal der Wundinzision. Die Zählkontrolle der Bauch-tücher, Kompressen und Tupfer und die nochmalige Exploration des Situs ergibt, dass alle Bauchtücher, Kompressen, Tupfer und Instrumente aus dem Situs entfernt sind. Readaptation der Muskulatur in der Mittellinie sowie des Platysmas. Desinfek-tion der Wunde, Hautverschluss mit Klammern. Säuberung der Wunde, nochmalige Desinfektion, steriler Wundverband. Postoperativ kommt die Patientin intubiert und beatmet unter Fortsetzung der Analgosedierung, kreislaufstabil in gutem Zustand vom Tisch und zurück auf die ITS.

Der Eingriff wurde unter Kontrolle der Lupenbrille, dem kontinuierlichen Neuromonitoring sowie unter ausschließlicher Verwendung der bipolaren Pinzette und bipolaren Schere durchgeführt.

■ **Weiteres Prozedere**
Zeitnahes Weaning und Extubation; Analgesie, Thromboseprophylaxe und Laborkontrollen nach kliniküblichem Schema. Entfernung der Drainagen nach Rücksprache mit dem Operateur, Entfernung der Hautklammern am 2. post-op. Tag.

N.N., FA Chirurgie, Viszeralchirurgie und Spezielle Viszeralchirurgie

7.4   Totale Thyreoidektomie mit systematischer Mikrodissektion der zervikozentralen Lymphknotenkompartimente beidseits (K1a und K1b)

Op-Bericht, Klinik für Allgemein-, Viszeral- und Gefäßchirurgie

Pat.-Nr.:	Fall-Nr.:
Aktuelle Klinik:	Station:
Pat.-Name:	Geb.-Dat.:
	Geschlecht/Alter: w, 34 J.

Op-Datum:
Op-Dauer (Schnitt/Naht): 159 min
Saal:
Personal:

Operateur:	Anästhesist:
1. Assistent:	Anästhesieschw./pfl.:
2. Assistent:	Op-Schwester/-pfl.:
	Op-Springer:

- **Vorgeschichte/Indikation**

Bei der Patientin besteht eine leicht rechtsdominante bilaterale Knotenstruma mit kalten Knoten beidseits mit zunehmendem Globusgefühl und Druckschmerz, klinisch und laborchemisch Euthyreose. In Anbetracht der vorliegenden Befunde hatte sich jetzt auch die Patientin zur operativen Behandlung im Sinne einer totalen Thyreoidektomie entschlossen. Die Patientin wurde ausführlich über Durchführung, Nutzen und Risiken des Eingriffes aufgeklärt und hatte dem operativen Prozedere schriftlich zugestimmt.

- **Diagnose**

Intraoperativer Zufallsbefund eines bilateralen multifokalen intrathyreoidalen papillären Mikrokarzinoms der Schilddrüse (2× rechts: 6 mm und 4 mm; 2× links: 5 mm und 1 mm) in euthyreoter, leicht rechtsdominanter bilateraler Knotenstruma mit kalten Knoten beidseits (pT1a[4], cN1a[mi] [3/12], cM0, R0, L0, V0, UICC 2010).

- **Operation**

Kocher'scher Kragenschnitt, totale Thyreoidektomie mit systematischer Mikrodissektion der zervikozentralen Lymphknotenkompartimente beidseits (K1a und K1b), intaktes kontinuierliches Neuromonitoring beidseits, Darstellung und sicherer gefäßgestielter In-situ-Erhalt aller 4 Nebenschilddrüsen, intraoperativer Schnellschnitt (bilaterales multifokales intrathyreoidales papilläres Mikrokarzinom), 2 gekreuzte zervikale Drainagen, Hautklammern.

- **Vorgehen**

Rückenlagerung der Patientin mit Reklination des Kopfes und Unterpolstern der Schultern sowie sämtlicher aufliegender Körperstellen. Steriles Abwaschen und Abdecken des Op-Feldes. Zervikotomie als Kocher'scher Kragenschnitt über der im wachen Zustand der Patientin eingezeichneten Inzisionslinie ca. 1 Querfinger breit oberhalb des Jugulums. Durchtrennung der Subkutis und des Platysma, Hochpräparation des Hautplatysmalappens nach kranial bis zum Kehlkopf und nach kaudal bis zum Jugulum. Anlage zweier Hochnähte. Beginn der Präparation auf der leicht befunddominanten rechten Seite. Eingehen über die Mittellinie und Abpräparation der kurzen geraden Halsmuskulatur von der Schilddrüsenkapsel. Unterbinden der Kocher'schen Seitenvene über Klemmen und Ligaturen. Eingehen auf die Gefäßscheide und Darstellung des N. vagus rechts zwischen V. jugularis interna und A. carotis communis. Intaktes Neuromonitoring-Signal und -EMG des N. vagus rechts. Kurzstreckige zirkuläre Präparation des N. vagus unter Erhalt der nervalen Mikrovaskularisation und atraumatische Anlage der APS-Sonde. Systemkalibrierung zur kontinuierlichen Stimulation nach Tubuslagekorrektur und Beginn des kontinuierlichen Neuromonitorings mit regelrechtem Signal und EMG. Darstellung des rechten Schilddrüsenlappens. Dieser ist deutlich vergrößert mit derben Knoten. Weit kaudal Identifikation des rechten N. recurrens, ebenfalls intaktes Neuromonitoring-Signal und EMG. Dann schrittweises Aufsuchen der rechten unteren Nebenschilddrüse. Die ventral dem rechten unteren Schilddrüsenpol aufliegende Nebenschilddrüse kann gefäßgestielt unter Erhalt einer regelrechten Perfusion abpräpariert und nach kaudal in das prätracheale Fettgewebe verlagert werden. Präparationsbeginn am rechten unteren Schilddrüsenpol, kapselnahe Dissektion der Gefäße und Präparation zur Trachea. Vorgehen in kaudokranialer Richtung und Präparation unter sorgfältiger Schonung des N. recurrens. Vorgehen bis hin zur Kreuzungsstelle von A. thyroidea inferior und N. recurrens. Der

Nerv nimmt einen antevaskulären Verlauf ein. Kraniodorsal der Kreuzungsstelle wird die rechte kraniale NSD identifiziert, die abpräpariert und unter Erhalt ihrer Zirkulation in situ belassen werden kann. Vorgehen bis hin zum Eintritt des Nervens in den Larynx. Wechsel zum Oberpol und Präparation selbigen. Darstellung der cricothyreoidalen Muskulatur und Identifikation des Ramus externus des N. laryngeus superior rechts, ebenfalls intaktes Neuromonitoring-Signal und -EMG. Streng schilddrüsenkapselnahes Absetzen der oberen Polgefäße jeweils über Klemmen und Ligaturen unter sicherer Schonung des Ramus externus des N. laryngeus superior rechts. Schließlich vollständige Mobilisation des Präparates auf dieser Seite. Vorgehen bis über die Mittellinie und Hinzunahme eines makroskopisch unauffälligen Delphi-Lymphknotens en bloc. Ein Lobus pyramidalis liegt nicht vor. Das abschließende Neuromonitoring zeigt ein unverändert intaktes Signal und EMG des N. vagus rechts, N. recurrens rechts sowie des Ramus externus des N. laryngeus superior rechts; auch nach komplikationsloser Entfernung der APS-Elektrode bei Stimulation des N. vagus kranial der Insertionsstelle. Übergang auf die Gegenseite mit analogem Vorgehen. Abpräparation der kurzen geraden Halsmuskulatur von der Schilddrüsenkapsel nach linkslateral. Unterbinden der Kocher'schen Seitenvene über Klemmen und Ligaturen. Eingehen auf die Gefäßscheide und Darstellung des N. vagus links zwischen V. jugularis interna und A. carotis communis. Intaktes Neuromonitoring-Signal und -EMG des N. vagus links. Kurzstreckige zirkuläre Präparation des N. vagus unter Erhalt der nervalen Mikrovaskularisation und atraumatische Anlage der APS-Sonde. Systemkalibrierung zur kontinuierlichen Stimulation nach erneuter Tubuslagekorrektur und Beginn des kontinuierlichen Neuromonitoring mit regelrechtem Signal und EMG. Darstellung des ebenfalls vergrößerten, derb knotig veränderten linken Schilddrüsenlappens. Weit kaudal Identifikation des linken N. recurrens mit intaktem Neuromonitoring-Signal und -EMG.

Im Fettgewebe etwas lateral des Schilddrüsenlappens Identifikation der linken unteren Nebenschilddrüse, die gefäßgestielt durchblutungserhaltend in situ belassen werden kann. Präparationsbeginn am linken unteren Schilddrüsenpol, kapselnahe Dissektion der Gefäße und Präparation zur Trachea. Vorgehen in kaudokranialer Richtung unter sorgfältiger Schonung des N. recurrens in seinem weiteren Verlauf und Vorgehen bis hin zur Kreuzungsstelle mit der A. thyroidea inferior. Auch auf dieser Seite nimmt der Nerv einen antevaskulären Verlauf ein. Kraniodorsal hiervon Identifikation der linken oberen Nebenschilddrüse, die sorgfältig abpräpariert und unter Erhalt ihrer Zirkulation in situ belassen werden kann. Vorgehen bis hin zum Eintritt des Nervs in den Larynx. Wechsel zum Oberpol und Präparation selbigen nach Darstellung der cricothyreoidalen Muskulatur und Identifikation des Ramus externus des N. laryngeus superior links mit intaktem Neuromonitoring-Signal und -EMG. Streng schilddrüsenkapselnahes Absetzen der oberen Polgefäße jeweils über Klemmen und Ligaturen unter sicherer Schonung des Ramus externus des N. laryngeus superior links. Schließlich vollständige Exstirpation des gesamten Präparates en bloc. Ex situ Präparatetrennung, seitengetrennte Fadenmarkierung des jeweiligen oberen Pols und Abgabe zur Schnellschnittuntersuchung. Überraschend zeigen sich in der Schnellschnittuntersuchung bilateral jeweils 2 papilläre Mikrokarzinome, sodass leitliniengerecht die Indikation zur einzeitigen systematischen Mikrodissektion der zervikozentralen Lymphknotenkompartimente gestellt wird. Abschließend intakte Neuromonitoring-Signale und -EMG des N. vagus links, des N. recurrens links und des Ramus externus des N. laryngeus superior links; auch nach komplikationsloser Entfernung der APS-Elektrode bei Stimulation des N. vagus kranial der Insertionsstelle. Wechsel nach rechts und erneute atraumatische Anlage der APS-Sonde. Systemkalibrierung zur kontinuierlichen Stimulation und Beginn des kontinuierlichen Neuromonitorings mit regelrechtem Signal und EMG. Beginn der systematischen Mikrodissektion des rechtszervikozentralen Lymphknotenkompartiments weit kaudal unter in situ Belassen der kurzen geraden Halsmuskulatur rechts, es zeigen sich keine auffälligen Lymphknoten. Entfernung sämtlichen Lymph- und Fettgewebes in kaudokranialer Richtung unter sorgfältiger Schonung des N. recurrens rechts. Die rechte untere Nebenschilddrüse kann gefäßgestielt unter regelrechter Durchblutung in situ belassen werden. Abschließend intaktes Neuromonitoring-Signal und -EMG des N. vagus rechts und N. recurrens rechts; auch nach komplikationsloser Entfernung der APS-Elektrode bei Stimulation des N. vagus kranial der Insertionsstelle. Übergang auf die Gegenseite mit analogem Vorgehen. Auch links nun erneute atraumatische Anlage der APS-Sonde. Systemkalibrierung zur kontinuierlichen Stimulation und Beginn des kontinuierlichen Neuromonitorings mit regelrechtem Signal und EMG. Beginn der systematischen Mikrodissektion des linkszervikozentralen Lymphknotenkompartimentes weit kaudal unter in situ Belassen der kurzen geraden Halsmuskulatur links, es zeigen sich ebenfalls keine auffälligen Lymphknoten. Entfernung sämtlichen Lymph- und Fettgewebes in kaudokranialer Richtung unter sorgfältiger Schonung des N. recurrens. Auch auf der linken Seite kann die untere Nebenschilddrüse gefäßgestielt durchblutungserhaltend in situ belassen werden. Schließlich vollständige Exstirpation des gesamten Präparates en bloc. Ex situ Präparatetrennung und seitengetrennte Abgabe zur endgültigen histopathologischen Aufarbeitung. Das abschließende Neuromonitoring zeigt ein unverändert intaktes Signal und EMG des N. vagus links und N. recurrens links; auch nach komplikationsloser Entfernung der APS-Elektrode bei Stimulation des N. vagus kranial der Insertionsstelle. Sorgfältige Kontrolle auf Bluttrockenheit. Einlegen von 2 gekreuzten zervikalen Drainagen mit Ausleitung kaudal der Wundinzision. Die Zählkontrolle der Bauchtücher, Kompressen und Tupfer und die nochmalige Exploration des Situs ergibt, dass alle Bauchtücher, Kompressen, Tupfer und Instrumente aus dem Situs entfernt sind. Readaptation der Muskulatur in der Mittellinie sowie des Platysmas. Desinfektion der Wunde, Hautverschluss mit Klammern. Säuberung der Wunde, nochmalige Desinfektion, steriler Wundverband. Postoperativ kommt die Patientin extubiert, kreislaufstabil in gutem Zustand vom Tisch und dann in den Aufwachraum.

Der Eingriff wurde unter Kontrolle der Lupenbrille, dem kontinuierlichen Neuromonitoring sowie unter ausschließlicher Verwendung der bipolaren Pinzette und bipolaren Schere durchgeführt.

■ **Weiteres Prozedere**

Analgesie, Thromboseprophylaxe und Laborkontrollen nach kliniküblichem Schema. Entfernung der Drainagen nach Rücksprache mit dem Operateur, Entfernung der Hautklammern am 2. post-op. Tag; videolaryngoskopische Stimmlippenkontrolle am 2. post-op. Tag.

N.N., FA Chirurgie, Viszeralchirurgie und Spezielle Viszeralchirurgie

7.5   Totale Thyreoidektomie mit systematischer Mikrodissektion der zervikozentralen und zervikolateralen Lymphknotenkompartimente beidseits (K1–K3)

Op-Bericht, Klinik für Allgemein-, Viszeral- und Gefäßchirurgie

Pat.-Nr.:	Fall-Nr.:
Aktuelle Klinik:	Station:
Pat.-Name:	Geb.-Dat.:
	Geschlecht/Alter: w, 73 J.
Op-Datum:	
Op-Dauer (Schnitt/Naht): 168 min	
Saal:	
Personal:	
Operateur:	Anästhesist:
1. Assistent:	Anästhesieschw./pfl.:
2. Assistent:	Op-Schwester/-pfl.:
	Op-Springer:

- **Indikation**

Bei der Patientin besteht der dringende V. a. medulläres Schilddrüsenkarzinom links bei linksdominanter Knotenstruma mit einem suspekten kalten Knoten links und erheblicher Hyperkalzitoninämie (basales Kalzitonin 98 pg/ml, max. stimulierbar auf 10719 pg/ml; Norm <8,4). Der CEA-Wert war mit 9 ng/ml ebenfalls erhöht (Norm <4,6). In Anbetracht der vorliegenden Befunde hatte sich jetzt auch die Patientin zur operativen Behandlung entschlossen. Die Patientin wurde ausführlich über Durchführung, Nutzen und Risiken des Eingriffs aufgeklärt und hatte dem operativen Prozedere schriftlich zugestimmt.

- **Diagnose**

Intrathyroidales medulläres Schilddrüsenkarzinom links (pT1b[1,3cm], pN0[0/71], M0, L0, V0, Pn0, R0, UICC-Stadium I [TNM Klassifikation 2010]) bei links dominanter bilateraler Struma multinodosa und Hyperkalzitoninämie

- **Operation**

Erweiterte Zervikotomie, totale Thyreoidektomie mit systematischer Mikrodissektion der zervikozentralen und zervikolateralen Lymphknotenkompartimente beidseits (K1--K3), intaktes kontinuierliches intraoperatives Neuromonitoring (CIONM) beidseits, Darstellung und sicherer gefäßgestielter In-situ-Erhalt beider linker sowie der rechten oberen Nebenschilddrüsen, Autotransplantation der rechten unteren Nebenschilddrüse in den rechten M. sternocleidomastoideus, intraoperativer Schnellschnitt (medulläres Schilddrüsenkarzinom links), 3 gekreuzte zervikale Drainagen, Hautklammern.

- **Vorgehen**

Rückenlagerung der Patientin mit Reklination des Kopfes und Unterpolstern der Schultern sowie sämtlicher aufliegender Körperstellen. Steriles Abwaschen und Abdecken des Op-Feldes. Bilateral erweiterte Zervikotomie als verlängerter Kocher'scher Kragenschnitt. Durchtrennung der Subkutis und des Platysma, Hochpräparation des Hautplatysmalappens nach kranial bis zum Kehlkopf und nach kaudal bis zum Jugulum. Anlage zweier Hochnähte und Eingehen auf der befunddominanten linken Seite mit dem vermuteten medullären Schilddrüsenkarzinom mit Zugang von lateral. Darstellen des medialen Randes des linken M. sternocleidomastoideus sowie der Gefäßnervenscheide von Höhe Clavicula bis Kieferwinkel. Eingehen in die Gefäßscheide und Darstellung des N. vagus links zwischen V. jugularis interna und A. carotis communis. Intaktes Neuromonitoring-Signal und -EMG des N. vagus links. Kurzstreckige zirkuläre Präparation des N. vagus unter Erhalt der nervalen Mikrovaskularisation und atraumatische Anlage der APS-Sonde. Systemkalibrierung zur kontinuierlichen Stimulation nach Tubuslagekorrektur und Beginn des kontinuierlichen Neuromonitorings mit regelrechtem Signal und EMG. Nachfolgend Beginn der Präparation nach lateral links bis zur V. jugularis externa unter Durchtrennung des M. omohyoideus links und Beginn der systematischen Mikrodissektion des zervikolateralen Lymphknotenkompartiments links (K3) hier weit kaudal im Venenwinkel unter Entfernung sämtlichen Lymph- und Fettgewebes in kaudokranialer Richtung unter sorgfältiger Schonung des Ductus thoracicus im Venenwinkel, des N. phrenicus, des Truncus thyreocervicalis sowie der identifizierten Plexusfasern und Vorgehen bis über den M. digastricus und die V. facialis sowie den N. accessorius hinaus. Nachfolgend erfolgt die Exstirpation des Präparates en bloc, ex situ Trennung in K3 kaudal und kranial sowie Abgabe zur Schnellschnittuntersuchung. Hier werden 24 tumorfreie Lymphknoten gesehen. Unverändert intakte Stimulation des N. vagus links mit regelrechtem Neuromonitoring-Signal und -EMG. Komplikationslose Entfernung der APS-Elektrode. Unverändert intakte motorische Antwort des Diaphragmas nach Stimulation des linken N. phrenicus sowie des M. trapezius nach Stimulation des linken N. accessorius. Übergang auf die Gegenseite und analog Zugang von lateral. Darstellen des medialen Randes des rechten M. sternocleidomastoideus und der Gefäßnervenscheide von Höhe Clavicula bis Kieferwinkel. Eingehen in die Gefäßscheide und Darstellung des N. vagus rechts zwischen V. jugularis interna und A. carotis communis. Intaktes Neuromonitoring-Signal und -EMG des N. vagus rechts. Kurzstreckige zirkuläre Präparation des N. vagus unter Erhalt der nervalen Mikrovaskularisation und atraumatische Anlage der APS-Sonde. Systemkalibrierung zur kontinuierlichen Stimulation und Beginn des kontinuierlichen Neuromonitoring mit regelrechtem Signal und EMG. Nachfolgend Beginn der Präparation nach lateral rechts bis zur V. jugularis externa unter Durchtrennung des M. omohyoideus rechts und Beginn der systematischen Mikrodissektion des zerviko-lateralen Lymphknotenkompartiments rechts (K2) hier weit kaudal unter Entfernung sämtlichen Lymph- und Fettgewebes in kaudokranialer Richtung unter sorgfältiger Schonung des N. phrenicus, des Truncus thyreocervicalis sowie der identifizierten Plexusfasern und Vorgehen bis über den M. digastricus und die V. facialis sowie den N. accessorius hinaus. Nachfolgend erfolgt die Exstirpation des Präparates en bloc, ex situ Trennung in K2 kaudal und kranial sowie Abgabe zur Schnellschnitt-untersuchung. Hier werden 19 tumorfreie Lymphknoten gesehen. Unverändert intakte Stimulation des N. vagus rechts mit regelrechtem Neuromonitoring-Signal und -EMG. Komplikationslose Entfernung der APS-Elektrode. Unverändert intakte motorische Antwort des Diaphragmas nach Stimulation des rechten N. phrenicus sowie des M. trapezius nach Stimulation des rechten N. accessorius.

Nun Wechsel nach links, atraumatische Anlage der APS-Sonde am N. vagus links. Systemkalibrierung zur kontinuierlichen Stimulation und Beginn des kontinuierlichen Neuromonitoring mit regelrechtem Signal und EMG. Weit kaudal Identifikation des N. recurrens links mit intaktem Stimulations-Signal und -EMG. Absetzen der kurzen geraden Halsmuskulatur weit kaudal suprajugulär. Vornahme der systematischen Mikrodissektion des zervikozentralen Kompartiments links (K1b), Durchtrennung des Lig. thyreothymicum weit kaudal und Entfernung sämtlichen Lymph- und Fettgewebes in kaudokranialer Richtung unter sorgfältiger Schonung des N. recurrens. Anteilig wird retronervales Lymphknotengewebe mit reseziert. Die linke untere Nebenschilddrüse kann gefäßgestielt bei regelrechter Perfusion in situ erhalten werden. Weiteres Vorgehen in kaudokranialer Richtung des antevaskulär zur kreuzenden A. thyreoidea inferior verlaufenden N. recurrens. Identifikation der kranialen Nebenschilddrüse, die dorsokranial der Kreuzungsstelle liegt. Diese wird sorgfältig sukzessive abpräpariert und kann gefäß-gestielt unter Erhalt ihrer Zirkulation in situ belassen werden. Schließlich vollständige Mobilisation des Präparates bis hin zum Eintrittspunkt des Nervens in den Larynx. Darstellung der cricothyreoidalen Muskulatur und Identifikation des Ramus externus des N. laryngeus superior links, intaktes Neuromonitoring-Signal und EMG. Schrittweises, streng schilddrüsenkapsel-nahes Absetzen der oberen Polgefäße unter sicherer Schonung des Ramus externus des N. laryngeus superior. Abschließend Absetzen der kurzen geraden Muskulatur auf Larynxhöhe und Mobilisation des Präparates bis über die Mittellinie und Hinzunahme eines nach rechts ziehenden Lobus pyramidalis en bloc. Das abschließende Neuromonitoring zeigt ein unverändert intaktes Signal und EMG des N. vagus links, N. recurrens links sowie des Ramus externus des N. laryngeus superior links; auch nach komplikationsloser Entfernung der APS-Elektrode bei Stimulation des N. vagus kranial der Insertionsstelle. Übergang auf die Gegenseite nach rechts mit analogem Vorgehen. Atraumatische Anlage der APS-Sonde am N. vagus rechts. Systemkalibrierung zur kontinuierlichen Stimulation und Beginn des kontinuierlichen Neuromonitorings mit regelrechtem Signal und EMG. Weit kaudal Identifikation des N. recurrens rechts mit intaktem Stimulations-Signal und -EMG. Absetzen der kurzen geraden Halsmuskulatur weit kaudal suprajugulär. Vornahme der systematischen Mikrodissektion des zervikozentralen Kompartiments rechts (K1a), Durchtrennung des Lig. thyreothymicum weit kaudal und Entfernung sämtlichen Lymph- und Fettgewebes in kaudokranialer Richtung unter sorgfältiger Schonung des N. recurrens. Anteilig wird retronervales Lymphknotengewebe mit reseziert. Die rechte untere Nebenschilddrüse zeigt sich vollständig dem rechten unteren Schilddrü-senpol ventral aufliegend. Trotz minutiöser Präparation wird sie aufgrund der nicht zu erhaltenden Zirkulation gezielt entfernt und nach Ex-situ-Partikulation in eine blutungsarme Tasche des rechten M. sternocleidomastoideus autotransplantiert. Anschließend Verschluss und Fadenmarkierung der Autotransplantationsstelle mit nichtresorbierbarer Naht. Weiteres Vorgehen in kaudokranialer Richtung des antevaskulär zur kreuzenden A. thyreoidea inferior verlaufenden N. recurrens. Distal der Kreuzungsstelle verläuft der N. recurrens bifaszikulär, wobei nur der anteriore Ast ein regelrechtes Neuromonitoring-Signal und -EMG abgibt. Dorsokranial der Kreuzungsstelle kann die rechte obere Nebenschilddrüse identifiziert, unter Erhalt der Zirkulation abpräpariert und gefäßgestielt in situ erhalten werden. Schließlich vollständige Mobilisation des Präparates bis hin zum Eintrittspunkt des Nervens in den Larynx. Darstellung der cricothyreoidalen Muskulatur und Identifikation des Ramus externus des N. laryngeus superior rechts, intaktes Neuromonitoring-Signal und EMG. Schrittweises, streng schilddrüsenkap-selnahes Absetzen der oberen Polgefäße unter sicherer Schonung des Ramus externus des N. laryngeus superior. Abschließend Absetzen der kurzen geraden Muskulatur auf Larynxhöhe und schließlich vollständige Mobilisation und Exstirpation des Präparates en bloc. Ex situ Präparatetrennung, seitengetrennte Fadenmarkierung des oberen Pols und Abgabe zur Schnell-schnitthistologie. Hier wird ein linksseitiges medulläres Schilddrüsenkarzinom intrathyreoidal von 1,3 cm konstatiert. Das abschließende Neuromonitoring zeigt ein unverändert intaktes Signal und EMG des N. vagus rechts, N. recurrens rechts sowie des Ramus externus des N. laryngeus superior rechts; auch nach komplikationsloser Entfernung der APS-Elektrode bei Stimulation des N.vagus kranial der Insertionsstelle. Sorgfältige Kontrolle auf Bluttrockenheit. Einlegen von 3 gekreuzten zervikalen Drainagen mit Ausleitung kaudal der Wundinzision. Die Zählkontrolle der Bauchtücher, Kompressen und Tupfer und die nochmalige Exploration des Situs ergibt, dass alle Bauchtücher, Kompressen, Tupfer und Instrumente aus dem Situs entfernt sind. Readaptation der Muskulatur in der Mittellinie sowie des Platysmas. Desinfektion der Wunde, Hautverschluss mit Klammern. Säuberung der Wunde, nochmalige Desinfektion, steriler Wundverband. Postoperativ kommt die Patientin extubiert, kreislaufstabil in gutem Zustand vom Tisch und dann in den Aufwachraum.

Der Eingriff wurde unter Kontrolle der Lupenbrille, dem kontinuierlichen Neuromonitoring sowie unter ausschließlicher Verwendung der bipolaren Pinzette und bipolaren Schere durchgeführt.

- **Weiteres Prozedere**

Analgesie, Thromboseprophylaxe und Laborkontrollen nach kliniküblichem Schema. Entfernung der Drainagen nach Rücksprache mit dem Operateur, Entfernung der Hautklammern am 2. post-op. Tag; videolaryngoskopische Stimmlippenkontrolle am 2. post-op. Tag.

N.N., FA Chirurgie, Viszeralchirurgie und Spezielle Viszeralchirurgie

7.6   Subtotale Parathyreoidektomie bei renalem Hyperparathyreoidismus

Op-Bericht, Klinik für Allgemein-, Viszeral- und Gefäßchirurgie

Pat.-Nr.:   Fall-Nr.:
Aktuelle Klinik: Station:
Pat.-Name: Geb.-Dat.:
                                                     Geschlecht/Alter: w, 32 J.

Op-Datum:
Op-Dauer (Schnitt/Naht): 64 min
Saal:
Personal:
Operateur: Anästhesist:
1. Assistent: Anästhesieschw./pfl.:
2. Assistent: Op-Schwester/-pfl.:
                                                     Op-Springer:

- **Indikation**

Bei der Patientin besteht ein ausgeprägter renaler Hyperparathyreoidismus bei terminaler Niereninsuffizienz mit Dialysepflicht seit 2007. Unter Therapie mit 60 mb Cinacalcet zeigt sich aktuell das Serumkalzium im oberen Normbereich mit 2,66 mmol/l (Norm 2,25–2,75) bei erhöhtem Parathormon von 635 pg/ml (Norm 12–88). Sonografisch bestehen beidseits vergrößerte Nebenschilddrüsen bei unauffälliger Schilddrüse. In Anbetracht der vorliegenden Befunde und der geplanten Listung zur Nierentransplantation hatte sich jetzt auch die Patientin zur operativen Behandlung entschlossen. Die Patientin wurde ausführlich über Durchführung, Nutzen und Risiken des Eingriffes aufgeklärt und hatte dem operativen Prozedere schriftlich zugestimmt.

- **Diagnose**

Renaler Hyperparathyreoidismus im Rahmen einer polyzystischen Nierenerkrankung und Hämodialyse seit 06/2007.

- **Operation**

Zervikotomie mit bilateraler Exploration, subtotale Parathyreoidektomie (3,5 Nebenschilddrüsenexstirpation, 1/2 Nebenschilddrüse links kranial clipmarkiert in situ), zervikale Thymektomie beidseits,anteilige Kryopräservation von Nebenschilddrüsengewebe, intaktes intraoperatives Neuromonitoring und EMG beidseits, intraoperative qPTH-Bestimmung, Hautklammern.

- **Vorgehen**

Rückenlagerung der Patientin mit Reklination des Kopfes und Unterpolstern der Schultern sowie sämtlicher aufliegender Körperstellen. Steriles Abwaschen und Abdecken des Op-Feldes. Zervikotomie als Kocher'scher Kragenschnitt über der im wachen Zustand der Patientin eingezeichneten Inzisionslinie ca. 1 Querfinger breit oberhalb des Jugulums. Durchtrennung der Subkutis und des Platysma, Hochpräparation des Hautplatysmalappens nach kranial bis zum Kehlkopf und nach kaudal bis zum Jugulum. Anlage zweier Hochnähte. Eingehen durch die kurze gerade Halsmuskulatur in der Mittellinie und Beginn der Präparation auf der linken Seite. Abpräparation der kurzen geraden Halsmuskulatur von der Schilddrüsenkapsel nach links lateral. Eingehen auf die Gefäßscheide und Darstellung des N. vagus links zwischen V. jugularis interna und A. carotis communis. Positives Neuromonitoring-Signal und -EMG des N. vagus links. Weit kaudal Identifikation des linken N. recurrens, ebenfalls intaktes Neuromonitoring-Signal und -EMG. Die linke untere Nebenschilddrüse zeigt sich etwas laterodorsal des unteren Pols des linken Schilddrüsenlappens, knapp kleinfingerendgliedgroß. In orthotoper Position, dorsokranial der Kreuzungsstelle von A. thyroidea inferior und N. recurrens kann die linke obere Nebenschilddrüse dargestellt werden, die knapp kleinfingerendgliedgroß und nicht nodulär alteriert ist, und deren Gefäßstiel gut zu erhalten wäre. Nachfolgend zeigt sich ein unverändert intaktes Signal und EMG des N. vagus links und N. recurrens links. Übergang auf die Gegenseite. Abpräparation der kurzen geraden Muskulatur von der Schilddrüsenkapsel nach rechts lateral. Eingehen auf die Gefäßscheide und Darstellung des N. vagus rechts zwischen V. jugularis interna und A. carotis communis. Positives Neuromonitoring-Signal und -EMG des N. vagus rechts. Weit kaudal Identifikation des rechten N. recurrens, ebenfalls intaktes Neuromonitoring-Signal und -EMG. Die rechte untere Nebenschilddrüse zeigt sich ebenfalls etwas laterodorsal des unteren Pols des linken Schilddrüsenlappens, knapp kleinfingerendgliedgroß. Die rechte obere Nebenschilddrüse liegt hier in paraösophagealer Position, dorsal des Oberpols des rechten Schilddrüsenlappens und ist von vergleichbarer Größe. Entscheid auf Erhalt einer halben linken oberen Nebenschilddrüse. Nachfolgend vollständige Exstirpation der rechten oberen Nebenschilddrüse über ihrem von kranial stammendem Gefäßstiel. 2/3 der exstirpierten rechten oberen Nebenschilddrüse werden zur Kryopräservation steril abgegeben und asserviert. Der Rest gelangt zur Schnellschnitthistologie. Hier wird hyperplastisches Nebenschilddrüsengewebe bestätigt. Nachfolgend vollständige Exstirpation der rechten unteren kaudalen Nebenschilddrüse. Diese gelangt vollständig zur Schnellschnitthistologie. Auch hier wird hyperplastisches Nebenschilddrüsengewebe bestätigt. Vornahme der zervikalen Thymektomie unter sorgfältiger Schonung der Nn. recurrentes und Absetzen nach kaudal. Abgabe zur Schnellschnitthistologie. Hier wird nebenschilddrüsengewebsfreies Thymusgewebe bestätigt. Das abschließende Neuromonitoring zeigt ein unverändert intaktes Signal und EMG des N. vagus rechts und N. recurrens rechts. Übergang auf die Gegenseite. Zunächst hier Vornahme der Partikulation der linken oberen Nebenschilddrüse. Hierbei wird sorgfältig auf Erhalt des Gefäßstiels geachtet. Vereinzelte Bipolarisation der Resektionsfläche und Markierung mit 6-0 Naht (nichtresorbierbar) sowie zwei Titanclips. Abschließend zeigt sich ein suffizienter Nebenschilddrüsenrest bei gut erhaltener Zirkulation. Nachfolgend unter sorgfältiger Schonung des N. recurrens links hier Exzision der dominanten linken unteren Nebenschilddrüse. Auch hier wird schnellschnitthistologisch für beide Nebenschilddrüsen links hyperplastisches Nebenschilddrüsengewebe bestätigt. Das qPTH zeigt einen Abfall abschließend von präoperativ max. 521,4 pg/ml auf abschließend 31,8 pg/ml (15 min nach Exstirpation der linken unteren Nebenschilddrüse), sodass der Eingriff wie durchgeführt beendet werden kann. Das abschließende Neuromonitoring zeigt ein unverändert intaktes Signal und EMG des N. vagus links und N. recurrens links. Sorgfältige Kontrolle auf Bluttrockenheit. Bei trockenen Wundverhältnissen wird auf die Einlage einer zervikalen Drainage verzichtet. Die Zählkontrolle der Bauchtücher, Kompressen und Tupfer und die nochmalige Exploration des Situs ergibt, dass alle Bauchtücher, Kompressen, Tupfer und Instrumente aus dem Situs entfernt sind. Readaptation der Muskulatur in der Mittellinie sowie des Platysmas. Desinfektion der Wunde, Hautverschluss mit Klammern. Säuberung der Wunde, nochmalige Desinfektion, steriler Wundverband. Postoperativ kommt die Patientin extubiert, kreislaufstabil in gutem Zustand vom Tisch und dann in den Aufwachraum.

Der Eingriff wurde unter Kontrolle der Lupenbrille, dem intraoperativen Neuromonitoring sowie unter ausschließlicher Verwendung der bipolaren Pinzette und bipolaren Schere durchgeführt.

■ **Weiteres Prozedere**
Analgesie, Thromboseprophylaxe und Laborkontrollen nach kliniküblichem Schema. Entfernung der Hautklammern am 2. post-op. Tag; videolaryngoskopische Stimmlippenkontrolle am 2. post-op. Tag.

N.N., FA Chirurgie, Viszeralchirurgie und Spezielle Viszeralchirurgie

7.7   Fokussierte Parathyreoidektomie

Op-Bericht, Klinik für Allgemein-, Viszeral- und Gefäßchirurgie

Pat.-Nr.:	Fall-Nr.:
Aktuelle Klinik:	Station:
Pat.-Name:	Geb.-Dat.:
	Geschlecht/Alter: w, 55 J.

Op-Datum:
Op-Dauer (Schnitt/Naht): 36 min
Saal:
Personal:

Operateur:	Anästhesist:
1. Assistent:	Anästhesieschw./pfl.:
2. Assistent:	Op-Schwester/-pfl.:
	Op-Springer:

7

■ **Indikation**

Bei der Patientin wurde ein primärer hyperparathyrinämischer hyperkalzämischer Hyperparathyreoidismus mit einem Parathormon von 133,7 pg/ml (Norm 12–88) sowie einem Serumkalzium von 2,79 mmol/l (Norm 2,25–2,75) diagnostiziert. Sonografisch sowie MIBI-szintigrafisch bestand der V. a. auf ein Nebenschilddrüsenadenom links kaudal. In Anbetracht der vorliegenden Befunde hatte sich jetzt auch die Patientin zur operativen Behandlung entschlossen. Die Patientin wurde ausführlich über Durchführung, Nutzen und Risiken des Eingriffes aufgeklärt und hatte dem operativen Prozedere schriftlich zugestimmt.

■ **Diagnose**

Primärer hyperparathyrinämischer hyperkalzämischer Hyperparathyreoidismus bei Nebenschilddrüsenadenom links kaudal.

■ **Operation**

Minizervikotomie, fokussierte Parathyreoidektomie links kaudal, intraoperative Parathormonschnellbestimmung, intaktes intraoperatives Neuromonitoring (IONM) links, Hautklammern.

■ **Vorgehen**

Rückenlagerung der Patientin mit Reklination des Kopfes und Unterpolstern der Schultern sowie sämtlicher aufliegender Körperstellen. Steriles Abwaschen und Abdecken des Op-Feldes. Minizervikotomie als Kocher'scher Kragenschnitt über der im wachen Zustand der Patientin eingezeichneten Inzisionslinie ca. 1 Querfinger breit oberhalb des Jugulums. Durchtrennung der Subkutis und des Platysma, Hochpräparation des Hautplatysmalappens nach kranial bis zum Kehlkopf und nach kaudal bis zum Jugulum. Anlage zweier Hochnähte. Eingehen durch die kurze gerade Halsmuskulatur in der Mittellinie und Abpräparation derselben nach links lateral. Eingehen auf die Gefäßscheide und Darstellung des N. vagus links zwischen V. jugularis interna und A. carotis communis. Positives Neuromonitoring-Signal und -EMG des N. vagus links. Weit kaudal Identifikation des linken N. recurrens, ebenfalls intaktes Neuromonitoring-Signal und -EMG. Ventral des Nervens im Bereich des linken unteren Schilddrüsenpols läßt sich ein ca. 2 cm großes Nebenschilddrüsenadenom darstellen. Makroskopisch handelt es sich um einen typischen Adenombefund. Allseitige Darstellung des Nebenschilddrüsenadenom und Auslösen desselben aus den umgebenden Hüllfaszien. Abschließend nochmals Darstellung und Absetzen des Gefäßstieles und damit des Adenoms und Abgeben desselben zur Schnellschnittuntersuchung. Diese ergibt den Befund eines Nebenschilddrüsenadenoms. Das intraoperativ bestimmt Quick-Parathormon zeigt dann einen prompten Abfall des Parathormons von präopeativ von 127,6 pg/ml (Norm 12–88,0) auf 33,3 pg/ml 15 min nach Parathyreoidektomie, sodass von der erfolgreichen Entfernung des hyperaktiven Nebenschilddrüsengewebes ausgegangen werden kann. Das abschließende Neuromonitoring zeigt ein unverändert intaktes Signal und EMG des N. vagus links und N. recurrens links. Sorgfältige Kontrolle auf Bluttrockenheit. Bei trockenen Wundverhältnissen wird auf die Einlage einer zervikalen Drainage verzichtet. Die Zählkontrolle der Bauchtücher, Kompressen und Tupfer und die nochmalige Exploration des Situs ergibt, dass alle Bauchtücher, Kompressen, Tupfer und Instrumente aus dem Situs entfernt sind. Readaptation der Muskulatur in der Mittellinie sowie des Platysmas. Desinfektion der Wunde, Hautverschluss mit Klammern. Säuberung der Wunde, nochmalige Desinfektion, steriler Wundverband. Postoperativ kommt die Patientin extubiert, kreislaufstabil in gutem Zustand vom Tisch und dann in den Aufwachraum.

Der Eingriff wurde unter Kontrolle der Lupenbrille, dem intraoperativen Neuromonitoring sowie unter ausschließlicher Verwendung der bipolaren Pinzette und bipolaren Schere durchgeführt.

- **Weiteres Prozedere**

Analgesie, Thromboseprophylaxe und Laborkontrollen nach kliniküblichem Schema. Entfernung der Hautklammern am 2. post-op. Tag; videolaryngoskopische Stimmlippenkontrolle am 2. post-op. Tag.

N.N., FA Chirurgie, Viszeralchirurgie und Spezielle Viszeralchirurgie

7.8   Retroperitoneoskopische Adrenalektomie

Op-Bericht, Klinik für Allgemein-, Viszeral- und Gefäßchirurgie

Pat.-Nr.:	Fall-Nr.:
Aktuelle Klinik:	Station:
Pat.-Name:	Geb.-Dat.:
	Geschlecht/Alter: w, 67 J.
Op-Datum:	
Op-Dauer (Schnitt/Naht): 61 min	
Saal:	
Personal:	
Operateur:	Anästhesist:
1. Assistent:	Anästhesieschw./pfl.:
2. Assistent:	Op-Schwester/-pfl.:
	Op-Springer:

7

- **Indikation**

Bei der Patientin besteht ein hormonaktives, Aldosteron produzierendes Adenom der rechten Nebenniere im Sinne eines Conn-Syndroms mit MR-morphologischem Nachweis eines 1,4 cm großen Nebennierenrindenadenoms rechts sowie Seitendominanz der rechten Nebenniere im venösen Stufenkatheter. Präoperativ waren der periphere Aldosteron-Wert im Serum (2630 pmol/l; Norm 40–443 im Liegen) sowie der maximale Aldosteron-Plasmarenin-Quotient (12023 pmol/l/n; A/PRA-Quotient >900 Hinweis auf primärer Hyperaldosteronismus) deutlich erhöht bei normwertigen Werten für Cortisol (405 nmol/l; Norm 197–486) und ACTH (6,59 pmol/l; Norm 1,60–13,90). In Anbetracht der vorliegenden Befunde hatte sich jetzt auch die Patientin zur operativen Behandlung entschlossen. Die Patientin wurde ausführlich über Durchführung, Nutzen und Risiken des Eingriffes aufgeklärt und hatte dem operativen Prozedere schriftlich zugestimmt.

- **Diagnose**

Nebennierenrindenadenom rechts bei Conn-Syndrom.

- **Operation**

Retroperitoneoskopische Adrenalektomie rechts, intraoperativer Schnellschnitt (Nebennierenrindenadenom ohne Malignität), 1 Redondrainage, Hautklammern.

- **Vorgehen**

Bauchlagerung der Patientin bei leichter Beugung der Hüftgelenke und Unterpolstern aller aufliegenden Körperstellen. Steriles Abwaschen und Abdecken des Op-Feldes. Aufsuchen der 12. Rippenspitze rechts in der dorsalen Axillarlinie. Hautschnitt und scharfe Durchtrennung von Subkutangewebe und Muskelfaszie. Nun digitale Mobilisierung des retroperitonealen Fettgewebes nach lateral und medial und Platzierung jeweils eines 5-mm-Trokars. Einbringen eines blockbaren Trokars in die initiale Inzision und Erzeugen eines Retropneumoperitoneums. Unter endoskopischer Sicht mit 30°-Optik Präparation mittels Ultraschallschere entlang des M. psoas in Richtung des oberen Nierenpols rechts mit Darstellung der kaudodorsalen Anteile des Zwerchfells sowie der rechten Niere und Nebenniere. Freipräparation des oberen Nierenpols und Verlagerung nach kaudal. Dissektion des Fettgewebes zwischen Niere und Nebenniere und anschließende Mobilisation der Nebenniere an ihrem unteren Pol. Schrittweise zirkuläre Freipräparation der Nebenniere und Darstellung der V. cava inferior. Absetzen der suprarenalen Vene und vollständige zirkuläre Mobilisation der rechten Nebenniere. Diese wird nun in toto in einen Bergebeutel eingebracht, der durch die initiale Inzision nach außen geführt wird. Abgabe zur Schnellschnittuntersuchung. Es wird ein 1,5 cm großes Nebennierenrindenadenom ohne Nachweis von Malignität konstatiert. Die Zählkontrolle der Bauchtücher, Kompressen und Tupfer und die nochmalige Exploration des Situs ergibt, dass alle Bauchtücher, Kompressen, Tupfer und Instrumente aus dem Situs entfernt sind. Prüfen des Situs auf Bluttrockenheit und Anlage einer 12-Ch-Redondrainage. Entfernung aller Trokarhülsen. Schichtweiser Wundverschluss, Desinfektion der Wunde, Hautverschluss mit Klammern. Säuberung der Wunde, nochmalige Desinfektion, steriler Wundverband. Postoperativ kommt die Patientin extubiert, kreislaufstabil in gutem Zustand vom Tisch und dann in den Aufwachraum.

Der Eingriff wurde unter ausschließlicher Verwendung der bipolaren Pinzette und bipolaren Schere sowie der Ultraschallschere durchgeführt.

- **Weiteres Prozedere**

Analgesie, Thromboseprophylaxe und Laborkontrollen nach kliniküblichem Schema. Entfernung der Hautklammern und Drainagen nur in Rücksprache mit dem Operateur.

N.N., FA Chirurgie, Viszeralchirurgie und Spezielle Viszeralchirurgie

Ösophaguschirurgie

C. Möbius

8.1   **Abdominothorakale Ösophagusresektion   – 56**

8.2   **Abdominothorakale Ösophagusresektion als Hybridverfahren   – 58**

8.3   **Resektion Mageninterponat, zervikale Ausleitung   – 60**

8.4   **Resektion eines Zenker-Divertikel   – 61**

8.5   **Laparoskopische Fundoplikatio   – 62**

8.6   **Achalasie der Kardia   – 63**

© Springer-Verlag GmbH Deutschland, ein Teil von Springer Nature 2018
O. Richter, D. Uhlmann (Hrsg.), *Operationsberichte Allgemein-, Viszeral-, Gefäß- und Thoraxchirurgie*, Operationsberichte
https://doi.org/10.1007/978-3-662-57283-2_8

8.1   Abdominothorakale Ösophagusresektion

Op-Bericht, Klinik für Chirurgie

Pat.-Nr.:	Fall-Nr.:
Aktuelle Klinik:	Station:
Pat.-Name:	Geb.-Dat.:
	Geschlecht/Alter: m, 56 J.
Op-Datum:	
Op-Dauer (Schnitt/Naht): 255 min	
Saal:	
Personal:	
Operateur:	Anästhesist:
1. Assistent:	Anästhesieschw./pfl.:
2. Assistent:	Op-Schwester/-pfl.:
	Op-Springer:

8

- ▪ **Vorgeschichte/Indikation**

Bei dem Patienten liegt ein histologisch gesichertes Adenokarzinom des distalen Ösophagus vor. Zustand nach neoadjuvanter Chemotherapie. Im Re-Staging kein Hinweis auf Fernmetastasierung, bildmorphologisch gute Response.

- ▪ **Diagnose**

Adenokarzinom distaler Ösophagus. Zustand nach neoadjuvanter Chemotherapie.

- ▪ **Operation**

Abdominothorakale Ösophagusresektion mit systematischer Lymphadenektomie.

- ▪ **Vorgehen**

Abwaschen und Abdecken in typischer Art und Weise. Perioperative Antibiotikaprophylaxe. Umgekehrte T-Schnittführung im Bereich des Oberbauchs links betont. Nach Bauchraumeröffnung zeigt die Inspektion des Abdominalsitus keinen Hinweis auf eine Lebermetastasierung oder eine Peritonealkarzinose. Zunächst Exploration der tumortragenden Region. Hierzu zunächst Spalten des Lig. triangulare sinistrum des linken Leberlappens. Der Tumor ist im Bereich des distalen Ösophagus von abdominell her nicht tastbar.

Nun Beginn der Mobilisation im Bereich des linken Leberlappens. Hier wird das Omentum minus eröffnet und die Pars flaccida durchtrennt. Nun erfolgt die weite Öffnung des Hiatus oesophagei unter Umstechung einer Zwerchfellvene. Die allseitige Darstellung des Ösophagus gelingt nun mit der Eröffnung der mediastinalen Pleura nach rechts. Nun ist das Adenokarzinom des distalen Ösophagus gut tastbar und imponiert allseits gut resektabel. Jetzt erfolgt die Darstellung des Omentum majus mit Präparation vom Querdarm und Eingehen in die Bursa omentalis. Anschließend erfolgt ein ausgedehntes Kocher-Manöver. Nun werden die Vv. gastricae breves entlang der großen Kurvatur sorgfältig unter sicherer Schonung der Milz unterbunden. Danach wird der Magen nach distal gezogen. Es erfolgt die Lymphadenektomie entlang der A. hepatica communis, kurzstreckig auch entlang der A. lienalis sowie im Bereich des Truncus coeliacus. Nun erfolgt das retrogastrale Absetzen der V. coronaria sowie der A. gastrica sinistra. Dann erfolgt die weitere retroösophageale Mobilisierung mit vollständiger Lymphknotendissektion präaortal und im Bereich des linken Herzbeutels. Anschließend Skelettierung der kleinen Kurvatur. Eingehen mit dem Klammerinstrument GIA zur Formung des Magenschlauchs parallel zur großen Kurvatur. Insgesamt werden hier 5 GIA-Magazine verwendet. Die Klammernahtreihe wird in Einzelknopftechnik mittels PDS-4/0 übernäht. Anschließend erfolgt im Bereich des Pylorus eine Myotomie mit Übernähung unter Verwendung eines PDS-4/0-Fadens. Nun ausgiebige Spülung des gesamten Op-Gebiets. Anbringen einer Easyflow-Drainage im Bereich des Hiatus oesophagei. Schichtweiser Wundverschluss mittels PDS-2/0-Schlinge. Klammern der Haut. Anschließend steriler Verband.

Jetzt Umlagern des Patienten auf die linke Seite. Nach Abwaschen und Abdecken in typischer Art und Weise und erneuter Antibiotikatherapie erfolgt die posterolaterale Thorakotomie im 5. Interkostalraum. Nach Eröffnung des Thorax kollabiert die rechte Lunge. Hinweis auf eine Pleurakarzinose oder gar tumoröses Absiedelungen im Bereich der rechten Lunge finden sich nicht. Nun erfolgt das Aufsuchen der Kreuzungsstelle der V. azygos mit dem proximalen Ösophagus. Die V. azygos wird untertunnelt und zwischen 2 Ligaturen durchtrennt. Nun erfolgt die sorgfältige Mobilisation des Ösophagus von kranial nach kaudal unter Mitnahme des paraaortalen Fettgewebes bis zum Hiatus oesophagei. Im unteren Ösophagus wird im Bereich der Aorta der Ductus thoracicus aufgesucht und zwischen 2 Ligaturen sicher durchtrennt. Nun mediale Eröffnung der Pleura mediastinalis bis zur ehemaligen Kreuzungsstelle der V. azygos. Der Ösophagus kann nun distal unterfahren und hervorluxiert werden. Die Rami oesophagei als arterielle Verbindung zwischen Ösophagus und Aorta werden zwischen 2 Clips durchtrennt. So kann der Ösophagus mit anhängendem Lymph- und Fettgewebe bis nach kranial mobilisiert werden. Nun Setzen der Tabakbeutelklemme. Tabakbeutelnaht. Der distale Ösophagus wird mit der Satinski-Klemme verschlossen. Anschließend Durchtrennung und Einknüpfen einer 25er Andruckplatte. Nun kann der Ösophagus hervorluxiert und der Magenschlauch nach intrathorakal hervorgezogen werden. Nach korrekter Positionierung des Magenschlauchs erfolgt jetzt die Ösophagogastrostomie im Sinne einer End-zu-Seit-Anastomose. Nun Vorschieben der Magensonde und Absetzen mit dem TX 60. Anschließend erfolgt die Anlage von Aufhängenähten im Bereich der Anastomose. Die quere Absetzungsstelle wird mit einstülpenden Nähten versorgt. Anschließend Kontrolle auf Bluttrockenheit. Ausgiebige Spülung. Anbringen von 2 Thoraxdrainagen; eine im unteren Zwerchfellwinkel, eine im Bereich der Anastomose. Nun schichtweiser Wundverschluss mit Adaptation der Rippen, fortlaufender Muskelnaht, Hautklammern. Steriles Pflaster.

- **Weiteres Prozedere**

Postoperativ Röntgen Thorax, MS 24 h belassen, Heparinisierung 6 h post Op, nach 12 h 1–2 Tassen Tee/24 h

N.N, CA/FA Viszeralchirurgie

8.2   Abdominothorakale Ösophagusresektion als Hybridverfahren

Op-Bericht, Klinik für Chirurgie

Pat.-Nr.:	**Fall-Nr.:**
Aktuelle Klinik:	**Station:**
Pat.-Name:	**Geb.-Dat.:**
	Geschlecht/Alter: m, 76 J.
Op-Datum:	
Op-Dauer (Schnitt/Naht): 280 min	
Saal:	
Personal:	
Operateur:	**Anästhesist:**
1. Assistent:	**Anästhesieschw./pfl.:**
2. Assistent:	**Op-Schwester/-pfl.:**
	Op-Springer:

- **Vorgeschichte/Indikation**

Bei dem Patienten liegt ein histologisch gesichertes Plattenepithelkarzinom des distalen Ösophagus vor. Zustand nach neoadjuvanter Radiochemotherapie gemäß dem CROSS-Protokoll. Im Re-Staging kein Hinweis auf Fernmetastasierung, bildmorphologisch gute Response. Bei sehr gutem Allgemeinzustand und fehlenden Komorbiditäten Entschluss zur operativen Therapie in unserem interdisziplinären Tumorboard.

- **Diagnose**

Adenokarzinom distaler Ösophagus. Zustand nach neoadjuvanter Chemotherapie.

- **Operation**

Abdominothorakale Ösophagusresektion mit systematischer Lymphadenektomie, als Hybridverfahren

- **Vorgehen**

Abdecken und Abwaschen in typischer Art und Weise. Perioperative Antibiotikaprophylaxe. Anlage eines Pneumoperitoneums ca. 10 cm oberhalb des Nabels. Eingehen mit dem 10-mm-Trokar und der Kamera. Bei der Inspektion der Bauchhöhle zeigt sich kein Hinweis auf eine peritoneale Metastasierung. Nun Eingehen mit zwei 5-mm-Trokaren im rechten und linken Oberbauch sowie mit einem 13-mm-Trokar im rechten Unterbauch und einem 10-mm-Trokar im linken Unterbauch. Zunächst Eröffnen des Ligamentum gastrocolicum mit dem Ligasure. Dann Spalten des Ligamentum gastrosplenicum mit Darstellung des linken Zwerchfellschenkels. Anschließend mediale Präparation mit Spalten des Omentum minus und Darstellung des rechten Zwerchfellschenkels. Nun retrogastrale Präparation mit Darstellung der A. und V. gastrica sinistra. Diese werden getrennt voneinander mit der Ultraschallschere durchtrennt und nach zentral mit einem Clip versorgt. Nun Präparation hinauf bis zum Hiatus oesophagei und Darstellen des retroösophagealen Fettes, welches am Präparat verbleibt. Nun endgültige Präparation im Abgang der A. und V. gastrocolica dextra und systematische D2-Lymphadenektomie. Es kann der Magen nun ausreichend mobilisiert in den Thorax nach oben verlagert werden. Nun Formung des Magenschlauches mit insgesamt 6 GIA-Magazinen. Kontrolle auf Bluttrockenheit. Einbringen eines 6-mm-Easyflows. Kontrolle auf Bluttrockenheit. Entfernen aller Trokare unter Sicht. Schichtweiser Faszien- und Hautverschluss.

Jetzt Umlagern des Patienten auf die linke Seite. Nach Abwaschen und Abdecken in typischer Art und Weise und erneuter Antibiotikatherapie erfolgt die posterolaterale Thorakotomie im 5. Interkostalraum. Nach Eröffnung des Thorax kollabiert die rechte Lunge. Hinweis auf eine Pleurakarzinose oder gar tumoröses Absiedelungen im Bereich der rechten Lunge finden sich nicht. Nun erfolgt das Aufsuchen der Kreuzungsstelle der V. azygos mit dem proximalen Ösophagus. Die V. azygos wird untertunnelt und zwischen 2 Ligaturen durchtrennt. Nun erfolgt die sorgfältige Mobilisation des Ösophagus von kranial nach kaudal unter Mitnahme des paraaortalen Fettgewebes bis zum Hiatus oesophagei. Im unteren Ösophagus wird im Bereich der Aorta der Ductus thoracicus aufgesucht und zwischen 2 Ligaturen sicher durchtrennt. Nun mediale Eröffnung der Pleura mediastinalis bis zur ehemaligen Kreuzungsstelle der V. azygos. Der Ösophagus kann nun distal unterfahren und hervorluxiert werden. Die Rami oesophagei als arterielle Verbindung zwischen Ösophagus und Aorta werden zwischen 2 Clips durchtrennt. So kann der Ösophagus mit anhängendem Lymph- und Fettgewebe bis nach kranial mobilisiert werden. Nun Setzen der Tabakbeutelklemme. Tabakbeutelnaht. Der distale Ösophagus wird mit der Satinski-Klemme verschlossen. Anschließend Durchtrennung und Einknüpfen einer 25er Andruckplatte. Nun kann der Ösophagus hervorluxiert und der Magenschlauch nach intrathorakal hervorgezogen werden. Nach korrekter Positionierung des Magenschlauchs erfolgt jetzt die Ösophago-gastrostomie im Sinne einer End-zu-Seit-Anastomose. Nun Vorschieben der Magensonde und Absetzen mit dem TX 60. Anschließend erfolgt die Anlage von Aufhängenähten im Bereich der Anastomose. Die quere Absetzungsstelle wird mit einstülpenden Nähten versorgt. Anschließend Kontrolle auf Bluttrockenheit. Ausgiebige Spülung. Anbringen von 2 Thorax-drainagen; eine im unteren Zwerchfellwinkel, eine im Bereich der Anastomose. Nun schichtweiser Wundverschluss mit Adaptation der Rippen, fortlaufender Muskelnaht, Hautklammern. Steriles Pflaster.

- **Weiteres Prozedere**

Postoperativ Röntgen Thorax, MS 24 h belassen, Heparinisierung 6 h post Op, nach 12 h 1–2 Tassen Tee/24 h

N.N, CA/FA Viszeralchirurgie

8.3   Resektion Mageninterponat, zervikale Ausleitung

Op-Bericht, Klinik für Chirurgie

Pat.-Nr.:	Fall-Nr.:
Aktuelle Klinik:	Station:
Pat.-Name:	Geb.-Dat.:
	Geschlecht/Alter: m, 60 J.
Op-Datum:	
Op-Dauer (Schnitt/Naht): 95 min	
Saal:	
Personal:	
Operateur:	Anästhesist:
1. Assistent:	Anästhesieschw./pfl.:
2. Assistent:	Op-Schwester/-pfl.:
	Op-Springer:

8

- **Vorgeschichte/Indikation**

Zustand nach abdominothorakaler Ösophagusresektion. Nun endoskopisch gesicherte Ischämie des Mageninterponats. Grunderkrankung war ein Adenokarzinom des distalen Ösophagus. Zustand nach neoadjuvanter Chemotherapie.

- **Diagnose**

Ischämie des Mageninterponats bei Zustand nach abdominothorakaler Ösophagusresektion

- **Operation**

Resektion des Mageninterponats, zervikale Ausleitung des nachresezierten Ösophagus, gastrale Ernährungssonde

- **Vorgehen**

Linksseitenlagerung. ITN mit Doppellumentubus. Sorgfältiges Abwaschen und Abdecken mit sterilen Tüchern. Re-Thorakotomie im Bereich des 4. ICR rechts. Nach Eröffnen der Thoraxhöhle Entlüftung der rechten Lunge. Es findet sich blutig tingiertes, infiziertes Sekret. Nach ausführlicher Spülung Exploration des Magenschlauchs. Der obere Abschnitt des Magenschlaues zeigt über eine Strecke von ca. 3 cm eine Nekrose, bedingt durch eine Minderperfusion, die zu einer Perforation im Anastomosenbereich geführt hat. Aufgrund der längerstreckigen Minderperfusion scheint das Einbringen eines Stents in dieser Situation nicht sinnvoll, sodass beschlossen wird, den Magenschlauch zu resezieren und den Ösophagus zervikal auszuleiten. Somit Auflösen der Anastomose und Herausluxieren des Magenschlauchs. Dieser wird im Bereich des unteren Mediastinums mit dem TX60-Klammergerät verschlossen und durchtrennt. Das Resektat wird zur histologischen Untersuchung eingesandt. Erneute ausgiebige Spülung der Thoraxhöhle und Entfernen vereinzelter Fibrinbeläge. Freipräparation des proximalen Ösophagus bis in die obere Thoraxaperatur. Hierbei wird insbesondere auf die Schonung der Trachealhinterwand geachtet. Einbringen von 2 Thoraxdrainagen, eine kaudal und eine kranial, danach schichtweiser Thoraxverschluss. Umlagerung des Patienten in Rückenlagerung. Zunächst Präparation zervikal. Hierzu Hautinzision am Vorderrand des M. sternocleidomastoideus. Präparation in die Tiefe mit Darstellen des linken Schilddrüsenlappens, der nach medial weggehalten wird. Freipräparation des Ösophagus, der von zervikal herausluxiert werden kann. Durchtritt des Ösophagus durch den M. sternocleidomastoideus und Ausleiten lateral der Hautwunde. Wundverschluss nach Einlegen einer Easyflow-Drainage zervikal mit Verschluss des Platysma und Hautklammerung. Anschließend Kürzen des Ösophagus und Einnähen des Ösophagus mit Vicryl der Stärke 3/0. Re-Laparotomie im Bereich der medianen Oberbauchlaparotomie. Nach Eröffnen des Abdomens Hervorluxieren des gekürzten Magenschlauchs, der um weitere 3 cm gekürzt wird. Mit dem TX60-Klammergerät einstülpende Übernähung der Klammernaht. Anlage der PEG mit Fixation des Magenantrums an der Bauchdecke mit U-Stichnähten. Zusätzliche Sicherung der Eintrittsstelle in den Magen mit Tabakbeutelnaht. Schichtweiser Bauchdeckenverschluss. Steriler Verband. Der Patient hat den Eingriff gut überstanden und kommt zur weiteren Überwachung zunächst zurück auf die chirurgische Intensivstation.

- **Weiteres Prozedere**

Zunächst intensivmedizinische Überwachung und Sepsistherapie. PEG-Sonde kann ab morgen zunächst mit 500 ml Tee, anschließend bei guter Verträglichkeit mit 20 ml/h Sondennahrung bestückt werden.

N.N., CA/FA Viszeralchirurgie

8.4   Resektion eines Zenker-Divertikel

Op-Bericht, Klinik für Chirurgie

Pat.-Nr.:	**Fall-Nr.:**
Aktuelle Klinik:	**Station:**
Pat.-Name:	**Geb.-Dat.:**
	Geschlecht/Alter: m, 40 J.
Op-Datum:	
Op-Dauer (Schnitt/Naht): 75 min	
Saal:	
Personal:	
Operateur:	**Anästhesist:**
1. Assistent:	**Anästhesieschw./pfl.:**
2. Assistent:	**Op-Schwester/-pfl.:**
	Op-Springer:

- **Vorgeschichte/Indikation**

Bei dem Patienten liegt ein symptomatisches Zenker-Divertikel der Brombart-Klassifikation III–IV vor. Der Patient klagt insbesondere über die Regurgitation von unverdauten Speisen. Über die Möglichkeit der endoskopischen Therapie wurde der Patient durch unsere Gastroenterologie aufgeklärt. Der Patient wünscht jedoch eine Operation.

- **Diagnose**

Zenker-Divertikel Brombart III–IV.

- **Operation**

Zervikale Myotomie, Divertikulektomie.

- **Vorgehen**

Zunächst Lagerung des Patienten mit leicht erhöhtem Oberkörper und nach rechts abduziertem Kopf. Abwaschen und Abdecken in typischer Art und Weise. Perioperative Antibiotikaprophylaxe. Schräge, linksseitig gelegene Inzision am Vorderrand des linken M. sternocleidomastoideus. Nun Durchtrennung des Platysma unter Schonung der V. jugularis externa. Darstellung des medialen Rands des M. sternocleidomastoideus und Abdrängen der Schilddrüse nach medial. Nun Eingehen an der Gefäßnervenscheide, Darstellen von A. carotis communis und V. jugularis und Weghalten dieser nach lateral. Anschließend Darstellung von Trachea und Ösophagus. Dann Darstellung der prävertebralen Faszie. Hier kann an typischer Stelle das Zenker-Divertikel problemlos lokalisiert und schrittweise aus der adhärenten Umgebung herauspräpariert werden. Aboral erfolgt nun die zervikale Myotomie in typischer Art und Weise über eine Länge von ca. 2 cm. Die Schleimhaut bleibt hierbei intakt. Nun wird das Divertikel am Divertikelhals über dem linearen Klammernahtapparat abgesetzt und anschließend mittels PDS-4/0Einzelknopfnähten übernäht. Kontrolle auf Bluttrockenheit. Ausgiebige Spülung. Einlegen einer Easyflow-Drainage. Adaptierender Wundverschluss. Hautrückstichnähte. Steriler Verband.

- **Weiteres Prozedere**

1–2 Tassen Tee in den ersten 48 h, bei unauffälliger Sekretion Drainage ex am 3. Post-Op-Tag.

N.N., CA/FA Viszeralchirurgie

8.5   Laparoskopische Fundoplikatio

Op-Bericht, Klinik für Chirurgie

Pat.-Nr.:	**Fall-Nr.:**
Aktuelle Klinik:	**Station:**
Pat.-Name:	**Geb.-Dat.:**
	Geschlecht/Alter: m, 54 J.

Op-Datum:
Op-Dauer (Schnitt/Naht): 95 min
Saal:
Personal:

Operateur:	**Anästhesist:**
1. Assistent:	**Anästhesieschw./pfl.:**
2. Assistent:	**Op-Schwester/-pfl.:**
	Op-Springer:

- **Vorgeschichte/Indikation**

Der Patient stellte sich in unserer Ambulanz mit langjährigen Refluxbeschwerden vor, die gut auf Protonenpumpen-Inhibitoren ansprechen. Die tägliche Medikamenteneinnahme stört jedoch den Patienten, daher der Wunsch zur laparoskopischen Fundoplikatio. Der Reflux ist gut in einer pH-Metrie mit einem DeMeester-Score von 37 dokumentiert. Die Manometrie zeigt keinen Hinweis auf höhergradige Motilitätsstörungen.

- **Diagnose**

Langjährig bestehende gastroösophageale Refluxkrankheit ohne Zeichen einer ausgeprägten Ösophagitis bzw. Motilitätsstörung. Gutes Ansprechen auf Protonenpumpen-Inhibitoren, jedoch dringender Wunsch des Patienten, diese Tabletten nicht mehr nehmen zu müssen.

- **Operation**

Laparoskopische Fundoplikation.

- **Vorgehen**

Abwaschen und Abdecken in typischer Art und Weise. Perioperative Antibiotikaprophylaxe. Anlage eines Pneumoperitoneums unter den üblichen Sicherheitskautelen über eine supraumbilikale Inzision. Nach entsprechendem Pneu Eingehen mit dem ersten Arbeitstrokar über eine Inzision und Inspektion des Abdomens. Hierbei zeigen sich eine deutliche intraabdominelle Adipositas sowie eine kleine Hiatushernie. Nun Setzen des weiteren 12-mm-Trokars unter Sicht in typischer Art und Weise. Dann Setzen eines weiteren 5-mm-Trokars in der Medioklavikularlinie, etwas nach kranial versetzt, sowie eines zusätzlichen Trokars ebenfalls rechts kranial des zuvor gesetzten 5-mm-Trokars. Es erfolgt nun die Elevation des linken Leberlappens sowie die Darstellung des gastroösophagealen Übergangs. Nach Mobilisation der Fundusvorderwand mit Durchtrennen der kurzen gastrischen Gefäße kommt nun der linke Zwerchfellschenkel zur Darstellung. Nach Durchtrennung des Omentum minus oberhalb der Rami hepatici des N. vagus erfolgt die Darstellung des rechten Zwerchfellschenkels und die retroösophageale Präparation, sodass der Ösophagus dorsal untertunnelt werden kann. Es erfolgt nun die Überprüfung, ob der ösophagokardiale Übergang über die Elevation in die hintere Kommissur gezogen werden kann. Da dies problemlos gelingt, erfolgt nun der Verschluss des Hiatus mit 2 Ethibond-Einzelknopfnähten, sodass der Hiatus rekonstruiert ist, ohne den Ösophagusdurchtritt bei liegendem dicklumigen Bougie zu komprimieren. Nun Herumführen an der Fundusvorderwand mit dem Haken von links nach rechts und Anlage einer Fundoplikation-Manschette durch die Naht der beiden Partnerfalten mit drei 2,0-Ethibond-Einzelknopfnähten, wobei die unterste als sogenannte 3-Länder-Naht ausgeführt wird. Es wird hierbei zusätzlich noch die Magenwand gestochen. Nun Kontrolle auf Bluttrockenheit. Ausgiebige Spülung. Austausch des liegenden Bougies gegen eine normale Magensonde und Einlage einer 20er Robinson-Drainage über die mittlere Trokareinstichstelle. Entfernen aller Trokare unter Sicht. Faszienverschluss. Hautverschluss. Anlage eines sterilen Wundverbands.

- **Weiteres Prozedere**

Postoperativ Röntgen Thorax, ab morgen Kostaufbau.

N.N., CA/FA Viszeralchirurgie

8.6   Achalasie der Kardia

Op-Bericht, Klinik für Chirurgie

Pat.-Nr.:	**Fall-Nr.:**
Aktuelle Klinik:	**Station:**
Pat.-Name:	**Geb.-Dat.:**
	Geschlecht/Alter: m, 57 J.
Op-Datum:	
Op-Dauer (Schnitt/Naht): 105 min	
Saal:	
Personal:	
Operateur:	**Anästhesist:**
1. Assistent:	**Anästhesieschw./pfl.:**
2. Assistent:	**Op-Schwester/-pfl.:**
	Op-Springer:

- **Vorgeschichte/Indikation**

Bei dem Patienten besteht eine langjährige Krankheitsgeschichte bei Achalasie der Kardia. Mehrfach durchgeführte pneumatische Dilatationen sowie medikamentöse Therapien waren bisher erfolglos.

- **Diagnose**

Achalasie der Kardia.

- **Operation**

Myotomie des unteren Ösophagus und laparoskopische Rekonstruktion nach Thal.

- **Vorgehen**

Abwaschen und Abdecken in typischer Art und Weise. Perioperative Antibiotika-Prophylaxe. Nach supraumbilikaler Inzision unter den üblichen Sicherheitskautelen Einbringen der Veres-Nadel und Anlage eines Pneumoperitoneums. Nach ausreichendem Pneu wird der 1. Sicherheitstrokar eingeführt. Es erfolgt die Inspektion des Abdomens. Im zu diesem Zeitpunkt einsehbaren Bereich zeigen sich keine Besonderheiten. Nun erfolgt das Einsetzen von 3 weiteren Trokaren halbmondförmig im Bereich des Oberbauchs, jeweils nach kranial rechts und links auslaufend. Nun Elevation des linken Leberlappens. Vonseiten der Anästhesie erfolgt nun die Einlage eines dicklumigen Bougies bis zum ösophagokardialen Übergang. Nun ist der untere Ösophagussphinkter gut identifizierbar. Die Myotomie erfolgt nun in typischer Art und Weise ca. 2 cm von der Magenfundusvorderwand ausgehend über den Sphinkter und etwa 4 cm auf der distalen Ösophagusmuskulatur ausgedehnt. Die Myotomie ist somit komplett. Die Schleimhaut ist intakt. Die anschließende Farbinjektion in den Magen zeigt keinen Farbaustritt. Nun erfolgt die Anlage einer Thal-Fundoplastik in üblicher Weise, wobei zunächst die linke Lefze mit Einzelknopfnähten mit der Fundusfalte vernäht wird. Anschließend Vernähung der rechten Lefze, sodass der Myotomieschlitz komplett gedeckt wird. Nun Entfernung des dicklumigen Bougies und Austausch gegen eine normale Magensonde. Spülung und ausgiebige Kontrolle auf Bluttrockenheit. Anbringen einer Easyflow-Drainage über die Nabelinzision. Entfernung aller Trokare unter Sicht. Faszienverschluss. Hautverschluss. Steriler Verband.

- **Weiteres Prozedere**

Am Op-Tag 1–2 Tassen Tee, am nächsten frei trinken und bei guter Durchgängigkeit im Ösophagusbreischluck Kostaufbau.

N.N, CA/FA Viszeralchirurgie

Magenchirurgie

C. Möbius, D. Uhlmann

9.1   Transhiatal erweiterte Gastrektomie   – 66

9.2   Gastrektomie mit Rekonstruktion durch terminoterminale Ösophagojejunostomie, orthograde isoperistaltische Jejunuminterposition und termininoterminale Jejunoduodenostomie (Longmire/Gütgemann)   – 68

9.3   Billroth-I-Resektion   – 70

9.4   Rekonstruktion durch Billroth-II-Operation   – 71

9.5   Pyloroplastik nach Heineke-Mikulicz   – 73

9.6   Gastrotomie und Umstechung bei blutendem Ulcus ventriculi   – 74

9.7   Magenübernährung bei perforiertem Ulcus ventriculi   – 75

© Springer-Verlag GmbH Deutschland, ein Teil von Springer Nature 2018
O. Richter, D. Uhlmann (Hrsg.), *Operationsberichte Allgemein-, Viszeral-, Gefäß- und Thoraxchirurgie,* Operationsberichte
https://doi.org/10.1007/978-3-662-57283-2_9

9.1   Transhiatal erweiterte Gastrektomie

Op-Bericht, Klinik für Chirurgie

Pat.-Nr.:	Fall-Nr.:
Aktuelle Klinik:	Station:
Pat.-Name:	Geb.-Dat.:
	Geschlecht/Alter: m, 44 J.

Op-Datum:	
Op-Dauer (Schnitt/Naht): 175 min	
Saal:	
Personal:	
Operateur:	Anästhesist:
1. Assistent:	Anästhesieschw./pfl.:
2. Assistent:	Op-Schwester/-pfl.:
	Op-Springer:

9

- **Vorgeschichte/Indikation**

Histologisch gesichertes Adenokarzinom des distalen Ösophagus. Endosonografisch Stadium II (T2 N0 M0). Die Operation und alternative Behandlungsmethoden wurden mit dem Patienten ausführlich besprochen.

- **Diagnose**

Kardiakarzinom Typ II nach Siewert im Stadium II (T2 N0 M0).

- **Operation**

Transhiatal erweiterte Gastrektomie mit Resektion des distalen Ösophagus, D2-Lymphadenektomie, Rekonstruktion mit einer nach Roux-Y ausgeschalteten Jejunumschlinge, Zystofix-Katheter, zweimal Easyflow-Drainage.

- **Vorgehen**

Rückenlagerung, ITN, sorgfältiges Abwaschen und Abdecken mit sterilen Tüchern. Quere Oberbauchlaparotomie mit median aufgesetztem Schnitt zum Xyphoid hin. Nach Eröffnen der Bauchdecke Exploration des Abdomens. Das Karzinom ist nicht im Bereich des Hiatus palpabel. Zunächst Mobilisierung des linkslateralen Leberlappens. Spalten des Omentum minus und Eröffnen des Hiatus oesophageus mit Durchtrennung der quer verlaufenden Zwerchfellvene zwischen Ligaturen. Spalten des Zwerchfells nach ventral. Freipräparation des distalen Ösophagus im unteren Mediastinum mit Durchführen der Lymphadenektomie in diesem Bereich. Abheben des Omentum majus vom Colon transversum und Eröffnung der Bursa omentalis. Durchtrennung der Breves-Gefäße bis zum Hiatus oesophageus und komplettes Abheben des Magens. Durchtrennung auch der A. gastrica dextra zwischen Ligaturen sowie der gastroomentalen Gefäße im Bereich des Pylorus. Anschließend Durchtrennen des Bulbus duodeni mit dem GIA. Einstülpende Übernähung mit PDS 4/0 der Klammernahtreihe am Duodenalstumpf. Abheben des Magens nun von kaudal nach kranial.

Nun erfolgt die komplette D2-Lymphadenektomie mit Darstellung der Aa. hepatica communis und hepatica propria. Das anhängende Lymphgewebe bis zum Truncus coaliacus wird abpräpariert und verbleibt kleinkurvaturseitig an der A. gastrica sinistra. Dann Durchtrennung der A. und V. gastrica sinistra zwischen Ligaturen. Schließlich komplettes Abheben des Magens bis zum Ösophagus. Retroösophageale Lymphadenektomie. Durchtrennung der Vagusäste und schließlich Durchtrennung des Ösophagus im unteren Mediastinum unter palpatorischer Kontrolle von endoluminal. Somit wird der Ösophagus sicher oberhalb des Tumors durchtrennt. Bergen des Präparats, das zur Schnellschnittdiagnostik abgegeben wird. Sorgfältige Blutstillung. Telefonische Befundübermittlung oraler Absetzungsrand Tumor frei.

Es folgt nun die Rekonstruktionsphase. Identifikation einer geeigneten Jejunumschlinge ca. 30 cm distal des Treitz-Bandes, die nach Skelettierung des Mesenteriums mit dem GIA durchtrennt wird. Retrokolisches Hochziehen der Dünndarmschlinge, die sich problemlos an den Ösophagusstumpf anlagern lässt. Einbringen des Klammernahtgeräts in die Schlinge und Anlage der 25-mm-Klammernahtanastomose. Einbringen einer Magensonde über die Anastomose. Beide Anastomosenringe sind komplett. Überprüfung der Anastomose digital von endoluminal über den Bürzel. Schließlich Resektion des Bürzels mit dem TX 45. Übernähung der Anastomose im Mediastinum mit 5 Einzelknopfnähten mit PDS 4/0. Überprüfung der Anastomosendichtigkeit mit Methylenblau. Nun Anlage der Fußpunktanastomose. Die Anastomose wird ca. 40 cm distal der Ösophagojejunostomie angelegt in End-zu-Seit-Technik mit PDS 4/0 in seromuskulärer, fortlaufender Stichtechnik. Fixation der

Jejunumschlinge am Mesocolon transversum. Verschluss der Mesenteriumschlitze. Einbringen von 2 Easyflow-Drainagen sowie eines Zystofix-Katheters. Schichtweiser Bauchdeckenverschluss. Steriler Verband.

Der Patient hat den Eingriff gut überstanden und kommt zur weiteren Überwachung zunächst auf die chirurgische Intensivstation.

■ **Weiteres Prozedere**

Röntgen Thorax, Magensonde für 24 h belassen, ab morgen 1–2 Tassen Tee/24 h.

N.N., FA Viszeralchirurgie

9.2   Gastrektomie mit Rekonstruktion durch terminoterminale Ösophagojejunostomie, orthograde isoperistaltische Jejunuminterposition und termininoterminale Jejunoduodenostomie (Longmire/Gütgemann)

Op-Bericht, Klinik für Chirurgie

Pat.-Nr.:   Fall-Nr.:
Aktuelle Klinik: Station:
Pat.-Name: Geb.-Dat.:
                                                   Geschlecht/Alter: m, 49 J.
Op-Datum:
Op-Dauer (Schnitt/Naht): 135 min
Saal:
Personal:
Operateur: Anästhesist:
1. Assistent: Anästhesieschw./pfl.:
2. Assistent: Op-Schwester/-pfl.:
                                                   Op-Springer:

- **Vorgeschichte/Indikation**

Histologisch gesichertes Adenokarzinom des Magens. Endosonografisch T2 N0 M0. Die Operation und alternative Behandlungsmethoden wurden mit dem Patienten ausführlich besprochen. Er erklärte nach entsprechender Bedenkzeit schriftlich sein Einverständnis.

- **Diagnose**

Magenkarzinom im Stadium T2 N0 M0.

- **Operation**

Gastrektomie, D2-Lymphadenektomie, Rekonstruktion durch terminoterminale Ösophagojejunostomie, orthograde isoperistaltische Jejunuminterposition und terminoterminale Jejunoduodenostomie (Longmire/Gütgemann).

- **Vorgehen**

Rückenlagerung, ITN, sorgfältiges Abwaschen und Abdecken mit sterilen Tüchern. Quere Oberbauchlaparotomie mit median aufgesetztem Schnitt zum Xyphoid hin. Nach Eröffnen der Bauchdecke Exploration des Abdomens. Das Karzinom ist im Magenkorpus palpabel. Zunächst Mobilisierung des links lateralen Leberlappens. Spalten des Omentum minus und Eröffnen des Hiatus oesophageus mit Durchtrennung der quer verlaufenden Zwerchfellvene zwischen Ligaturen. Spalten des Zwerchfells nach ventral. Freipräparation des distalen Ösophagus im unteren Mediastinum mit Durchführen der Lymphadenektomie in diesem Bereich. Abheben des Omentum majus vom Colon transversum und Eröffnung der Bursa omentalis. Durchtrennung der Breves-Gefäße bis zum Hiatus oesophageus und komplettes Abheben des Magens. Durchtrennung auch der A. gastrica dextra zwischen Ligaturen sowie der gastroomentalen Gefäße im Bereich des Pylorus. Anschließend Durchtrennen des Bulbus duodeni mit dem GIA. Abheben des Magens nun von kaudal nach kranial. Nun erfolgt die komplette D2-Lymphadenektomie mit Darstellung der A. hepatica communis und hepatica propria. Das anhängende Lymphgewebe wird bis zum Truncus coaliacus abpräpariert und verbleibt kleinkurvaturseitig an der A. gastrica sinistra. Dann Durchtrennung der A. und V. gastrica sinistra zwischen Ligaturen. Schließlich komplettes Abheben des Magens bis zum Ösophagus. Durchtrennung der Vagusäste und schließlich Durchtrennung des Ösophagus im unteren Mediastinum unter palpatorischer Kontrolle. Bergen des Präparats, das zur histologischen Untersuchung eingesandt wird. Sorgfältige Blutstillung. Es folgt nun die Rekonstruktionsphase. Identifikation einer geeigneten Jejunumschlinge ca. 30 cm distal des Treitz'schen Bandes. Ein Segment von 40 cm Länge mit einer kräftigen Mesenterialarterie wird identifiziert. Unter Hochziehen und Anspannen der auszuschaltenden und angrenzenden Schlinge wird das Mesenterium im durchscheinenden Licht durchtrennt. Somit Darstellung der Arkadengefäße. Diese werden nun unterfahren und über Overholts und Ligaturen entsprechend abgesetzt. Somit Präparation so weit nach zentral, dass eine gute Beweglichkeit des Jejunumsegments entsteht. Nun offene Durchtrennung des Jejunums an den beiden festgelegten Resektionsgrenzen mit dem Elektroskalpell. Anschließend Wiederherstellung der Passage des verbleibenden Jejunums mit PDS 3/0 in fortlaufender Nahttechnik. Die ausgeschaltete Dünndarmschlinge wird nun durch eine avaskuläre Lücke im Mesokolon in den Oberbauch geführt. Dabei wird darauf geachtet, eine Torquierung oder Spannung im Bereich der Mesenterialgefäße der Schlinge zu vermeiden. Nun erfolgt zuerst die terminoterminale Ösophagojejunostomie mit

PDS-3/0-Einzelknopfnähten. Anschließend Anklemmen der Klammernahtreihe am Duodenum mit 2 Allis-Klemmen. Diese wird nun mit dem elektrischen Skalpell reseziert. Anschließend erfolgt die terminoterminale Jejunoduodenostomie mit PDS 3/0 in fortlaufender Nahttechnik.

Fixation der Jejunumschlinge am Mesocolon transversum. Verschluss der Mesenteriumschlitze. Einbringen von 2 18er Robinson-Drainagen jeweils an die Anastomose zum Ösophagus und Duodenum. Schichtweiser Bauchdeckenverschluss. Steriler Verband.

Der Patient hat den Eingriff gut überstanden und kommt zur weiteren Überwachung zunächst auf die chirurgische Intensivstation.

- **Weiteres Prozedere**

Analgesie, Thromboseprophylaxe und Laborkontrollen nach kliniküblichem Schema. Morgen mit 2 Tassen Tee beginnen. Klammern nach 12 Tagen entfernen.

N.N., FA Chirurgie, Viszeralchirurgie und Thoraxchirurgie/CA Klinik für Chirurgie

9.3   Billroth-I-Resektion

Op-Bericht, Klinik für Chirurgie

Pat.-Nr.:	Fall-Nr.:
Aktuelle Klinik:	Station:
Pat.-Name:	Geb.-Dat.:
	Geschlecht/Alter: m, 54 J.
Op-Datum:	
Op-Dauer (Schnitt/Naht): 95 min	
Saal:	
Personal:	
Operateur:	Anästhesist:
1. Assistent:	Anästhesieschw./pfl.:
2. Assistent:	Op-Schwester/-pfl.:
	Op-Springer:

9

- **Vorgeschichte/Indikation**

Der Patient stellt sich in der Notaufnahme mit akut aufgetretenen, rechtsseitigen Oberbauchschmerzen vor. In der Vorgeschichte besteht eine langjährige Einnahme von nichtsteroidalen Antirheumatika.

- **Diagnose**

Postpylorische Perforation eines Duodenalulkus.

- **Operation**

Resektion nach Billroth-I.

- **Vorgehen**

Abwaschen und Abdecken in typischer Art und Weise. Perioperative Antibiotikaprophylaxe. Querer, rechts betonter Oberbauchschnitt. Eröffnung des Abdomens. Nach Eröffnen des Abdomens entleeren sich sofort Luft und schwallartig trübe Flüssigkeit. Es gelingt nun die Identifikation eines postpylorisch gelegenen Ulkus mit ca. 1 cm Größe. Der Ulkusrand ist derb und aufgeworfen. Es findet sich im Bereich der Umgebung eine ausgiebige peritonitische Reaktion. Aufgrund des Lokalbefunds ist eine Exzision und Übernähung in diesem Bereich nicht möglich. Es erfolgt daher der Entschluss zur Billroth-I-Resektion. Zunächst erfolgt jedoch das Absaugen und Spülen der trüben Flüssigkeit im gesamten Oberbauch. Entzündliche Verklebungen zur Leber hin werden nun gelöst. Kleine punktförmige Blutungen im Bereich des linken Leberlappens können bipolar gestillt werden. Anschließend Mobilisierung des Duodenums nach Kocher und Freipräparation des gastroduodenalen Übergangsbereichs mit Separierung des Bulbus duodeni von der Pankreasoberfläche. Großkurvaturseitig wird der Magen weiter freigelegt und die Vasa gastroepiploica dextra zentral umstochen. Nun ist die Bursa omentalis weitlinig eröffnet. Die obere Resektionslinie erfolgt etwa in Höhe Übergang Korpus/Antrum. Kleinkurvaturseitig wird die Pars flaccida im Bereich des Omentum minus inzidiert. Etwa auf Höhe des Krähenfußes wird nun die endgültige Resektionslinie bestimmt. Es erfolgt die Durchtrennung mittels GIA. Nun wird die Resektionslinie im Bereich des Bulbus duodeni, ca. 1 cm distal vom ehemaligen Ulkus, nach Platzierung von Haltefäden festgelegt und offen durchtrennt. Das Präparat wird nun zur Histologie gegeben. Darauf erfolgt die Sicherung der Staplerreihe kleinkurvaturseitig im Bereich des Magens mit seromuskulären Nähten. Großkurvaturseitig wird der Staplerrand abgetrennt, sodass eine lumenadaptierte Gastroduodenostomie durchgeführt werden kann. Die Hinterwandanastomose erfolgt in Allschicht-Rückstichtechnik mit intraluminal gelegenen Knoten. Dann Vorschieben der Magensonde. Nun wird die Vorderwand der Anastomose in extramuköser Einzelknopfnahttechnik vervollständigt. Ausgiebige Spülung der Bauchhöhle. Anbringen einer Easyflow-Drainage. Schichtweiser Wundverschluss. Hautklammern.

- **Weiteres Prozedere**

Ab morgen 1–2 Tassen Tee/24 h, ab dem 3. Tag Kostaufbau.

N.N., FA Viszeralchirurgie

9.4   Rekonstruktion durch Billroth-II-Operation

Op-Bericht, Klinik für Chirurgie

Pat.-Nr.:	**Fall-Nr.:**
Aktuelle Klinik:	**Station:**
Pat.-Name:	**Geb.-Dat.:**
	Geschlecht/Alter: m, 69 J.
Op-Datum:	
Op-Dauer (Schnitt/Naht): 95 min	
Saal:	
Personal:	
Operateur:	**Anästhesist:**
1. Assistent:	**Anästhesieschw./pfl.:**
2. Assistent:	**Op-Schwester/-pfl.:**
	Op-Springer:

- **Vorgeschichte/Indikation**

Der Patient wurde wegen eines akuten Abdomens durch den Notarzt in unserer Rettungsstelle vorgestellt. Seit 22:00 Uhr hat er vernichtende Schmerzen im oberen Abdomen. Die klinische Untersuchung und bildgebende Diagnostik (freie Luft im Röntgenbild des Abdomens) erbrachten den Verdacht auf eine Magen- oder Duodenalperforation. Somit wurde die Indikation zur notfallmäßigen Exploration gestellt. Der Patient wurde über die Durchführung der Operation und mögliche Komplikationen aufgeklärt und erklärte schriftlich sein Einverständnis.

- **Diagnose**

Perforiertes Ulcus duodeni

- **Operation**

Billroth-II-Operation.

- **Vorgehen**

Rückenlage. Perioperative Antibiose, ITN. Steriles Abwaschen und Abdecken. Mediane Oberbauchlaparotomie und Eingehen in das Abdomen. Nun Lösen einiger adhärenter Darmschlingen von der vorderen Bauchwand mit der Schere und Einsetzen des Gray-Hakens. Abnahme eines Abstrichs für die mikrobiologische Untersuchung aus der trüben Flüssigkeit im rechten Oberbauch. Nun ausführliches Spülen der Abdominalhöhle, in der sich reichlich trübes Sekret befindet. Anschließend Exploration des Abdomens. Im Unterbauch keine Auffälligkeiten. Dann Durchmusterung des gesamten Magens. Dieser ist unauffällig. Jedoch zeigt sich im Bulbus duodeni eine große ausgefranste Perforationsstelle, am ehesten aufgrund eines perforierten Ulcus duodeni. Im übrigen Abdomen zeigen sich keine weiteren pathologischen Veränderungen. Es wird jetzt die Mobilisation des Duodenums nach Kocher durchgeführt. Dazu wird das Retroperitoneum etwa 1 cm lateral des Duodenums inzidiert. Weghalten des Duodenums nach medial. So kann der retroduodenale Raum eröffnet werden. Dieser wird nun bis nach dorsal des Pankreaskopfes eröffnet. Aufgrund der Größe und Lage der Perforationsstelle und des reduzierten Zustandes des Patienten, scheint die sicherste Versorgungsmöglichkeit eine Billroth-II-Operation zu sein. Für eine lokale Übernähung ist der Defekt zu groß. Auch die Aufnaht einer nach Y-Roux ausgeschalteten Jejunumschlinge wird als nicht sicher genug erachtet.

Für die Billroth-II-Operation wird der distale Magenanteil mobilisiert. Dazu Eröffnen der Bursa omentalis. Nun Skelettierung der großen Kurvatur zwischen Magenwand und Vasa gastroepiploica in Richtung auf das Duodenum. Die Präparation wird am Pylorus vorbei auf das proximale Duodenum fortgesetzt. Nun Präparation der oberen, kleinkurvaturseitigen Duodenalwand im Bereich des Lig. hepatoduodenale. Hierbei wird die A. gastrica dextra magenwandnah ligiert und durchtrennt. Anschließend Präparation der Hinterwand des Duodenums. Nun Absetzen des postpylorisch-zirkulär freipräparierten Duodenums distal des Ulkus mit dem TA 55. Zum Magen zu wird eine Darmklemme gesetzt. Nun Übernähung der Klammernahtreihe mit PDS-3/0-Faden fortlaufend. Nun Durchtrennen des kleinen Netzes und Festlegung der Resektionslinie am Magen. Es erfolgt jetzt das Absetzen des distalen Magendrittels mit dem GIA. Im weiteren Schritt Ausschalten einer Jejunumschlinge, ca. 60 cm nach dem Treitz-Band. Diese wird nun retrokolisch durch das Mesocolon transversum in den linken Oberbauch geführt. Nun Anlage einer retrokolischen End-zu-Seit-Gastroenterostomie. Die Anastomose erfolgt mit PDS-3/0-Faden in fortlaufender Nahttechnik. Anschließend wird die Anastomose nach distal des Mesokolons geführt und hier mit mehreren Nähten am Mesokolon fixiert. Nun Anlage der Fußpunktanastomose ca. 50 cm nach der Gastroenterostomie ebenfalls mit PDS-3/0 in fortlaufender Nahttechnik. Anschließend Anlage von Schlitznähten mit Vicryl-3/0-Faden. Nun ausgiebiges Spülen der Bauchhöhle. Einlage von zwei 18er Robinson-Drainagen, jeweils an die Gastroenterostomie und den Duodenalstumpf. Verschluss der Faszie mit 2 PDS-Schlingen. Subkutannähte. Desinfektion. Klammern der Haut. Nochmals Desinfektion. Steriler Verband. Der Patient wird extubiert in stabilem Zustand auf die Intensivstation verlegt.

■ **Weiteres Prozedere**

Analgesie, Thromboseprophylaxe und Laborkontrollen nach kliniküblichem Schema. Antibiose weiterführen. Klammern nach 12 Tagen entfernen.

N.N., FA Viszeralchirurgie

9

9.5   Pyloroplastik nach Heineke-Mikulicz

Op-Bericht, Klinik für Chirurgie

Pat.-Nr.:	**Fall-Nr.:**
Aktuelle Klinik:	**Station:**
Pat.-Name:	**Geb.-Dat.:**
	Geschlecht/Alter: m, 59 J.
Op-Datum:	
Op-Dauer (Schnitt/Naht): 115 min	
Saal:	
Personal:	
Operateur:	**Anästhesist:**
1. Assistent:	**Anästhesieschw./pfl.:**
2. Assistent:	**Op-Schwester/-pfl.:**
	Op-Springer:

- **Vorgeschichte/Indikation**

Bei dem Patienten besteht eine narbige Magenausgangsstenose aufgrund durchgemachter Ulzera in diesem Bereich. Es besteht die Indikation zur Pyloroplastik. Der Patient wurde über Nutzen, Risiken und mögliche Komplikationen des Eingriffs aufgeklärt und hat dem operativen Prozedere nach ausreichender Bedenkzeit zugestimmt.

- **Diagnose**

Narbige Magenausgangsstenose.

- **Operation**

Pyloroplastik nach Heineke-Mikulicz.

- **Vorgehen**

Rückenlage. Perioperative Antibiose, ITN. Steriles Abwaschen und Abdecken. Quere Oberbauchlaparotomie und Eingehen in das Abdomen. Nun Lösen einiger Adhäsionen mit der vorderen Bauchwand mit der Schere und Einsetzen des Ulmer Hakens. Die Exploration des gesamten Abdomens zeigt nun keinen auffälligen pathologischen Befund. Die derbe narbige Veränderung des Pylorus lässt sich gut tasten.

Es wird nun die Mobilisation des Duodenums nach Kocher durchgeführt. Dazu wird das Retroperitoneum etwa 1 cm lateral des Duodenums inzidiert. Weghalten des Duodenums nach medial. So kann der retroduodenale Raum eröffnet werden. Dieser wird nun bis nach dorsal des Pankreaskopfes eröffnet. Nun Anlage von 2 Haltefäden direkt am Pylorus und längsverlaufende transmurale Inzision von 3 cm proximal (Antrumvorderwand) bis 3 cm distal (Duodenumvorderwand) des Pylorus. Nun Blutstillung mit der bipolaren Pinzette. Anschließend Zug an den Haltefäden und rautenförmige Erweiterung der Inzision. Anschließend erfolgt der quere Verschluss der Pylorotomie mit allschichtig gestochenen 3/0-Vicryl-Einzelknopfnähten.

Spülung des Abdomens mit warmer Kochsalzlösung. Nun Einlage einer 18er Robinsondrainage an die Pyloroplastik. Verschluss der Faszie mit einer PDS-Schlinge. Subkutannähte. Desinfektion. Klammern der Haut. Nochmals Desinfektion. Steriler Verband.

Der Patient wird extubiert in stabilem Zustand auf die IMC verlegt.

- **Weiteres Prozedere**

Analgesie, Thromboseprophylaxe und Laborkontrollen nach kliniküblichem Schema. Morgen mit 2 Tassen Tee beginnen. Klammern nach 12 Tagen entfernen.

N.N., FA Chirurgie, Viszeralchirurgie und Thoraxchirurgie/CA Klinik für Chirugie

9.6   Gastrotomie und Umstechung bei blutendem Ulcus ventriculi

Op-Bericht, Klinik für Chirurgie

Pat.-Nr.:	Fall-Nr.:
Aktuelle Klinik:	Station:
Pat.-Name:	Geb.-Dat.:
	Geschlecht/Alter: m, 59 J.

Op-Datum:	
Op-Dauer (Schnitt/Naht): 115 min	
Saal:	
Personal:	
Operateur:	Anästhesist:
1. Assistent:	Anästhesieschw./pfl.:
2. Assistent:	Op-Schwester/-pfl.:
	Op-Springer:

■ **Vorgeschichte/Indikation**

Der Patient wurde wegen Meläna seit ca. 5:00 Uhr mit dem Notarzt in unserer Rettungsstelle vorgestellt. Die sofort durchgeführte ÖGD zeigte ein Ulcus ventriculi der Magenhinterwand mit einer Forrest-I-Blutung. Die endoskopische Blutstillung (Clip, umspritzen) erbrachte keinen Erfolg. Somit wurde die Indikation zur notfallmäßigen chirurgischen Sanierung gestellt. Der Patient wurde über Nutzen und Risiken des Eingriffs aufgeklärt und hat dem operativen Prozedere zugestimmt.

■ **Diagnose**

Blutendes Ulcus ventriculi der Magenhinterwand.

■ **Operation**

Gastrotomie, Ulkusübernähung.

■ **Vorgehen**

Rückenlage. Perioperative Antibiose, ITN. Steriles Abwaschen und Abdecken. Mediane Oberbauchlaparotomie und Eingehen in das Abdomen. Nun Lösen einiger adhärenter Darmschlingen von der vorderen Bauchwand mit der Schere und Einsetzen des Gray-Hakens. Die Exploration des gesamten Abdomens zeigt nun keinen auffälligen pathologischen Befund.

Nun Darstellung des Magens. Es erfolgt eine Längsinzision des Magens beginnend in Korpusmitte mit dem elektrischen Skalpell. Die Inzision wird über eine Länge von 8 cm durchgeführt. Nun folgen einige von Haberer'sche Umstechungen der submukösen Gefäße. Kleinere Blutungen werden mit der bipolaren Pinzette gestillt. Nun Anlage von zwei Haltefäden, um die Gastrotomie aufspannen. Es gelingt nun, das ca. 2 cm große Ulcus mit der spritzenden Arterie an der Magenhinterwand im Korpusbereich darzustellen. Es erfolgt die gezielte Umstechung der spritzenden Arterie mit Prolene 4/0. Nun wird die Magenhinterwand über dem Ulkuskrater mit mehreren Vicryl-3/0-Einzelknopfnähten verschlossen. Anschließend wird die Vorderwand des Magens mit PDS 3/0 fortlaufend verschlossen. Spülung des Abdomens mit warmer Kochsalzlösung. Nun Einlage einer 18er Robinson-Drainage an die Gastrotomie. Verschluss der Faszie mit einer PDS-Schlinge. Subkutannähte. Desinfektion. Klammern der Haut. Nochmals Desinfektion. Steriler Verband.

Der Patient wird extubiert in stabilem Zustand auf die Intensivstation verlegt.

■ **Weiteres Prozedere**

Analgesie, Thromboseprophylaxe und Laborkontrollen nach kliniküblichem Schema. Morgen mit 2 Tassen Tee beginnen. Klammern nach 12 Tagen entfernen.

N.N., FA Chirurgie, Viszeralchirurgie und Thoraxchirurgie/CA Klinik für Chirurgie

9.7   Magenübernährung bei perforiertem Ulcus ventriculi

Op-Bericht, Klinik für Chirurgie

Pat.-Nr.:	**Fall-Nr.:**
Aktuelle Klinik:	**Station:**
Pat.-Name:	**Geb.-Dat.:**
	Geschlecht/Alter: m, 44 J.
Op-Datum:	
Op-Dauer (Schnitt/Naht): 55 min	
Saal:	
Personal:	
Operateur:	**Anästhesist:**
1. Assistent:	**Anästhesieschw./pfl.:**
2. Assistent:	**Op-Schwester/-pfl.:**
	Op-Springer:

- **Vorgeschichte/Indikation**

Bei dem Patienten zeigte die Röntgenaufnahme des Abdomens freie Luft unter dem Zwerchfell, bei langjähriger Einnahmen von NSAR besteht der Verdacht auf eine intestinale Perforation im oberen Gastrointestinaltrakt. Der Patient wurde über Durchführung, Nutzen und Risiken des Eingriffs aufgeklärt und hat dem operativen Prozedere schriftlich zugestimmt.

- **Diagnose**

Perforiertes Ulcus ventriculi.

- **Operation**

Exzision des Ulkus und Übernähung.

- **Vorgehen**

Rückenlagerung, ITN, sorgfältiges Abwaschen und Abdecken mit sterilen Tüchern. Mediane Oberbauchlaparotomie. Nach Eröffnen der Bauchdecke Exploration des Abdomens. Es zeigt sich trübe Flüssigkeit, ursächlich ist ein im Corpus ventriculi ventralseitig gelegenes Ulcus ventriculi. Dieses wird nun exzidiert – Präparat ad Histologie; frühes Karzinom – anschließend erfolgt der Verschluss in Einzelknopftechnik mit 4/0 PDS. Spülung des Bauchraums mit 3–4 Liter, schichtweiser Bauchdecken-erschluss.

- **Weiteres Prozedere**

Magensonde nach 24 h ex, ab morgen 1–2 Tassen Tee/24 h, Kostaufbau nach 48 h.

N.N., FA Viszeralchirurgie

Dünndarmchirurgie

D. Uhlmann

10.1   **Blutendes Ulcus duodeni**   – 78

10.2   **Perforiertes Ulcus duodeni – Übernähung**   – 79

10.3   **Dünndarmsegmentresektion**   – 80

10.4   **Anlage eines Jejunalkatheters**   – 81

10.5   **Anlage eines doppelläufigen Ileostomas**   – 82

10.6   **Ileostomarückverlegung**   – 83

© Springer-Verlag GmbH Deutschland, ein Teil von Springer Nature 2018
O. Richter, D. Uhlmann (Hrsg.), *Operationsberichte Allgemein-, Viszeral-, Gefäß- und Thoraxchirurgie*, Operationsberichte
https://doi.org/10.1007/978-3-662-57283-2_10

10.1 Blutendes Ulcus duodeni

Op-Bericht, Klinik für Chirurgie

Pat.-Nr.:	Fall-Nr.:
Aktuelle Klinik:	Station:
Pat.-Name:	Geb.-Dat.:
	Geschlecht/Alter: m, 59 J.

Op-Datum:	
Op-Dauer (Schnitt/Naht): 115 min	
Saal:	
Personal:	
Operateur:	Anästhesist:
1. Assistent:	Anästhesieschw./pfl.:
2. Assistent:	Op-Schwester/-pfl.:
	Op-Springer:

- ■ **Vorgeschichte/Indikation**

Der Patient wurde wegen Meläna um ca. 5:00 Uhr durch den Notarzt in unserer Rettungsstelle vorgestellt. Die sofort durchgeführte ÖGD zeigte ein Ulcus duodeni mit einer Forrest-I-Blutung. Die endoskopische Blutstillung (Clip, umspritzen) erbrachte keinen Erfolg. Somit wurde die Indikation zur notfallmäßigen chirurgischen Sanierung gestellt. Der Patient wurde über Nutzen und Risiken des Eingriffs aufgeklärt und hat dem operativen Prozedere zugestimmt.

- ■ **Diagnose**

Blutendes Ulcus duodeni.

- ■ **Operation**

Ulkusübernähung, Ligatur der A. gastroduodenalis, A. gastroepiploica und A. pancreaticoduodenalis.

- ■ **Vorgehen**

Rückenlage. Perioperative Antibiose, ITN. Steriles Abwaschen und Abdecken. Quere Oberbauchlaparotomie und Eingehen in das Abdomen. Nun Lösen einiger adhärenter Darmschlingen von der vorderen Bauchwand mit der Schere und Einsetzen des Ulmer Hakens. Die Exploration des gesamten Abdomens zeigt keinen auffälligen pathologischen Befund.

Es wird nun die Mobilisation des Duodenums nach Kocher durchgeführt. Dazu wird das Retroperitoneum etwa 1 cm lateral des Duodenums inzidiert. Weghalten des Duodenums nach medial. So kann der retroduodenale Raum eröffnet werden. Dieser wird bis nach dorsal des Pankreaskopfs eröffnet. Nun erfolgt die quere Duodenotomie an der oberen Pars descendens duodeni. Als nächstes Aufspannen der Duodenalwand mit 2 Haltefäden. Es kann nun das Ulkus mit der am Grund sichtbaren Arterie, die zwar geklippt ist, jedoch am Grund noch eine Sickerblutung aufweist, dargestellt werden.

Es erfolgt nun die Umstechung der Arterie am Ulkusgrund mit PDS-3/0-Faden. Anschließend nun Hinwendung zum Leberhilus und Darstellung des Abgangs der A. gastroduodenalis aus der A. hepatica communis. Die A. gastroduodenalis wird nun kurz nach ihrem Abgang aus der A. hepatica communis unterbunden, wobei die A. hepatica communis sorgfältig geschont wird.

Daraufhin werden die A. gastroepiploica dextra und die A. pancreaticoduodenalis inferior aufgesucht, freipräpariert und ebenfalls ligiert. Nun wird die duodenale Hinterwand über dem Ulkuskrater mit mehreren Vicryl-3/0-Einzelknopfnähten verschlossen. Anschließend wird die Vorderwand des Duodenums ebenfalls mit Vicryl-3/0-Einzelknopfnähten verschlossen.

Nun Einlage einer 18er Robinson-Drainage an das Duodenum. Verschluss der Faszie mit einer PDS-Schlinge. Subkutannähte. Desinfektion. Klammern der Haut. Nochmals Desinfektion. Steriler Verband. Der Patient wird extubiert in stabilem Zustand auf die Intensivstation verlegt.

- ■ **Weiteres Prozedere**

Analgesie, Thromboseprophylaxe und Laborkontrollen nach kliniküblichem Schema. Klammern nach 12 Tagen entfernen.

N.N., FA Chirurgie, Viszeralchirurgie und Thoraxchirurgie/CA Klinik für Chirurgie

10.2 Perforiertes Ulcus duodeni – Übernähung

Op-Bericht, Klinik für Chirurgie

Pat.-Nr.:	Fall-Nr.:
Aktuelle Klinik:	Station:
Pat.-Name:	Geb.-Dat.:
	Geschlecht/Alter: m, 63 J.

Op-Datum:
Op-Dauer (Schnitt/Naht): 95 min
Saal:
Personal:

Operateur:	Anästhesist:
1. Assistent:	Anästhesieschw./pfl.:
2. Assistent:	Op-Schwester/-pfl.:
	Op-Springer:

- **Vorgeschichte/Indikation**

Der Patient stellte sich mit akut einsetzenden abdominellen Beschwerden in unserer Notaufnahme vor. Anamnestisch ist eine langjährige Einnahme von NSAR bekannt. Die klinische Untersuchung und bildgebende Diagnostik (freie Luft im Abdomen-Röntgen) ergaben den Verdacht auf eine Magenperforation. Somit wurde die Indikation zur notfallmäßigen Exploration gestellt. Der Patient wurde über die Durchführung und mögliche Komplikationen der Operation aufgeklärt und erklärte schriftlich sein Einverständnis.

- **Diagnose**

Duodenalperforation.

- **Operation**

Übernähung der Perforationsstelle am Duodenum.

- **Vorgehen**

Rückenlage. Perioperative Antibiose, ITN. Steriles Abwaschen und Abdecken. Mediane Oberbauchlaparotomie und Eingehen in das Abdomen. Bereits beim Eingehen in das Abdomen entweicht freie Luft. Nun Lösen einiger adhärenter Darmschlingen von der vorderen Bauchwand mit der Schere und Einsetzen des Gray-Hakens. Abnahme eines Abstrichs für die mikrobiologische Untersuchung aus der trüben Flüssigkeit im rechten Oberbauch. Nun ausführliches Spülen der Abdominalhöhle, in der sich reichlich trübes Sekret befindet. Dann Durchmusterung des gesamten Magens. Dieser ist unauffällig. Es zeigt sich jedoch im abführenden Teil des Duodenums in der Vorderwand eine 1 cm große Perforationsstelle, am ehesten aufgrund eines perforierten Ulcus duodeni. Es wird nun die Mobilisation des Duodenums nach Kocher durchgeführt. Dazu wird das Retroperitoneum etwa 1 cm lateral des Duodenums inzidiert. Weghalten des Duodenums nach medial. So kann der retroduodenale Raum eröffnet werden. Dieser wird nun bis nach dorsal des Pankreaskopfes eröffnet. Dann wird die Perforationsstelle sparsam ausgeschnitten. Nun kann der Defekt mit Vicryl-3/0-Einzelknopfnähten spannungsfrei verschlossen werden. Die digitale Kontrolle zeigt eine gute Durchgängigkeit des Lumens an der Übernähungsstelle. Anschließend Spülung der Bauchhöhle mit reichlich warmer Kochsalzlösung.

Die Exploration des gesamten Abdomens zeigt keine weiteren pathologischen Befunde.

Einlage einer 18er Robinson-Drainage an die Übernähungsstelle. Verschluss der Faszie mit einer PDS-Schlinge. Subkutannähte. Desinfektion. Klammern der Haut. Nochmals Desinfektion. Steriler Verband.

Der Patient wird extubiert in stabilem Zustand auf die Intensivstation verlegt.

- **Weiteres Prozedere**

Analgesie, Thromboseprophylaxe und Laborkontrollen nach kliniküblichem Schema. Antibiose weiter. Klammern nach 12 Tagen entfernen.

N.N., FA Chirurgie, Viszeralchirurgie und Thoraxchirurgie/CA Klinik für Chirurgie

10.3 Dünndarmsegmentresektion

Op-Bericht, Klinik für Chirurgie

Pat.-Nr.:	Fall-Nr.:
Aktuelle Klinik:	Station:
Pat.-Name:	Geb.-Dat.:
	Geschlecht/Alter: w, 53 J.

Op-Datum:	
Op-Dauer (Schnitt/Naht): 85 min	
Saal:	
Personal:	
Operateur:	Anästhesist:
1. Assistent:	Anästhesieschw./pfl.:
2. Assistent:	Op-Schwester/-pfl.:
	Op-Springer:

- **Vorgeschichte/Indikation**

Bei der Patientin wurde ein unklarer, ca. 3 cm großer Tumor im proximalen Dünndarmbereich festgestellt, der teilweise das Lumen einengt. Die Patientin hatte sich wegen Verdauungsstörungen in die stationäre Diagnostik begeben. Die Ausbreitungsdiagnostik hat keine weiteren Manifestationen gezeigt. Es wurde deshalb mit der Patientin die Entfernung des neu entdeckten Tumors durch eine Laparotomie und Dünndarmsegmentresektion besprochen. Die Patientin wurde über das operative Vorgehen und mögliche Komplikationen aufgeklärt und erklärte schriftlich ihr Einverständnis.

- **Diagnose**

Dünndarmtumor..

- **Operation**

Dünndarmsegmentresektion.

- **Vorgehen**

Rückenlage. Perioperative Antibiose. ITN. Steriles Abwaschen und Abdecken des Op-Gebiets.

Op-Zugang ist eine mediane Laparotomie im Oberbauchbereich über 15 cm Länge. Über diesen Zugang nun schrittweises Eröffnen der Strukturen der Bauchdecke und Eingehen in das Abdomen. Nun Einsetzen des Collin-Retraktors. Die Exploration des Abdomens zeigt keine Auffälligkeiten, insbesondere keine metastatischen Absiedlungen und keine Lebermetastasen. Durchmusterung des Dünndarms. Hier zeigt sich der vorbeschriebene ca. 3 cm große Tumor, ca. 50 cm nach dem Treitz-Band. Bei Durchmusterung der gesamten Darmstrukturen zeigen sich keine weiteren Tumormanifestationen. Die zu resezierende Darmschlinge wird dann vor die Bauchdecke gebracht und auf feuchten Bauchtüchern ausgelagert. Nun werden 2 Darmklemmen proximal und distal des zu resezierenden Bereiches angebracht. Der Dünndarm soll über eine Länge von 15 cm reseziert werden. Das Mesenterium wird nun v-förmig schrittweise durchtrennt. Die Gefäße werden durch Ligaturen mit Vicryl-3/0-Faden versorgt. Jetzt kann der Dünndarm mit dem Elektroskalpell durchtrennt und das Präparat zur histologischen Begutachtung abgegeben werden. Die Durchblutung der beiden zu verbindenden Darmenden ist gut. Die beiden Darmenden werden jetzt mit 2 Haltefäden jeweils mesenterial und antimesenterial zusammengebracht. Die Anastomosennaht erfolgt zuerst an der Vorderwand mit PDS-3/0-Faden in fortlaufender Nahttechnik. Dann nach Drehung des Darmes um die Längsachse erfolgt die Naht der Hinterwand, ebenfalls in fortlaufender Nahttechnik. Zum Schluss wird der Mesenterialschlitz fortlaufend durch Vicryl-Nähte der Stärke 3/0 verschlossen. Spülung des Abdomens mit warmer Kochsalzlösung. Einlage einer 18er Robinson-Drainage an die Anastomose. Verschluss der Faszie mit PDS-Schlinge. Anlage einiger Subkutannähte. Desinfektion. Klammern der Haut. Nochmalige Desinfektion. Steriler Verband. Die Patientin wird extubiert in stabilem Zustand in den Aufwachraum verlegt.

- **Weiteres Prozedere**

Analgesie, Thromboseprophylaxe und Laborkontrollen nach kliniküblichem Schema. Klammern nach 12 Tagen entfernen.

N.N., FA Chirurgie, Viszeralchirurgie und Thoraxchirurgie/CA Klinik für Chirurgie

10.4   Anlage eines Jejunalkatheters

Op-Bericht, Klinik für Chirurgie

Pat.-Nr.:	**Fall-Nr.:**
Aktuelle Klinik:	**Station:**
Pat.-Name:	**Geb.-Dat.:**
	Geschlecht/Alter: m, 70 J.
Op-Datum:	
Op-Dauer (Schnitt/Naht): 45 min	
Saal:	
Personal:	
Operateur:	**Anästhesist:**
1. Assistent:	**Anästhesieschw./pfl.:**
2. Assistent:	**Op-Schwester/-pfl.:**
	Op-Springer:

- **Vorgeschichte/Indikation**

Bei dem Patienten wurde ein Ösophaguskarzinom im Stadium uT3 N1 im mittleren Drittel des Ösophagus festgestellt. Es soll nun eine neoadjuvante Radiochemotherapie durchgeführt werden. In Vorbereitung dessen erhält der Patient ein Portsystem und einen Jejunalkatheter zur Ernährung. Der Patient wurde über das operative Vorgehen und mögliche Komplikationen aufgeklärt und erklärte schriftlich sein Einverständnis. Bei diesem Op-Schritt soll nun der Jejunalkatheter eingelegt werden. Bezüglich der Portanlage wird ein eigener Bericht durch den Assistenten erstellt.

- **Diagnose**

Ösophaguskarzinom.

- **Operation:**

Implantation eines Jejunalkatheters.

- **Vorgehen**

Rückenlage. Perioperative Antibiose. ITN. Steriles Abwaschen und Abdecken des Op-Gebiets.

Op-Zugang ist eine ca. 10 cm lange mediane Laparotomie im Oberbauch. Über diesen Zugang nun schichtweises Eröffnen der Bauchdecke und Eingehen in das Abdomen. Exploration des Abdomens. Es finden sich keine Auffälligkeiten, vor allem keine suspekten Lymphknoten oder Leberherde. Nun Aufsuchen einer Jejunumschlinge ca. 40 cm nach dem Treitz-Band. Die Dünndarmschlinge wird dann vor das Abdomen auf feuchten Tüchern gelagert. Auf der antimesenterialen Seite des Darms wird jetzt eine Tabaksbeutelnaht von 2 cm Durchmesser vorgelegt. In der Mitte dieser wird die Darmwand nun mit dem Elektroskalpell eröffnet. Anschließend wird ein Jejunalkatheter der Fa. Kimberly Clark eingeführt und die Tabaksbeutelnaht zugezogen und geknüpft. Dann wird die Sonde durch seromuskuläre Einzelknopfnähte mit Vicryl-3/0-Faden im Abstand von 1 cm in die Darmwand einmanschettiert und die Flügel der Sonde an der Darmwand mit Vicrylnähten fixiert. Die Sonde wird nun durch eine 2 cm lange Stichinzision eine Hand breit unterhalb des linken Rippenbogens in der anterioren Axillarlinie durch die Bauchwand nach außen geleitet. Der Darm wird mit einigen seromuskulären Stichen am Peritoneum parietale fixiert. Anschließend Verschluss der Faszie mit einer PDS-Schlinge. Desinfektion. Klammern der Haut. Nochmalige Desinfektion. Steriler Verband. Der Patient wird extubiert in stabilem Zustand in den Aufwachraum verlegt.

- **Weiteres Prozedere**

Analgesie, Thromboseprophylaxe und Laborkontrollen nach kliniküblichem Schema. Bestückung des Katheters nach Schema. Wundkontrolle. Klammern nach 12 Tagen entfernen.

N.N., FA Chirurgie, Viszeralchirurgie und Thoraxchirurgie/CA Klinik für Chirurgie

10.5 Anlage eines doppelläufigen Ileostomas

Op-Bericht, Klinik für Chirurgie

Pat.-Nr.:	**Fall-Nr.:**
Aktuelle Klinik:	**Station:**
Pat.-Name:	**Geb.-Dat.:**
	Geschlecht/Alter: w, 60 J.

Op-Datum:	
Op-Dauer (Schnitt/Naht): 35 min	
Saal:	
Personal:	
Operateur:	**Anästhesist:**
1. Assistent:	**Anästhesieschw./pfl.:**
2. Assistent:	**Op-Schwester/-pfl.:**
	Op-Springer:

- **Vorgeschichte/Indikation**

Bei der Patientin wurde vor 5 Tagen ein Schutzileostoma nach tiefer anteriorer Rektumresektion zurückverlagert. Zuvor war postoperativ eine Rektum-Scheiden-Fistel aufgetreten, die in der Universitätsfrauenklinik plastisch versorgt wurde. Die präoperative Diagnostik (MRT, Rektoskopie, gyn. Untersuchung) hatte jetzt keinen Anhalt für eine Fistel ergeben. Deshalb wurde das Ileostoma zurückverlagert. Jedoch zeigte sich nach Wiederherstellung der Darmpassage eine Stuhlfistel im Dammbereich, die die Patientin sehr belastet. Für eine suffiziente lokale Therapie dieser Fistel besprachen wir mit der Patientin, das Ileostoma erneut anzulegen und die Fistel dann konservativ oder ggf. operativ zu therapieren. Die Patientin wurde entsprechend aufgeklärt und erklärte sich schriftlich mit dem Vorgehen einverstanden.

- **Diagnose**

Rektovaginales Fistelrezidiv.

- **Operation**

Anlage eines doppelläufigen Ileostomas.

- **Vorgehen**

Rückenlage. Perioperative Antibiose, ITN. Steriles Abwaschen und Abdecken des Op-Gebiets in kliniküblicher Art und Weise. Nun Wiedereröffnen der Nähte in der alten Ileostomiestelle und Eingehen in das Abdomen. Hier kann das terminale Ileum mit der neuen Anastomose relativ gut identifiziert werden. Als neue Anlagestelle für die Ileostomie wird eine Schlinge etwa 20 cm vor der alten Ileostomiestelle festgelegt. Nun wird die entsprechende Dünndarmschlinge vor die Bauchdecke verlagert, ein Reiter durch das Mesenterium darmwandnah geschoben und die Dünndarmschlinge mit dem Reiter entsprechend vor der Bauchwand fixiert, sodass der zuführende Schenkel kranial liegt. Nun queres Eröffnen der Dünndarmschlinge mit dem monopolaren Messer. Dabei erfolgt die Eröffnung exzentrisch über dem abführenden Schenkel. Somit lässt sich nun das doppelläufige Ileostoma im Sinne eines Nippel-Ileostomas mit PDS-3/0-Nähten einnähen. Aufkleben des Stomabeutels.

Die Patientin hat den Eingriff gut überstanden und wird in stabilem Zustand in den Aufwachraum verlegt.

- **Weiteres Prozedere**

Analgesie, Thromboseprophylaxe und Laborkontrollen nach kliniküblichem Schema. Antibiose weiterführen. Nahtmaterial nach 12 Tagen entfernen.

N.N., FA Chirurgie, Viszeralchirurgie und Thoraxchirurgie/CA Klinik für Chirurgie

10.6 Ileostomarückverlegung

Op-Bericht, Klinik für Chirurgie

Pat.-Nr.:	Fall-Nr.:
Aktuelle Klinik:	Station:
Pat.-Name:	Geb.-Dat.:
	Geschlecht/Alter: w, 60 J.
Op-Datum:	
Op-Dauer (Schnitt/Naht): 35 min	
Saal:	
Personal:	
Operateur:	Anästhesist:
1. Assistent:	Anästhesieschw./pfl.:
2. Assistent:	Op-Schwester/-pfl.:
	Op-Springer:

- **Vorgeschichte/Indikation**

Bei der Patientin wurde vor 4 Monaten eine tiefe anteriore Rektumresektion durchgeführt. Postoperativ war eine Rektum-Scheiden-Fistel aufgetreten, die in der Universitätsfrauenklinik plastisch versorgt wurde. Die präoperative Diagnostik (MRT, Rektoskopie, gyn. Untersuchung) hatte jetzt keinen Anhalt für eine Fistel ergeben. Deshalb soll nun das Schutzileostoma zurückverlagert werden. Die Patientin wurde entsprechend über die Durchführung der Operation und mögliche Komplikationen aufgeklärt und erklärte sich schriftlich mit dem Vorgehen einverstanden.

- **Diagnose**

Z. n. tiefer anteriorer Rektumresektion mit Vorschalten eines protektiven Ileostomas.

- **Operation**

Ileostomarückverlegung.

- **Vorgehen**

Rückenlage. Perioperative Antibiose, ITN. Steriles Abwaschen und Abdecken des Op-Gebiets in kliniküblicher Art und Weise. Nun Umschneiden des Ileostomas mit dem Skalpell in ca. 1–2 mm Abstand. Nun weitere Präparation mit der Schere an der Dünndarmwand, sodass das Dünndarmsegment bis in die Abdominalhöhle verfolgt werden kann. Nun wird das Ileostoma allseits von der Bauchwand gelöst, bis es mobil ist. Es wird dann vor die Bauchdecke gelagert. Anschließend erfolgt die Segmentresektion des stomatragenden Dünndarmteils. Dazu Anlegen einer weichen Darmklemme jeweils oral und aboral der geplanten Resektionsstelle. Absetzen des Mesenteriums über Overholts und Ligaturen mit Vicryl-3/0-Faden. Nun offenes Absetzen des Ileumsegmentes mit dem monopolaren Messer. Die Absetzungsränder sind gut durchblutet. Es erfolgt nun die End-zu-End-Anastomose mit fortlaufender PDS-3/0-Naht. Die Anastomose zeigt eine gute Durchgängigkeit. Nun Inspektion des Abdomens. Hier zeigen sich keine Auffälligkeiten. Deswegen nun Rückverlagerung des Darmes in das Abdomen. Verschluss der Faszie mit Vicryl-Einzelknopfnähten. Anlage einiger Subkutannähte. Desinfektion. Einzelknopfnaht der Haut. Nochmalige Desinfektion. Steriler Verband.

Die Patientin hat den Eingriff gut überstanden und wird in stabilem Zustand in den Aufwachraum verlegt.

- **Weiteres Prozedere**

Analgesie, Thromboseprophylaxe und Laborkontrollen nach kliniküblichem Schema. Hautnähte nach 12 Tagen entfernen.

N.N., FA Chirurgie, Viszeralchirurgie und Thoraxchirurgie/CA Klinik für Chirurgie

Kolonchirurgie

A. Flade

11.1   Konventionelle Appendektomie   – 86

11.2   Laparoskopische Appendektomie   – 87

11.3   Konventionelle Ileozökalresektion   – 88

11.4   Laparoskopisch assistierte Ileozökalresektion   – 89

11.5   Konventionelle Hemikolektomie rechts   – 91

11.6   Laparoskopische Hemikolektomie rechts   – 92

11.7   Konventionelle erweiterte Hemikolektomie rechts   – 94

11.8   Konventionelle Hemikolektomie links   – 95

11.9   Laparoskopische Hemikolektomie links   – 96

11.10   Erweiterte Hemikolektomie links   – 98

11.11   Resektion des Colon transversum   – 99

11.12   Laparoskopische Transversumresektion   – 100

11.13   Anlage eines doppelläufigen Transversostomas   – 102

11.14   Sigmadiskontinuitätsresektion nach Hartmann   – 103

11.15   Konventionelle Sigmaresektion bei Karzinom   – 105

11.16   Laparoskopische Sigmaresektion   – 106

11.17   Laparoskopische Anlage eines doppelläufigen
Sigmoideostoma   – 108

11.1 Konventionelle Appendektomie

Op-Bericht, Klinik für Chirurgie

Pat.-Nr.:	**Fall-Nr.:**
Aktuelle Klinik:	**Station:**
Pat.-Name:	**Geb.-Dat.:**
	Geschlecht/Alter: m, 48 J.
Op-Datum:	
Op-Dauer (Schnitt/Naht): 50 min	
Saal:	
Personal:	
Operateur:	**Anästhesist:**
1. Assistent:	**Anästhesieschw./pfl.:**
	Op-Schwester/-pfl.:
	Op-Springer:

■ **Vorgeschichte/Indikation**

Der Patient stellte sich heute Morgen in unserer Rettungsstelle vor. Er berichtete über rechtsseitige Unterbauchschmerzen seit 3 Tagen. Die klinische Untersuchung ergab den Verdacht auf eine akute Appendizitis. Leukozyten (14 Gpt/l) und C-reaktives Protein (CRP; 82 mg/dl) waren erhöht. In der Sonografie zeigte sich eine wandverdickte, retrozökale Appendix. Es besteht die Indikation zur Appendektomie. Der Patient wurde ausführlich über Nutzen und Risiken des Eingriffs aufgeklärt und hat dem operativen Prozedere zugestimmt.

■ **Diagnose**

Akute Appendizitis.

■ **Operation**

Konventionelle Appendektomie.

■ **Vorgehen**

Perioperative Antibiose mit Cefuroxim und Metronidazol. Rückenlagerung, Desinfektion und Abdecken des Op-Feldes in klinküblicher Art und Weise. Wechselschnitt nach McBurney im rechten Unterbauch. Schräges Einspalten der Externusaponeurose und stumpfes Abschieben der Internusmuskulatur in Faserrichtung. Schräge Inzision des Peritoneums. Einsetzen der Roux-Haken. Aufsuchen des Zökumpols und vorsichtige Luxation desselben vor die Bauchwand. Es findet sich eine retrozökal fixierte katarrhalische Appendizitis ohne Peritonitis. Schrittweise Freipräparation der Mesoappendix bis an die Appendixwurzel über Overholts und Ligaturen. Quetschen der Appendix an ihrer Basis mit der Péan-Klemme. Ligatur derselben und der Quetschfurche mit Vicryl-2/0-Faden. Peripher davon nun Setzen der Péan-Klemmen und Absetzen der Appendix mittels Skalpell über einem untergelegten Stieltupfer. Alle mit der Appendix kontaminierten Instrumente werden abgegeben. Desinfektion der Appendixwurzel mit Betaisodonalösung. Vorlegen einer Tabaksbeutelnaht im Abstand von 0,5 cm um den Appendixstumpf mit PDS-3/0-Faden, ohne Einengung der Bauhin-Klappe. Nun Einstülpen des Appendixstumpfs mit der Pinzette und Zuziehen der Tabaksbeutelnaht. Der Stumpf ist hier sicher versenkt. Anschließend Z-Naht ebenfalls mit PDS 3/0. Bei der nun folgenden Durchmusterung des Ileums kommt kein Meckel-Divertikel zum Vorschein. Austupfen des kleinen Beckens mit dem Stieltupfer – kein Blut, kein Pus, keine freie Flüssigkeit. Subtile intraabdominelle Blutstillung. Fortlaufende Peritonealnaht (2/0-Vicryl-Faden). Desinfektion. Die Internus- und Externusmuskulatur lassen sich stumpf verschließen und decken die Peritonealnaht komplett ab. Fasziennaht fortlaufend (2/0 Vicryl). Subkutannaht. Desinfektion der Haut. Wundverschluss durch resorbierbare Intrakutannaht. Steriler Verband.

■ **Weiteres Prozedere**

Analgesie, Thromboseprophylaxe und Laborkontrollen nach klinküblichem Schema.

N.N., Leitender OA/FA Chirurgie/Viszeralchirurgie

11.2 Laparoskopische Appendektomie

Op-Bericht, Klinik für Chirurgie

Pat.-Nr.:	Fall-Nr.:
Aktuelle Klinik:	Station:
Pat.-Name:	Geb.-Dat.:
	Geschlecht/Alter: w, 36 J.

Op-Datum:	
Op-Dauer (Schnitt/Naht): 40 min	
Saal:	
Personal:	
Operateur:	Anästhesist:
1. Assistent:	Anästhesieschw./pfl.:
	Op-Schwester/-pfl.:
	Op-Springer:

- **Vorgeschichte/Indikation**

Die Patientin stellte sich heute Morgen in unserer Rettungsstelle vor. Sie klagte über rechtsseitige Unterbauchschmerzen seit dieser Nacht. Die klinische Untersuchung ergab den Verdacht auf eine akute Appendizitis. Dies wurde in der Sonografie bestätigt. Das gynäkologische Konsil zeigte keinen Fokus im gynäkologischen Bereich. Es besteht die Indikation zur laparoskopischen Appendektomie. Die Patientin wurde ausführlich über Durchführung, Nutzen und Risiken des Eingriffs aufgeklärt und hat dem operativen Prozedere zugestimmt.

- **Diagnose**

Akute Appendizitis.

- **Operation**

Laparoskopische Appendektomie.

- **Vorgehen**

Perioperative Antibiose mit Cefuroxim und Metronidazol. Rückenlagerung, Desinfektion und steriles Abdecken des Op-Gebiets in kliniküblicher Art und Weise. Infraumbilikale Hautquerinzision und Darstellen der Faszie. Einbringen der Veress-Nadel. Nach Prüfen auf korrekte Lage (Injektions-, Aspirations- und Vakuumtest) Anlage des Kapnoperitoneums. Einbringen eines stumpfen 12er Optiksicherheitstrokars und Eingehen mit der Kamera. Optischer Rundblick. Es findet sich ein verwachsenes Konglomerat im rechten Unterbauch nahe dem Zökalpol. Keine freie Flüssigkeit. Keine Peritonitis. Unauffällige Verhältnisse im übrigen Unter- und Oberbauch. Insbesondere keine Sigmadivertikel. Einbringen eines stumpfen 12er Trokars in den linken Unterbauch sowie eines weiteren 5er Arbeitstrokars in der Medianlinie suprasymphysär. Darstellen des Zökalpols. Es findet sich eine eingescheidete, phlegmonöse Appendizitis, die schneckenartig an den Zökalpol herangerollt ist. Stumpfes Ablösen der Appendixspitze und Darstellen der Appendixbasis. Absetzen mittels Endo-GIA (weißes Magazin). Nun eindeutige Identifikation des Mesenteriolums. Absetzen nach thermischer Koagulation. Bergen des Präparats über den Trokar im linken Unterbauch. Austupfen des Zökalpolbereichs und Entnahme eines Abstrichs von dieser Region. Es herrscht Bluttrockenheit. Die Durchmusterung des Ileums ergibt keinen Anhalt für ein Meckel-Divertikel. Einlage einer 12er Robinson-Drainage in den rechten Unterbauch. Ausleiten über die suprapubische Inzision. Sicherung durch Naht. Bei unauffälligen intraabdominellen Verhältnissen Rückzug aller Instrumente. Faszienverschluss am Nabel und linken Unterbauch. Desinfektion. Einzelne Subkutannähte. Hautdesinfektion und resorbierbare Einzelknopfnaht der Haut. Steriler Verband.

- **Weiteres Prozedere**

Analgesie, Thromboseprophylaxe und Laborkontrollen nach kliniküblichem Schema.

N.N., Leitender OA/FA Chirurgie/Viszeralchirurgie

11.3 Konventionelle Ileozökalresektion

Op-Bericht, Klinik für Chirurgie

Pat.-Nr.:	**Fall-Nr.:**
Aktuelle Klinik:	**Station:**
Pat.-Name:	**Geb.-Dat.:**
	Geschlecht/Alter: w, 67 J.
Op-Datum:	
Op-Dauer (Schnitt/Naht): 90 min	
Saal:	
Personal:	
Operateur:	**Anästhesist:**
1. Assistent:	**Anästhesieschw./pfl.:**
	Op-Schwester/-pfl.:
	Op-Springer:

- **Vorgeschichte/Indikation**

Bei der Patientin wurde ein 4 cm großes Kolonadenom mit niedriggradigen Epitheldysplasien im Zökum diagnostiziert. Die Koloskopie war wegen starker Abknickung des Darms im Sigmabereich erschwert, eine endoskopische Abtragung nicht möglich. Es besteht die Indikation zur Ileozökalresektion. Die Patientin wurde ausführlich über Durchführung, Nutzen und Risiken des Eingriffs aufgeklärt und hat dem operativen Prozedere zugestimmt.

- **Diagnose**

Kolonadenom mit NIEN im Zökum.

- **Operation**

Offene Ileozökalresektion.

- **Vorgehen**

Rückenlagerung. Perioperative Antibiose. Desinfektion und steriles Abdecken des Op-Gebiets in kliniküblicher Art und Weise. Rechts paraumbilikale Querlaparotomie. Eingehen in das Abdomen. Einbringen des Wundrandprotektionsringes. Exploration: keine freie Flüssigkeit, keine Peritonealkarzinose. Leber ohne metastasensuspekten Befund. Gallenblase zartwandig, ausdrückbar und ohne Konkrementnachweis. Darstellen der Zökalregion mit unauffälliger Appendix. Mobilisation des Zökums durch laterale Inzision der embryonalen Verwachsungen an der Gerota-Faszie. Mobilisation des Colon ascendens bis zur rechten Kolonflexur. Das Duodenum wird hierbei in der Pars II und III eingesehen, stumpf nach dorsal abgeschoben und geschont. Das hintere mesokolische Peritonealblatt wird nicht verletzt. Der rechte Ureter wird dargestellt und ebenfalls geschont. Lösen der Verwachsungen des terminalen Ileums an der rechten Beckenebene. Der Dünndarm ist nun so mobil, dass eine Mobilisation vor die Bauchdecke erfolgen kann. Hervorluxieren des Zökalpols vor die Bauchdecke ohne Spannung. Skelettierung 10 cm aboral der Bauhin-Klappe und von dort radikuläre Skelettierung unter Mitnahme der A. ileocolica, die unter Erhalt des Abgangs der A. colica dextra ligiert wird. Die Skelettierung erfolgt bis ungefähr 10 cm aboral der Appendixbasis. Setzen zweier weicher Darmklemmen. Absetzen des Kolons mittels GIA 75 grün. Offenes Absetzen des terminalen Ileums und Abgabe des Präparats zur histologischen Untersuchung. Fortlaufende Übernähung der Kolonabsetzungsstelle mit 4/0-PDS-Faden in seromuskulär invertierender Nahttechnik. Inzision der Taenia libera in ca. 2 cm Abstand von der Kolonabsetzungsstelle längenmäßig korrespondierend zum Ileumlumen. Exquisite Durchblutung an beiden Darmenden. Unter Beachtung der Rotation Herstellen der Ileoaszendostomie als terminolaterale Handnahtanastomose mit 3/0-PDS-Faden extramukös fortlaufend genäht mit doppelt armiertem Faden. Die Anastomose ist für den Zangengriff durchgängig, spannungsfrei und ohne Mukosaausstülpungen. Der Mesenterialschlitz wird mit einem Nahtrest der 4/0-PDS-Naht verschlossen. Abschließende Inspektion der Anastomose. Suffiziente Durchblutung der Anastomosenenden sowie Spannungsfreiheit sind gewährleistet. Reposition des Darms in den Abdominalraum. Spülung mit warmer Kochsalzlösung. Es herrscht Bluttrockenheit. Keine Drainage.

Bei Vollzähligkeit der Instrumente und Textilien, auch nach Rückfrage bei der Schwester, fortlaufender Faszienverschluss des hinteren Blattes mit 1er Vicryl, des vorderen mit 1er-PDS-Naht. Desinfektion. Einzelne Subkutannähte. Desinfektion. Resorbierbare Intrakutannaht der Haut. Steriler Verband.

- **Weiteres Prozedere**

Fast track Protokoll. Analgesie, Thromboseprophylaxe und Laborkontrollen nach kliniküblichem Schema.

N.N., Leitender OA/FA Chirurgie/Viszeralchirurgie

11.4 Laparoskopisch assistierte Ileozökalresektion

Op-Bericht, Klinik für Chirurgie

Pat.-Nr.:	Fall-Nr.:
Aktuelle Klinik:	Station:
Pat.-Name:	Geb.-Dat.:
	Geschlecht/Alter: m, 70 J.
Op-Datum:	
Op-Dauer (Schnitt/Naht): 65 min	
Saal:	
Personal:	
Operateur:	Anästhesist:
1. Assistent:	Anästhesieschw./pfl.:
	Op-Schwester/-pfl.:
	Op-Springer:

- **Vorgeschichte/Indikation**

Bei dem Patienten wurde ein polypöser Tumor im Zökum diagnostiziert. In der histologischen Aufarbeitung fand sich ein villöses Ademom. Dieses war endoskopisch nicht abtragbar. Es besteht die Indikation zur Ileozökalresektion. Der Patient wurde ausführlich über Durchführung, Nutzen und Risiken des Eingriffs aufgeklärt und hat dem operativen Prozedere zugestimmt.

- **Diagnose**

Unklarer polypöser Tumor im Zökum.

- **Operation**

Laparoskopisch-assistierte Ileozökalresektion.

- **Vorgehen**

Rückenlagerung. Desinfektion und steriles Abdecken des Op-Gebiets in kliniküblicher Art und Weise. 3 cm oberhalb des Nabels Hautlängsinzision und Darstellen der Faszie. Einbringen der Veress-Nadel. Nach Prüfung auf korrekte Lage Anlage des Kapnoperitoneums. Einbringen eines stumpfen 12er Trokars und Eingehen mit der Optik. Die Inspektion zeigt keine Peritonealkarzinose. Unauffällige Leber, Gallenblase ebenfalls unauffällig. Makroskopisch kein Tumorverdacht, jedoch Zökumhochstand. Einbringen eines weiteren 12er Trokars im linken Unterbauch sowie eines 5er Trokars suprapubisch in der Medianlinie. Darstellen der Zökalregion mit unauffälliger Appendix. Äußerlich kein Malignitätszeichen. Mobilisation des Zökums durch laterale Inzision an der Gerota-Faszie und Lösen der embryonalen Verwachsungen. Mobilisation des Colon ascendens bis zur rechten Kolonflexur. Präparation mittels Ultracision. Das Duodenum wird hierbei in der Pars II und III eingesehen und geschont. Der Ureter wird dargestellt und ebenfalls geschont. Der Dünndarm ist ohnehin mobil, sodass eine Mobilisation vor die Bauchdecke erfolgen kann. Fassen der Appendix mit einer Darmfasszange über den 5er Trokar und Ablassen des Kapnoperitoneums. Transversaler Pararektalschnitt im rechten Oberbauch und Darstellen der vorderen Rektusscheide. Diese wird längs inzidiert. Der Rektusmuskel wird beidseitig abgeschoben. Eingehen ins Abdomen. Einbringen des Alexis-Wundrandprotektionsringes. Hervorluxieren des Zökalpols vor die Bauchdecke ohne Spannung. Skelettierung 8 cm aboral der Bauhin-Klappe und von dort radikuläre Skelettierung unter Mitnahme der A. ileocolica, die unter Erhalt des Abgangs der A. colica dextra ligiert wird. Die Skelettierung erfolgt bis ungefähr 10 cm vor die Bauhin-Klappe in den Bereich des terminalen Ileums. Setzen zweier weicher Darmklemmen. Absetzen des Kolons mittels GIA 75 grün. Offenes Absetzen des terminalen Ileums und Präparateabgabe zur histologischen Untersuchung. Die Eröffnung des Präparats „back-table" zeigt die sichere Entfernung des weichen Polypen makroskopisch im Gesunden. Lymphknotenverkalkungen im Bereich des Mesenteriums, jedoch keine eindeutig harten metastasensuspekten Lymphknoten. Fortlaufende Übernähung der Kolonabsetzungsstelle mit 4/0-PDS-Faden. Inzision der Taenia libera in ca. 2 cm Abstand von der Kolonabsetzungsstelle. Unter Beachtung der Rotation Herstellen der Ileoaszendostomie als terminolaterale Handanastomose mit 3/0-PDS-Faden, extramukös fortlaufend genäht mit doppelt armiertem Faden. Dort wird zunächst die Hinterwand, dann die Vorderwand mit dem gegenläufigen Faden genäht. Die Anastomose ist für den Zangengriff durchgängig. Im Bereich der Hinterwand wird die Anastomose mit einem Appendix epiploicum des Colon ascendens abdeckt und mit 2 Einzelknopfnähten fixiert. Im Bereich der Vorderwand kann dies ebenfalls erfolgen. Der Mesenterialschlitz ist klein und wird mit Vicryl 3/0 zusätzlich verschlossen. Suffiziente Durchblutung der Anastomosenenden sowie Spannungsfreiheit sind gewährleistet. Reposition des Darms in den Abdominalraum. Schichtweiser Bauchdeckenverschluss, zunächst fortlaufend, des Peritoneums mit 1er Vicryl, der Muskel selbst bereits stumpf adaptierend. Verschluss der vorderen Rektusscheide mit 1er PDS-Naht. Einzelne Subkutannähte. Hautdesinfektion. Resorbierbare Intrakutannaht der Haut. Laparoskopie: Nach Anschluss des Kohlendioxids keine Blutung. Spannungsfreie Lage der Anastomose im rechten Oberbauch. Keine Drainage. Rückzug aller Instrumente und Trokare unter Sicht. Blutstillung. Hautdesinfektion. Resorbierbare Intrakutannaht der Haut. Steriler Verband.

- **Weiteres Prozedere**

Fast-track-Protokoll. Analgesie, Thromboseprophylaxe und Laborkontrollen nach kliniküblichem Schema.

N.N., Leitender OA/FA Chirurgie/Viszeralchirurgie

11

11.5   Konventionelle Hemikolektomie rechts

Op-Bericht, Klinik für Chirurgie

Pat.-Nr.:	Fall-Nr.:
Aktuelle Klinik:	Station:
Pat.-Name:	Geb.-Dat.:
	Geschlecht/Alter: m, 72 J.

Op-Datum:
Op-Dauer (Schnitt/Naht): 60 min
Saal:
Personal:

Operateur:	Anästhesist:
1. Assistent:	Anästhesieschw./pfl.:
2. Assistent:	Op-Schwester/-pfl.:
	Op-Springer:

- **Vorgeschichte/Indikation**

Bei dem Patienten liegt ein histologisch gesichertes Karzinom im Colon ascendens ca. 10 cm hinter der Bauhin-Klappe vor. Es besteht die Indikation zur Hemikolektomie rechts. Der Patient wurde ausführlich über Nutzen und Risiken des Eingriffes aufgeklärt und hat dem operativen Prozedere zugestimmt.

- **Diagnose**

Karzinom des Colon ascendens.

- **Operation**

Konventionelle Hemikolektomie rechts.

- **Vorgehen**

Rückenlagerung, Desinfektion und sterile Abdeckung in kliniküblicher Art und Weise. Rechtsseitige transverse Laparotomie. Eingehen ins Abdomen. Einbringen des Alexis-Wundrandprotektionsrings. Gut durchblutete Dünn- und Dickdarmschlingen mit kräftig pulsierenden Randarkaden. Keine Peritonealkarzinose. Leber ohne metastasensuspekte Läsionen. Eine weitere Übersicht bezüglich des Tumors, der in der Tiefe des rechten Mittelbauchs getastet werden kann, ist zunächst nicht möglich. Zunächst laterale Lyse des Zökums und Colon ascendens im Bereich der Gerota-Faszie. Hier wird auf die Nachbarschaft zum Ureter und Duodenum geachtet. Die Präparation erfolgt hauptsächlich mit der Bipolarschere und stumpf. Herauslösen der rechten Kolonflexur, wobei in diesem Bereich das rechtsseitig anteilige Omentum majus an den Tumor herangerafft ist. So wird das rechtsseitige Omentum majus partiell mit reseziert und en bloc am Tumor belassen. Mobilisation der rechten Kolonflexur. Eingehen in die Bursa omentalis unter partieller Resektion des Lig. gastrocolicum in seinem rechten Anteil. Schonung der Vasa gastroepiploica. Der Tumor führt zu einer deutlichen Lumeneinengung unterhalb der rechten Flexur, sodass eine Resektion der A. colica media nicht erforderlich ist. Mobilisation des terminalen Ileums und nun nach Diaphanoskopie zentrale Ligatur der A. und V. ileocolica und colica dextra, jeweils zentral doppelt, peripher einfach, wobei die perivaskulären Lymphknoten zum Resektat hin präpariert werden. Ebenfalls Ligaturversorgung der begleitenden Venen. Radikuläre Skelettierung auf das terminale Ileum ca. 5 cm vor der Bauhin-Klappe. Präparation bis zum mittleren Colon transversum, wo über einen kräftigen Ramus dexter der A. colica media eine gute Durchblutung des verbleibenden Colon transversum zu sehen ist. Auch hier radikuläre Skelettierung bis auf das Colon transversum. Nach entsprechender Präparation der Resektionsränder im Dünn- und Dickdarmbereich Durchtrennung des Kolons am Übergang vom rechten zum mittleren Drittel mit dem GIA 75 grün. Abgabe des Resektats en bloc mit dem partiellen Omentum majus zur histologischen Aufarbeitung. Blutstillung im Resektionsbereich Übernähung der Klammernahtreihe mit 3/0-Vicryl-Faden fortlaufend seromuskulär invertierend genäht. Setzen von weichen Darmklemmen. Offenes Absetzen des terminalen Ileums mit Thermostichel 10 cm vor der Bauhin-Klappe. Inzision der Taenia libera des Colon transversum auf 4 cm Länge. Exquisite Durchblutung an beiden offenen Darmenden. Wiederherstellung der Passage als terminolaterale Handnahtanastomose mit 3/0-PDS-Faden fortlaufend extramukös genäht. Die Anastomose ist für den Zangengriff problemlos durchgängig, gut durchblutet und spannungsfrei. Verschluss des Mesenterialschlitzes mit Einzelknopfnähten 3/0-Vicryl. Am Ende der Operation sind Tücher und Instrumente vollständig. Prüfung auf allseitige Bluttrockenheit. Keine Drainage. Abdomineller Faszienverschluss, zunächst das hintere Blatt mit 1er Vicryl, dann das vordere Blatt durch eine fortlaufende 1er PDS-Schlingennaht. Einzelne Subkutannähte. Abschließend fortlaufende resorbierbare Intrakutannaht der Haut. Steriler Verband.

- **Weiteres Prozedere**

Fast-track-Protokoll. Analgesie, Thromboseprophylaxe und Laborkontrollen nach kliniküblichem Schema.

N.N., Leitender OA/FA Chirurgie/Viszeralchirurgie

11.6   Laparoskopische Hemikolektomie rechts

Op-Bericht, Klinik für Chirurgie

Pat.-Nr.:	Fall-Nr.:
Aktuelle Klinik:	Station:
Pat.-Name:	Geb.-Dat.:
	Geschlecht/Alter: m, 76 J.
Op-Datum:	
Op-Dauer (Schnitt/Naht): 105 min	
Saal:	
Personal:	
Operateur:	Anästhesist:
1. Assistent:	Anästhesieschw./pfl.:
2. Assistent:	Op-Schwester/-pfl.:
	Op-Springer:

- **Vorgeschichte/Indikation**

Histologisch nachgewiesenes Adenokarzinom etwas unterhalb der rechten Kolonflexur. In der CT und Sonografie kein Anhalt für eine Fernmetastasierung. Indikation zur laparoskopischen Hemikolektomie rechts. Mit dem Patienten wurde das operative Vorgehen ausführlich besprochen. Er erklärte schriftlich sein Einverständnis.

- **Diagnose**

Karzinom im Colon ascendens.

- **Operation**

Laparoskopische Hemikolektomie rechts.

- **Vorgehen**

Rückenlagerung. Desinfektion und sterile Abdeckung in kliniküblicher Art und Weise. Perioperative Antibiose. Links paraumbilikale Hautquerinzision und Darstellen der Faszie. Einbringen der Veress-Nadel. Nach Prüfen auf korrekte Lage Anlage des Kapnoperitoneums. Einbringen eines stumpfen 12er Trokars und Eingehen mit der Optik. Das Colon ascendens zeigt einige Verwachsungen zur vorderen Bauchwand. Keine Peritonitis, keine Peritonealkarzinose, keine freie Flüssigkeit. Leber ohne Metastasennachweis. Einbringen jeweils eines stumpfen 12er Trokars im linken Oberbauch sowie im linken Unterbauch, jeweils unter Sicht. Leichte Linkskippung des Op-Tischs. Mittels Taststab lässt sich das Karzinom eindeutig unterhalb der rechten Flexur lokalisieren. Es ist dem Retro verschieblich. Zunächst Aufsuchen des terminalen Ileums. Durch Anspannen des terminalen Ileums und Zökums eindeutige Identifikation des Gefäßstrangs der A. und V. ileocolica. Fassen dieser beiden Gefäße und Inzision des Peritoneums am Unterrand des Duodenums. Versorgung von A. und V. ileocolica doppelt nach zentral, einfach nach peripher mittels Lapro-Clip und Absetzen mittels Präparierschere. Radikuläre Skelettierung 10 cm vor die Bauhin-Klappe mittels Ultracision. Durch dieses Fenster nun weitergehende Mobilisation des Colon ascendens („medial to lateral approach"). Eindeutige Identifikation des rechtsseitigen Ureters, der geschont wird. Das Duodenum ist wunderbar einzusehen. Eindeutige Identifikation des zarten Pankreaskopfs. Unter Schonung des Duodenums Aufsuchen der A. und V. colica dextra, die zentral ebenfalls doppelt mittels Lapro-Clip versorgt werden. Das Omentum majus wird mittels Ultracision am Übergang vom rechten zum mittleren Drittel inzidiert und es erfolgt hier die Präparation auf den Übergang vom rechten zum mittleren Drittel des Colon transversum. Nun auch radikuläre Skelettierung des Mesocolon transversum unter Erhalt der A. und V. colica media. Inzision des Lig. gastrocolicum unter Erhalt der gastroepiploischen Gefäßarkade. So Herauslösen der rechten Kolonflexur mittels Ultracision. Nun Ablösen der Verwachsungen des Colon ascendens an die vordere Bauchwand. Von kranial kommend kann das Zökum nun vollständig mobilisiert werden. Von kaudal nun Lösen der retrokolischen Verwachsungen, bis das Colon ascendens einschließlich seines Mesokolons ohne Einreißen desselben vollständig mobil ist. Es kann nun komplett bis links der Medianlinie verlegt werden. Man hat nun freie Einsicht auf die Aorta und die rechtsseitige Beckenachse mit dem intakten rechten Ureter und Duodenum. Anklemmen des Colon ascendens mittels Babcock-Zange vom linken Unterbauch und Normallagerung. Im rechten Mittel- bis Oberbauch 6 cm lange pararektale Hautquerinzision und Durchtrennen des Subkutangewebes. Aufsuchen der vorderen Rektusscheide. Längsinzision der vorderen Rektusscheide. Stumpfes Beiseiteschieben des Rektusmuskels nach medial und lateral. Danach transrektales Längsinzidieren der hinteren Rektusscheide. Einbringen des Alexis-Wundrandprotektionsringes und Durchzug des Colon ascendens problemlos durch die Minilaparotomie. Nunmehr Feinpräparation im Bereich des terminalen Ileums 10 cm vor die Bauhin-Klappe mittels Dissektor und Ligatur. Das Gleiche erfolgt ebenfalls im Colon transversum 10 cm hinter dem eindeutig zu identifizierenden Kolonkarzinom. Absetzen des Colon transversum mittels GIA 75 grün. Fortlaufende Übernähung der Klammernahtreihe mit 4/0-PDS-Faden in seromuskulär invertierender Nahttechnik. Vorlegen einer weichen Darmklemme am terminalen Ileum und Absetzen des terminalen Ileums, leicht schräg verlaufend, mittels Thermostichel. Abgabe des Resektats zur histologischen Untersuchung. Im Bereich der Taenia libera des Colon transversum 3 cm lange Längsinzision. Rekonstruktion der Passage durch eine terminolaterale Ileotransversostomie mit doppelt armiertem 3/0-PDS-Faden in extramukös fortlaufender Nahttechnik. Die Anastomosenenden sind exquisit durchblutet und rotationskorrekt, die Anastomose für den Zangengriff problemlos durchgängig. Verschluss des Mesenterialschlitzes mit 2 PDS-3/0-Nähten. Reposition des Kolons zurück ins Abdomen. Spülung und Desinfektion der Minilaparotomie. Schichtweiser Verschluss der Minilaparotomie zunächst fortlaufend der hinteren Rektusscheide (1er Vicryl), dann Verschluss der vorderen Rektusscheide mittels 1er PDS-Naht. Desinfektion. Einzelne Subkutannähte. Hautdesinfektion. Wundverschluss durch Monocryl-Intrakutannaht (resorbierbar). Erneuter Anschluss des Kapnoperitoneums und Inspektion. Keine Blutung und unauffällige intraabdominelle Verhältnisse, insbesondere keine Fehlrotation. Spülung mit 200 ml warmer Kochsalzlösung bei völliger Klarheit der Spülflüssigkeit. Keine Drainage. Rückzug aller Instrumente und Trokare unter Sicht. Faszienverschluss. Desinfektion. Einzelne Subkutannähte. Hautdesinfektion. Wundverschluss durch Monocryl 4/0-Intrakutannaht. Steriler Verband.

- **Weiteres Prozedere**

Fast-Track-Protokoll. Analgesie, Thromboseprophylaxe und Laborkontrollen nach kliniküblichem Schema.

N.N., Leitender OA/FA Chirurgie/Viszeralchirurgie

11.7   Konventionelle erweiterte Hemikolektomie rechts

Op-Bericht, Klinik für Chirurgie

Pat.-Nr.:	**Fall-Nr.:**
Aktuelle Klinik:	**Station:**
Pat.-Name:	**Geb.-Dat.:**
	Geschlecht/Alter: w, 68 J.

Op-Datum:	
Op-Dauer (Schnitt/Naht): 155 min	
Saal:	
Personal:	
Operateur:	**Anästhesist:**
1. Assistent:	**Anästhesieschw./pfl.:**
2. Assistent:	**Op-Schwester/-pfl.:**
	Op-Springer:

- **Vorgeschichte/Indikation**

Bei der Patientin liegt ein histologisch gesichertes Karzinom im Bereich der rechten Kolonflexur vor. Es besteht die Indikation zur erweiterten Hemikolektomie rechts. Die Patientin wurde ausführlich über Nutzen und Risiken des Eingriffs aufgeklärt und hat dem operativen Prozedere nach ausreichender Bedenkzeit schriftlich zugestimmt.

- **Diagnose**

Histologisch gesichertes Karzinom der rechten Kolonflexur.

- **Operation**

Konventionelle erweiterte Hemikolektomie rechts.

- **Vorgehen**

Rückenlagerung, Desinfektion und sterile Abdeckung in kliniküblicher Art und Weise. Medianlaparotomie mit Linksumschneidung des Nabels. Eingehen ins Abdomen. Gut durchblutete Dünn- und Dickdarmschlingen mit kräftig pulsierenden Randarkaden. Keine Peritonealkarzinose. Leber ohne metastasensuspekte Läsionen. Eine weitere Übersicht bezüglich des Tumors, der in der Tiefe des rechten Oberbauchs getastet werden kann, ist zunächst nicht möglich. Danach laterale Lyse des Zökums und Colon ascendens im Bereich der Gerota-Faszie. Hier wird auf die Nachbarschaft zum Ureter und Duodenum geachtet. Diese Präparation erfolgt hauptsächlich mit der Bipolarschere und stumpf. Herauslösen der rechten Kolonflexur, wobei in diesem Bereich das rechtsseitig anteilige Omentum majus an den Tumor herangerafft ist. Daher wird das rechtsseitige Omentum majus partiell mit reseziert und en bloc am Tumor belassen. Mobilisation der rechten Kolonflexur. Eingehen in die Bursa omentalis unter partieller Resektion des Lig. gastrocolicum in seinem rechten Anteil. Der ca. apfelgroße Tumor führt zu einer deutlichen Lumeneinengung im Bereich der rechten Flexur, sodass eine Resektion der A. colica media ebenfalls erforderlich ist. Mobilisation des terminalen Ileums und nun nach Diaphanoskopie zentrale Ligatur der A. und V. ileocolica, colica dextra sowie colica media, jeweils zentral doppelt, peripher einfach. Ebenfalls Ligaturversorgung der begleitenden Venen. Radikuläre Skelettierung auf das terminale Ileum ca. 5 cm vor der Bauhin-Klappe. Präparation bis zum linksseitigen Colon transversum, wo über eine kräftige Riolan-Arkade eine gute Durchblutung des linksseitigen Colon transversum zu sehen ist. Auch hier radikuläre Skelettierung bis auf das Colon transversum. Nach entsprechender Präparation der Resektionsränder im Dünn- und Dickdarmbereich Durchtrennung des Kolons am Übergang von linkem zu mittlerem Drittel mit dem GIA 75 grün. Übernähung der Klammernahtreihe mit 3/0-Vicryl-Faden, fortlaufend seromuskulär invertierend genäht. Setzen von weichen Darmklemmen. Offenes Absetzen des terminalen Ileums mit Thermostichel 10 cm vor der Bauhin-Klappe. Abgabe des Resektats en bloc mit dem partiellen Omentum majus zur histologischen Aufarbeitung. Blutstillung im Resektionsbereich, Inzision der Taenia libera des Colon transversum auf 4 cm Länge. Exquisite Durchblutung an beiden offenen Darmenden. Wiederherstellung der Passage als terminolaterale Handnahtanastomose mit 3/0-PDS-Faden fortlaufend extramukös genäht. Die Anastomose ist für den Zangengriff problemlos durchgängig, gut durchblutet und spannungsfrei. Verschluss des Mesenterialschlitzes mit Einzelknopfnähten 3/0-Vicryl. Am Ende der Operation sind Tücher und Instrumente vollständig. Es wird geprüft, dass allseitig Bluttrockenheit vorherrscht. Keine Drainage. Abdomineller Wundverschluss durch eine fortlaufende PDS-Schlingennaht. Einzelne Subkutannähte. Abschließend resorbierbare Intrakutannaht der Haut. Steriler Verband.

- **Weiteres Prozedere**

Fast-track-Protokoll. Analgesie, Thromboseprophylaxe und Laborkontrollen nach kliniküblichem Schema.

N.N., Leitender OA/FA Chirurgie/Viszeralchirurgie

11.8   Konventionelle Hemikolektomie links

Op-Bericht, Klinik für Chirurgie

Pat.-Nr.:	**Fall-Nr.:**
Aktuelle Klinik:	**Station:**
Pat.-Name:	**Geb.-Dat.:**
	Geschlecht/Alter: m, 54 J.
Op-Datum:	
Op-Dauer (Schnitt/Naht): 90 min	
Saal:	
Personal:	
Operateur:	**Anästhesist:**
1. Assistent:	**Anästhesieschw./pfl.:**
2. Assistent:	**Op-Schwester/-pfl.:**
	Op-Springer:

- **Vorgeschiche/Indikation**

Bei dem Patienten wurde ein polypöser Tumor im Colon descendens diagnostiziert. Die histologische Untersuchung erbrachte ein Adenokarzinom. Die Umfelddiagnostik zeigte keine Fernmetastasen. Es besteht die Indikation zur Hemikolektomie links. Der Patient wurde ausführlich über Nutzen und Risiken des Eingriffs aufgeklärt und hat dem operativen Prozedere zugestimmt.

- **Diagnose**

Histologisch gesichertes Karzinom im Colon descendens.

- **Operation**

Hemikolektomie links.

- **Vorgehen**

Rückenlagerung mit ausgelagerten Beinen. Perioperative Antibiose. Desinfektion und steriles Abdecken des Op-Gebiets in klinküblicher Art und Weise. Medianlaparotomie mit Linksumschneidung des Nabels. Eingehen ins Abdomen. Einbringen des Gray-Hakens und Inspektion. Das Karzinom befindet sich im Colon descendens. Keine Peritonealkarzinose. Keine Lebermetastasen. Laterale Sigmoideolyse und Darstellen des linken Ureters, der angezügelt wird. Mobilisation der linken Kolonflexur nach subomentalem Eingehen in die Bursa omentalis von medial. Durchtrennen des Lig. splenocolicum nach Ligatur. Darstellen der A. mesenterica inferior und zentrale Feinpräparation, 1 cm distal des Abgangs von der Aorta. Zentral doppelte Ligatur ("high tie") unter Mitnahme der A. colica sinistra. Ligatur der V. mesenterica inferior am Pankreasunterrand. Durchtrennen des Omentum majus in Längsrichtung unter Ligatur auf den Übergang des mittleren zum linken Transversumdrittel. Ablösen des Lig. gastrocolicum vom Colon transversum. Unter Erhalt der A. colica media erfolgt die darmwandnahe Ligatur der Riolan-Arkade im Bereich des linksseitigen Colon transversum. Setzen der Tabaksbeutelnahtklemme und Vorlegen der Tabaksbeutelnaht. Absetzen des Transversums aboral der Tabaksbeutelnahtklemme. Provisorischer Verschluss des Resektats mittels Vicrylnaht. Dilatation auf 29 mm und Einbinden eines 29er Staplerkopfs. Feinpräparation im Bereich der Andruckplatte. Präparation nun unter Schonung von linkem und rechtem Ureter in Promontoriumhöhe bis auf den rektosigmoidalen Übergang. Durchtrennen des Mesosigma mittels Ligatur und Feinpräparation. Absetzen des Kolons unmittelbar oberhalb der peritonealen Umschlagfalte mit dem TEA 60. Setzen einer weichen Darmklemme oral und Absetzen des Resektats oberhalb des TEA mit dem abgewinkelten Skalpell. Abgabe des Resektats zur histologischen Untersuchung. Nach manueller Sphinkterdilatation durch den 1. Assistenten Einbringen des Zirkulärstaplers von anal bis zum oberen Rektum. Dort unter Sicht Vorbringen des Stachels unmittelbar in der Mitte der Klammernaht. Eine Feinpräparation in diesem Bereich ist nicht erforderlich. Konnexion beider Staplerkomponenten und Auslösen der Anastomose. Beide Staplerringe sind kräftig und vollständig, die Anastomose liegt rotationskorrekt völlig spannungsfrei im Unterbauch. Blau- und Luftprobe ergeben jeweils keine Insuffizienzzeichen. Sorgfältige bipolare Blutstillung. Spülung mit 1 l warmer Spülflüssigkeit bis zur völligen Klarheit der Spüllösung. Keine Drainage. Bei Vollzähligkeit der Instrumente und Textilien, auch nach Rückfrage bei der Schwester, fortlaufender Bauchdeckenverschluss durch Faszienschlingennaht von kranial und kaudal separat gestochen. Hautdesinfektion. Einzelne Subkutannähte. Hautdesinfektion. Resorbierbare Intrakutannaht der Haut. Steriler Verband.

- **Weiteres Prozedere**

Fast-track-Protokoll. Analgesie, Thromboseprophylaxe und Laborkontrollen nach klinküblichem Schema.

N.N., Leitender OA/FA Chirurgie/Viszeralchirurgie

11.9 Laparoskopische Hemikolektomie links

Op-Bericht, Klinik für Chirurgie

Pat.-Nr.:	Fall-Nr.:
Aktuelle Klinik:	Station:
Pat.-Name:	Geb.-Dat.:
	Geschlecht/Alter: w, 65 J.

Op-Datum:	
Op-Dauer (Schnitt/Naht): 155 min	
Saal:	
Personal:	
Operateur:	Anästhesist:
1. Assistent:	Anästhesieschw./pfl.:
2. Assistent:	Op-Schwester/-pfl.:
	Op-Springer:

- **Vorgeschichte/Indikation**

Bei der Patientin liegt ein histologisch gesichertes Karzinom 40 cm ab Anokutanlinie vor. Es besteht die Indikation zur laparoskopischen Hemikolektomie links. Die Patientin wurde ausführlich über Nutzen und Risiken des Eingriffes aufgeklärt und hat dem operativen Prozedere nach ausreichender Bedenkzeit schriftlich zugestimmt.

- **Diagnose**

Histologisch gesichertes Karzinom 40 cm ab ACL.

- **Operation**

Laparoskopische Hemikolektomie links.

- **Vorgehen**

Rückenlagerung mit ausgelagerten Beinen. Perioperative Antibiose. ITN. Desinfektion und sterile Abdeckung in kliniküblicher Art und Weise. 3 cm supraumbilikal 10 mm lange Hautlängsinzision und Darstellen der Faszie. Einbringen der Verres-Nadel. Nach Prüfung auf korrekte Lage Anlage des Kapnoperitoneums Einbringen eines stumpfen 12er Trokars und Eingehen mit der Optik. Der optische Rundblick zeigt im Sigma einige wenige Divertikel, ansonsten insgesamt unauffällige Verhältnisse im Oberbauch mit unauffälliger Leber und Milz. Keine Peritonealkarzinose, keinerlei Verwachsungen, keine freie Flüssigkeit. In Kopftieflage Einbringen jeweils eines stumpfen 12er Trokars medial der Spina iliaca anterior superior rechts sowie rechts paraumbilikal und eines weiteren 5er Arbeitstrokars im linken Unterbauch unter Sicht. In extremer Kopftieflage zunächst Präparation der A. mesenterica inferior im Bereich des Mesosigma („medial to lateral approach"). Das Sigma ist elongiert, der Tumor nicht eindeutig zu sehen. Von der distalen A. mesenterica inferior erfolgt die Präparation Richtung Aorta. Darstellen des Aortenabgangs der A. mesenterica inferior unter Mitnahme der A. colica sinistra („high tie"). Eindeutige Identifizierung des linken Ureters. Verschluss der A. mesenterica inferior unter Schonung der vegetativen Nervenplexus durch 2 PDS-Clips zentral 1 cm distal des Aortenabgangs und 1 PDS-Clip peripher. Durchtrennen mittels Schere. Verschluss der V. mesenterica inferior am Pankreasunterrand mittels eines PDS-Clips. Durchtrennen mit Ultracision. Insgesamt erfolgt die Präparation mittels Ultracision. Weitergehendes Hochschlagen des Dünndarms in den rechten Oberbauch sowie des großen Netzes in den linken Oberbauch. Aufheben der Kopftieflage und Lagerung in leichter Rechtsneigung mit leicht erhöhtem Oberkörper. Abpräparation des Omentum majus vom Colon descendens und der linken Flexur. Hier lässt sich nun im Descendens eindeutig der kastaniengroße Tumor darstellen. Nun weitergehende Ultracision-Präparation des Omentum majus sowie des Lig. gastrocolicum im Bereich des linksseitigen Transversums und auf diese Art und Weise Darstellen der linken Kolonflexur von medial. Dies geschieht unter konsequenter optischer Darstellung der Milz, um diese nicht zu verletzen. Nun auch laterale Lyse des Colon descendens und Herauslösen der linken Flexur nach Durchtrennen des Lig. splenocolicum mittels Ultracision. Die linke Flexur ist nun vollständig mobil und durch die Bursa omentalis kann die Magenhinterwand gesehen werden. Nun wieder Kopftieflagerung und Präparation ins kleine Becken. Auf Höhe des Promontoriums Skelettierung auf das Sigma zu, um hier die Resektion vorzunehmen. Nachdem die Mobilisation von medial ausreichend erfolgt ist, erfolgt nun die laterale Sigmoideolyse. Im Bereich der Kreuzungsstelle des Sigmas mit der linken Beckenachse sind einige postentzündliche Veränderungen zu verzeichnen, die insbesondere auch eine räumliche Beziehung zum linken Ureter aufweisen, ohne diesen allerdings zu stauen. Es erfolgt die vorsichtige Präparation unter Erhalt der Gerota-Faszie. Inzision der White Line linksseitig und stumpfes Medialisieren des Sigmas bis zur eindeutigen Identifikation des Ureters auch von lateral. So kann zirkulär das Sigma dargestellt werden. Absetzen des Sigmas in etwa 20 cm Abstand von der ACL mittels Echelon 60, wobei bereits mit einem Magazin das komplette Sigma durchtrennt werden kann. 6 cm Pfannenstielschnitt. Querinzision der vorderen Rektusscheide und stumpfes Beiseiteschieben beider Rektusbäuche nach lateral. Längsinzision des Peritoneums. Einbringen des Alexis-Wundrandprotektionsringes. Durchzug des oralen blindverschlossenen Kolonschenkels durch diese Öffnung und Eventration. Es erfolgt die Resektion von ca. 30 cm Descendens/Sigma. Feinpräparation mittels radikulärer Skelettierung durch Ligatur bis auf das Transversum. Die orale Absetzungsstelle wird 10 cm oberhalb des Tumors gewählt. Kräftige Riolan-Arkade. Vorlegen der Tabaksbeutelnahtklemme. Legen der Tabaksbeutelnaht und Abgabe des Resektats zur histologischen Aufarbeitung. Dilatation und Einbinden eines 29er Staplerkopfs. Feinpräparation im Bereich der Andruckplatte, wobei in diesem Bereich keine Divertikel zu verzeichnen sind. Sorgfältige Blutstillung, insbesondere im Bereich des Mesokolon. Der orale Schenkel kann extraabdominell spannungsfrei bis zur Symphyse geführt werden. Reposition zurück ins Abdomen. Fortlaufender Verschluss des Peritoneums mit 1er Vicryl. Verschluss der Faszie mit 1er PDS fortlaufend. Desinfektion. Subkutannähte. Erneuter Anschluss des Kohlendioxids. Das Kolon lässt sich völlig spannungsfrei ins kleine Becken vorbringen. Spülung des kleinen Beckens mit 200 ml Kochsalzlösung, bei völliger Klarheit der Spülflüssigkeit. Kein Hämatom. Herstellen der Anastomose nach manueller Sphinkterdilatation. Einbringen des Zirkulärstaplers und Vorbringen des Stachels in unmittelbarer Mitte der Klammernahtreihe. Konnexion beider Staplerenden und Auslösen der Anastomose unter Beachtung der korrekten Rotationsstellung. Bergen des Zirkulärstaplers. Kräftige Anastomosenringe beidseits (ad Histologie). Fluten des kleinen Beckens mit warmer Kochsalzlösung. Blau- sowie Blubberprobe ergeben keine Insuffizienzzeichen. Keine intraabdominelle Nachblutung. Keine Drainage. Rückzug aller Instrumente und Trokare unter Sicht. Faszienverschluss im Bereich supraumbilikal und im rechten Mittelbauch. Einzelne Subkutannähte. Hautverschluss durch resorbierbare Intrakutannaht. Steriler Verband.

- ■ **Weiteres Prozedere**
Fast-track-Protokoll. Analgesie, Thromboseprophylaxe und Laborkontrollen nach kliniküblichem Schema.

N.N., Leitender OA/FA Chirurgie/Viszeralchirurgie

11.10 Erweiterte Hemikolektomie links

Op-Bericht, Klinik für Chirurgie

Pat.-Nr.:   Fall-Nr.:
Aktuelle Klinik: Station:
Pat.-Name: Geb.-Dat.:
                                             Geschlecht/Alter: m, 77 J.

Op-Datum:
Op-Dauer (Schnitt/Naht): 105 min
Saal:
Personal:
Operateur: Anästhesist:
1. Assistent: Anästhesieschw./pfl.:
2. Assistent: Op-Schwester/-pfl.:
                                             Op-Springer:

- **Vorgeschichte/Indikation**

Bei dem Patienten liegt ein histologisch gesichertes Karzinom der linken Kolonflexur vor. Deshalb wurde die Indikation zur erweiterten Hemikolektomie links gestellt. Mit dem Patienten wurde das operative Vorgehen ausführlich besprochen. Er erklärte schriftlich sein Einverständnis.

- **Diagnose**

Kolonkarzinom an der linken Flexur.

- **Operation**

Erweiterte Hemikolektomie links.

- **Vorgehen**

Rückenlagerung mit ausgelagerten Beinen. Perioperative Antibiose. Desinfektion und sterile Abdeckung in kliniküblicher Art und Weise. Medianlaparotomie mit Linksumschneidung des Nabels. Eingehen ins Abdomen. Einbringen des Gray-Hakens und Inspektion. Das Karzinom befindet sich im Bereich der linken Kolonflexur, infiltriert jedoch nicht umgebende Organe. Keine Peritonealkarzinose. Keine Lebermetastasen. Laterale Sigmoideolyse und Darstellen des linken Ureters, der angezügelt wird. Mobilisation des Colon descendens bis hinauf zur linken Kolonflexur nach Eingehen in die Bursa omentalis durch das Lig. gastrocolicum von medial. Durchtrennen des Lig. splenocolicum nach Ligatur. Die Milz ist vom Tumor nicht infiltriert. Ablösen des Lig. gastrocolicum vom Magen über Overholts und Ligaturen unter Erhalt der Vasa gastroepiploica sinistra et dextra. Auslösen der rechten Kolonflexur von medial und Mobilisation des Colon ascendens bis zum Zökalpol. Dies geschieht auf der Gerota-Faszie unter Schonung der mesokolischen Schicht. Ligatur der A. colica media und radikuläre Präparation etwas oral der rechten Kolonflexur bis auf die Darmwand. Das Omentum majus verbleibt am Resektat. Darstellen der A. mesenterica inferior und zentrale Feinpräparation 1 cm distal des Abgangs von der Aorta. Zentral doppelte Ligatur („high tie") unter Mitnahme der A. colica sinistra und Schonung der vegetativen Nervenfasern. Dann Ligatur der V. mesenterica inferior am Pankreasunterrand. Setzen der Tabaksbeutelnahtklemme in den noch gut durchbluteten Bereich unterhalb der rechten Flexur und Vorlegen der Tabaksbeutelnaht. Absetzen des Colon ascendens aboral der Tabaksbeutelnahtklemme. Provisorischer Verschluss mittels Vicrylnaht. Problemlose Dilatation auf 29 mm und Einbinden eines 29er Staplerkopfs. Feinpräparation im Bereich der Andruckplatte. Präparation nun unter Schonung von linkem und rechtem Ureter in Promontoriumhöhe bis auf den rektosigmoidalen Übergang. Durchtrennen des Mesosigma mittels Ligatur und Feinpräparation. Absetzen des Kolons unmittelbar oberhalb der peritonealen Umschlagfalte mit dem TEA 60. Setzen einer weichen Darmklemme oral und Absetzen des Resektats oberhalb des TEA mit dem abgewinkelten Skalpell. Abgabe des Resektats zur histologischen Untersuchung. Nach manueller Sphinkterdilatation durch den 1. Assistenten Einbringen des Zirkulärstaplers von anal bis zum oberen Rektum. Dort unter Sicht Vorbringen des Stachels unmittelbar in der Mitte der Klammernaht. Eine Feinpräparation in diesem Bereich ist nicht erforderlich. Konnexion beider Staplerkomponenten und Auslösen der Anastomose. Beide Staplerringe sind kräftig und vollständig, die Anastomose liegt rotationskorrekt völlig spannungsfrei im Unterbauch. Die Blau- und Luftprobe ergeben jeweils keine Insuffizienzeichen. Sorgfältige bipolare Blutstillung. Spülung mit 1 l warmer Spülflüssigkeit bis zur völligen Klarheit der Spüllösung. Keine Drainage. Bei Vollzähligkeit der Instrumente und Textilien, auch nach Rückfrage bei der Schwester, fortlaufender Bauchdeckenverschluss durch 1er PDS-Faszienschlingennaht von kranial und kaudal separat gestochen. Hautdesinfektion. Einzelne Subkutannähte. Hautdesinfektion. Resorbierbare Intrakutannaht der Haut. Steriler Verband.

- **Weiteres Prozedere**

Fast-track-Protokoll. Analgesie, Thromboseprophylaxe und Laborkontrollen nach kliniküblichem Schema.

N.N., Leitender OA/FA Chirurgie/Viszeralchirurgie

11.11 Resektion des Colon transversum

Op-Bericht, Klinik für Chirurgie

Pat.-Nr.:	**Fall-Nr.:**
Aktuelle Klinik:	**Station:**
Pat.-Name:	**Geb.-Dat.:**
	Geschlecht/Alter: m, 86 J.
Op-Datum:	
Op-Dauer (Schnitt/Naht): 90 min	
Saal:	
Personal:	
Operateur:	**Anästhesist:**
1. Assistent:	**Anästhesieschw./pfl.:**
	Op-Schwester/-pfl.:
	Op-Springer:

- **Vorgeschichte/Indikation**

Bei dem Patienten wurde ein polypöser Tumor in der Mitte des Colon transversum diagnostiziert. Die histologische Untersuchung erbrachte ein Adenokarzinom. Die Umfelddiagnostik zeigte keine Fernmetastasen. Es besteht die Indikation zur Resektion des Colon transversum. Der Patient wurde ausführlich über Nutzen und Risiken des Eingriffs aufgeklärt und hat dem operativen Prozedere nach ausreichender Bedenkzeit zugestimmt.

- **Diagnose**

Histologisch gesichertes Karzinom im Colon transversum.

- **Operation**

Resektion des Colon transversum.

- **Vorgehen**

Rückenlagerung. Perioperative Antibiose. Desinfektion und steriles Abdecken des Op-Gebiets in kliniküblicher Art und Weise. Medianlaparotomie mit Linksumschneidung des Nabels. Eingehen ins Abdomen. Einbringen des Wundrandprotektionsringes und Inspektion. Das Karzinom befindet sich unmittelbar in Transversum-Mitte und infiltriert keine umgebenden Organe. Keine Peritonealkarzinose. Keine Lebermetastasen. Damit ist eine Transversumresektion indiziert. Mobilisation der linken Kolonflexur nach Eingehen in die Bursa omentalis durch das Lig. gastrocolicum von medial. Durchtrennen des Lig. splenocolicum nach Ligatur. Ablösen des Lig. gastrocolicum vom Colon transversum unter Erhalt der Vasa epiploica sinistra et dextra. Mobilisation des Colon descendens auf der Toldt-Linie. Das Sigma selbst wird nicht weiter mobilisiert. Auslösen der rechten Kolonflexur von medial und Mobilisation des Colon ascendens bis zum Zökalpol. Dies geschieht auf der Gerota-Faszie unter Erhalt des unverletzten Mesokolons. Zentrale Ligatur der A. und V. colica media und radikuläre Präparation etwas oral der rechten Kolonflexur bis auf die Darmwand. Nach Palpation der A. colica sinistra im Mesokolon wird unmittelbar oral hiervon das Mesokolon präpariert und bis in den Bereich etwas unterhalb der linken Kolonflexur präpariert. Hier findet sich eine kräftige Riolan'sche Arkade. Diese wird an der Resektionsgrenze des Colon descendens ligiert. Das Omentum majus verbleibt am Resektat. Es wird ca. 2 cm von der großen Magenkurvatur entfernt über Overholts und Ligaturen abgesetzt. Vorlegen von jeweils 2 weichen Darmklemmen am Colon ascendens und descendens im Bereich des feinpräparierten Darms und damit makroskopisch sicher 10 cm im Gesunden. Abdecken des Situs mit Bauchtüchern unterhalb des Kolons, um eine Kontamination der Bauchhöhle zu vermeiden. Offenes Absetzen des Kolons proximal der rechten und distal der linken Flexur. Abgabe des Resektats zur Histologie. Beide Darmenden sind gut durchblutet und lassen sich spannungsfrei approximieren. Herstellen der Ascendodescendostomie mit 3/0-PDS-Faden mit doppelt armiertem Faden als Handnahtanastomose in fortlaufend extramuköser Nahttechnik, beginnend am Mesokolonansatz. Keine Mukosaeventration oder Rotationsfehlstellung an der Anastomose. Verschluss des Mesokolonschlitzes mit einzelnen Vicrylnähten. Sorgfältige bipolare Blutstillung. Spülung mit 1 l warmer Spülflüssigkeit bis zur völligen Klarheit der Spüllösung. Keine Drainage. Bei Vollzähligkeit der Instrumente und Textilien, auch nach Rückfrage bei der Schwester, fortlaufender Bauchdeckenverschluss durch 1er-PDS-Faszienschlingennaht von kranial und kaudal separat gestochen. Hautdesinfektion. Einzelne Subkutannähte. Hautdesinfektion. Resorbierbare Intrakutannaht der Haut. Steriler Verband.

- **Weiteres Prozedere**

Fast-track-Protokoll. Analgesie, Thromboseprophylaxe und Laborkontrollen nach kliniküblichem Schema.

N.N., Leitender OA/FA Chirurgie/Viszeralchirurgie

11.12 Laparoskopische Transversumresektion

Op-Bericht, Klinik für Chirurgie

Pat.-Nr.:	Fall-Nr.:
Aktuelle Klinik:	Station:
Pat.-Name:	Geb.-Dat.:
	Geschlecht/Alter: m, 84 J.
Op-Datum:	
Op-Dauer (Schnitt/Naht): 125 min	
Saal:	
Personal:	
Operateur:	Anästhesist:
1. Assistent:	Anästhesieschw./pfl.:
	Op-Schwester/-pfl.:
	Op-Springer:

- **Vorgeschichte/Indikation**

Bei dem Patienten wurde ein Transversumkarzinom in der Mitte des Colon transversum diagnostiziert. Die Umfelddiagnostik zeigte keine Fernmetastasen. Es besteht die Indikation zur Resektion des Colon transversum. Der Patient wurde ausführlich über Nutzen und Risiken des Eingriffs aufgeklärt und hat dem operativen Prozedere nach ausreichender Bedenkzeit zugestimmt.

- **Diagnose**

Histologisch gesichertes Karzinom im Colon transversum.

- **Operation**

Laparoskopische Resektion des Colon transversum.

- **Vorgehen**

Rückenlagerung mit ausgelagerten Beinen. Perioperative Antibiose. Desinfektion und steriles Abdecken des Op-Gebiets in kliniküblicher Art und Weise. Infraumbilikale Hautquerinzision und Darstellen der Faszie. Minilaparotomie. Einbringen des Hasson-Trokars und Fixation an der Faszie. Anschluss des Kohlendioxids. Eingehen mit der Kamera. Der optische Rundblick zeigt im Bereich der Mitte des Transversums das makroskopisch eindeutige Karzinom. Keine freie Flüssigkeit. Keine Peritonealkarzinose. Keine Lebermetastasen. Einbringen jeweils eines stumpfen 12er Trokars im rechten und linken Mittelbauch. Ein weiterer 5er Arbeitstrokar wird epigastrisch in der Mittellinie im Bereich der späteren Bergeinzision positioniert. Mobilisation der linken Kolonflexur nach Eingehen in die Bursa omentalis durch das Lig. gastrocolicum von medial. Durchtrennen des Lig. splenocolicum mit dem Ultracision. Ablösen des Lig. gastrocolicum vom Colon transversum unter Erhalt der Vasa epiploica sinistra et dextra. So lässt sich die linke Colonflexur von kranial auslösen. Mobilisation und Medialisieren des Colon descendens auf der Toldt-Linie. Das Sigma selbst wird nicht weiter mobilisiert. Nun Auslösen der rechten Kolonflexur von medial und Mobilisation des Colon ascendens bis zum Zökalpol. Die Gallenblase und das Duodenum werden hierbei nicht tangiert. Dies geschieht auf der Gerota-Faszie unter Erhalt des unverletzten Mesokolons. Zentrale Darstellung der A. und V. colica media und Versorgung mittels Lapro-Clips. Radikuläre Präparation etwas oral der rechten Kolonflexur bis auf die Darmwand. Nach Darstellung der A. colica sinistra im Mesokolon wird unmittelbar oral hiervon das Mesokolon präpariert und bis in den Bereich etwas unterhalb der linken Kolonflexur präpariert. Das Omentum verbleibt am Transversum. Nun Bergeinzision epigastrisch 6 cm lang longitudinal im Bereich der Linea alba unter Einbeziehung des 5er Trokars. Einbringen des Alexis-Wundrandprotektionsringes (medium). Eventration des Colon transversum einschließlich des Omentum majus. Darstellen des proximalen Colon descendens. Hier findet sich eine kräftige Riolan'sche Arkade. Diese wird an der Resektionsgrenze des Colon descendens ligiert. Das Omentum majus verbleibt am Resektat. Vorlegen von jeweils 2 weichen Darmklemmen am Colon ascendens und descendens im Bereich des feinpräparierten Darms und damit makroskopisch sicher 10 cm im Gesunden. Offenes Absetzen des Kolons proximal der rechten und distal der linken Flexur. Abgabe des Resektats zur Histologie. Beide Darmenden sind gut durchblutet und lassen sich spannungsfrei approximieren. Herstellen der Ascendodescendostomie mit 3/0-PDS-Faden mit doppelt armiertem Faden als Handnahtanastomose in fortlaufend extramuköser Nahttechnik, beginnend am Mesokolonansatz. Keine Mukosaeventration oder Rotationsfehlstellung an der Anastomose. Verschluss des Mesokolonschlitzes mit einzelnen Vicrylnähten. Sorgfältige bipolare Blutstillung. Keine Drainage. Bei Vollzähligkeit der

Instrumente und Textilien, auch nach Rückfrage bei der Schwester, fortlaufender Faszienverschluss durch 1er PDS-Naht von kranial kommend gestochen. Rückzug aller Instrumente und Trokare unter Sicht. Faszienverschluss am Nabel und linken Mittelbauch. Hautdesinfektion. Einzelne Subkutannähte. Hautdesinfektion. Resorbierbare Intrakutannaht der Haut. Steriler Verband.

- **Weiteres Prozedere**

Fast-track Protokoll. Analgesie, Thromboseprophylaxe und Laborkontrollen nach kliniküblichem Schema.

N.N., Leitender OA/FA Chirurgie/Viszeralchirurgie

11.13 Anlage eines doppelläufigen Transversostomas

Op-Bericht, Klinik für Chirurgie

Pat.-Nr.:	**Fall-Nr.:**
Aktuelle Klinik:	**Station:**
Pat.-Name:	**Geb.-Dat.:**
	Geschlecht/Alter: m, 81 J.
Op-Datum:	
Op-Dauer (Schnitt/Naht): 30 min	
Saal:	
Personal:	
Operateur:	**Anästhesist:**
1. Assistent:	**Anästhesieschw./pfl.:**
	Op-Schwester/-pfl.:
	Op-Springer:

- **Vorgeschichte/Indikation**

Bei dem Patienten in deutlich reduziertem Allgemeinzustand (AZ) wurde im CT ein wandüberschreitender Tumor der linken Kolonflexur diagnostiziert. Der Tumor ist koloskopisch nicht mehr passierbar. Die histologische Untersuchung erbrachte ein Adenokarzinom. Die Umfelddiagnostik zeigte bereits den Verdacht auf eine Peritonealkarzinose sowie Leber- und Lungenmetastasen. Aufgrund des deutlich reduzierten AZ ist eine Resektion des Tumors nicht möglich. Als Palliativeingriff ist die Anlage eines doppelläufigen Transversostomas geplant. Der Patient wurde ausführlich über Nutzen und Risiken des Eingriffs aufgeklärt und hat dem operativen Prozedere zugestimmt.

- **Diagnose**

Stenosierendes Karzinom der linken Kolonflexur, Lebermetastasen.

- **Operation**

Anlage eines doppelläufigen Transversostomas.

- **Vorgehen**

Rückenlagerung, perioperative Antibiose. Desinfektion und steriles Abdecken des Op-Gebiets in kliniküblicher Art und Weise. Im rechten Oberbauch Paramedianschnitt und Darstellen der vorderen Rektusscheide. Längsinzision der vorderen Rektusscheide und stumpfes Beiseiteschieben des Rektusmuskels. Längsinzision der hinteren Rektusscheide und des Peritoneums. Keine freie Flüssigkeit. Erweiterte Dünndarmschlingen mit Bild eines Ileus. Mittels zweier Stieltupfer werden die Dünndarmschlingen so beiseitegeschoben, dass das ebenfalls massiv erweiterte Colon transversum aufzufinden ist. Dieses wird unmittelbar in Laparotomienähe geschoben und das Omentum majus auf einer kleinen 5 cm langen Strecke hiervon abgelöst. Stumpfes, sehr vorsichtiges Umfahren des Colon transversum unmittelbar an der Kolonwand. Durchzug eines Zügels. Keine Blutung. Kreuzförmiges Einspalten der Rektusscheide nach beiden Seiten. Die Längsinzision der Faszie wird mit 1er Vicryl-Einzelknopfnähten soweit verkleinert, dass das Kolon gerade eben noch durchpasst, ohne es jedoch einzuengen. Durchzug eines Reiters und Entfernen des Zügels. Umlegen des Kolons mit Bauchtüchern. Quere Kolotomie mit dem Skalpell in Saugerbereitschaft. Sofort entleert sich aus beiden Schenkeln reichlich Stuhl, welcher unmittelbar abgesaugt wird. Einnähen des Kolostomas mit 3/0-Vicryl-Einzelknopfrückstich-Nähten, sodass der Reiter ungefähr in der Mitte zu liegen kommt und beide Schenkel auf einer Höhe ausgeleitet sind. Die Paramedianinzision wird nunmehr kranial und kaudal in dem noch offenen Bereich mit 3/0-Monocryl-Nähten in intrakutaner Einzelknopfnahttechnik verschlossen. Aufkleben des Anus-praeter-Beutels, welcher die Inzision komplett abdeckt. Der Patient wird in stabilem Zustand extubiert in den Aufwachraum verlegt.

- **Weiteres Prozedere**

Analgesie, Thromboseprophylaxe und Laborkontrollen nach kliniküblichem Schema. Reiter nach 10 Tagen entfernen, Fäden nach 12 Tagen entfernen.

N.N., Leitender OA/FA Chirurgie/Viszeralchirurgie

11.14 Sigmadiskontinuitätsresektion nach Hartmann

Op-Bericht, Klinik für Chirurgie

Pat.-Nr.:	Fall-Nr.:
Aktuelle Klinik:	Station:
Pat.-Name:	Geb.-Dat.:
	Geschlecht/Alter: w, 66 J.

Op-Datum:
Op-Dauer (Schnitt/Naht): 105 min
Saal:
Personal:

Operateur:	Anästhesist:
1. Assistent:	Anästhesieschw./pfl.:
2. Assistent:	Op-Schwester/-pfl.:
	Op-Springer:

- **Vorgeschichte/Indikation**

Die Vorstellung der Patientin erfolgte akut mit seit 5 Tagen bestehenden linksseitigen Mittel- und Unterbauchschmerzen, Inappetenz und Fieber. Laborchemisch: CRP 200 mg/dl und Leukozytose von 17.000. Die durchgeführte CT des Abdomens zeigte retroperitoneal massiv freie Luft mit Mesenterialinfiltration im linken Unterbauch sowie Luft um die linke Niere und das Pankreas. Computertomografisch ergab sich damit die Verdachtsdiagnose einer Hohlorganperforation. Es erfolgte die umfangreiche Aufklärung der Patientin über die notfallmäßige Laparotomie. Einwilligung liegt vor.

- **Diagnose**

Sigmaperforation.

- **Operation**

Sigmadiskontinuitätsresektion nach Hartmann mit Descendostoma und Blindverschluss des Rektums.

- **Vorgehen**

Rückenlagerung mit ausgelagerten Beinen. Perioperative Antibiose. Desinfektion und sterile Abdeckung in klinküblicher Art und Weise. Medianlaparotomie mit Linksumschneidung des Nabels und Eingehen ins Abdomen. Oberbauchorgane unauffällig. Keine Oberbauchperitonitis. Einbringen des Gray-Hakens und Exploration des kleinen Beckens in Tieflage. Putride Unterbauchperitonitis. Entnahme eines Abstrichs. Das Sigma ist wandverdickt und an der linken Beckenachse adhärent. Hier ist die Perforationsursache am wahrscheinlichsten. Daher Entschluss zur lateralen Sigmoidolyse, auf der Toldt-Faszie von kranial und kaudal beginnend. Die linke Adnexe ist in den Entzündungsprozess mit einbezogen, kann jedoch scharf vom Sigma getrennt werden. Darstellen des linken Ureters. Nachdem der entzündlich imponierende Konglomerat-Tumor von der linken Beckenachse gelöst ist, lässt sich das Sigma vertikalisieren. Stumpfes Umfahren des erheblich distendierten Kolons am descendosigmoidalen Übergang und Absetzen mittels GIA 75 blau. Nun Absetzen des Mesosigmas darmwandnah über Ligaturen. Inzision des Peritoneums auch auf der rechten Seite und Schonen des rechten Ureters. Es erfolgt die Präparation bis in Höhe der peritonealen Umschlagsfalte. Dort stumpfes Umfahren am rektosigmoidalen Übergang und Absetzen mittels TEA 60. Abgabe des Resektats zur histologischen Aufarbeitung. Fortlaufende Übernähung des Rektumstumpfes mit 3/0-PDS-Faden in seromuskulär invertierender Naht. Markierung des Rektumstumpfes mit 2 2/0-Polyester-Einzelknopfnähten an beiden Seiten, die auf 4 cm Länge belassen werden und das Auffinden des Rektumstumpfes bei der Wiederanschlussoperation erleichtern sollen. Herauslösen der linken Kolonflexur zunächst von links. Dies ist aufgrund der Adipositas jedoch schwierig. Ablösen des Omentum majus vom Colon transversum und Eingehen in die Bursa omentalis. Hier keine freie Luft und keine freie Flüssigkeit. Ablösen des Colon transversum vom Omentum majus und damit Herauslösen der linken Kolonflexur von medial, welches völlig unproblematisch ohne Verletzung der Milz gelingt. Nunmehr ist das Colon descendens so mobil, dass es problemlos vor die Bauchdecke verlagert werden kann. Ausführliches Spülen der kompletten Abdominalhöhle mit 4 l warmer Kochsalzlösung. Ein 6 cm großer retroperitonealer Abszess links wird ebenfalls mit ausgespült. Es verbleiben keine Fibrinreste im Abdomen, das entzündliche Gewebe ist makroskopisch komplett entfernt. Einlage von zwei 24er Robinson-Drainagen vom linken Unterbauch, wobei die kaudale ins kleine Becken, die kraniale in den retroperitonealen Abszess zu liegen kommt. Sicherung durch Naht.

Links paraumbilikal im Bereich der lateralen Rektusscheide zirkuläre Hautexzision und Präparation des Subkutangewebes. Kreuzförmiges Einspalten von vorderer und hinterer Rektusscheide unter stumpfem Beiseiteschieben des M. rectus abdominis links. Unter Beachtung der korrekten Rotation Durchzug des Colon descendens durch diese Sonderinzision, welches völlig spannungsfrei gelingt. Bei Vollzähligkeit der Instrumente und Textilien, auch nach Rückfrage bei der Schwester, fortlaufender Faszienverschluss mittels 1er PDS-Schlingennaht von kranial und kaudal separat gestochen. Desinfektion. Einlage einer subkutanen 12er Redon-Drainage und separat extravulnäre Ausleitung. Sicherung durch Naht. Einzelne Subkutannähte. Hautdesinfektion. Klammernaht der Haut. Steriler Verband. Absetzen der Klammernahtreihe am Descendostoma und Einnähen des Kolostoma mit 3/0-Vicryl in Rückstichnahttechnik nach Donati. Das Kolostoma ist für einen Finger problemlos durchgängig. Aufkleben des Anus-praeter-Beutels. Die Patientin gelangt extubiert und kreislaufstabil auf die ITS.

▪ Weiteres Prozedere

Antibiose fortsetzen. Analgesie, Thromboseprophylaxe und Laborkontrollen nach kliniküblichem Schema. Redon-Entfernung in 2 Tagen, Klammern nach 12 Tagen entfernen.

N.N., Leitender OA/FA Chirurgie/Viszeralchirurgie

11.15 Konventionelle Sigmaresektion bei Karzinom

Op-Bericht, Klinik für Chirurgie

Pat.-Nr.:	Fall-Nr.:
Aktuelle Klinik:	Station:
Pat.-Name:	Geb.-Dat.:
	Geschlecht/Alter: w, 68 J.

Op-Datum:	
Op-Dauer (Schnitt/Naht): 90 min	
Saal:	
Personal:	
Operateur:	Anästhesist:
1. Assistent:	Anästhesieschw./pfl.:
2. Assistent:	Op-Schwester/-pfl.:
	Op-Springer:

- **Vorgeschichte/Indikation**

Bei der Patientin wurde ein Tumor im Sigmabereich diagnostiziert. Die histologische Untersuchung erbrachte ein Adenokarzinom. Die Umfelddiagnostik zeigte keine Fernmetastasen. Es besteht die Indikation zur Sigmaresektion. Die Patientin wurde ausführlich über Nutzen und Risiken des Eingriffs aufgeklärt und hat dem operativen Prozedere zugestimmt.

- **Diagnose**

Histologisch gesichertes Karzinom im Colon sigmoideum.

- **Operation**

Resektion des Colon sigmoideum.

- **Vorgehen**

Rückenlagerung mit ausgelagerten Beinen. Perioperative Antibiose. Desinfektion und steriles Abdecken des Op-Gebiets in klinüblicher Art und Weise.

Medianlaparotomie mit Linksumschneidung des Nabels. Eingehen ins Abdomen. Einbringen des Wundrandprotektionsringes und Inspektion. Der Sigmatumor findet sich im distalen Sigma im Bereich der Sigmavorderwand. Keine Peritonealkarzinose. Keine Lebermetastasen. Laterale Sigmoideolyse und Darstellen des linken Ureters, der angezügelt wird. Mobilisation der linken Kolonflexur nach subomentalem Eingehen in die Bursa omentalis von medial. Durchtrennen des Ligamentum splenocolicum nach Ligatur. Darstellen der A. mesenterica inferior und zentrale Feinpräparation 1 cm distal des Abgangs von der Aorta. Zentral doppelte Ligatur („high tie") unter Mitnahme der A. colica sinistra unter Schonung der vegetativen Nervenplexus. Ligatur der V. mesenterica inferior am Pankreasunterrand. Radikuläre Präparation auf den descendosigmoidalen Übergang. Setzen der Tabaksbeutelnahtklemme und Vorlegen der Tabaksbeutelnaht. Absetzen des Sigmas aboral der Tabaksbeutelnahtklemme. Provisorischer Verschluss mittels Vicrylnaht. Dilatation auf 29 mm und Einbinden eines 29er Staplerkopfes. Feinpräparation im Bereich der Andruckplatte. Präparation nun unter Schonung von linkem und rechtem Ureter in Promontoriumhöhe bis auf das obere Rektum. In Höhe der peritonealen Umschlagsfalte lyraförmiges Umschneiden des Peritoneums am rektosigmoidalen Übergang. Durchtrennen des oberen Mesorektums mittels Ligatur und Feinpräparation. Absetzen des oberen Rektums mit dem TEA 60. Setzen einer weichen Darmklemme oral und Absetzen des Resektats oberhalb des TEA mit dem abgewinkelten Skalpell. Abgabe des Resektats zur histologischen Untersuchung. Nach manueller Sphinkterdilatation durch den 1. Assistenten Einbringen des Zirkulärstaplers von anal bis zum oberen Rektum. Dort unter Sicht Vorbringen des Stachels unmittelbar in der Mitte der Klammernaht. Eine Feinpräparation in diesem Bereich ist nicht erforderlich. Konnexion beider Staplerkomponenten und Auslösen der Anastomose. Beide Staplerringe sind kräftig und vollständig, die Anastomose liegt rotationskorrekt völlig spannungsfrei im Unterbauch. Die Blau- und Luftprobe ergibt jeweils keine Insuffizienzeichen. Sorgfältige bipolare Blutstillung. Spülung mit 1 l warmer Spülflüssigkeit bis zur völligen Klarheit der Spüllösung. Keine Drainage. Bei Vollzähligkeit der Instrumente und Textilien, auch nach Rückfrage bei der Schwester, fortlaufender Bauchdeckenverschluss durch 1er PDS-Faszienschlingennaht von kranial und kaudal separat gestochen. Hautdesinfektion. Einzelne Subkutannähte. Hautdesinfektion. Resorbierbare Intrakutannaht der Haut. Steriler Verband.

- **Weiteres Prozedere**

Fast-track-Protokoll. Analgesie, Thromboseprophylaxe und Laborkontrollen nach klinüblichem Schema.

N.N., Leitender OA/FA Chirurgie/Viszeralchirurgie

11.16 Laparoskopische Sigmaresektion

Op-Bericht, Klinik für Chirurgie

Pat.-Nr.:	Fall-Nr.:
Aktuelle Klinik:	Station:
Pat.-Name:	Geb.-Dat.:
	Geschlecht/Alter: w, 60 J.
Op-Datum:	
Op-Dauer (Schnitt/Naht): 95 min	
Saal:	
Personal:	
Operateur:	Anästhesist:
1. Assistent:	Anästhesieschw./pfl.:
2. Assistent:	Op-Schwester/-pfl.:
	Op-Springer:

- **Vorgeschichte/Indikation**

Bei der Patientin lag vor 8 Wochen eine Sigmadivertikulitis im Stadium 2b (nach DGVS) vor, wobei es sich da bereits um den dritten Schub innerhalb der letzten 2 Jahre handelte. Koloskopisch Nachweis einer funktionellen Stenose im Sigma. Daher wird nach umfangreichem Gespräch über den möglichen Nutzen und die Risiken die Indikation zur laparoskopischen Sigmaresektion gestellt. Die Patientin wurde ausführlich über den Eingriff aufgeklärt und hat dem operativen Prozedere zugestimmt.

- **Diagnose**

Chronische Divertikelkrankheit des Sigmas Stadium 3 (Z. n. Stadium 2b) DGVS.

- **Operation**

Laparoskopische Sigmaresektion.

- **Vorgehen**

Rückenlagerung mit ausgelagerten Beinen. Desinfektion und sterile Abdeckung in kliniküblicher Art und Weise. 3 cm supraumbilikal 10 mm lange Hautlängsinzision und Darstellen der Faszie. Einbringen der Verres-Nadel. Nach Prüfung auf korrekte Lage Anlage des Kapnoperitoneums. Einbringen eines stumpfen 12er Trokars und Eingehen mit der Optik. Der optische Rundblick zeigt im Sigma Divertikel, ansonsten insgesamt unauffällige Verhältnisse im Oberbauch mit unauffälliger Leber und Milz, keine Peritonealkarzinose, keinerlei Verwachsungen, keine freie Flüssigkeit. In Kopftieflage Einbringen eines stumpfen 12er Trokars medial der Spina iliaca anterior superior rechts sowie rechts paraumbilikal und eines weiteren 5er Arbeitstrokars im linken Unterbauch unter Sicht. In extremer Kopftieflage zunächst Darstellen der A. rectalis superior im Bereich des Mesosigmas. Schaffen eines ventral hiervon gelegenen Fensters und Schonung der A. rectalis superior. Von hier kommend Präparation des Mesosigma tubulär. Die Aa. sigmoideae werden mit Titanclip verschlossen. Eindeutige Identifizierung des linken Ureters. Erhalt der V. mesenterica inferior und darmwandnahe Durchtrennung der begleitenden Venen zum Sigma mittels Ultracision. Nun weitergehendes Hochschlagen des Dünndarms in den rechten Oberbauch sowie des großen Netzes in den linken Oberbauch. Es erfolgt die mediale Weiterpräparation in Höhe des Promontoriums durch Inzision des Serosaüberzugs des Mesosigmas. Präparation in Richtung kleines Becken. Rechtsseitiges lyraförmiges Einschneiden des Peritoneums nach Visualisierung des rechten Ureters. Nach ausreichender Mobilisation von medial erfolgt nun die laterale Sigmoideolyse, wobei im Bereich der Kreuzungsstelle des Sigmas mit der linken Beckenachse doch einige postentzündliche Veränderungen zu verzeichnen sind, die insbesondere auch eine räumliche Beziehung zum linken Ureter aufweisen, ohne diesen allerdings zu stauen. Vorsichtiges Präparieren unter Erhalt der Gerota-Faszie. Inzision der Toldt'schen Linie linksseitig und stumpfes Medialisieren des Sigmas, bis zur eindeutigen Identifikation des Ureters auch von lateral. Nunmehr auch linksseitig Inzision des Beckenbodenperitoneums und Präparation in den rektosigmoidalen Übergang. Nach Einbringen eines starren Dilatators ins Rektum, der ca. 12 cm vorgebracht wird, kann nun intraabdominell direkt in Höhe der peritonealen Umschlagsfalte die Resektionslinie aboral festgelegt werden. Zunächst ventral des rektosigmoidalen Übergangs Einspalten des Peritoneums und Präparation aufs obere Rektumdrittel. Nun Aufheben der Kopftieflage und Lagerung in leichter Rechtsneigung mit leicht erhöhtem Oberkörper. Abpräparation des Omentum majus vom Colon descendens und der linken Flexur. Nun weitergehende Ultracisionpräparation des Omentum majus sowie des Lig. gastrocolicum im Bereich des linksseitigen Transversums und Darstellen der linken Kolonflexur von medial. Dies geschieht unter konsequenter optischer Darstellung der Milz, um diese nicht zu verletzen. Nun auch laterale Lyse des Colon descendens und Herauslösen der linken Flexur nach Durchtrennen des Lig. splenocolicum mittels Ultracision. Die linke Flexur ist nun vollständig mobil. Durch die Bursa omentalis kann die Magenhinterwand gesehen werden. Nun wieder Kopftieflagerung und Präparation ins kleine Becken. Stumpfes Eingehen in den retrorektalen Raum unter Schonen des Plexus hypogastricus superior sowie der Nn. hypogastrici auf beiden Seiten. Durchtrennen des oberen Mesorektums ohne Coning im oberen Rektumdrittel mittels Ultracision. So kann zirkulär das Rektum dargestellt werden. Absetzen des Rektums im oberen Drittel mittels Echelon 60, wobei bereits mit einem Magazin das komplette Rektum durchtrennt werden kann. 5 cm langer Pfannenstielschnitt. Quere Durchtrennung der Faszie und Längsspalten der Rektusmuskulatur in der Linea alba. Längsinzision des Peritoneums und Einbringen des Wundrandprotektionsringes. Ablassen des Kohlendioxids und Eingehen ins Abdomen in dieser Minilaparotomie. Durchzug des oralen blindverschlossenen Kolonschenkels durch diese Öffnung und Eventration. Es erfolgt die Resektion von ca. 30 cm Rektum/Sigma und damit der Hochdruckzone sowie des am meisten divertikelbefallenen Kolonabschnitts. Feinpräparation mittels radikulärer Skelettierung durch Ligatur bis auf das Descendens. Vorlegen der Tabaksbeutelnahtklemme. Legen der Tabaksbeutelnaht und Abgabe des Resektats zur histologischen Aufarbeitung. Dilatation und Einbinden eines 29er Staplerkopfes. Feinpräparation im Bereich der Andruckplatte, wobei in diesem Bereich keine Divertikel zu verzeichnen sind. Sorgfältige Blutstillung, insbesondere im Bereich des Mesokolons. Der orale Schenkel kann extraabdominell spannungsfrei bis zur Symphyse geführt werden. Reposition zurück ins Abdomen. Fortlaufender Verschluss des Peritoneums mit 1/0-Vicryl. Verschluss der Faszie mit 1/0-PDS fortlaufend genäht. Desinfektion. Subkutannähte. Erneuter Anschluss des Kohlendioxids. Das Kolon lässt sich völlig spannungsfrei ins kleine Becken vorbringen. Spülung des kleinen Beckens mit 200 ml Kochsalzlösung bei völliger Klarheit der Spülflüssigkeit. Kein Hämatom. Herstellen der Anastomose nach manueller Sphinkterdilatation. Einbringen des Zirkulärstaplers und Vorbringen des Stachels in unmittelbarer Mitte der Klammernahtreihe. Konnexion beider Staplerenden und Auslösen der Anastomose unter Beachtung der korrekten Rotationsstellung. Bergen des Zirkulärstaplers. Kräftige Anastomosenringe bds. (ad Histologie). Fluten des kleinen Beckens mit warmer Kochsalzlösung. Blau- sowie Blubberprobe ergeben keine Insuffizienzzeichen. Keine intraabdominelle Nachblutung. Keine Drainage. Rückzug aller Instrumente und Trokare unter Sicht. Faszienverschluss im Bereich supraumbilikal und im rechten Mittelbauch. Einzelne Subkutannähte. Hautverschluss durch resorbierbare Intrakutannaht. Steriler Verband.

- ■ **Weiteres Prozedere**

Fast-track-Protokoll. Analgesie, Thromboseprophylaxe und Laborkontrollen nach kliniküblichem Schema.

N.N., Leitender OA/FA Chirurgie/Viszeralchirurgie

11.17 Laparoskopische Anlage eines doppelläufigen Sigmoideostoma

Op-Bericht, Klinik für Chirurgie

Pat.-Nr.:	**Fall-Nr.:**
Aktuelle Klinik:	**Station:**
Pat.-Name:	**Geb.-Dat.:**
	Geschlecht/Alter: m, 28 J.
Op-Datum:	
Op-Dauer (Schnitt/Naht): 35 min	
Saal:	
Personal:	
Operateur:	**Anästhesist:**
1. Assistent:	**Anästhesieschw./pfl.:**
	Op-Schwester/-pfl.:
	Op-Springer:

- **Vorgeschichte/Indikation**

Bei dem 28-jährigen Patienten wurde ein Morbus Crohn mit schwerem perianalen Befall und Ausbildung zweier perianaler Fisteln diagnostiziert. Zur weiteren Therapie ist die Stuhldeviation über ein doppelläufiges Sigmoideostoma erforderlich. Der Patient wurde über diesen Eingriff aufgeklärt und hat schriftlich sein Einverständnis erklärt.

- **Diagnose**

Morbus Crohn.

- **Operation**

Laparoskopische Anlage eines doppelläufigen Sigmoideostoma.

- **Vorgehen**

Rückenlagerung, Desinfektion und sterile Abdeckung in kliniküblicher Art und Weise. 3 cm oberhalb des Nabels kleine Längsinzision und Darstellen der Faszie. Minilaparotomie. Einbringen des Hasson-Trokars unter Sicht und Anschluss des Kohlendioxids. Eingehen mit der Optik. Die diagnostische Laparoskopie zeigt keine freie Flüssigkeit. Kein Ileus. Keinerlei Verwachsungen. Einbringen eines stumpfen 12er Trokars im linken Unterbauch im Bereich der präoperativ markierten zukünftigen Stomaausleitungsstelle. Einbringen eines weiteren stumpfen 12er Trokars im rechten Unterbauch. Kopftieflage. Mobilisation des Colon sigmoideum durch Lösen der embryonalen Verwachsungen mit der Gerota-Faszie links mit elektrischem Haken. Nun ist das Sigma so mobil, dass es an der präoperativ markierten Stelle vor die Bauchwand eventriert werden könnte. Fassen des zur Stomaanlage vorbereiteten Sigmaareals mit der Babcock-Zange über den Trokar im linken Unterbauch. Ablassen des Kohlendioxids. Zirkuläre Hautexzision im Bereich des linksseitigen Trokars. Kreuzförmiges Einspalten der vorderen Rektusscheide. Darstellen der hinteren Rektusscheide. Auch diese wird kreuzförmig gespalten und das Sigma ohne Spannung vor die Bauchdecke gezogen. Durchzug eines VessIloops. Rückzug aller Instrumente und Trokare unter Sicht. Faszienverschluss oberhalb des Nabels und im rechten Unterbauch. Desinfektion. Einzelne Subkutannähte. Hautdesinfektion. Resorbierbare Intrakutannaht. Steriler Verband. Eröffnen des Sigmas im Bereich des Reiters nur an der Vorderwand quer zur Achse. Exquisite Durchblutung. Einnähen des doppelläufigen Sigmoideostoma mit 3×0-Vicryl-Rückstichnähten. Fixation des VessIloops mit 2×0 Prolene. Aufkleben des Anus-praeter-Beutels.

- **Weiteres Prozedere**

Analgesie, Thromboseprophylaxe und Laborkontrollen nach kliniküblichem Schema. Reiterdrain nach 10 Tagen entfernen. Proktologische Fistelsanierung in zweiter Sitzung. Nahtmaterial ist resorbierbar.

N.N., Leitender OA/FA Chirurgie/Viszeralchirurgie

Rektumchirurgie

A. Flade

12.1   Tiefe anteriore Rektumresektion   – 110

12.2   Laparoskopische Rektumresektion   – 112

12.3   Laparoskopische Rektumresektion mit transanaler totaler mesorektaler Resektion (taTME)   – 114

12.4   Laparoskopische Rektumexstirpation   – 116

© Springer-Verlag GmbH Deutschland, ein Teil von Springer Nature 2018
O. Richter, D. Uhlmann (Hrsg.), *Operationsberichte Allgemein-, Viszeral-, Gefäß- und Thoraxchirurgie*, Operationsberichte
https://doi.org/10.1007/978-3-662-57283-2_12

12.1   Tiefe anteriore Rektumresektion

Op-Bericht, Klinik für Chirurgie

Pat.-Nr.:	Fall-Nr.:
Aktuelle Klinik:	Station:
Pat.-Name:	Geb.-Dat.:
	Geschlecht/Alter: m, 74 J.

Op-Datum:	
Op-Dauer (Schnitt/Naht): 155 min	
Saal:	
Personal:	
Operateur:	Anästhesist:
1. Assistent:	Anästhesieschw./pfl.:
2. Assistent:	Op-Schwester/-pfl.:
	Op-Springer:

12

- **Vorgeschichte/Indikation**

Bei dem Patienten liegt ein histologisch gesichertes Rektumkarzinom bei 9 cm ab ano im Stadium uT2 N0 vor. Es erfolgte die Vorstellung des Patienten im interdisziplinären Tumorboard. Hier wurde die Indikation zur primären Operation im Sinne einer tiefen anterioren Rekumresektion gestellt. Der Patient wurde ausführlich über Durchführung, Nutzen und Risiken des Eingriffs aufgeklärt und hat dem operativen Prozedere zugestimmt.

- **Diagnose**

Histologisch gesichertes Rektumkarzinom.

- **Operation**

Tiefe anteriore Rektumresektion mit totaler mesorektaler Exzision (TME) und Rekonstruktion durch lateroterminale Descendo-Rektostomie und Anlage eines protektiven doppelläufigen Ileostomas.

- **Vorgehen**

Rückenlagerung mit ausgelagerten Beinen. Sorgfältige Desinfektion und Abdecken des Op-Gebiets. Mediane Oberbauchlaparotomie, die sich in den Unterbauch fortsetzt. Exploration des Abdomens. Rechter und linker Leberlappen unauffällig. Keine Metastasierung. Abstopfen des mobilisierten Dünndarmpakets in den rechten Oberbauch. Mobilisierung des Sigmas und Lösen der postentzündlichen Adhäsionen. Weitere Vertikalisierung des rektosigmoidalen Übergangs und Präparation bis hin zur linken Flexur durch Lösen der embryonalen Adhäsionen des Kolons an die Gerota-Faszie. Darstellen des linken und des rechten Ureters, wobei der linke mit einem Zügel angeschlungen wird. Mobilisierung der linken Flexur unter Schonung der Milz bis zur Transversummitte durch Einspalten des Lig. gastrocolicum von links. Das Mesokolon wird teils scharf, teils stumpf vom Retroperitoneum präpariert. Darstellen der V. und A. mesenterica inferior und zentrale Ligatur der A. mesenterica inferior 1 cm distal ihres Abgangs aus der Aorta mit doppelter Ligatur Vicryl 2/0 unter Schonung des Nervenplexus. Ligatur der V. mesenterica inferior am Pankreasunterrand. Radikuläre Präparation auf den descendosigmoidalen Übergang. Hier erfolgt die entsprechende Feinpräparation darmwandnah. Absetzen des Kolons hier mit GIA 80. Stichinzision antimesokolisch etwa in 7 cm Abstand des Kolonendes. Dilatation und Einbringen der oralen Andruckplatte durch diese Hilfsinzision. Legen einer Tabaksbeutelnaht mit 2/0 Prolene um den Stachel, um ein Aufreißen zu vermeiden. Fortlaufende seromuskulär invertierende Übernähung der Klammernahtreihe mit 3/0 Vicryl. Jetzt weiteres Ablösen des Rektums auf Höhe des Promontoriums von der präsakralen Faszie im avaskulären Raum. Lyraförmiges Umschneiden des Beckenbodenperitoneums von links und rechts nach entsprechender sicherer Darstellung der Ureteren. Subtile Präparation in diesem Bereich und Durchführen der sauberen totalen mesorektalen Exzision. Darstellen der Paraproktien. Diese werden ebenfalls beckenwandnah unter Lateralisation der vegetativen Nerven durchtrennt. Jetzt Durchtrennung der Denonvillier-Faszie mit entsprechender Ablösung der Samenblasen. Bei der Präparation wird auf den Plexus hypogastricus superior und die Nn. hypogastrici geachtet. Diese werden nach dorsal bzw. lateral präpariert und geschont. Die Präparation ist aufgrund der Enge im kleinen Becken sehr schwierig. Im mittleren Drittel lässt sich nun der Tumor tasten. Nachdem das Mesorektum bis in die Levatorenebene präpariert wurde, lässt sich hier das Rektum wieder komplett umfahren. Jetzt aborales Absetzen des Präparates mit dem „curved stapler" (Ethicon) 5 cm aboral des Tumors und Resektion des Tumors. Abgabe zur Histologie. Probatorisches Vorlegen des Colon descendens ins kleine Becken, welches problemlos möglich ist, sodass eine spannungsfreie Anastomosierung realisiert werden kann. Zunächst Fluten des kleinen Beckens mit Kochsalz und Insufflation von Luft in den Rektumstumpf – dieser ist dicht. Nun Einführen des Staplers von analwärts nach manueller Sphinkterdilatation. Konnektierung und Anastomose, wobei der blinde Schenkel dorsal liegt. Die Anastomose ist spannungsfrei und gut durchblutet und etwa in 4 cm Höhe ab ACL. Überprüfung der Anastomose mit Methylenblau. Die Anastomose ist primär dicht. Es wird abschließend nochmals geprüft, dass Bluttrockenheit vorherrscht. Eine Rekonstruktion des Retroperitoneums ist in diesem Fall problemlos möglich. Nahtverschluss der Peritonealränder unter Einschluss des transponierten Kolons mit Einzelknopfnähten. Die in den Sakralbereich platzierte 20er Robinson-Drainage wird im linken Unterbauch nach außen geleitet, um die Versorgung des Ileostoma nicht zu beeinträchtigen. Zirkuläre Hautinzision im rechten Unterbauch im Bereich der präoperativ markierten Stomaposition. Kreuzförmiges Einspalten der Rektusscheide. Durchzug des terminalen Ileums etwa 20 cm vor der Bauhin-Klappe nach Vorlegen. Der Darm liegt spannungsfrei vor der Bauchdecke, der zuführende Schenkel kommt von kaudal. Instrumente und Tücher sind vollständig. Verschluss der medianen Ober- und Unterbauchlaparotomie durch eine 1/0-PDS-Schlingennnaht. Abschließende Hautklammerung. Steriler Verband.

Eröffnen des Ileostoma am oberen Schenkelende und nippelförmige Rekonstruktion unter prominenter Ausleitung des zuführenden, kaudalen Schenkels. Einnähen mit 3/0-Vicryl Rückstichnähten. Beide Schenkel sind für einen Finger problemlos durchgängig. Aufkleben des Anus-praeter-Beutels.

- **Weiteres Prozedere**

Fast-track-Protokoll. Analgesie, Thromboseprophylaxe und Laborkontrollen nach kliniküblichem Schema. Klammern nach 12 Tagen entfernen.

N.N., Leitender OA/FA Chirurgie/Viszeralchirurgie

12.2   Laparoskopische Rektumresektion

Op-Bericht, Klinik für Chirurgie

Pat.-Nr.:	Fall-Nr.:
Aktuelle Klinik:	Station:
Pat.-Name:	Geb.-Dat.:
	Geschlecht/Alter: w, 75 J.
Op-Datum:	
Op-Dauer (Schnitt/Naht): 195 min	
Saal:	
Personal:	
Operateur:	Anästhesist:
1. Assistent:	Anästhesieschw./pfl.:
2. Assistent:	Op-Schwester/-pfl.:
	Op-Springer:

12

- **Vorgeschichte/Indikation**

Histologisch nachgewiesenes Adenokarzinom des Rektums von 10–14 cm ab ano. Z. n. neoadjuvanter Radiochemotherapie. In der CT und Sonografie kein Anhalt für eine Fernmetastasierung. Indikation zur laparoskopischen Rektumresektion. Mit der Patientin wurden das operative Vorgehen sowie mögliche Komplikationen ausführlich besprochen. Sie erklärte schriftlich ihr Einverständnis. Der Tumor wurde präoperativ tuschemarkiert.

- **Diagnose**

Rektumkarzinom.

- **Operation**

Laparoskopische Rektumresektion mit partieller mesorektaler Exzision (PME).

- **Vorgehen**

Rückenlagerung mit ausgelagerten Beinen. Desinfektion und sterile Abdeckung in kliniküblicher Art und Weise. Perioperative Antibiose. 3 cm oberhalb des Nabels Längsinzision und Darstellen der Faszie. Einbringen der Veress-Nadel. Nach Prüfung auf korrekte Lage erfolgt die Anlage des Kapnoperitoneums. Einbringen eines stumpfen 12er Trokars und Eingehen mit der Optik. Keine Peritonealkarzinose, einige Zysten in der Leber, ansonsten unauffälliger intraabdomineller Befund. Einbringen eines stumpfen 12er Trokars in den rechten Unterbauch sowie eines weiteren im rechten Mittelbauch in den Bereich der präoperativ markierten Stomaposition. Ein 5er Arbeitstrokar wird im linken Unterbauch eingebracht. In extremer Kopftieflage zunächst Präparation der A. mesenterica inferior im Bereich des Mesosigmas („medial to lateral approach"). Von der distalen A. mesenterica inferior erfolgt die Präparation Richtung Aorta. Darstellen des Aortenabgangs der A. mesenterica inferior unter Mitnahme der A. colica sinistra („high tie"). Eindeutige Identifizierung des linken Ureters. Verschluss der A. mesenterica inferior mit zwei Lapro-Clips zentral (1 cm distal des Aortenabgangs unter Erhalt der vegetativen Nervenfasern) und mit 1 Clip peripher. Durchtrennen mittels Schere. Verschluss der V. mesenterica inferior am Pankreasunterrand mittels zweier Lapro-Clips. Durchtrennen mit Ultracision. Nun weitergehendes Hochschlagen des Dünndarms in den rechten Oberbauch sowie des großen Netzes in den linken Oberbauch. Es erfolgt die mediale Weiterpräparation in Höhe des Promontoriums durch Inzision des Serosaüberzugs des Mesosigma. Präparation in Richtung kleines Becken. Rechtsseitiges lyraförmiges Einschneiden des Peritoneums nach Visualisierung des rechten Ureters. Nach ausreichender Mobilisation von medial erfolgt nun die laterale Sigmoideolyse. Vorsichtiges Präparieren unter Erhalt der Gerota-Faszie. Inzision der Toldt'schen Linie linksseitig und stumpfes Medialisieren des Sigmas, bis zur eindeutigen Identifikation des Ureters auch von lateral. Nunmehr auch linksseitig Inzision des Beckenbodenperitoneums. Einspalten des Peritoneums nach Ablösen der linksseitigen Adnexe und damit Eingehen ins kleine Becken. Es findet sich ein leichter Descensus uteri, wobei in der Tiefe des Beckens die Tuschemarkierung des Rektumkarzinoms eindeutig auszumachen ist. Nun Aufheben der Kopftieflage und Lagerung in leichter Rechtsneigung mit leicht erhöhtem Oberkörper. Abpräparation des Omentum majus vom Colon descendens und der linken Flexur. Nun weitergehende Ultracisionpräparation des Omentum majus sowie des Lig. gastrocolicum im Bereich des linksseitigen Transversums und so Darstellen der linken Kolonflexur von medial. Dies geschieht unter konsequenter optischer Darstellung der Milz, um diese nicht zu verletzen. Nun auch laterale Lyse des Colon descendens und Herauslösen der linken Flexur nach Durchtrennen des Lig. splenocolicum mittels Ultracision. Die linke Flexur ist nun vollständig mobil. Durch die Bursa omentalis kann die Magenhinterwand gesehen werden. Erneute Kopftieflagerung. Stumpfes Eingehen in den retrorektalen Raum und damit Schonen des Plexus hypogastricus inferior und der Nervi hypogastrici. Eingehen ins kleine Becken und partielle mesorektale Exzision bis 5 cm unterhalb des Tumors ohne Coning. Dort wird das Mesorektum zirkulär durchtrennt. Wir befinden uns nun 5 cm unterhalb der Tuschemarkierung. Durchtrennen des Mesorektums in diesem Bereich mittels Ultracision. Nach zirkulärer Mobilisierung Absetzen des Rektums mittels Echelon 60 Gold. 6 cm Pfannenstielschnitt. Querinzision der Faszie. Längsspalten der Rektusmuskulatur in der Linea alba. Längsinzision des Peritoneums unter Schonung der Blase. Einbringen des Alexis-Wundrandprotektionsringes und Durchzug des Rektums durch die vordere Bauchwand. Der Tumor kann in sicherem Abstand von der distalen Resektionsgrenze getastet werden. Skelettierung des Rektums und damit radikuläre Skelettierung des Präparats auf 20 cm Länge. Setzen der Tabaksbeutelnahtklemme und Vorlegen der Tabaksbeutelnaht. Absetzen des Resektats zur histologischen Aufarbeitung. Die „back table" erfolgte Eröffnung zeigt den kastaniengroßen Tumor in 5 cm Abstand von der Klammernahtreihe. Problemlose Dilatation bis auf 31 mm und Einbinden einer 31er Staplerkopfes. Säuberung der Andruckplatte von überschüssigem Fett. Reposition zurück ins Abdomen und schichtweiser Bauchdeckenverschluss, zunächst fortlaufend des Peritoneums mit 1er Vicryl-Naht. Der Faszienverschluss erfolgt mit 1er PDS fortlaufend. Einzelne Subkutannähte. Hautdesinfektion. Resorbierbare Intrakutannaht. Erneute Anlage des Kapnoperitoneums. Keinerlei Blutbeimengungen im kleinen Becken. Das Colon descendens fällt problemlos ins kleine Becken. Vorbringen des Zirkulärstaplers nach Analdilatation. Der Dorn kommt genau in der Mitte der Klammernahtreihe zum Vorschein. Konnektion unter Beachtung der Rotation und Herstellen der Anastomose. Beide Anastomosenringe sind kräftig. Die Blauprobe und Luftinsufflationsprobe ergibt keinen Anhalt für eine Insuffizienz. Platzierung einer 20er Robinson-Drainage ins kleine Becken und separate Ausleitung über die linke Trokarinzision. Sicherung durch Naht. Rückzug aller Instrumente und Trokare unter Sicht. Bei Vollzähligkeit der Instrumente und Textilien, auch nach Rückfrage bei der Schwester, Faszienverschluss im rechten Unterbauch sowie supraumbilikal. Hautdesinfektion. Einzelne Subkutannähte. Hautdesinfektion. Resorbierbare Intrakutannaht der Haut. Steriler Verband.

- ■ **Weiteres Prozedere**
Fast-track-Protokoll. Analgesie, Thromboseprophylaxe und Laborkontrollen nach kliniküblichem Schema.

N.N., Leitender OA/FA Chirurgie/Viszeralchirurgie

12.3 Laparoskopische Rektumresektion mit transanaler totaler mesorektaler Resektion (taTME)

Op-Bericht, Klinik für Chirurgie

Pat.-Nr.:	**Fall-Nr.:**
Aktuelle Klinik:	**Station:**
Pat.-Name:	**Geb.-Dat.:**
	Geschlecht/Alter: m, 66 J.
Op-Datum:	
Op-Dauer (Schnitt/Naht): 355 min	
Saal:	
Personal:	
Operateur:	**Anästhesist:**
1. Assistent:	**Anästhesieschw./pfl.:**
2. Assistent:	**Op-Schwester/-pfl.:**
	Op-Springer:

- **Vorgeschichte/Indikation**

Histologisch nachgewiesenes Adenokarzinom des Rektums von 7–12 cm ab ano. Z. n. neoadjuvanter Radiochemotherapie. In der CT und Sonografie kein Anhalt für eine Fernmetastasierung. Männlicher Patient mit großem Tumor im mittleren Rektum. Daher Indikation zur laparoskopischen Rektumresektion mit taTME. Mit dem Patienten wurden das operative Vorgehen sowie mögliche Komplikationen ausführlich besprochen. Er erklärte schriftlich sein Einverständnis.

- **Diagnose**

Rektumkarzinom mittleres Drittel.

- **Operation**

Laparoskopische Rektumresektion mit taTME.

- **Vorgehen**

Rückenlagerung mit ausgelagerten Beinen. Desinfektion und sterile Abdeckung in kliniküblicher Art und Weise. Perioperative Antibiose. 3 cm oberhalb des Nabels Längsinzision und Darstellen der Faszie. Einbringen der Veress-Nadel. Nach Prüfung auf korrekte Lage erfolgt die Anlage des Kapnoperitoneums. Einbringen eines stumpfen 12er Trokars und Eingehen mit der Optik. Keine Peritonealkarzinose, einige Zysten in der Leber, ansonsten unauffälliger intraabdomineller Befund. Einbringen eines stumpfen 12er Trokars in den rechten Unterbauch sowie eines weiteren im rechten Mittelbauch in den Bereich der präoperativ markierten Stomaposition. Ein 5er Arbeitstrokar wird im linken Unterbauch eingebracht. In extremer Kopftieflage zunächst Präparation der A. mesenterica inferior im Bereich des Mesosigmas („medial to lateral approach"). Von der distalen A. mesenterica inferior erfolgt die Präparation Richtung Aorta. Darstellen des Aortenabgangs der A. mesenterica inferior unter Mitnahme der A. colica sinistra („high tie"). Eindeutige Identifizierung des linken Ureters. Verschluss der A. mesenterica inferior mit zwei Lapro-Clips zentral (1 cm distal des Aortenabgangs unter Erhalt der vegetativen Nervenfasern) und mit einem Clip peripher. Durchtrennen mittels Schere. Verschluss der V. mesenterica inferior am Pankreasunterrand mittels zweier Lapro-Clips. Durchtrennen mit Ultracision. Nun weitergehendes Hochschlagen des Dünndarms in den rechten Oberbauch sowie des großen Netzes in den linken Oberbauch. Es erfolgt die mediale Weiterpräparation in Höhe des Promontoriums durch Inzision des Serosaüberzugs des Mesosigmas. Präparation in Richtung kleines Becken. Rechtsseitiges lyraförmiges Einschneiden des Peritoneums nach Visualisierung des rechten Ureters. Nach ausreichender Mobilisation von medial erfolgt nun die laterale Sigmoideolyse. Vorsichtiges Präparieren unter Erhalt der Gerota-Faszie. Inzision der Toldt'schen Linie linksseitig und stumpfes Medialisieren des Sigmas, bis zur eindeutigen Identifikation des Ureters auch von lateral. Nunmehr auch linksseitig Inzision des Beckenbodenperitoneums. Ventral des Rektums wird das Peritoneum noch nicht inzidiert. Nun Aufheben der Kopftieflage und Lagerung in leichter Rechtsneigung mit leicht erhöhtem Oberkörper. Abpräparation des Omentum majus vom Colon descendens und der linken Flexur. Nun weitergehende Ultracisionpräparation des Omentum majus sowie des Lig. gastrocolicum im Bereich des linksseitigen Transversums und Darstellen der linken Kolonflexur von medial. Dies geschieht unter konsequenter optischer Darstellung der Milz, um diese nicht zu verletzen. Nun auch laterale Lyse des Colon descendens und Herauslösen der linken Flexur nach Durchtrennen des Lig. splenocolicum mittels Ultracision. Die linke Flexur ist nun vollständig mobil. Durch die Bursa omentalis kann die Magenhinterwand gesehen werden. Erneute Kopftieflagerung. Stumpfes Eingehen in den retrorektalen Raum unter Schonung des Plexus hypogastricus inferior und der Nn. hypogastrici. Eingehen ins kleine Becken und Beginn der totalen mesorektalen Exzision bis in Höhe von S3, was durch den großen Rektumtumor schwierig ist.

Zwischenzeitlich erfolgt durch ein zweites Team die manuelle Sphinkterdilatation. Der Tumor ist an der Fingerspitze gerade tastbar. Einbringen des LoneStar-Retraktors und Fixation der Haken am Anoderm. Einbringen des Gelpoint Path und Anschluss der zweiten Kohlendioxidinsufflation in das Rektum mittels Airseal (Druck 12 mmHg). Einbringen der 5er Optik. Inspektion des Rektums. Man sieht deutlich das distale Tumorende in der angegebenen Höhe. Über zwei weitere transanale Trokare wird endoluminal in 2 cm Abstand vom Rektumkarzinom aboral zirkulär eine Tabaksbeutelnaht mit 2/0 Prolene vorgelegt, beginnend bei 2 Uhr SSL. Entfernen des Gelpoints und Knoten der Tabaksbeutelnaht. Erneutes Anbringen des Gelpoints und Anschluss des Airseals. Nun erfolgt die elektrische Markierung an der Basis der Falten zirkulär punktuell. Bei 5 Uhr SSL beginnend erfolgt die transmurale Durchtrennung des Rektums mit dem Thermohäkchen. Kleinere Blutungen werden sofort subtil gestillt, um die Übersicht nicht zu gefährden. Inzision der Rektumwand zirkulär. Nun dorsal beginnend weitere Präparation nach unten, welches noch unterhalb des Mesorektums gelingt. Eingehen in das Subperitoneum in die avaskuläre Schicht. So wird schrittweise die TME von transanal begonnen. Dorsolateral hat man einen Blick auf die intakte Fascia endopelvina mit den dahinter liegenden Nerven. Nun Darstellen der Prostatakapsel, welche geschont wird. Nachdem jetzt noch die neurovaskulären Bündel ventrolateral beidseits verblieben sind, werden auch diese schrittweise ohne Verletzung der Vesiculae seminalis thermisch durchtrennt. In dieser Phase der Operation assistiert der laparoskopische Operateur nur durch Zug und Gegenzug dem transanalen Operateur. Durch Diaphanoskopie im retroprostatischen Gewebe kann der laparoskopische Operateur die Präparationsschicht des transanalen Teams erkennen und das Rendezvous vorbereiten. Der Durchtritt erfolgt zunächst ventral. Von dort kommend wird die TME wechselnd vom demjenigen Operateur fortgesetzt, der technisch einfacher präparieren kann, der andere exponiert. Nach zirkulär vollständiger TME kann das Resektat von abdominal aus dem kleinen Becken eventriert werden.

6 cm Pfannenstielschnitt. Querinzision der Faszie. Längsspalten der Rektusmuskulatur in der Linea alba. Längsinzision des Peritoneums unter Schonung der Blase. Einbringen des Alexis-Wundrandprotektionsringes und Durchzug des Rektums durch die vordere Bauchwand. Der Tumor kann in sicherem Abstand von der distalen Resektionsgrenze getastet werden. Skelettierung des Rektums und damit radikuläre Skelettierung des Präparats auf 20 cm Länge.

Absetzen des Kolons hier mit GIA 80. Stichinzision antimesokolisch etwa in 7 cm Abstand des Kolonendes. Dilatation und Einbringen der oralen Andruckplatte durch diese Hilfsinzision. Legen einer Tabaksbeutelnaht mit 2/0 Prolene um den Stachel, um ein Aufreißen zu vermeiden. Fortlaufende seromuskulär invertierende Übernähung der Klammernahtreihe am blinden Ende mit 3/0 Vicryl. Reposition zurück ins Abdomen und schichtweiser Bauchdeckenverschluss, zunächst fortlaufend des Peritoneums mit 1er Vicrylnaht. Der Faszienverschluss erfolgt mit 1er PDS fortlaufend. Einzelne Subkutannähte. Hautdesinfektion. Resorbierbare Intrakutannaht.

Von transanal Mobilisation des Rektumstumpfes auf 5 mm Länge zirkulär. Nun Entfernen des Deckels des Gelpoint Path durch das transanale Team. Vorlegen einer Tabaksbeutelnaht 2/0 Prolene am oralen Rektumresektionsrand, welcher durch den noch einliegenden Anteil des Gelpoints gut zu sehen ist. Einlage einer 16er Robinson-Drainage durch das offene Rektum und Nahtverschluss der Tabaksbeutelnaht über der einliegenden Drainage (nicht zu fest). Der Dorn des Zirkulärstaplers wird extraanal auf die Drainage aufgesteckt.

Erneute Anlage des Kapnoperitoneums. Keinerlei Blutbeimengungen im kleinen Becken. Das Colon descendens fällt problemlos ins kleine Becken. Die Drainage ist aus dem Rektumstumpf kommend laparoskopisch sichtbar. Sie wird gefasst und schrittweise in das Abdomen gezogen. Mit ihr wird vom transanalen Operateur geführt der Dorn des Zirkulärstaplers durch die Mitte der zugezogenen Tabaksbeutelnaht in das kleine Becken platziert. Nun wird intraabdominell die Drainage vom Dorn abgezogen und entfernt. Konnektierung und Anastomose, wobei der blinde Schenkel dorsal liegt. Die Anastomose ist spannungsfrei und gut durchblutet und etwa in 3 cm Höhe ab ACL. Beide Anastomosenringe sind kräftig. Entfernen des Gelpoints. Die Blauprobe und Luftinsufflationsprobe ergibt keinen Anhalt für eine Insuffizienz. Es wird abschließend nochmals geprüft, dass Bluttrockenheit vorherrscht. Einbringen einer 20er Robinson-Drainage vom Trokar im linken Unterbauch und Platzierung in das kleine Becken. Sicherung durch Naht.

Darstellen des terminalen Ileums. Fassen 20 cm vor der Bauhin-Klappe mit der Babkock-Zange über den Trokarzugang im rechten Mittelbauch (Stomaposition). Zirkuläre Hautinzision um diesen Trokar. Kreuzförmiges Einspalten der Rektusscheide. Eventration des terminalen Ileums. Der Darm liegt spannungsfrei vor der Bauchdecke, der zuführende Schenkel kommt von kaudal. Rückzug aller Instrumente und Trokare unter Sicht. Bei Vollzähligkeit der Instrumente und Textilien, auch nach Rückfrage bei der Schwester, Faszienverschluss im rechten Unterbauch sowie supraumbilikal. Hautdesinfektion. Einzelne Subkutannähte. Hautdesinfektion. Resorbierbare Intrakutannaht der Haut. Steriler Verband.

Eröffnen des Ileostomas am oberen Schenkelende und nippelförmige Rekonstruktion unter prominenter Ausleitung des zuführenden kaudalen Schenkels. Einnähen mit 3/0-Vicryl-Rückstichnähten. Beide Schenkel sind für einen Finger problemlos durchgängig. Aufkleben des Anus-praeter-Beutels.

- **Weiteres Prozedere**

Fast-track-Protokoll. Analgesie, Thromboseprophylaxe und Laborkontrollen nach kliniküblichem Schema.

N.N., Leitender OA/FA Chirurgie/Viszeralchirurgie

12.4 Laparoskopische Rektumexstirpation

Op-Bericht, Klinik für Chirurgie

Pat.-Nr.:	**Fall-Nr.:**
Aktuelle Klinik:	**Station:**
Pat.-Name:	**Geb.-Dat.:**
	Geschlecht/Alter: w, 69 J.
Op-Datum:	
Op-Dauer (Schnitt/Naht): 225 min	
Saal:	
Personal:	
Operateur:	**Anästhesist:**
1. Assistent:	**Anästhesieschw./pfl.:**
2. Assistent:	**Op-Schwester/-pfl.:**
	Op-Springer:

- **Vorgeschichte/Indikation**

Histologisch nachgewiesenes Adenokarzinom des Rektums von 0–4 cm ab ano. Z. n. neoadjuvanter Radiochemotherapie. In der CT und Sonografie kein Anhalt für eine Fernmetastasierung. Indikation zur laparoskopischen Rektumexstirpation. Mit der Patientin wurden das operative Vorgehen sowie mögliche Komplikationen ausführlich besprochen. Sie erklärte schriftlich ihr Einverständnis. Die Stomaposition wurde präoperativ farbmarkiert.

- **Diagnose**

Rektumkarzinom unteres Drittel.

- **Operation**

Laparoskopische Rektumexstirpation.

- **Vorgehen**

Rückenlagerung mit ausgelagerten Beinen. Desinfektion und sterile Abdeckung in klinküblicher Art und Weise. Perioperative Antibiose. 3 cm oberhalb des Nabels Längsinzision und Darstellen der Faszie. Einbringen der Veress-Nadel. Nach Prüfung auf korrekte Lage erfolgt die Anlage des Kapnoperitoneums. Einbringen eines stumpfen 12er Trokars und Eingehen mit der Optik. Keine Peritonealkarzinose, einige Zysten in der Leber, ansonsten unauffälliger intraabdomineller Befund. Einbringen eines stumpfen 12er Trokars in den rechten Unterbauch sowie eines weiteren im rechten Mittelbauch. Ein 10er Arbeitstrokar wird im linken Unterbauch im Bereich der zukünftigen Stomaposition eingebracht. In extremer Kopftieflage zunächst Präparation der A. mesenterica inferior im Bereich des Mesosigma („medial to lateral approach"). Von der distalen A. mesenterica inferior erfolgt die Präparation Richtung Aorta. Darstellen des Aortenabgangs der A. mesenterica inferior unter Erhalt der A. colica sinistra („low tie"). Eindeutige Identifizierung des linken Ureters. Verschluss der A. mesenterica inferior mit zwei Lapro-Clips zentral (2 cm distal des Aortenabgangs unter Erhalt der vegetativen Nervenfasern) und mit einem Clip peripher. Verschluss der V. mesenterica inferior am Pankreasunterrand mittels zweier Lapro-Clips. Durchtrennen mit Ultracision. Nun weitergehendes Hochschlagen des Dünndarms in den rechten Oberbauch sowie des großen Netzes in den linken Oberbauch. Es erfolgt die mediale Weiterpräparation in Höhe des Promontoriums durch Inzision des Serosaüberzugs des Mesosigmas. Präparation in Richtung kleines Becken. Rechtsseitiges lyraförmiges Einschneiden des Peritoneums nach Visualisierung des rechten Ureters. Nach ausreichender Mobilisation von medial erfolgt nun die laterale Sigmoideolyse. Vorsichtiges Präparieren unter Erhalt der Gerota-Faszie. Inzision der Toldt'schen Linie linksseitig und stumpfes Medialisieren des Sigmas, bis zur eindeutigen Identifikation des Ureters auch von lateral. Nunmehr auch linksseitig Inzision des Beckenbodenperitoneums. Einspalten des Peritoneums nach Ablösen der linksseitigen Adnexe und damit Eingehen ins kleine Becken. Nun stumpfes Eingehen in den retrorektalen Raum und damit Schonen des Plexus hypogastricus inferior und der Nn. hypogastrici. Eingehen ins kleine Becken und totale mesorektale Exzision bis zum Beckenboden. Dort endet das Mesorektum. Wir befinden uns nun im Bereich des Beckenbodens. Das Colon descendens ist mobil, sodass es spannungsfrei im linken Unterbauch als Stoma ausgeleitet werden könnte. Absetzen des Kolons am descendosigmoidalen Übergang mittels Endo-GIA. Platzierung einer Kompresse in die Kreuzbeinhöhle an den tiefsten Punkt der abdominalen Operation dorsal des Rektums. Unterbrechung der laparoskopischen Operation und Zuwenden zum Perineum. Zirkuläre Tabaksbeutelnaht des Anus mittels 0er Vicryl-Naht. Zirkuläre Hautexzision des kompletten Anus. Im subkutanen Fettgewebe wird die Präparation mittels Kauter fortgesetzt. Der Musculus sphinkter ani externus wird in toto mitreseziert. Durchtrennen des Lig. anococcygeum. Von dorsal kommend wird elektrisch auf beiden Seiten der M. levator ani durchtrennt. Nun lässt sich dorsal ein Durchtritt in das kleine Becken schaffen. Die Kompresse kann getastet werden und schützt die dahinter liegenden Strukturen. Ventral erfolgt die behutsame Präparation retrovaginal mittels Präparierschere, um die Vagina nicht zu verletzen. Die Einstellung erfolgt dynamisch mit Langenbeck-Haken. So lässt sich schlussendlich das Rektum auch von perineal zirkulär mobilisieren. Durchzug des kompletten Resektats perineal und Abgabe zur Histologie. Entfernung der eingelegten Kompresse. Sorgfältige bipolare Blutstillung. Spülung. Einlage einer subkutanen 12er Redon-Drainage und extravulnäre Ausleitung. Sicherungsnaht. Verschluss des Perineums zunächst subkutan zweireihig unter Mitnahme der lateralen Levator-ani-Reste mit 2/0-Vicryl-Einzelknopfnähten. Hautverschluss durch 2/0-Prolene-Einzelknopfrückstichnähte. Steriler Verband. Nun erneut Anschluss des Kapnoperitoneums. In Kopftieflagerung erfolgt die Spülung des kleinen Beckens. Keine Blutung. Rekonstruktion des Peritonealdefektes im Bereich des kleinen Beckens unter fortlaufender 3/0-Vicryl-Naht mit Einbeziehung des Uterus. Es verbleibt ein kleines, nicht zu verschließendes Dreieck hinter dem Uterus. Einlage einer 20er Robinson-Drainage ins kleine Becken und Ausleitung über den kaudalen 12er Trokar im rechten Unterbauch. Sicherungsnaht. Fassen des blind verschlossenen Colon descendens mittels Babcock-Zange über den Trokar im linken Unterbauch. Zirkuläre Hautexzision im Bereich dieses Trokars und kreuzförmiges Einspalten von vorderer und hinterer Rektusscheide. Spannungsfreier Durchzug des Colon descendens in diesem Bereich. Hierbei Beachtung der Rotation. Die abschließende Laparoskopie zeigt unauffällige Verhältnisse. Das Omentum majus wird wieder vor die Dünndarmschlingen platziert. Rückzug aller Instrumente und Trokare unter Sicht. Faszienverschluss im Bereich supraumbilikal und rechter Mittelbauch. Desinfektion. Einzelne Subkutannähte. Hautdesinfektion. Wundverschluss durch resorbierbare Intrakutannaht. Steriler Verband. Absetzen der Klammernahtreihe am Descendostoma und Einnähen des Colon descendens mittels 3/0-Vicryl-Rückstichnähten. Das Stoma ist für einen Finger problemlos durchgängig. Aufkleben des Anus-praeter-Beutels.

- ■ **Weiteres Prozedere**

Fast-track-Protokoll, Analgesie, Thromboseprophylaxe und Laborkontrollen nach kliniküblichem Schema. Nahtmaterial am Abdomen resorbierbar, am Perineum bitte nach 12 Tagen entfernen.

N.N., Leitender OA/FA Chirurgie/Viszeralchirurgie

Analchirurgie

T. Jacobi

13.1   Spaltung eines Analabszesses und Fadendrainage bei abszedierender intersphinktärer Analfistel   – 120

13.2   Fistulektomie mit plastischem Verschluss bei transsphinktärer Analfistel   – 121

13.3   Verschluss einer transsphinktären Analfistel mit Fistel-Plug   – 122

13.4   Hämorrhoidopexie nach Longo   – 123

13.5   Dopplergestützte Hämorrhoidenarterienligatur mit rektoanalem Repair   – 124

13.6   STARR-Operation bei rektoanaler Intussuszeption mit Rektumulkus   – 125

13.7   Fissurektomie nach Gabriel   – 126

13.8   Transanale Vollwandresektion bei Rektumkarzinom   – 127

13.9   Plastische Rekonstruktion eines Sinus pilonidalis nach Karydakis   – 128

13.10   Anoplastik mit Sphinkterotomie bei Analkanalstenose   – 129

13.11   Temporäre Sakralnervenstimulation   – 130

13.12   Sakralnervenstimulation mit Permanentimplantation   – 131

© Springer-Verlag GmbH Deutschland, ein Teil von Springer Nature 2018
O. Richter, D. Uhlmann (Hrsg.), *Operationsberichte Allgemein-, Viszeral-, Gefäß- und Thoraxchirurgie,* Operationsberichte
https://doi.org/10.1007/978-3-662-57283-2_13

13.1   Spaltung eines Analabszesses und Fadendrainage bei abszedierender intersphinktärer Analfistel

Op-Bericht, Klinik für Viszeralchirurgie und Proktologie

Pat.-Nr.:	**Fall-Nr.:**
Aktuelle Klinik:	**Station:**
Pat.-Name:	**Geb.-Dat.:**
	Geschlecht/Alter: m 56 J.
Op-Datum:	
Op-Dauer (Schnitt/Naht): 12 min	
Saal:	
Personal:	
Operateur:	**Anästhesist:**
1. Assistent:	**Anästhesieschw./pfl.:**
2. Assistent:	**Op-Schwester/-pfl.:**
	Op-Springer:

- **Vorgeschichte/Indikation**

Oben genannter Patient berichtet über Beschwerden im Bereich des Afters seit einer Woche. Dabei trat eine zunehmende Schwellung auf, mit Schmerzen beim Stuhlgang und febrilen Temperaturen. Die proktologische Untersuchung zeigt eine druckdolente Schwellung bei 6 Uhr Steinschnittlage (SSL), welche bis in den Analkanal hineinreicht und dort ebenfalls zu einem verschwollenen Lumen führt. In der Proktoskopie ist zunächst keine Fistel detektierbar. Der Patient ist über den Eingriff und das Komplikationspotenzial, insbesondere eine Verminderung der Kontinenz aufgeklärt.

- **Diagnose**

Analabszess mit intersphinkterer Analfistel.

- **Operation**

Lay open.

- **Vorgehen**

Abwaschen und steriles Eingrenzen des Op-Feldes. Der Patient ist in Steinschnittlage positioniert. Nun im Bereich der Fluktuation zirkulärer Hautschnitt des Anoderms, dabei entlastet sich sofort dickrahmiger Eiter. Die Inzision wird zu einem großen Drainagedreieck erweitert, sodass der Abszess ausreichend Abfluss hat. Dann vorsichtige Kürettage der Abszesshöhle. Es zeigt sich, dass sich der Abszess zwischen den M. sphincter ani internus und externus vorgewühlt hat. Vorsichtige Sondierung mit der Sonde. Dabei zeigt sich eine intersphinktäre Analfistel, welche in der Krypte bei 6 Uhr mündet. Die Fistel wird sofort gespalten und das Fistelgewebe komplett ausgeräumt. Subtile Kontrolle der Blutstillung, Ausspülen der Wunde, lockere Vorlage einer Salbentamponade und Vorlage eines Verbandes.

- **Weiteres Prozedere**

Täglich mehrfach Ausduschen, insbesondere nach dem Stuhlgang. Weiche Vliesstoffkompressen. Analgesie mit Ibuprofen 800 mg p.o. 3×1.

Nachkontrolle nach Entlassung: 1 Woche.

N.N., FA Viszeralchirurgie/Proktologie

13.2 Fistulektomie mit plastischem Verschluss bei transsphinktärer Analfistel

Op-Bericht, Klinik Viszeralchirurgie und Proktologie

Pat.-Nr.:	**Fall-Nr.:**
Aktuelle Klinik:	**Station:**
Pat.-Name:	**Geb.-Dat.:**
	Geschlecht/Alter: m, 34 J.
Op-Datum:	
Op-Dauer (Schnitt/Naht): 45 min	
Saal:	
Personal:	
Operateur:	**Anästhesist:**
1. Assistent:	**Anästhesieschw./pfl.:**
2. Assistent:	**Op-Schwester/-pfl.:**
	Op-Springer:

- **Vorgeschichte/Indikation**

Bei oben genanntem Patienten bestehen rezidivierende Analabszesse, sowohl links- als auch rechtsseitig, mit jeweils einem sekundärem Fistelostium bei 5 und 7 Uhr SSL. Im Rahmen der Diagnostik zeigte sich eine transsphinktäre Analfistel, mit einem primären Fistelostium bei 6 Uhr SSL und einem retrorektal lokalisierten Verhalt. In Vorbereitung der Operation erfolgte jeweils eine Fadendrainage über die primäre Fistelöffnung bei 6 Uhr nach jeweils 5 und 7 Uhr SSL. Aufgrund des komplizierten Fistelsystems liegt sowohl eine Endosonografie als auch ein MRT des Analkanals vor. Die oben genannte Operation wird mit dem Patienten ausführlich besprochen. Er ist über das Verfahren und das Komplikationspotenzial, insbesondere eine mögliche Einschränkung der Kontinenz aufgeklärt.

- **Diagnose**

Transsphinktere Analfistel bei 6 Uhr SSL.

- **Operation**

Fistulektomie und plastischer Verschluss durch Advancement Flap.

- **Vorgehen**

Abwaschen, steriles Eingrenzen des Op-Feldes, der Patient ist in Steinschnittlage positioniert. Zunächst Inspektion und Austasten des Analkanals. Bei dem Test mit dem Langenbeck-Haken umgreift Fistel ca. 2/3 der Sphinktermuskulatur, der M. puborectales ist nicht involviert. Zunächst Umschneidung des sekundären Fistelostiums bei 5 Uhr SSL, Präparation des langen Fistelganges bis zur Schließmuskulatur, dabei zeigt sich, dass beide Fistelstränge sich zu einem primären Trakt bei 6 Uhr vereinigen. Aus diesem Grund ebenfalls Präparation des Fisteltraktes von 7 Uhr SSL. Sie wird retrorektal abgesetzt, danach wird nur noch der gemeinsame Trakt bis an den Schließmuskel präpariert. Dies gestaltet sich schwierig, da eine boomerangförmige Konfiguration vorliegt. Danach Einsetzen eines Lone-Star-Retraktors und eines Parks-Spreizers in den Analkanal, Aufspannen desselben. Die primäre Fistelöffnung wird nun mit dem Abstand von 1 cm nach lateral und 5 mm nach ventral umschnitten und ein Schleimhaut-Internus-Lappen gebildet. Dieser wird zungenförmig nach oral mobilisiert und um den fisteltragenden Anteil gekürzt. Danach wird über das Lumen des Analkanals mit einem Overholt der von perianal präparierte und gekürzte Fisteltrakt in das Lumen hineingezogen und so die Fistel komplett exstirpiert. Abgabe des Präparates zur Histologie, Ausspülen der Wunde. Es ist ein Defekt von 1 cm im Bereich der Schließmuskulatur entstanden. Dieser wird mit 4 Fäden 2×0 PDS flüssigkeitsdicht verschlossen. Kontrolle der Blutstillung. Der Advancement Flap bestehend aus Schleimhaut und M. sphincter internus wird auf die Rekonstruktion gedeckt und mit 3×0 PDS vernäht. Die Zugangswunden bei 5 und 7 Uhr SSL werden der Sekundärheilung überlassen. Wundsäuberung und jeweils Einlage einer lockeren Kompresse und Verband mittels Netzhose.

- **Weiteres Prozedere**

Täglich Austupfen über sekundären Wunden. Abduschen ab dem 2. postop. Tag. Analgesie Ibuprofen 800 mg p.o. 3×1. Stuhlregulation mit Fluxlon.

Nachkontrolle eine Woche nach Entlassung

N.N., FA Viszeralchirurgie/Proktologie

13.3   Verschluss einer transsphinktären Analfistel mit Fistel-Plug

Op-Bericht, Klinik für Viszeralchirurgie und Proktologie

Pat.-Nr.:	**Fall-Nr.:**
Aktuelle Klinik:	**Station:**
Pat.-Name:	**Geb.-Dat.:**
	Geschlecht/Alter: w, 28 J.

Op-Datum:	
Op-Dauer (Schnitt/Naht): 27 min	
Saal:	
Personal:	
Operateur:	**Anästhesist:**
1. Assistent:	**Anästhesieschw./pfl.:**
2. Assistent:	**Op-Schwester/-pfl.:**
	Op-Springer:

- **Vorgeschichte/Indikation**

Bei oben genannter Patientin besteht seit über 10 Jahren ein Morbus Crohn, wobei aktuell ein Abszess bei 2 Uhr SSL vorlag. Infolgedessen hatte sich eine transsphinktäre Analfistel herausgebildet. Nach Erläuterung der gängigen Op-Verfahren möchte die Patientin maximalen Wert auf die Erhaltung der Stuhlkontinenz legen. Aus diesem Grund fällt die Entscheidung zum Op-Verfahren des Fistel-Plugs. Die Patientin ist über den Eingriff einschließlich Komplikationspotenzial aufgeklärt, stimmt dem operativen Vorgehen zu.

- **Diagnose**

Transsphinktere Analfiste, Morbus Crohn.

- **Operation**

Fistelverschluss mittels Fistula-Plug.

- **Vorgehen**

Steinschnittlagerung, Desinfektion und steriles Eingrenzen des Op-Gebietes. Äußerlich zeigt sich die bekannte sekundäre Fistelöffnung bei 2 Uhr SSL, ca. 3 cm entfernt vom Analkanal. Ebenfalls bei 2 Uhr befindet sich die primäre Fistelöffnung. Die Fistel kann unproblematisch komplett sondiert werden. Die Länge der Fistel beträgt ca. 3 cm und wird zunächst mit einer kleinen Bürste deepithelialisiert. Danach vorsichtige Mobilisation von Schleimhaut und M. sphincter ani internus im Bereich der primären Fistelöffnung. Das sekundäre Fistelostium wird sparsam exzidiert. Der Fistel-Plug ist für 5 min in steriler Kochsalzlösung eingeweicht worden. An die Spitze des Plugs wird ein Faden geknotet und damit der Plug über die primäre Fistelöffnung in den Fistelkanal hineingezogen, sodass er im Analkanal bündig mit der Schließmuskulatur abschließt. Dort wird der Fistel-Plug mit einer Z-Naht mit 3×0 PDS fixiert. Danach Deckung der mobilisierten Schleimhaut und des M. sphincter ani internus über den Fistel-Plug mit 2 Monocryl-Nähten (3×0), sodass sich hier ein dichter Verschluss ergibt. Im Bereich des sekundären Fistelostiums wird der Fistel-Plug gekürzt, sodass lediglich 5 mm des Fistel-Plugs überstehen. Wundsäuberung und Vorlage eines Verbandes.

- **Weiteres Prozedere**

Tägliches Abduschen. Stuhlregulation mit Fluxlon. Analgesie Novalgin 500 mg p.o. 3×1.

N.N., FA Viszeralchirurgie/Proktologie

13.4 Hämorrhoidopexie nach Longo

Op-Bericht, Klinik für Viszeralchirurgie und Proktologie

Pat.-Nr.:	Fall-Nr.:
Aktuelle Klinik:	Station:
Pat.-Name:	Geb.-Dat.:
	Geschlecht/Alter: m, 47 J.
Op-Datum:	
Op-Dauer (Schnitt/Naht): 14 min	
Saal:	
Personal:	
Operateur:	Anästhesist:
1. Assistent:	Anästhesieschw./pfl.:
2. Assistent:	Op-Schwester/-pfl.:
	Op-Springer:

- **Vorgeschichte/Indikation**

Bei oben genanntem Patienten besteht ein ausgeprägtes Hämorrhoidalleiden, welches zu Blutungen, Stuhlschmieren und einem häufigen Prolaps geführt hat. Der Patient muss den Prolaps reponieren. Die proktologische Untersuchung zeigt zirkulär ausgeprägte Hämorrhoiden mit deutlicher Blutungsneigung. Proktoskopisch Prolaps in allen Segmenten. Es liegt ein Hämorrhoidalleiden Stadium III vor, mit der Indikation zur chirurgischen Versorgung. Aufgrund des zirkulären Befalls wird die Indikation zur Stapler-Hämorrhoidopexie gestellt. Der Patient ist über den Eingriff einschließlich Komplikationspotenzial aufgeklärt und stimmt dem operativen Vorgehen zu. Es bestehen keine Op-relevanten Nebenerkrankungen.

- **Diagnose**

Hämorrhoiden Stadium III, zirkulär.

- **Operation**

Stapler-Hämorrhoidopexie nach Longo.

- **Vorgehen**

Abwaschen, steriles Eingrenzen des Op-Feldes; der Patient ist in Steinschnittlage positioniert. Zunächst digitale Palpation des Analkanals ohne pathologischen Befund. Beim Einsetzen des Spreizers zeigen sich in allen Segmenten prominente Hämorrhoidalkomplexe. Beim Tupfertest können die Hämorrhoidalkomplexe evertiert werden, keine spontane Reposition.

Zunächst dosierte Sphinkterdilatation und Vorlegen von 4 Haltefäden im Bereich der Anokutanlinie bei 3/6/9 und 12 Uhr SSL. Zur Fixierung des anschließend eingeführten Ringdilatators Identifikation der Linea dentata, welche unter dem Dilatator lokalisiert ist. Einsetzen des Anoskops. Im Abstand von 3 cm zur Hämorrhoidenbasis wird die distale Rektummukosa mittels einer Tabaksbeutelnaht zirkulär gefasst. Danach digitale Kontrolle der richtigen Nahtlage und Einführen des komplett geöffneten Zirkulärstaplers. Lockeres Knoten der Tabaksbeutelnaht über dem Zentraldorn. Die zwei Fadenenden werden nun durch die Ösen des Staplers bei 3 und 9 Uhr durchgezogen und miteinander verknotet. Unter Anspannen der Fäden nun schrittweises Schließen des Staplers. Dabei muss bei Frauen auf die Kontrolle der Verschieblichkeit der Scheidenhinterwand geachtet werden. Der Stapler sollte bis zur 3- bzw. zur 4-cm-Markierung in das Lumen des Analkanals eingetaucht sein. Auslösen des Staplers mit Kompression der Wand für 10 s: Danach Entfernen des Staplers und zunächst Einlage einer Kompresse in den Analkanal. Das Präparat wird aus dem Stapler entnommen, die zirkuläre Vollständigkeit und die Wandtextur überprüft und zur Histologie abgegeben. Danach sorgfältige Inspektion der zirkulären Klammernaht. Es sollte kein Defekt vorliegen, Blutungen werden mit 3×0 Vicryl als Z-Naht umstochen. Danach Entfernung des Ringdilatators. Es besteht ein deutliches Lifting des Analkanals. Im Rahmen des Tupfertests zeigt sich kein Prolaps mehr. Vorlage einer weichen Kompresse, Fixation mittels Netzhose.

- **Weiteres Prozedere**

Milde Stuhlregulation (Flohsamen). Analgesie, z. B. Ibuprofen 600 mg p.o. 3×1. Miktionskontrolle.
    Nachkontrolle in 2 Wochen.

N.N., FA Viszeralchirurgie/Proktologie

13.5   Dopplergestützte Hämorrhoidenarterienligatur mit rektoanalem Repair

Op-Bericht, Klinik für Viszeralchirurgie und Proktologie

Pat.-Nr.:	**Fall-Nr.:**
Aktuelle Klinik:	**Station:**
Pat.-Name:	**Geb.-Dat.:**
	Geschlecht/Alter: m 63 J.

Op-Datum:	
Op-Dauer (Schnitt/Naht): 37 min	
Saal:	
Personal:	
Operateur:	**Anästhesist:**
1. Assistent:	**Anästhesieschw./pfl.:**
2. Assistent:	**Op-Schwester/-pfl.:**
	Op-Springer:

- **Vorgeschichte/Indikation**

Bei oben genanntem Patienten besteht ein ausgeprägtes Hämorrhoidalleiden, welches zu Blutungen und Feuchtigkeit im Bereich des Afters führt. Die proktologische Untersuchung zeigt einen asymmetrischen Prolaps mit Punctum maximum bei 11 und 5 Uhr SSL. Nach Vorstellung der gängigen Op-Verfahren wird die HAL-RAR-Prozedur indiziert. Der Patient ist über den Eingriff, einschließlich Komplikationspotenzial aufgeklärt und stimmt dem operativen Vorgehen zu.

- **Diagnose**

Hämorrhoiden Stadium III, asymmetrisch.

- **Operation**

Dopplergestützte Hämorrhoidenarterienligatur mit rektoanalem Repair.

- **Vorgehen**

Steinschnittlagerung des Patienten, Abwaschen, steriles Eingrenzen des Op-Feldes. Zunächst Inspektion und Austasten des Analkanals, kein weiterer pathologischer Befund. Durchführen des Tupfertests. Dabei zeigt sich ein massiver Prolaps bei 11 und 5 Uhr SSL. Die dazwischen liegenden Segmente weisen auch prominente Hämorrhoidalknoten auf, ohne einen entsprechenden Prolaps.

Zunächst Einsetzen des Doppleranoskops und Ableiten des Dopplersignals. Hämorrhoidalarterienligatur bei 11/9 und 7 Uhr sowie bei 2 und 5 Uhr SSL mit Vicryl 2×0. Danach Einstellen des Prolapses bei 11 Uhr. Entsprechende Ankernaht (2×0 Vicryl, ¾ Nadel) im proximalen Analkanal. Mit gleichem Faden wird eine entsprechende Raffnaht bis knapp oberhalb der Linea dentata durchgeführt. Auf dem Faden wird der Hämorrhoidalknoten nach proximal geschoben und durch Knoten der Raffnaht fixiert. Beim Entfernen des Doppleranoskops zeigt sich nun ein sehr gutes Lifting im 11-Uhr-Segment. Weitere RAR bei 5 Uhr SSL, welche in gleicher Technik durchgeführt wird. Auch hier zeigt sich ein Lifting-Effekt. Nochmals Durchführen eines Tupfertests, geringer Prolaps bei 7 Uhr, sodass hier ebenfalls noch eine diskrete RAR durchgeführt wird. Nochmals Tupfer Test mit regelrechtem Ergebnis, Wundsäuberung und Vorlage eines Verbandes.

- **Weiteres Prozedere**

Konsequente Schmerztherapie mit Ibuprofen p.o. 800 mg 3×1, bei Bedarf Oxygesic 10 mg p.o. Stuhlregulation mit Fluxlon (3×1 TL).

Am Op-Tag auf Miktion achten. Empfehlung Arbeitsunfähigkeit: 2 Wochen. Sprechstunde in 2 Wochen.

N.N., FA Viszeralchirurgie/Proktologie

13.6   STARR-Operation bei rektoanaler Intussuszeption mit Rektumulkus

Op-Bericht, Klinik für Viszeralchirurgie und Proktologie

Pat.-Nr.:	**Fall-Nr.:**
Aktuelle Klinik:	**Station:**
Pat.-Name:	**Geb.-Dat.:**
	Geschlecht/Alter: w, 47 J.

Op-Datum:
Op-Dauer (Schnitt/Naht): 32 min
Saal:
Personal:

Operateur:	**Anästhesist:**
1. Assistent:	**Anästhesieschw./pfl.:**
2. Assistent:	**Op-Schwester/-pfl.:**
	Op-Springer:

- **Vorgeschichte/Indikation**

Oben genannte Patientin stellt sich mit Defäkationsstörung, Blut und Schleimabgang ex ano vor. Die bereits durchgeführte gastroenterologische Diagnostik hatte einen Rektumulkus 5 cm. oberhalb der Linea dentata erbracht. Bei der proktologischen Untersuchung zeigt sich eine deutliche rektoanale Intussuszeption mit verschwollener Schleimhaut. An der Spitze des Prolapses hat sich das beschriebene Ulkus herausgebildet. Im nichtvalidierten ODS-Score nach Longo bestehen 13 Punkte. Aufgrund des endoskopischen und proktologischen Untersuchungsbefundes wird die Indikation zur STARR-Operation („stapled transanal rectal resection") gestellt. Die Patientin ist über den Eingriff einschließlich Komplikationspotenzial aufgeklärt und stimmt dem operativen Vorgehen zu.

- **Diagnose**

Rektumprolaps Grad I, Rektumulkus.

- **Operation**

STARR-Operation.

- **Vorgehen**

Abwaschen, steriles Eingrenzen des Op-Feldes. Die Patientin ist in Steinschnittlage positioniert. Zunächst Inspektion und Austasten des Analkanals. Man tastet ventral das Rektumulkus sowie ein Gewebeplus der Rektumwand.

Zunächst Vorlegen von Haltefäden perianal bei 3/6/9 und 12 Uhr SSL. Danach dosierte Sphinkterdilatation und Einbringen des Ringdilatators sowie Fixation durch die Haltenähte. Mit dem Stieltupfer kann nun der innere Rektumprolaps bis über die Mitte des Ringdilatators evertiert werden. Mit einer Ellis-Klemme wird nun der Prolaps an der Spitze ventral gefasst. Das entspricht dem beschriebenen Rektumulkus. Nun wird der ventrale Rektumprolaps mit 3 Haltefäden 2×0 Seralon exponiert. Die Fäden werden bei 2, 12 und 10 Uhr SSL gestochen. Anschließend wird durch die Aussparung des Ringdilatators dorsal ein Spatel in den Analkanal eingeführt zur Schonung der dorsalen Rektumwand. Danach Aufspannen der Haltefäden, Einbringen des Zirkulärstaplers und Hindurchziehen der Fäden durch die dafür vorgesehenen Öffnungen. Die Fäden werden mittels einer Kocher-Klemme fixiert und unter Zug gesetzt. Nun schrittweises Konnektieren des Staplers, wobei gleichzeitig der Prolaps in den Stapler hineingezogen wird. Dabei subtile Kontrolle der Verschieblichkeit der Scheidenmukosa. Nach Erreichen der Kompressionszone am Stapler Auslösen desselben und Entfernen des ventralen Rektumvollwandresektates. Dies wird zur Qualitätskontrolle aufgespannt. Es besitzt eine Größe von 6×3 cm und wird zur Histologie abgegeben.

Die bei 3 und 9 Uhr SSL entstandenen Rektumwandohren werden mittels Vicryl 3×0 umstochen. Danach gleiches Vorgehen in dem Bereich der Hinterwand, ebenfalls auf Aufhängen des Prolapses mit 3 Fäden 2×0 Seralon. Der Prolaps ist in diesem Bereich kleiner. Einbringen des Spatels im Bereich der Vorderwand zum Schutz derselben. Einbringen des Staplers und Durchführen der Fäden. Diese werden ebenfalls unter Zug gesetzt und der Stapler schrittweise konnektiert. Entfernen des dorsalen Prolapsanteils und Abgabe zur Histologie. Nun subtile Kontrolle der Klammernaht, kleinste Blutungen werden mittels 3×0 Vicryl umstochen. Entfernung des Ringdilatators und Kontrolle des Lifting-Effektes mit einem Stieltupfer. Es liegt ein sehr gut gestraffter Analkanal und distales Rektum vor. Wundsäuberung, Vorlage eines Verbandes.

- **Weiteres Prozedere**

Analgesie Ibuprofen 800 mg p.o. 3×1. Stuhlregulation, Nachkontrolle 2 Wochen nach Entlassung.

N.N., FA Viszeralchirurgie/Proktologie

13.7   Fissurektomie nach Gabriel

Op-Bericht, Klinik für Viszeralchirurgie und Proktologie

Pat.-Nr.:	**Fall-Nr.:**
Aktuelle Klinik:	**Station:**
Pat.-Name:	**Geb.-Dat.:**
	Geschlecht/Alter: m, 35 J.
Op-Datum:	
Op-Dauer (Schnitt/Naht): 10 min	
Saal:	
Personal:	
Operateur:	**Anästhesist:**
1. Assistent:	**Anästhesieschw./pfl.:**
2. Assistent:	**Op-Schwester/-pfl.:**
	Op-Springer:

- **Vorgeschichte/Indikation**

Bei oben genanntem Patienten besteht seit mehreren Monaten eine Analfissur mit intermittierenden Blutungen und Beschwerden im Rahmen der Defäkation. Die aktuelle proktologische Untersuchung ergab einen typischen Fissurkomplex mit Vorpostenfalte, hypertrophen Randwällen sowie einen Analkanalpolypen bei 6 Uhr SSL. Eine im Vorfeld durchgeführte konservative Therapie hatte keine Heilung erbracht. Keine weitere Pathologie im Bereich des Analbereiches. Der Patient ist über den Eingriff einschließlich Komplikationspotenzial aufgeklärt und stimmt dem operativen Vorgehen zu.

- **Diagnose**

Chronische Analfissur.

- **Operation**

Fissurektomie nach Gabriel.

- **Vorgehen**

Abwaschen, Eingrenzen des Op-Feldes, der Patient ist in Steinschnittlage positioniert. Zunächst Inspektion und Austasten des Analkanal. Induration bei 6 Uhr SSL. Äußerlich sieht man die ca. 2 cm große Mariske. Einsetzen des Spreizers, dabei zeigt sich der typische Fissurkomplex, bestehend aus Vorpostenfalte, Fissur und Analkanalpolyp. Mit dem elektrischen Messer nun Markierung des Drainagedreieckes. Es wird zunächst linkslateral der Fissur das Anoderm eingeschnitten. Der gesamte Fissurkomplex von Richtung 5 Uhr auf 7 Uhr exzidiert unter kompletter Mitnahme des Analkanalpolypen und der Mariske. Dabei werden oberflächliche Fasern des M. sphincter ani internus mit reseziert. Abgabe des vollständigen Präparates zur Histologie. Am Ende ist ein Exzisionsareal von 35 mm Länge und 20 mm Breite mit Drainagedreieck entstanden. Subtile Kontrolle der Blutstillung, Wundsäuberung und Vorlage eines Gelverbandes.

- **Weiteres Prozedere**

Analgesie mit Ibuprofen 600–800 mg p.o. 3×1. 2. Verwendung weicher Vorlagen. Stuhlregulation mit Flohsamen (bis 3×1 TL am Tag). Mehrfach täglich Abduschen insbesondere nach dem Stuhlgang.

N.N., FA Viszeralchirurgie/Proktologie

13.8 Transanale Vollwandresektion bei Rektumkarzinom

Op-Bericht, Klinik für Viszeralchirurgie und Proktologie

Pat.-Nr.:	Fall-Nr.:
Aktuelle Klinik:	Station:
Pat.-Name:	Geb.-Dat.:
	Geschlecht/Alter: w, 74 J.
Op-Datum:	
Op-Dauer (Schnitt/Naht): 40 min	
Saal:	
Personal:	
Operateur:	Anästhesist:
1. Assistent:	Anästhesieschw./pfl.:
2. Assistent:	Op-Schwester/-pfl.:
	Op-Springer:

- **Vorgeschichte/Indikation**

Oben genannte Patientin wurde mit einem kleinen Rektumkarzinom (histologische Differenzierung G1) bei 3 cm ab Linea dentata hinterwandseitig vom Gastroenterologen vorgestellt. Das lokale Staging wurde mit der Endosonografie durchgeführt, wobei sich ein EUT1N0-Befund ergab, aufgrund der Größe des Karzinoms (Durchmesser 25 mm), des Endosonografiebefundes und der Histologie ist eine lokale Resektion möglich. Die übrigen Staging-Untersuchungen erbrachten keinen Hinweis auf eine Fernmetastasierung. Die Patientin ist umfassend über die Operation und die Möglichkeit einer Nachoperation nach Eingang der Histologie aufgeklärt und stimmt dem operativen Vorgehen zu.

- **Diagnose**

Rektumkarzinom cT1cN0cM0.

- **Operation**

Transanale Vollwandresektion.

- **Vorgehen**

Abwaschen, steriles Eingrenzen des Op-Feldes. Die Patientin ist in Steinschnittlage positioniert. Zunächst vorsichtige Palpation des Analkanals und des distalen Rektums. Der Tumor ist gut zu tasten. Zur besseren Darstellung des Tumors wird zunächst ein Lone-Star-Retraktor angebracht, sodass der Analkanal trompetenförmig aufgespannt ist. Darüber wird ein Parks-Spreizer eingebracht und der Tumor zunächst mit einem Sicherheitsabstand von 1 cm zirkulär elektrisch markiert. Dazu muss der Parks-Spreizer vorsichtig umgesetzt werden. Nun elektrisches Einschneiden der Rektumwand, im Bereich der Markierung bei 4 Uhr SSL und komplette Durchtrennung der Rektumwand bis in das perirektale Fettgewebe. Die tumornahe Rektumwand wird nun vorsichtig mit einer anatomischen Pinzette angehoben und die Rektumwand nach 7 Uhr weiter eröffnet. Danach Fortsetzen der Präparation von 4 über 2 Uhr nach 11 Uhr. Dabei wird auf eine gleichzeitige subtile Blutstillung geachtet. Die Präparation kann mit dem elektrischen monopolaren Stichel oder mit einem Ultraschallskalpell vorgenommen werden. Dabei wird die Markierung streng verfolgt und basal perirektales Fettgewebe am Präparat belassen. Komplettierung der Resektion von 7 bis 11 Uhr SSL. Das Präparat wird sofort auf Vollständigkeit überprüft und auf einer Korkplatte aufgespannt. Ausspülen der Wundhöhle im Bereich des Rektums. Jeweils Anlage eines Haltefadens im Bereich des Defektes bei 3 und 9 Uhr SSL mit 3×0 Monocryl, Entfernung des Lone-Star-Retraktors und fortlaufender Nahtverschluss der Rektumwand mit 3×0 Monocryl. Kontrolle der Dichtigkeit, Einlage einer Handschuhdrainage in den Analkanal und Vorlage eines Verbandes.

- **Weiteres Prozedere**

Vollkost, stationär 3 Tage, rektale Palpation vor Entlassung. Lokale Kontrolle in der Sprechstunde nach 10–14 Tagen.

N.N., FA Viszeralchirurgie/Proktologie

13.9 Plastische Rekonstruktion eines Sinus pilonidalis nach Karydakis

Op-Bericht, Klinik für Viszeralchirurgie und Proktologie

Pat.-Nr.:	**Fall-Nr.:**
Aktuelle Klinik:	**Station:**
Pat.-Name:	**Geb.-Dat.:**
	Geschlecht/Alter: m, 28 J.
Op-Datum:	
Op-Dauer (Schnitt/Naht): 35 min	
Saal:	
Personal:	
Operateur:	**Anästhesist:**
1. Assistent:	**Anästhesieschw./pfl.:**
2. Assistent:	**Op-Schwester/-pfl.:**
	Op-Springer:

- ■ **Vorgeschichte/Indikation**

Bei oben genanntem Patienten bestand ein Abszess im Bereich der Rima ani, welcher vor 6 Wochen inzidiert wurde. Verblieben sind mehrere Pits in der Rima ani und eine chronische Induration mit intermittierender Sekretion. Nach Aufklärung über die möglichen Therapieverfahren wird die Indikation zur Karydakis-Plastik gestellt. Der Patient ist über den Eingriff, Komplikationspotenzial und Heilungsaussichten aufgeklärt und stimmt dem operativen Vorgehen zu.

- ■ **Diagnose**

Sinus pilonidalis.

- ■ **Operation**

Plastische Rekonstruktion nach Karydakis.

- ■ **Vorgehen**

Bauchlagerung. Desinfektion und steriles Abdecken des Op-Gebietes. Anspritzen des größten Porus mit Methylenblau/H_2O_2-Lösung. Danach asymmetrisches Ausschneiden des Pilonidalsinus, spindelförmig nach rechts paramedian. Hierbei keine Eröffnung von Fistelgängen. Es entsteht ein Defekt von 9×3 cm. Das umgebende Fettgewebe tastet sich nach Blutstillung und Spülung der Wunde allseits weich. Mobilisation des Haut-/Subkutangewebes über der Glutealfaszie weit nach links lateral, sodass ein spannungsfreier außermittiger Verschluss erfolgen kann. Nochmalige Kontrolle auf Bluttrockenheit. Nun Adaptation der tiefen Subkutanschicht des mobilisierten Haut-Subkutan-Lappens mit durchgreifenden Nähten (Vicryl 2×0) an der gegenüberliegenden paramedianen Faszie mit mehreren Einzelknopfnähten über einer nach kranial extravulnär ausgeleiteten 10-Charr-Redon-Drainage. Zweite oberflächliche Subkutannahtreihe. Hautverschluss in Donati-Einzelknopf-Rückstichtechnik (Seralon 3.0). Steriler Kompressenverband.

- ■ **Weiteres Prozedere**

Konsequente spannungsfreie Lagerung für mindestens 48 h, körperliche Schonung 10–14 Tage. Umtägig Verbandwechsel, Drainage 48 h.

N.N., FA Viszeralchirurgie/Proktologie

13.10 Anoplastik mit Sphinkterotomie bei Analkanalstenose

Op-Bericht, Klinik für Viszeralchirurgie und Proktologie

Pat.-Nr.:	Fall-Nr.:
Aktuelle Klinik:	Station:
Pat.-Name:	Geb.-Dat.:
	Geschlecht/Alter: w, 47 J.
Op-Datum:	
Op-Dauer (Schnitt/Naht): 70 min	
Saal:	
Personal:	
Operateur:	Anästhesist:
1. Assistent:	Anästhesieschw./pfl.:
2. Assistent:	Op-Schwester/-pfl.:
	Op-Springer:

- **Vorgeschichte/Indikation**

Bei oben genannter Patientin besteht auf Grund eines chronischen NSAR-Suppositorien-Abusus eine Analstenose des oralen Analkanals. Eine Inzision im Jahre 2009 hatte keine Besserung gebracht. Es bestand eine Überlauf-Enkopresis mit Ausbildung eines chronischen Analekzems. In Vorbereitung der Operation ist bereits ein doppelläufiger Anus praeter sigmoideus laparoskopisch angelegt worden. Es besteht nun die Indikation zur o.g. Operation. Die Patientin ist über den Eingriff einschließlich Komplikationspotenzial aufgeklärt und stimmt dem operativen Vorgehen zu.

- **Diagnose**

Analkanalstenose.

- **Operation**

Inzision der Stenose und Rekonstruktion des Analkanals mit einem VY-Lappen.

- **Vorgehen**

Single-shot-Antibiose. Abwaschen und steriles Eingrenzen des Op-Feldes. Zunächst Inzision der Stenose bei 9 Uhr SSL, sodass es zu einer partiellen Öffnung des Anus kommt. Danach Entfernung der festen Stuhlmassen aus dem Rektum und Ausspülen des Rektums. Erneutes Abwaschen und steriles Eingrenzen des Op-Feldes. Nun Resektion der derben Narbe von 8 bis 11 Uhr SSL, sodass es zur vollständigen Öffnung des oberen Analkanals kommt. Die kaudalen Muskelanteile des M. sphincter ani externus sind gut erhalten. Der Internus ist nicht diffenzierbar.

Nun wird bei 9 Uhr ein Haut-Subkutan-Lappen von 7 cm Länge gebildet. Die Basis befindet sich perianal von 8 bis 11 Uhr SSL mit einer Breite von 3 cm. Mobilisation des Lappens bis zur Faszie, sodass dieser problemlos in den Analkanal eingeschwenkt werden kann. Im Bereich des Anus wird der Lappen vom Sphinkterkomplex präpariert und das Andoderm in diesem Bereich gekürzt. Nun Vorlage von drei Fäden Monocryl 3×0 im oberen Analkanal als Vollwandnaht bei 10, 9 und 8 Uhr SSL. Über diese Fäden wird der Lappen in den Analkanal eingeschwenkt und geknotet. Subtile Kontrolle der Basis mit einem Spekulum. Nun schrittweiser Verschluss der Längsseiten mit Vicryl 3×0. Das verbleibende laterale Dreieck wird über 2 Robinson-Drainagen 12 Charriére direkt verschlossen. Fotografische Dokumentation.

Das Resektat aus dem Analkanal wird zur Histologie abgegeben. Wundsäuberung, Auflage von Salbengaze und steriler Verband.

- **Weiteres Prozedere**

Täglicher Verbandwechsel, stationär 4 Tage, danach Kontrolle in Sprechstunde, AP-Rückverlegung nach 4 Wochen bei kompletter Abheilung.

N.N., FA Viszeralchirurgie/Proktologie

13.11 Temporäre Sakralnervenstimulation

Op-Bericht, Klinik für Viszeralchirurgie und Proktologie

Pat.-Nr.:	Fall-Nr.:
Aktuelle Klinik:	Station:
Pat.-Name:	Geb.-Dat.:
	Geschlecht/Alter: w, 68 J.
Op-Datum:	
Op-Dauer (Schnitt/Naht): 50 min	
Saal:	
Personal:	
Operateur:	Anästhesist:
1. Assistent:	Anästhesieschw./pfl.:
2. Assistent:	Op-Schwester/-pfl.:
	Op-Springer:

- **Vorgeschichte/Indikation**

Bei der Patientin besteht eine mit konservativen Maßnahmen nicht ausreichend therapierbare Stuhlinkontinenz. Stuhlregulation inkl. Loperamidgabe, Beckenbodengymnastik und Biofeedback-Training sowie Irrigationsmaßnahmen haben keinen wesentlichen Erfolg gezeigt. Der Inkontinenz-Score CCIS beträgt 18 Punkte. Klinisch besteht eine deutliche Schließmuskelschwäche. Ein Defekt des M sphincter ani externus besteht nicht. (Aus der Vorgeschichte erwähnenswert ist eine ...-Operation – ein Dammriss, eine Episiotomie, ...). Endosonografisch findet sich eine Ausdünnung der Sphinktermuskulatur, jedoch keine Lücke. Das über 12 Wochen geführte Stuhltagebuch zeigt mehrfach wöchentlichen/(und täglichen) Verlust von flüssigem/festem Stuhl. Lokale operative Maßnahmen sind bei der Patientin nicht angezeigt. Mit der Patientin wurde die Testung der Sakralnervenstimulation inklusive der sich dadurch ggf. ergebenden Einschränkungen (z. B. eingeschränkte Anwendung der MRT) ausführlich besprochen. Es bestehen keine absoluten Kontraindikationen. Die Patientin ist Rechtshänderin. Präoperativ wird im Stehen und Sitzen die eventuelle spätere Position des Neurostimulators rechts gluteal lateral angezeichnet.

- **Diagnose**

Stuhlinkontinenz Grad III.

- **Operation**

Perkutane Nervevaluation, Implantation einer Tined-Lead-Permanentelektrode zur Testung der Sakralnervenstimulation (spätere Stimulatorposition rechts gluteal, Elektrodenverlängerung in die rechte Flanke).

- **Operation**

Patientin in Bauchlage. Single-shot-Antibiose. Durchleuchtungsgerät in Beckenhöhe. Die Nates sind mittels Pflasterzügeln leicht gespreizt. Einzeichnen der Landmarken zur Elektrodenposition: Steißbeinspitze, Höhe der beiden Cristae iliacae, halber Abstand zwischen den genannten Höhen (Neuroforamina S3), Medianlinie. Relaxanzienfreie Narkose. Hautdesinfektion und steriles Eingrenzen des Op-Gebiets. Die folgende Testung und Elektrodenimplantation erfolgt mit dem Instrumentarium der Fa. Medtronic. Platzieren der ersten Punktionskanüle in das Neuroforamen Höhe S3 rechts unter Durchleuchtung im seitlichen Strahlengang. Hier lässt sich bis zu einer Amplitude von 0,4 mA noch eine eindeutige, weitgehend symmetrische Beckenbodenkontraktion ohne Mitreaktion des Unterschenkel- bzw. Fußbereichs erzeugen. Linksseitig findet sich in der gleichen Höhe eine vergleichsweise (0,8 mA) deutlich schwächere Reaktion bzw. ein deutlich höherer Stromfluss bei der minimalen noch erkennbaren Reaktion. Daher fällt die Entscheidung zur Implantation der Permanentelektrode im rechten Neuroforamen Höhe S3. Unter Verwendung des Wechselinstrumentariums und wiederum Durchleuchtungskontrolle unkomplizierte Platzierung der Tined-Lead-Elektrode. Kontrolle der Beckenbodenreaktion, die weiterhin gleich gut reproduzierbar ist. Quere Hautinzision gluteal lateral rechts knapp kaudal des Beckenkamms und Schaffung einer subkutanen Tasche für das Schrittmacheraggregat. Subtile allseitige Kontrolle auf Bluttrockenheit. Subkutane Tunnelierung mit dem Spieß und Durchziehen der Elektrode. Konnektion mit dem Aggregat und sorgfältiges Abdecken des Anschlusses mit der Plastikummantelung. Platzierung des Aggregates in der Schrittmachertasche und Kontrolle der Kabellage. Subkutannähte gluteal. Hautnähte. Sterile Pflasterverbände. Abschließende Programmierung mit dem Steuergerät.

- **Weiteres Prozedere**

Täglich steriler Verbandwechsel. Fortführen des Stuhlprotokolls. Einweisung in das Steuergerät. Reevaluation der Kontinenzsituation in 2 Wochen.

N.N., FA Viszeralchirurgie/Proktologie

13.12 Sakralnervenstimulation mit Permanentimplantation

Op-Bericht, Klinik für Viszeralchirurgie und Proktologie

Pat.-Nr.:	Fall-Nr.:
Aktuelle Klinik:	Station:
Pat.-Name:	Geb.-Dat.:
	Geschlecht/Alter: w, 68 J.

Op-Datum:
Op-Dauer (Schnitt/Naht): 25 min
Saal:
Personal:

Operateur:	Anästhesist:
1. Assistent:	Anästhesieschw./pfl.:
2. Assistent:	Op-Schwester/-pfl.:
	Op-Springer:

- **Vorgeschichte/Indikation**

Die Teststimulation über 2 Wochen bei der Patientin hatte nach dem Stuhltagebuch zu einer signifikanten Senkung der Stuhlinkontinenzereignisse geführt (Reduktion >50%). Dabei lagen die Stromstärken für die Minimalstimulation mit <1 mA in einem sehr günstigen Bereich. Auch subjektiv berichtet die Patientin über eine wesentliche Erleichterung im Alltag. Neurologische Nebenwirkungen traten nicht auf. Die Wunden nach Implantation der Permanentelektrode sind allseits reizlos (Elektrodenverlängerung am … unter sterilen Kautelen an der Austrittsstelle auf Hautniveau durchtrennt). Nach somit erfolgreicher Teststimulation wurde die Indikation zur Permanentimplantation des Neurostimulators besprochen.

- **Diagnose**

Stuhlinkontinenz Grad III. Erfolgreiche SNS-Teststimulation, Implantation einer Tined-Lead-Permanentelektrode Höhe S3 rechts.

- **Operation**

Implantation eines permanenten Neurostimulators rechts (links) gluteal.

- **Vorgehen**

Patientin in Bauchlage. Relaxanzienfreie Narkose. Single-shot-Antibiose. Hautdesinfektion und steriles Eingrenzen des Op-Gebiets. Im Bereich der Hautnarbe rechts (links) gluteal Inzision über 5–6 cm Länge und vorsichtige Präparation auf die Elektrode bzw. Konnektionsstelle. Diese wird komplett frei präpariert. Nach Entfernung der Schutzhülle Diskonnektion des noch in situ verbliebenen proximalen Abschnitts der Verlängerungselektrode, die verworfen wird. Vorbereitung der subkutanen Tasche, vorwiegend stumpf, für die Aufnahme des Impulsgeberaggregats (Neurostimulators). Subtile Kontrolle auf Bluttrockenheit. Reinigung der Elektrodenpole und Konnektion der Elektrode mit dem Impulsgeberaggregat. Dieses wird in die vorbereitete subkutane Höhle eingelegt. Die abgehende Elektrode liegt spannungs- und knickfrei. Unter sterilen Bedingungen nun nochmalige Testung und Programmierung des Systems. Die Impedanzwerte liegen im Normbereich. Das Aggregat wird an den zwei vorgesehenen Stellen (Ösen) kranial fadenfixiert. Subkutannähte. Hautdesinfektion. Intrakutane resobierbare Naht. Steriler Pflasterverband.

- **Weiteres Prozedere**

Umtägiger Verbandwechsel. Erste elektrophysiologische Kontrolle in 4 Wochen

N.N., FA Viszeralchirurgie/Proktologie

Leberchirurgie

D. Uhlmann

14.1   Hemihepatektomie links   – 134

14.2   Hemihepatektomie rechts   – 136

14.3   Anatomische Lebersegmentresektion   – 138

14.4   Laparoskopische Zystenentdachung   – 139

14.5   Hemihepatektomie rechts bei Lebertrauma   – 140

14.6   Trisektorektomie   – 142

14.7   Linkslaterale Leberresektion (Resektion der Segmente II bis III)   – 144

© Springer-Verlag GmbH Deutschland, ein Teil von Springer Nature 2018
O. Richter, D. Uhlmann (Hrsg.), *Operationsberichte Allgemein-, Viszeral-, Gefäß- und Thoraxchirurgie,* Operationsberichte
https://doi.org/10.1007/978-3-662-57283-2_14

14.1   Hemihepatektomie links

Op-Bericht, Klinik für Viszeral-, Transplantations-, Thorax- und Gefäßchirurgie

Pat.-Nr.:	Fall-Nr.:
Aktuelle Klinik:	Station:
Pat.-Name:	Geb.-Dat.:
	Geschlecht/Alter: m, 73 J.
Op-Datum:	
Op-Dauer (Schnitt/Naht): 135 min	
Saal:	
Personal:	
Operateur:	Anästhesist:
1. Assistent:	Anästhesieschw./pfl.:
2. Assistent:	Op-Schwester/-pfl.:
	Op-Springer:

- **Vorgeschichte/Indikation**

Bei dem Patienten wurde im Rahmen der Abklärung einer unklaren allgemeinen Zustandsverschlechterung eine 10 cm große Raumforderung im Bereich der Leber (Segmente II–IV) festgestellt. Diese wurde anhand der Bildgebung als ein primärer Lebertumor mit Verdacht auf hepatozelluläres Karzinom (HCC) diagnostiziert. Es besteht die Indikation zur Resektion im Sinne einer Hemihepatektomie links. Der Patient wurde ausführlich über Durchführung, Nutzen und Risiken des Eingriffs aufgeklärt und hat der Operation nach ausreichender Bedenkzeit schriftlich zugestimmt.

- **Diagnose**

Hepatozelluläres Karzinom (HCC) im linken Leberlappen.

- **Operation**

Hemihepatektomie links (Resektion der Segmente II bis IV).

- **Vorgehen**

Rückenlagerung, ITN, perioperative Antibiose. Nach sterilem Abwaschen und Abdecken des Op-Felds erfolgt die Hautinzision als quere Oberbauchlaparotomie mit aufgesetztem Längsschnitt bis zum Xyphoid. Anschließend schichtweises Eröffnen der Bauchwand und Eingehen in die Peritonealhöhle. Das Lig. teres hepatis wird zwischen Dissektionsligaturen (Vicryl 2/0) durchtrennt und anschließend der Stieber-Haken eingesetzt. In der anschließenden Exploration zeigt sich die große Raumforderung im Bereich des linken Leberlappens. Eine extrahepatische Metastasierung findet sich nicht, insbesondere besteht keine Peritonealkarzinose und kein Hinweis auf größere Lymphknotenmetastasen. In der anschließenden intraoperativen Sonografie werden keine weiteren intrahepatischen Absiedelungen festgestellt. Die Leberparenchymqualität ist gut. Damit kann die operative Strategie im Sinne einer Hemihepatektomie links wie geplant durchgeführt werden. Nun wird der linke Leberlappen vollständig mobilisiert und seine Aufhängung zum Diaphragma mit dem Lig. triangulare sinistrum durchtrennt. Darstellung und Unterfahren der linken Lebervene. Anschließend wird der rechte Leberlappen aus seinen Verwachsungen zum Diaphragma und zum Retroperitoneum herausgelöst. Anschließend Mobilisierung des rechten Leberlappens bis zur retrohepatischen Cava. Unter Durchtrennung der kleinen Lebervenen, die zwischen Titan-Clips bzw. Dissektionsligaturen abgesetzt werden, wird der rechte Leberlappen von der V. cava abgehoben. Anschließend wird die Präparation im Hilusbereich fortgesetzt. Hier erfolgt zunächst die Cholezystektomie. Hierzu wird die A. cystica und der D. cysticus selektiv im Calot-Dreieck dargestellt und zwischen Dissektionsligaturen (Vicryl 4/0) durchtrennt. Anschließend wird die Gallenblase komplikationslos aus dem Gallenblasenbett herausgelöst. Nun Blutstillung im Gallenblasenbett. Danach wird eine vollständige Lymphadenektomie entlang der Leberarterie bis zum Truncus coeliacus durchgeführt, wobei die Lymphknoten des Pankreasoberrands links bis zum Truncus coeliacus zum Schnellschnitt weitergereicht werden. Die spätere Diagnose lautet tumorfreie Lymphknoten. Anschließend Darstellung der Leberarterie an ihrer Gabelung in rechte und linke Leberarterie, wobei der Lymphknoten am Lig. hepatoduodenale links ebenso reseziert und zur histologischen Untersuchung weitergereicht wird. Anschließend wird die Pfortader dargestellt und vom umgebenden lymphatischen Gewebe befreit. Nun Anschlingen des linken Pfortaderasts, der kurz nach seinem Abgang durch den Tumor komprimiert und verschlossen scheint. Anschließend wird die linke Leberarterie zwischen Dissektionsligaturen durchtrennt (Vicryl 4/0). Der linke Pfortaderast wird über einer

Femoralisklemme nach zentral und einem Overholt zur Leber zu abgesetzt und nach zentral mit Prolene-5/0-Faden fortlaufen übernäht. Zur Leber hin erfolgt die Durchstechungsligatur mit Vicryl-3/0-Faden.

Vor Absetzen der linken Lebervene wird diese nun nochmals mit einem groben Overholt unterfahren und anschließen mit einer Satinsky-Klemme zur V. cava hin ausgeklemmt. Zur Leber zu wird ein grober Overholt gesetzt. Nun Absetzen der linken Lebervene. Zur V. cava hin erfolgt die Versorgung des Stumpfs mit einer fortlaufenden Prolene-4/0-Naht, zur Leber hin mit Prolene 3/0. Anschließend Vorlegen des Tourniquets um den Leberhilus, für ein mögliches Pringle-Manöver. Nun ist alles vorbereitet für die Hemihepatektomie links. Nun Markieren der Resektionsgrenze rechtsseitig des Segments IV, das sich schon gut demarkiert, mit dem monopolaren Skalpell. Danach wird mit der Parenchymdissektion begonnen. Die Parenchymdissektion wird mit dem Cusa-Gerät durchgeführt, wobei kleinere Gefäße und Gallengänge zwischen Titanclips durchtrennt werden. Größere Strukturen, insbesondere einige Äste der mittleren Lebervene, aber auch einige größere Gallengänge werden zwischen Dissektionsligaturen abgesetzt (Vicryl 4/0). Die Resektionsebene verläuft dabei entlang der Grenze des Tumors, wobei darauf geachtet wird, dass eine ausreichend breite Parenchymschicht auf dem Tumorgewebe verbleibt und somit eine kurative Resektion erreicht wird. In enger anatomischer Beziehung zum Tumor zeigt sich ein Gallengang zu den Segmenten VIII und V, welcher jedoch in seinen Verläufen nach rechts vollständig erhalten werden kann. In den apikalen Anteilen reicht die Tumormasse bis zum Segment VIII hinüber, sodass hier die Resektionsebene entsprechend nach rechts ausweicht. Der Lobus caudatus ist tumorfrei und wird belassen. Anschließend wird das Präparat aus dem Situs entfernt. Danach erfolgt die sorgfältige Blutstillung im Bereich der Resektionsfläche, welche jedoch weitgehend bereits während der Parenchymdissektion erfolgt ist. Spülung des gesamten Situs mit warmer Kochsalzlösung. Bei Bluttrockenheit Einlage einer 20er Robinson-Drainage von links an die Resektionsebene. Danach Verschluss der Faszie durch 3 PDS-Schlingen, die das vordere und hintere Blatt der Rektusscheide fassen. Anlage einzelner Subkutannähte. Desinfektion. Hautverschluss durch Klammernähte. Nochmalige Desinfektion und Anlage eines sterilen Verbands. Der Patient wird extubiert in stabilem Zustand auf die Intensivstation verlegt.

- ▪ **Weiteres Prozedere**

Analgesie, Thromboseprophylaxe und Laborkontrollen nach kliniküblichem Schema. Wundkontrolle. Klammern nach 12 Tagen entfernen.

N.N., OA/FA Chirurgie, Viszeralchirurgie und Thoraxchirurgie

14.2   Hemihepatektomie rechts

Op-Bericht, Klinik für Viszeral-, Transplantations-, Thorax- und Gefäßchirurgie

Pat.-Nr.:	**Fall-Nr.:**
Aktuelle Klinik:	**Station:**
Pat.-Name:	**Geb.-Dat.:**
	Geschlecht/Alter: w, 58 J.
Op-Datum:	
Op-Dauer (Schnitt/Naht): 135 min	
Saal:	
Personal:	
Operateur:	**Anästhesist:**
1. Assistent:	**Anästhesieschw./pfl.:**
2. Assistent:	**Op-Schwester/-pfl.:**
	Op-Springer:

■ **Vorgeschichte/Indikation**

Bei der Patientin wurde in einem auswärtigen Krankenhaus 2009 eine abdominoperineale Rektumexstirpation vorgenommen. Damaliges Tumorstadium: T3, N1, R0. Daraufhin war von 10/2009 bis 3/2010 eine adjuvante Chemotherapie erfolgt. Im aktuellen Staging mittels CT wurde eine Lebermetastase im rechten Leberlappen im Segment V festgestellt. Zusätzlich bestand der Verdacht auf eine zweite kleinere Metastase im Segment VI. Die Patientin wurde über Durchführung, Nutzen und Risiken des Eingriffs aufgeklärt und hat dem operativen Prozedere schriftlich zugestimmt.

■ **Diagnose**

Kolorektale Lebermetastase im rechten Leberlappen, im Segment V sowie Verdacht auf eine zweite kolorektale Lebermetastase im Segment VI.

■ **Operation**

Hemihepatektomie rechts (Resektion der Segmente V bis VIII).

■ **Vorgehen**

In ITN und Rückenlage zunächst Abwaschen des Op-Gebiets und steriles Abdecken. Perioperative Antibiose. Nun erfolgt die Hautinzision im Sinne einer rechtsseitigen queren Oberbauchlaparotomie mit ausgesetztem medianem Längsschnitt bis zum Xyphoid. Anschließend schichtweise Eröffnung der Bauchwand und Eingehen in die Peritonealhöhle. Das Lig. teres hepatis wird zwischen Dissektionsligaturen durchtrennt uns anschließend der Stieber-Haken eingesetzt. Danach erfolgt die Exploration des Abdomens. Dabei findet sich extrahepatisch keine Manifestation der Tumorerkrankung. Anschließend genaue Inspektion der Leber. Die Leber ist von sehr guter Parenchymqualität. Es findet sich die bekannte kolorektale Lebermetastase von etwa 3,5 cm Größe im Segment V. Palpatorisch lässt sich eine weitere kleine Raumforderung, evtl. eine 2. kleinere Metastase, im Segment VI darstellen. Es wird eine intraoperative Sonografie vorgenommen. Diese zeigt im Segment IV das Vorliegen einer Zyste. Eine solitäre Raumforderung liegt hier sicherlich nicht vor. Im Segment VI lässt sich die fragliche 2. Tumorformation sonografisch nicht sicher verifizieren. Aufgrund dieser Tumorlokalisation wird der Entschluss gefasst, eine Hemihepatektomie rechts vorzunehmen. Hierzu zunächst Cholezystektomie. Darstellung und Anspannen des Calot-Dreiecks. Hierbei Inzision der Serosa im Calot-Dreieck und Präparation. Eindeutige Identifikation des D. cysticus bei Einmündung in den D. hepatocholedochus. Weiterhin Darstellen der A. cystica. Nachdem beide Strukturen eindeutig identifiziert wurden, wird der D. cysticus zunächst über Ligaturen (Vicryl-3/0Faden) abgesetzt. Anschließend erfolgt das Absetzen der A. cystica separat, ebenfalls über Ligaturen mit Vicryl-3/0. Nun stumpfes, teils elektrochirurgisches Herauslösen der Gallenblase aus dem Gallenblasenbett. Nun Blutstillung dort. Anschließend wird der rechte Leberlappen aus seinen Verwachsungen zum Diaphragma und zum Retroperitoneum herausgelöst. Anschließend Mobilisierung des rechten Leberlappens bis zur retrohepatischen V. cava. Unter Durchtrennung der kleinen Lebervenen, welche zwischen Titanclips bzw. Dissektionsligaturen abgesetzt werden, wird der rechte Leberlappen von der V. cava abgehoben. Nun wird die rechte Lebervene dargestellt und zirkulär freipräpariert. Anschließend Unterfahren dieser und Anschlingen mit einem Vessel-Loop. Danach Hinwenden zum Leberhilus. Hierbei wird zunächst rechts im Leberhilus die rechte A. hepatica dargestellt und mit einem Vessel-Loop angeschlungen. Weiterhin zeigt sich eine Leberarterie von relativ großem Kaliber zum Segment IV. Diese soll erhalten bleiben. Anschließend Freipräparation und Darstellen der Pfortader, der Pfortadergabel und des rechten Pfortaderhauptasts. Dazu werden die darüber liegenden Strukturen mit einem Zenker-Haken zur Seite gehalten. Anschlingen der rechten Pfortader mit einem Vessel-Loop. Anschließend wird die rechte Leberarterie über Overholt-Klemmen und Ligaturen (Vicryl 4/0) abgesetzt. Die Segment-IV-Leberarterie wird erhalten. Danach Absetzen des rechten Pfortaderasts über Femoralisklemmen. Die entsprechenden Stümpfe werden mit Prolene 5/0 bzw. 4/0 mit fortlaufenden Nähten sicher versorgt. Vor Absetzen der rechten Lebervene wird diese nun nochmals mit einem groben Overholt unterfahren und anschließend mit einer Satinsky-Klemme zur V. cava hin ausgeklemmt. Zur Leber zu wird ein grober Overholt gesetzt. Nun Absetzen der rechten Lebervene. Zur V. cava hin erfolgt die Versorgung des Stumpfs mit einer fortlaufenden Prolene-4/0-Naht, zur Leber hin mit Prolene 3/0. Anschließend Vorlegen des Tourniquets um den Leberhilus, für ein mögliches Pringle-Manöver. Nun ist alles vorbereitet für die Hemihepatektomie rechts. Mit dem monopolaren Skalpell wird die Resektionsebene durch Einkerben der Leberkapsel auf der rechten Seite des Segments IV festgelegt. Anschließend erfolgt mit dem Cusa-Gerät die schrittweise Parenchymdissektion. Kleinere Gefäße und Gallengänge werden mit Titanclips versorgt, größere Gefäße über Overholts und Ligaturen (Vicryl 4/0) abgesetzt. So gelingt die Durchführung der Hemihepatektomie rechts ohne Durchführung des Pringle-Manövers. Während der Parenchymdissektion werden die intrahepatischen Strukturen des rechten Leberhilus dargestellt und über eine Overholt-Klemme abgesetzt. Anschließend erfolgt die Übernähung dieser Strukturen mit 4/0-PDS fortlaufend. Jetzt kann der rechte Leberlappen entfernt werden. Der verbliebene linke Leberlappen ist von sehr guter Perfusion. Er hat eine ausreichende Größe für die Funktion der Leber. Anschließend sorgfältige Blutstillung im Bereich der Resektionsebene. Hier erfolgen Einzelübernähungen mit Prolene 4/0 bzw. 5/0. Spülung des gesamten Situs mit warmer Kochsalzlösung. Bei Bluttrockenheit wird die Restleber über das Lig. falciforme mit Einzelknopfnähten am Zwerchfell und an der ventralen Bauchdecke fixiert. Auf dieser Weise kann der linke Leberlappen nicht nach rechts luxieren. Danach Einlage einer 20er Robinson-Drainage von rechts an die Resektionsebene. Danach Verschluss der Faszie durch 2 PDS-Schlingen, die das vordere und hintere Blatt der Rektusscheide fassen. Anlage einzelner Subkutannähte. Desinfektion. Hautverschluss durch Klammernähte. Nochmalige Desinfektion und Anlage eines sterilen Verbands. Die Patientin wird extubiert in stabilem Zustand auf die Intensivstation verlegt.

- **Weiteres Prozedere**

Analgesie, Thromboseprophylaxe und Laborkontrollen nach kliniküblichem Schema. Klammern nach 12 Tagen entfernen. Nachsorge durch betreuenden Onkologen.

N.N., OA/FA Chirurgie, Viszeralchirurgie und Thoraxchirurgie

14.3 Anatomische Lebersegmentresektion

Op-Bericht, Klinik für Viszeral-, Transplantations-, Thorax- und Gefäßchirurgie

Pat.-Nr.:	Fall-Nr.:
Aktuelle Klinik:	Station:
Pat.-Name:	Geb.-Dat.:
	Geschlecht/Alter: m, 68 J.
Op-Datum:	
Op-Dauer (Schnitt/Naht): 105 min	
Saal:	
Personal:	
Operateur:	Anästhesist:
1. Assistent:	Anästhesieschw./pfl.:
2. Assistent:	Op-Schwester/-pfl.:
	Op-Springer:

- **Vorgeschichte/Indikation**

Bei dem Patienten wurde vor 4 Jahren eine Hemikolektomie rechts bei Kolonkarzinom (Stadium T3, N0, M0) durchgeführt. Im Staging zeigt sich nun eine isolierte Lebermetastase im Segment VI. Weitere pathologische Befunde fanden sich nicht. Dem Patienten wurde vorgeschlagen, die Metastase durch eine Lebersegmentresektion entfernen zu lassen. Mit ihm wurden das operative Vorgehen und mögliche Komplikationen ausführlich besprochen. Er erklärte nach ausreichender Bedenkzeit schriftlich sein Einverständnis.

- **Diagnose**

Isolierte kolorektale Lebermetastase im Segment VI.

- **Operation**

Anatomische Lebersegmentresektion Segment VI, Lymphadenektomie Lig. hepatoduodenale, anterograde Cholezystektomie.

- **Vorgehen**

Rückenlage, perioperative Antibiose, ITN. Abwaschen des Op-Gebiets und steriles Abdecken. Nun erfolgt die Hautinzision im Sinne einer rechtsseitigen queren Oberbauchlaparotomie mit ausgesetztem medianem Längsschnitt bis zum Xyphoid. Anschließend schichtweise Eröffnung der Bauchwand und Eingehen in die Peritonealhöhle. Nun Lösen von Verwachsungen nach der Voroperation. Das Lig. teres hepatis wird zwischen Dissektionsligaturen (Vicryl 3/0) durchtrennt und anschließend der Stieber-Haken eingesetzt. Danach erfolgt die Exploration des Abdomens. Dabei findet sich extrahepatisch keine Manifestation der Tumorerkrankung. Anschließend genaue Inspektion der Leber. Die Leber ist von sehr guter Parenchymqualität. Es zeigt sich die vorbeschriebene Lebermetastase von 3 cm Größe im Segment VI. Weder bei der Palpation noch bei der intraoperativen Sonographie stellen sich weitere Lebermetastasen dar. Es kann also das operative Vorgehen wie geplant im Sinne einer Lebersegment-VI-Resektion erfolgen. Zunächst erfolgt nun die Skelettierung des Lig. hepatoduodenale bis zum Leberhilus und anschließend die Lymphadenektomie im Bereich des Lig. hepatoduodenale. Lymphgänge und kleine Gefäße werden dabei mit Ligaturen versorgt. Anschließend Vorlegen des Tourniquets um den Leberhilus, für ein mögliches Pringle-Manöver.

Nun erfolgt die Cholezystektomie in typischer Weise. Ductus cysticus und A. cystica werden über Ligaturen (Vicryl 3/0) abgesetzt. Anschließend wird der rechte Leberlappen aus seinen Verwachsungen zum Diaphragma und zum Retroperitoneum herausgelöst. Nun Mobilisierung des rechten Leberlappens bis zur retrohepatischen Cava. Nun erfolgt die sonografische Darstellung der Äste der Lebervenen und Pfortader zur Identifikation der Segmentgrenzen von Segment VI. Die Segmentgrenzen werden nun mit dem monopolaren Skalpell angezeichnet. Nun ist alles für die Resektion vorbereitet. Es erfolgt mit dem Cusa-Gerät die schrittweise Parenchymdissektion. Kleinere Gefäße und Gallengänge werden mit Titanclips versorgt, größere Gefäße über Overholts und Ligaturen (Vicryl 4/0) abgesetzt. So gelingt die Durchführung der anatomischen Resektion von Segment VI ohne Durchführung des Pringle-Manövers. Die verbliebene Leber zeigt eine gute Perfusion. Anschließend sorgfältige Blutstillung im Bereich der Resektionsfläche. Spülung des Situs mit warmer Kochsalzlösung. Bei Bluttrockenheit nun Einlage einer 20er Robinson-Drainage von rechts an die Resektionsebene. Danach Verschluss der Faszie durch zwei PDS-Schlingen, die das vordere und hintere Blatt der Rektusscheide fassen. Anlage einzelner Subkutannähte. Desinfektion. Hautverschluss durch Klammernähte. Nochmalige Desinfektion und Anlage eines sterilen Verbands. Der Patient wird extubiert in stabilem Zustand auf die Intensivstation verlegt.

- **Weiteres Prozedere**

Analgesie, Thromboseprophylaxe und Laborkontrollen nach kliniküblichem Schema. Klammern nach 12 Tagen entfernen.

N.N., OA/FA Chirurgie, Viszeralchirurgie und Thoraxchirurgie

14.4   Laparoskopische Zystenentdachung

Op-Bericht, Klinik für Chirurgie

Pat.-Nr.:	**Fall-Nr.:**
Aktuelle Klinik:	**Station:**
Pat.-Name:	**Geb.-Dat.:**
	Geschlecht/Alter: w, 53 J.
Op-Datum:	
Op-Dauer (Schnitt/Naht): 60 min	
Saal:	
Personal:	
Operateur:	**Anästhesist:**
1. Assistent:	**Anästhesieschw./pfl.:**
2. Assistent:	**Op-Schwester/-pfl.:**
	Op-Springer:

- **Vorgeschichte/Indikation**

Die Patientin stellte sich bei bekannten Leberzysten mit zunehmenden abdominellen Beschwerden, besonders im Sinne ziehender Oberbauchschmerzen und einer gestörten Nahrungspassage vor. Die Bildgebung zeigt mehrere kleiner Zysten im rechten Leberlappen und eine 15 cm große Zyste linksseitig. Die Echinococcus-Serologie ist negativ, sodass mit der Patientin das Vorgehen im Sinne einer laparoskopischen Zystenentdachung besprochen wurde. Die Patientin wurde ausführlich über Nutzen und Risiken des Eingriffs aufgeklärt und hat dem operativen Prozedere schriftlich zugestimmt.

- **Diagnose**

Symptomatische dysontogenetische Leberzyste.

- **Therapie**

Laparoskopische Zystenentdachung.

- **Vorgehen**

Rückenlage. ITN. Steriles Abwaschen und Abdecken des Abdomens. Der erste Zugang erfolgt über eine 2 cm lange quere Minilaparotomie unterhalb des Nabels. Präparation bis auf die Faszie und Fassen dieser mit der Mickulicz-Klemme. Eröffnen der Faszie und des Peritoneums, Einführen des Hasson-Trokars und Befestigung dessen. Anlage des Pneumoperitoneums. Einführen der Kamera. Die Exploration des gesamten Abdomens zeigt bis auf die bekannten Befunde keine pathologischen Veränderungen. Es zeigt sich, wie im MRT zu sehen, ein Zystenkonglomerat im Bereich des rechten Leberlappens und eine dominante große Leberzyste im linken Leberlappen. Fotodokumentation. Es werden nun ein 12er Trokar im linken Mittelbauch und ein 5er Trokar im rechten Mittelbauch eingeführt. Über diesen nun Fassen der Zyste im linken Leberlappen mit dem Overholt und Eröffnen der Zysten weiträumig mit dem monopolaren Häkchen. Der Zysteninhalt ist serös und erscheint makroskopisch unauffällig. Die große Zyste wird nun komplett entdacht und die Zystenwand geborgen und zur histologischen Untersuchung eingesandt. Es werden nun sämtliche Zysten im Konglomerat im rechten Leberlappen eröffnet. Anschließend Blutstillung zweier kleiner parenchymatöser Läsionen. Absaugen der Flüssigkeit aus dem Abdomen. Spülung. Nun unter Sicht Rückzug der Trokare. Als letztes wird der Kameratrokar entfernt. Verschluss der Faszie im Bereich der Minilaparotomie mit Vicryl der Stärke 0. Desinfektion. Anlage von resorbierbaren Hautnähten. Desinfektion. Steriler Pflasterverband.

Die Patientin wird zur weiteren Beobachtung extubiert in den Aufwachraum verlegt.

- **Weiteres Prozedere**

Analgesie, Thromboseprophylaxe und Laborkontrollen nach kliniküblichem Schema.

N.N., OA/FA Chirurgie, Viszeralchirurgie und Thoraxchirurgie

14.5   Hemihepatektomie rechts bei Lebertrauma

Op-Bericht, Klinik für Viszeral-, Transplantations-, Thorax- und Gefäßchirurgie

Pat.-Nr.:	**Fall-Nr.:**
Aktuelle Klinik:	**Station:**
Pat.-Name:	**Geb.-Dat.:**
	Geschlecht/Alter: m, 22 J.
Op-Datum:	
Op-Dauer (Schnitt/Naht): 105 min	
Saal:	
Personal:	
Operateur:	**Anästhesist:**
1. Assistent:	**Anästhesieschw./pfl.:**
2. Assistent:	**Op-Schwester/-pfl.:**
	Op-Springer:

- **Vorgeschichte/Indikation**

Der polytraumatisierte Patient kollidierte als Fahrer eines PKW mit einem entgegenkommenden PKW. Der Patient wurde intubiert mit dem Rettungshubschrauber in unsere Notaufnahme verbracht. Die Sonografie im Schockraum zeigte viel freie Flüssigkeit im Abdomen und einen destruierten rechten Leberlappen. Aufgrund der hämodynamischen Instabilität wurde der intubierte Patient nach Anlage von ZVK, Arterie und Blasenkatheter und Gabe von Erythrozytenkonzentraten und Katecholaminen sofort in den Op-Saal verbracht.

- **Diagnose**

Lebertrauma Grad V nach Moore mit Zerreißung des rechten Leberlappens.

- **Therapie**

Hemihepatektomie rechts (Resektion der Segmente V bis VIII).

- **Vorgehen**

In ITN und Rückenlage zunächst steriles Abwaschen des Op-Gebiets und steriles Abdecken. Perioperative Antibiose. Aufgrund eines klinisch bestehenden Pneumothorax rechts bei Rippenserienfraktur wird nun zunächst eine 24-Ch-Thoraxdrainage über eine Minithorakotomie eingelegt. Bei Eröffnen der Pleura entweicht dabei schon Luft. Annaht der Drainage und Anbringen einer Thorax-Saugung.

Nun erfolgt die Hautinzision im Sinne einer queren Oberbauchlaparotomie mit ausgesetztem medianem Längsschnitt bis zum Xyphoid. Anschließend Eröffnung der Bauchwand und Eingehen in die Peritonealhöhle. Absaugen von reichlich Blut über Cell Saver. Einsetzen des Stieber-Hakens. Danach erfolgt die Exploration des Abdomens. Dabei findet sich eine ausgedehnte Zerreißung im rechen Leberlappen mit ausgeprägter Parenchymdestruktion. Bis auf kleinere mesenteriale Einrisse keine weiteren Verletzungen sichtbar. Bei deutlichem Blutverlust aus den Parenchymrissen nun zunächst Mobilisierung und Packing des rechten Leberlappens mit mehreren Bauchtüchern. Nun Darstellung des Leberhilus, Durchtrennung des Omentum minus, Anlage eines Tournique und Pringle-Manöver. Dadurch sistiert die Blutung fast, sodass auf eine totale vaskuläre Exklusion verzichtet werden kann. Aufgrund der ausgedehnten Parenchymdestruktion des rechten Leberlappens wird der Entschluss gefasst, eine Hemihepatektomie rechts vorzunehmen. Hierzu zunächst Cholezystektomie unter sicherer Identifizierung und Ligatur von A. cystica und Dc. cysticus in typischer Weise. Anschließend wird der rechte Leberlappen aus seinen Verwachsungen zum Diaphragma und zum Retroperitoneum herausgelöst. Dabei wird auf eine ausreichende Kompression und Blutstillung geachtet. Anschließend Mobilisierung des rechten Leberlappens bis zur retrohepatischen Cava. Unter Durchtrennung der kleinen Lebervenen, welche zwischen Titanclips bzw. Dissektionsligaturen abgesetzt werden, wird der rechte Leberlappen von der V. cava abgehoben. Nun wird die rechte Lebervene dargestellt und zirkulär freipräpariert. Nun wird diese mit einem groben Overholt unterfahren und anschließend mit einer Satinsky-Klemme zur V. cava hin ausgeklemmt. Zur Leber zu wird ein grober Overholt gesetzt. Nun Absetzen der rechten Lebervene. Zur V. cava hin erfolgt die Versorgung des Stumpfes mit einer fortlaufenden Prolene-4/0-Naht, zur Leber hin mit Prolene 3/0. Nun Packing des rechten Leberlappens und Öffnen des Pringle-Manövers für ein paar Minuten. Mit dem monopolaren Skalpell wird die Resektionsebene durch Einkerben der Leberkapsel festgelegt. Anschließend erfolgt mit dem Cusa-Gerät die schrittweise Parenchymdissektion. Kleinere Gefäße und Gallengänge werden mit Titanclips versorgt, größere Gefäße über Overholts und Ligaturen (Vicryl 4/0) abgesetzt. So gelingt die Durchführung der Hemihepatektomie rechts unter gelegentlicher Öffnung des Pringle-Manövers.

Während der Parenchymdissektion werden die intrahepatischen Strukturen des rechten Leberhilus dargestellt und über einer Overholt-Klemme abgesetzt. Anschließend erfolgt die Übernähung mit 4/0-PDS fortlaufend. Jetzt kann der rechte Leberlappen entfernt werden. Öffnen des Tourniquets am Leberhilus. Der verbliebene linke Leberlappen ist von sehr guter Perfusion und hat eine ausreichende Größe für die Funktion der Leber. Anschließend sorgfältige Blutstillung im Bereich der Resektionsebene. Hier erfolgen Einzelübernähungen mit Prolene 4/0 bzw. 5/0. Spülung des gesamten Situs mit warmer Kochsalzlösung. Nun nochmalige Durchmusterung auf weitere Verletzungen. Diese können ausgeschlossen werden. Bei Bluttrockenheit wird die Restleber über das Lig. falciforme mit Einzelknopfnähten am Zwerchfell und an der ventralen Bauchdecke fixiert. Auf diese Weise kann der linke Leberlappen nicht nach rechts luxieren. Einlage von zwei 20er Robinson-Drainagen von rechts an die Resektionsebene. Danach Verschluss der Faszie durch 3 PDS-Schlingen, die das vordere und hintere Blatt der Rektusscheide fassen. Anlage einzelner Subkutannähte. Desinfektion. Hautverschluss durch Klammernähte. Nochmalige Desinfektion und Anlage eines sterilen Verbands. Der Patient wird intubiert in stabilem Zustand auf die Intensivstation verlegt.

- **Weiteres Prozedere**

Analgesie, Thromboseprophylaxe und Laborkontrollen nach kliniküblichem Schema. Polytraumaspirale, wenn Patient stabil. Klammern nach 12 Tagen entfernen.

N.N., OA/FA Chirurgie, Viszeralchirurgie und Thoraxchirurgie

14.6   Trisektorektomie

Op-Bericht, Klinik für Viszeral-, Transplantations-, Thorax- und Gefäßchirurgie

Pat.-Nr.:	Fall-Nr.:
Aktuelle Klinik:	Station:
Pat.-Name:	Geb.-Dat.:
	Geschlecht/Alter: m, 62 J.
Op-Datum:	
Op-Dauer (Schnitt/Naht): 315 min	
Saal:	
Personal:	
Operateur:	Anästhesist:
1. Assistent:	Anästhesieschw./pfl.:
2. Assistent:	Op-Schwester/-pfl.:
	Op-Springer:

- ■ **Vorgeschichte/Indikation**

Bei dem Patienten besteht ein zentrales Gallengangskarzinom im Stadium Bismuth IIIa. Im Staging zeigte sich der Tumor durch eine Trisektorektomie gut resektabel. Ein Anhalt für Metastasen oder eine peritoneale Absiedlung ergab sich nicht. Die Pfortaderembolisation rechts hatte eine gute Hypertrophie der Segmente 2 und 3 bewirkt. Der linke Leberlappen ist durch einen Gallengangstent gut entlastet. Somit ist der Patient für die ausgedehnte Resektion gut vorbereitet. Er wurde ausführlich über Durchführung, Nutzen und Risiken des Eingriffs aufgeklärt und hat der Operation nach ausreichender Bedenkzeit zugestimmt.

- ■ **Diagnose**

Klatskin-Tumor im Stadium Bismuth IIIa.

- ■ **Therapie**

Trisektorektomie.

- ■ **Vorgehen**

Rückenlagerung, ITN, perioperative Antibiose. Nach sterilem Abwaschen und Abdecken des Op-Felds erfolgt die Hautinzision als quere Oberbauchlaparotomie mit aufgesetztem Längsschnitt bis zum Xyphoid. Anschließend schichtweises Eröffnen der Bauchwand und Eingehen in die Peritonealhöhle. Das Lig. teres hepatis wird zwischen Dissektionsligaturen (Vicryl 2/0) durchtrennt und anschließend der Stieber-Haken eingesetzt. In der anschließenden Exploration zeigen sich unauffällige Verhältnisse im gesamten Abdomen. Eine extrahepatische Metastasierung findet sich nicht, insbesondere bestehen keine Peritonealkarzinose und kein Hinweis auf größere Lymphknotenmetastasen. Der rechte Leberlappen ist gestaut. Die Leberparenchymqualität des linken Lappens ist gut. Damit kann die operative Strategie im Sinne einer Trisektorektomie wie geplant durchgeführt werden.

Hierzu zunächst Cholezystektomie in typischer Weise. Anschließend wird der rechte Leberlappen aus seinen Verwachsungen zum Diaphragma und zum Retroperitoneum herausgelöst. Anschließend Mobilisierung des rechten Leberlappens bis zur retrohepatischen Cava. Unter Durchtrennung der kleinen Lebervenen, welche zwischen Titanclips bzw. Dissektionsligaturen abgesetzt werden, wird der rechte Leberlappen von der V. cava abgehoben. Einzelne Venen zum Lobus caudatus werden zwischen Ligaturen oder Titanclips durchtrennt. Nun wird die rechte Lebervene dargestellt und zirkulär freipräpariert. Anschließend Unterfahren dieser und Anschlingen mit einem Vessel-Loop.

Fortsetzung der Präparation im Hilusbereich, wo der Tumor im typischen Areal palpabel ist und resektabel erscheint. Hier werden zunächst die Lymphknoten am Pankreasoberrand bis zum Truncus coeliacus einschließlich der Station linksseitig des Lig. hepatoduodenale disseziert. Darstellung der A. hepatica communis und Absetzen der A. gastrica dextra zwischen Dissektionsligaturen sowie anschließende Darstellung der Bifurkation in rechte und linke Leberarterie. Die A. hepatica propria zeigt dabei einen sehr langstreckigen Verlauf und zweigt sich erst kurz vor Eintritt in die Leber in eine rechte und linke Hauptarterie auf. Nun Absetzen der rechten Leberarterie über Overholts und Ligaturen. Anschließend Darstellung des D. choledochus knapp oberhalb des Duodenums und Dissektion des Lymphknotens am Pankreasoberrand rechts, der ebenfalls als histologisches Präparat zur Schnellschnittuntersuchung eingesandt wird. Anschließend Umfahren des Ductus choledochus und dann weitere Präparation bis zur Darstellung des Pfortaderhauptstamms. Anschließend Absetzen des Ductus choledochus oberhalb des Pankreas, wobei die Gallenflüssigkeit sofort abgesaugt wird. Der liegende Stent wird entfernt und der distale Absetzungsrand mit 4/0-PDS übernäht. Der Absetzungsrand zur Leber zu wird ligiert. Anschließend weitere Präparation des Pfortader-hauptstamms mit Präparation des gesamten umgebenden Binde- und Fettgewebes in Richtung auf den Leberhilus. Darstellung des linksseitigen Hauptasts der Pfortader. Einzelne venöse Abgänge zu den umliegenden Segmenten d. h. vor allem zum Segment I, werden zwischen Dissektionsligaturen durchtrennt (Vicryl 4/0), sodass anschließend der linke Pfortaderhauptast angeschlungen werden kann. Danach Ausklemmen der Pfortader mit zwei Femoralisklemmen und Resektion der Bifurkation. Die Reanastomosierung des Pfortaderhauptstamms mit dem linken Pfortaderast erfolgt mittels fortlaufender Naht mit Pro-lene 6/0. Dann Freigabe des Blutstroms, wobei sich ein guter Fluss in der Pfortader zeigt. Zum Absetzen der rechten Lebervene wird diese nun nochmals mit einem groben Overholt unterfahren und anschließen mit einer Satinsky-Klemme zur V. cava hin ausgeklemmt. Zur Leber zu wird ein grober Overholt gesetzt. Nun Absetzen der rechten Lebervene. Zur V. cava hin erfolgt die Versorgung des Stumpfs mit einer fortlaufenden Prolene-4/0-Naht, zur Leber hin mit Prolene-3/0. Dann Beginn der Par-enchymdissektion, die mit dem CUSA durchgeführt wird, wobei kleinere Gefäße und Gallengangäste über Titanclips ver-schlossen werden. Größere Strukturen, vor allem die mittlere Lebervene, werden über Dissektionsligaturen mit Vicryl 4/0 durchtrennt. Die Resektionsebene verläuft dabei zunächst im Sinne einer Trisektorektomie entlang des Übergangs der Seg-mente IV zu den Segmenten II/III unter Mitnahme des Lobus caudatus. Dabei wird der Pedikel zum Segment IVb über Dis-sektionsligaturen abgesetzt (Vicryl 4/0) und der Pedikel nach kranial zum Segment IVa erhalten. Nach kranial schwenkt die Resektionsebene zur Mittelebene um, sodass ein erheblicher Anteil des Segments IVa erhalten werden kann. Schließlich bleibt der Ductus hepaticus sinister als einzige Verbindung bestehen und wird durchtrennt. Die Absetzungsränder des D. chole-dochus und des linken Hauptgallengangs werden zur Schnellschnittuntersuchung weitergereicht. Das spätere Schnellschnitt-ergebnis ergibt tumorfreie Absetzungsränder. Am linken Ductus hepaticus kommt nun ein Ostium zur Darstellung, von dem aus die Gallengänge in die Segmente II, III und IV abgehen. Dann Vorbereitung der biliodigestiven Anastomose. Infrakolisch Durchtrennung der 2. Jejunumschlinge mit dem GIA und Einstülpen des aboralen Klammernahtendes unter seromuskulären Nähten (PDS 4/0). Ablösen des Mesocolon transversum vom Duodenum und Hochzug der Jejunumschlinge in einem gefäß-freien retrokolischen Areal, sodass die Schlinge gegenüber dem Gallengangsosteum locker positioniert werden kann. Dann Anlage der Hepatikojejunostomie mit Einzelknopfnähten im Bereich der Hinterwand (PDS 5/0). Die Schienung erfolgt über eine verlorene Neuhaus-Drainage (2×3), die etwa 20 cm distal der Anastomose über einen Witzel-Kanal (Vicryl 3/0) ausge-leitet wird.

Die Vorderwand der Anastomose wird mit Einzelknopfnähten (PDS 5/0) genäht. Schlitznähte (Vicryl 3/0) und Wieder-herstellung der Passage als Roux-Y-Rekonstruktion mit Anlage einer End-zu-Seit-Jejunojejunostomie. Die Anlage erfolgt mit fortlaufenden seromuskulären Nähten (PDS 3/0). Spülung des Op-Feldes mit warmer Kochsalzlösung und abschließende Kontrolle auf Bluttrockenheit. Bei Bluttrockenheit wird die Restleber über das Lig. falciforme mit Einzelknopfnähten am Zwerchfell und an der ventralen Bauchdecke fixiert. Auf diese Weise kann der linke Leberlappen nicht nach rechts luxieren. Dichtigkeitsprüfung der Gallengangsanastomose mit Applikation von 20 ml Methylenblau-Lösung (verdünnt) über die ver-lorene Gallengangsdrainage. Der Test zeigt keinen Austritt von Blaulösung aus der Anastomose oder der Resektionsfläche. Einlage zweier 20er Robinson-Drainagen an die Resektionsfläche mit Ausleitung über den rechten Unterbauch. Danach Verschluss der Faszie durch 3 PDS-Schlingen, die das vordere und hintere Blatt der Rektusscheide fassen. Anlage einzelner Subkutannähte. Desinfektion. Hautverschluss durch Klammernähte. Nochmalige Desinfektion und Anlage eines sterilen Verbands. Der Patient wird extubiert in stabilem Zustand auf die Intensivstation verlegt.

- **Weiteres Prozedere**

Analgesie, Thromboseprophylaxe und Laborkontrollen nach klinküblichem Schema. Klammern nach 12 Tagen entfernen.

N.N., OA/FA Chirurgie, Viszeralchirurgie und Thoraxchirurgie

14.7   Linkslaterale Leberresektion (Resektion der Segmente II bis III)

Op-Bericht, Klinik für Viszeral-, Transplantations-, Thorax- und Gefäßchirurgie

Pat.-Nr.:	Fall-Nr.:
Aktuelle Klinik:	Station:
Pat.-Name:	Geb.-Dat.:
	Geschlecht/Alter: w, 43 J.
Op-Datum:	
Op-Dauer (Schnitt/Naht): 105 min	
Saal:	
Personal:	
Operateur:	Anästhesist:
1. Assistent:	Anästhesieschw./pfl.:
2. Assistent:	Op-Schwester/-pfl.:
	Op-Springer:

■ **Vorgeschichte/Indikation**

Bei der Patientin wurde vor 3 Jahren eine Hemikolektomie rechts wegen eines Kolonkarzinoms (pT3 N1 M0) durchgeführt. Nun ist im Rahmen der Nachsorge eine 4 cm große Raumforderung im Bereich der Lebersegmente II/III aufgefallen. Im CT imponiert diese als Lebermetastase. Das übrige Staging zeigte keine anderen Tumormanifestationen. Es besteht die Indikation zur Resektion im Sinne einer linkslateralen Leberresektion. Die Patientin wurde ausführlich über Durchführung, Nutzen und Risiken des Eingriffs aufgeklärt und hat der Operation nach ausreichender Bedenkzeit zugestimmt.

■ **Diagnose**

V. a. Lebermetastase eines Kolonkarzinoms im Lebersegment II/III.

■ **Operation**

Linkslaterale Leberresektion (Resektion der Segmente II bis III).

■ **Vorgehen**

Rückenlagerung, ITN, perioperative Antibiose. Nach sterilem Abwaschen und Abdecken des Op-Felds erfolgt die Hautinzision als mediane Oberbauchlaparotomie. Anschließend schichtweises Eröffnen der Bauchwand und Eingehen in die Peritonealhöhle. Lösen von Verwachsungen nach der Voroperation. Das Lig. teres hepatis wird zwischen Dissektionsligaturen (Vicryl 2/0) durchtrennt und anschließend der Stieber-Haken eingesetzt. In der anschließenden Exploration zeigt sich die 4 cm große Raumforderung im Bereich des linkslateralen Leberlappens. Eine extrahepatische Metastasierung findet sich nicht, insbesondere bestehen kein Lokalrezidiv, keine Peritonealkarzinose und kein Hinweis auf größere Lymphknotenmetastasen. In der anschließenden intraoperativen Sonografie werden keine weiteren intrahepatischen Absiedelungen festgestellt. Die Leberparenchymqualität ist gut. Damit kann die linkslaterale Leberresektion wie geplant durchgeführt werden. Nun wird der linke Leberlappen vollständig mobilisiert, das Omentum minus und die Aufhängung zum Diaphragma mit dem Lig. triangulare sinistrum durchtrennt. Anschließend Vorlegen des Tourniquets um den Leberhilus für ein mögliches Pringle-Manöver. Nun ist alles vorbereitet für die Resektion. Nun Markieren der Resektionsgrenze direkt linksseitig des Lig. falciforme mit dem monopolaren Skalpell. Danach wird mit der Parenchymdissektion begonnen. Die Parenchymdissektion wird mit dem Cusa-Gerät durchgeführt, wobei kleinere Gefäße und Gallengänge zwischen Titanclips durchtrennt werden. Größere Strukturen, insbesondere einige Äste der linken Lebervene, aber auch größere Gallengänge, werden zwischen Dissektionsligaturen abgesetzt (Vicryl 4/0). Die linke Lebervene wird intrahepatisch zwischen Dissektionsligaturen abgesetzt (Vicryl 4/0). Es bleiben nun isoliert die intrahepatischen Hilusstukturen zum Segment II/III stehen. Diese werden über einem großen Overholt abgesetzt und anschließend mit PDS-4/0-Faden fortlaufend übernäht. Anschließend wird das Präparat aus dem Situs entfernt. Danach erfolgt die sorgfältige Blutstillung im Bereich der Resektionsfläche, welche jedoch weitgehend bereits während der Parenchymdissektion erfolgt ist. Spülung des gesamten Situs mit warmer Kochsalzlösung. Bei Bluttrockenheit Einlage einer 20er Robinson-Drainage von links an die Resektionsebene. Danach Verschluss der Faszie durch eine PDS-Schlinge. Anlage einzelner Subkutannähte. Desinfektion. Hautverschluss durch resorbierbare Intrakutannaht. Nochmalige Desinfektion und Anlage eines sterilen Verbands. Die Patientin wird extubiert in stabilem Zustand auf die Intensivstation verlegt.

■ **Weiteres Prozedere**

Analgesie, Thromboseprophylaxe und Laborkontrollen nach Klinik-Schema. Wundkontrolle.

N.N., OA/FA Chirurgie, Viszeralchirurgie und Thoraxchirurgie

Chirurgie der Gallenwege und Gallenblase

D. Uhlmann

15.1   Konventionelle Cholezystektomie   – 146

15.2   Laparoskopische Cholezystektomie   – 147

15.3   Gallenblasenbett-Wedge-Resektion bei inzidentellem
        Gallenblasenkarzinom   – 148

15.4   Choledochusrevision   – 149

15.5   Biliodigestive Anastomose   – 151

© Springer-Verlag GmbH Deutschland, ein Teil von Springer Nature 2018
O. Richter, D. Uhlmann (Hrsg.), *Operationsberichte Allgemein-, Viszeral-, Gefäß- und Thoraxchirurgie*, Operationsberichte
https://doi.org/10.1007/978-3-662-57283-2_15

15.1   Konventionelle Cholezystektomie

Op-Bericht, Klinik für Chirurgie

Pat.-Nr.:	Fall-Nr.:
Aktuelle Klinik:	Station:
Pat.-Name:	Geb.-Dat.:
	Geschlecht/Alter: w, 52 J.

Op-Datum:
Op-Dauer (Schnitt/Naht): 50 min
Saal:
Personal:

Operateur:	Anästhesist:
1. Assistent:	Anästhesieschw./pfl.:
2. Assistent:	Op-Schwester/-pfl.:
	Op-Springer:

- ■   **Vorgeschichte/Indikation**

Bei der Patientin liegt eine chronische Cholezystitis bei Cholezystolithiasis mit mehrjähriger Anamnese vor. Aufgrund eines erneuten entzündlichen Schubs stellte sich die Patientin in unserer Ambulanz vor. Es wurde die Indikation zur Cholezystektomie gestellt. Die Sonografie zeigte eine Porzellangallenblase. Aufgrund des chronisch entzündlichen Geschehens und des Befunds der Porzellangallenblase mit herangerafften Anteilen von Duodenum und großem Netz wird ein primär offenes Vorgehen angestrebt. Die Patientin wurde ausführlich über Durchführung, Nutzen und Risiken des Eingriffs aufgeklärt und hat dem operativen Procedere zugestimmt.

- ■   **Diagnose**

Chronische Cholezystitis bei Cholezystolithiasis.

- ■   **Operation**

Konventionelle Cholezystektomie.

- ■   **Vorgehen**

Rückenlagerung. Desinfektion und Abdecken des Op-Gebiets in kliniküblicher Art und Weise. Reklination der Patientin auf dem Op-Tisch in Oberbauchhöhe. Rippenbogenrandschnitt rechts und Durchtrennen des vorderen Blatts der rechtsseitigen Rektusscheide. Durchtrennen des rechtsseitigen Rektusmuskels mit der Bipolarschere. Vorsichtiges Einspalten der hinteren Rektusscheide und Eingehen ins Abdomen. Einbringen des Rahmens und Aufspannen der Wundränder. Orientierende Exploration. Die Inspektion zeigt eine chronisch entzündlich veränderte Gallenblase mit entzündlich herangerafftem Duodenum und ausgedehnten Adhäsionen zum großen Netz. Ansonsten unauffälliger intraabdomineller Befund. Ablösen der Verwachsungen und Adhäsionen, bis das Gallenblaseninfundibulum einzusehen ist. Abstopfen des Duodenums mit einem Bauchtuch und Anspannen des Calot-Dreiecks. Hierbei Inzision der Serosa im Calot-Dreieck und Präparation. Eindeutige Identifikation des D. cysticus bei Einmündung in den D. hepatocholedochus. Weiterhin Darstellen der A. cystica. Eindeutige Identifikation und Isolierung von umgebendem Gewebe. Nachdem beide Strukturen eindeutig identifiziert wurden, wird der D. cysticus zunächst über Ligaturen (Vicryl-3/0-Faden) abgesetzt. Anschließend erfolgt das Absetzen der A. cystica separat ebenfalls über Ligaturen mit Vicryl 3/0. Nun stumpfes, teils elektrochirurgisches Herauslösen der Gallenblase aus dem Gallenblasenbett unter konsequenter Blutstillung. Abgabe zur histologischen Untersuchung. Abschließende Inspektion im Bereich des Calot-Dreiecks. Hier zeigt sich kein Leck sowie Bluttrockenheit. Sorgfältige Koagulation im Gallenblasenbett. Auch hier Bluttrockenheit. Bei Bluttrockenheit wird auf die Einlage einer Drainage verzichtet. Aufhebung der Reklination. Bei Vollzähligkeit der Instrumente und Textilien auch nach Rückfrage bei der Schwester erfolgt nun der Verschluss der Faszie mit einer PDS-Schlinge. Anschließend Anlage von Subkutannähten. Desinfektion. Klammern der Haut. Nochmals Desinfektion. Steriler Verband. Die Patientin wird extubiert in stabilem Zustand in den Aufwachraum verlegt.

- ■   **Weiteres Prozedere**

Analgesie, Thromboseprophylaxe und Laborkontrollen nach kliniküblichem Schema. Klammern nach 12 Tagen entfernen.

N.N., FA Chirurgie, Viszeralchirurgie und Thoraxchirurgie/CA Klinik für Chirurgie

15.2 Laparoskopische Cholezystektomie

Op-Bericht, Klinik für Chirurgie

Pat.-Nr.:	Fall-Nr.:
Aktuelle Klinik:	Station:
Pat.-Name:	Geb.-Dat.:
	Geschlecht/Alter: w, 60 J.
Op-Datum:	
Op-Dauer (Schnitt/Naht): 60 min	
Saal:	
Personal:	
Operateur:	Anästhesist:
1. Assistent:	Anästhesieschw./pfl.:
2. Assistent:	Op-Schwester/-pfl.:
	Op-Springer:

- **Vorgeschichet/Indikation**

Bei der Patientin besteht eine Cholezystolithiasis mit rezidivierenden Steinabgängen seit mehreren Monaten. Bei der Vorstellung in unserer Ambulanz wurde der Patientin die laparoskopische Cholezystektomie empfohlen. Die präoperative Ösophagogastroduodenoskopie hatte keine Auffälligkeiten ergeben. In der Sonografie fanden sich keine Gallengangssteine. Die Patientin wurde ausführlich über Durchführung, Nutzen und Risiken des Eingriffes aufgeklärt und hat dem operativen Procedere schriftlich nach ausreichender Bedenkzeit zugestimmt.

- **Diagnose**

Cholezystolithiasis.

- **Operation**

Laparoskopische Cholezystektomie.

- **Vorgehen**

Rückenlagerung. Desinfektion und Abdecken des Op-Gebiets in klinküblicher Art und Weise. Infraumbilikale Hautquerinzision und Präparation bis auf die Faszie. Fassen der Faszie mit der Mikulicz-Klemme und Anlage einer medianen Minilaparotomie über 1 cm. Über diese Einbringen eines 12er Sicherheitstrokars, Anlage des Kapnoperitoneums und Eingehen mit der Optik. Zunächst erfolgt eine orientierende Laparoskopie. Die Inspektion zeigt eine chronisch entzündlich veränderte Gallenblase mit einigen Adhäsionen am großen Netz. Ansonsten unauffälliger intraabdomineller Befund. Einbringen eines weiteren 12er Sicherheitstrokars 5 cm subxiphoidal in der Medianlinie sowie eines 5er Arbeitstrokars in den rechten Mittelbauch. Fassen der Gallenblase mit der Fasszange über den 5er Trokar. Lösen der Verwachsungen vom großen Netz teils stumpf, teils mit dem monopolaren Häkchen und Darstellen der Strukturen des Calot-Dreiecks. Hierbei Inzision der Serosa im Calot-Dreieck und Präparation in Höhe des Mescalier-Lymphknotens. Eindeutige Identifikation des D. cysticus bei Einmündung in den D. hepatocholedochus. Weiterhin Darstellen der A. cystica. Eindeutige Identifikation und Isolierung von umgebendem Gewebe. Nachdem beide Strukturen eindeutig identifiziert wurden, erfolgt die zentrale Clipversorgung des Ductus cysticus mittels zweier Lapro-Clips, einmal peripher. Danach Durchtrennung des D. cysticus mit der Schere. Anschließend einfache Clipversorgung der A. cystica jeweils nach zentral und peripher und ebenfalls Absetzen mit der Schere. Nun stumpfes, teils elektrochirurgisches Herauslösen der Gallenblase aus dem Gallenblasenbett mit dem monopolaren Häkchen. Einbringen eines Endo-Catchs und Einfangen der Gallenblase. Abschließende Inspektion im Bereich des Calot-Dreiecks. Hier zeigt sich kein Leck sowie Bluttrockenheit. Sämtliche Clips sitzen sicher. Sorgfältige Koagulation im Gallenblasenbett. Auch hier Bluttrockenheit. Bei Bluttrockenheit wird auf die Einlage einer Drainage verzichtet. Umsetzen der Kamera und Bergen der Gallenblase über den Nabelschnitt. Die aufgeschnittene Gallenblase zeigt mehrere unterschiedlich große Konkremente, ohne weitere Auffälligkeiten. Rückzug aller Trokare unter Sicht. Faszienverschluss am Nabel. Einzelne Subkutannähte am Nabel und der Inzision für den 12er Trokar. Hautdesinfektion. Intrakutane Hautnaht aller Zugangsstellen. Nochmalige Desinfektion und steriler Pflasterverband. Die Patientin wird extubiert in stabilem Zustand in den Aufwachraum verlegt.

- **Weiteres Prozedere**

Analgesie, Thromboseprophylaxe und Laborkontrollen nach klinküblichem Schema.

N.N., FA Chirurgie, Viszeralchirurgie und Thoraxchirurgie/CA Klinik für Chirurgie

15.3 Gallenblasenbett-Wedge-Resektion bei inzidentellem Gallenblasenkarzinom

Op-Bericht, Klinik für Viszeral-, Transplantations-, Thorax- und Gefäßchirurgie

Pat.-Nr.:	Fall-Nr.:
Aktuelle Klinik:	Station:
Pat.-Name:	Geb.-Dat.:
	Geschlecht/Alter: w, 58 J.
Op-Datum:	
Op-Dauer (Schnitt/Naht): 105 min	
Saal:	
Personal:	
Operateur:	Anästhesist:
1. Assistent:	Anästhesieschw./pfl.:
2. Assistent:	Op-Schwester/-pfl.:
	Op-Springer:

■ **Vorgeschichte/Indikation**

Bei der Patientin wurde auswärts vor 14 Tagen eine laparoskopische Cholezystektomie bei symptomatischer Cholezystolithiasis durchgeführt. In der histologischen Aufarbeitung zeigte sich ein T2-Gallenblasenkarzinom mit Sitz am Gallenblasenbett. Die Entfernung erfolgte zwar im Gesunden, trotzdem ist eine Nachresektion im Sinne einer Gallenblasenbett-Wedge-Resektion und Lymphadenektomie erforderlich. Mit der Patientin wurden das operative Vorgehen und mögliche Komplikationen ausführlich besprochen. Sie erklärte nach ausreichender Bedenkzeit schriftlich ihr Einverständnis.

■ **Diagnose**

Inzidentelles Gallenblasenkarzinom T2 N0 (0/1) M0.

■ **Operation**

Gallenblasenbett-Wedge-Resektion und Lymphadenektomie.

■ **Vorgehen**

Rückenlage, perioperative Antibiose, ITN. Abwaschen des Op-Gebiets und steriles Abdecken. Nun erfolgt die Hautinzision im Sinne einer rechtsseitigen queren Oberbauchlaparotomie mit aufgesetztem medianem Längsschnitt bis zum Xyphoid. Anschließend schichtweises Eröffnung der Bauchwand und Eingehen in die Peritonealhöhle. Das Lig. terres hepatis wird zwischen Dissektionsligaturen (Vicryl-3/0-Faden) durchtrennt und anschließend die Stieber-Haken eingesetzt. Danach erfolgt die Exploration des Abdomens. Dabei findet sich extrahepatisch keine Manifestation der Tumorerkrankung. Anschließend genaue Inspektion der Leber. Die Leber ist von sehr guter Parenchymqualität. Auch hier zeigen sich weder bei der Palpation noch bei der intraoperativen Sonografie Lebermetasen. Nun Lösen der im Gallenblasenbett adhärenten Strukturen von großem Netz und Magen. Darstellung von Gallenblasenbett und Leberhilus. Auch hier zeigen sich keine Auffälligkeiten. Zunächst erfolgt nun die Skelettierung des Lig. hepatoduodenale bis zum Leberhilus. Identifikation der A. hepatica dextra. Es erfolgt nun die Lymphadenektomie im Bereich des Ligamentum hepatoduodenale, entlang der A. hepatica communis bis zum Truncus coeliacus und der peripankreatischen Lymphknoten nach Mobilisation des Duodenums nach Kocher. Lymphgänge und kleine Gefäße werden dabei mit Ligaturen versorgt. Nun Darstellung der Strukturen des Leberhilus bis in den rechten Leberlappen hinein, um diese bei der Resektion sicher zu schonen.

Anschließend Vorlegen des Tourniquets um den Leberhilus für ein mögliches Pringle-Manöver. Nun ist alles vorbereitet für die Wedge-Resektion. Mit dem monopolaren Skalpell wird die Resektionsebene durch Einkerben der Leberkapsel festgelegt. Dabei wird darauf geachtet, dass mindestens ein 3 cm breiter Saum zum Gallenblasenbett in den Segmenten V und IV besteht. Anschließend erfolgt mit dem Cusa-Gerät die schrittweise Parenchymdissektion. Kleinere Gefäße und Gallengänge werden mit Titanclips versorgt, größere Gefäße über Overholts und Ligaturen (Vicryl 4/0) abgesetzt. So gelingt die Durchführung der Wedge-Resektion ohne Durchführung des Pringle-Manövers. Jetzt kann das Resektat entfernt werden. Anschließend sorgfältige Blutstillung im Bereich der Resektionsebene. Die übrige Leber zeigt eine gute Perfusion. Spülung des Op-Situs mit warmer Kochsalzlösung. Bei Bluttrockenheit nun Einlage einer 20er Robinson-Drainage von rechts an die Resektionsebene. Annaht der Drainage. Danach Verschluss der Faszie durch zwei PDS-Schlingen, die das vordere und hintere Blatt der Rektusscheide fassen. Anlage einzelner Subkutannähte. Desinfektion. Hautverschluss durch Klammernähte. Nochmalige Desinfektion und Anlage eines sterilen Verbands.

Die Patientin wird extubiert in stabilem Zustand auf die Intensivstation verlegt.

■ **Weiteres Prozedere**

Analgesie, Thromboseprophylaxe und Laborkontrollen nach kliniküblichem Schema. Klammern nach 12 Tagen entfernen.

N.N., FA Chirurgie, Viszeralchirurgie und Thoraxchirurgie/CA Klinik für Chirurgie

15.4 Choledochusrevision

Op-Bericht, Klinik für Chirurgie

Pat.-Nr.:	**Fall-Nr.:**
Aktuelle Klinik:	**Station:**
Pat.-Name:	**Geb.-Dat.:**
	Geschlecht/Alter: w, 67 J.

Op-Datum:
Op-Dauer (Schnitt/Naht): 95 min
Saal:
Personal:

Operateur:	**Anästhesist:**
1. Assistent:	**Anästhesieschw./pfl.:**
2. Assistent:	**Op-Schwester/-pfl.:**
	Op-Springer:

- **Vorgeschichte/Indikation**

Bei der Patientin wurde vor 15 Jahren eine Cholezystektomie bei Cholezystolithiasis durchgeführt. Jetzt besteht eine ausgeprägte Choledocholithiasis. Kleine Konkremente konnten über eine endoskopische retrograde Cholangiografie (ERC) geborgen werden, jedoch sind noch mehrere große Konkremente im Gallengang, die mit dieser Methode nicht entfernt werden können. Deshalb wurde die Indikation zur offenen Choledochusrevision gestellt. Mit der Patientin wurden das operative Vorgehen und mögliche Komplikationen ausführlich besprochen. Sie erklärte schriftlich ihr Einverständnis.

- **Diagnose**

Choledocholithiasis.

- **Operation**

Choledochusrevision, Einlage T-Drainage.

- **Vorgehen**

Rückenlage. Perioperative Antibiose. Steriles Abwaschen und Abdecken des Op-Gebiets. Als Op-Zugang wird die alte Narbe, ein Rippenbogenrandschnitt rechts, genutzt. Über diesen nun schrittweises Eröffnen des Abdomens und Eingehen in die Abdominalhöhle. Lösen von Verwachsungen nach der Vor-OP und Einsetzen des Ulmer Hakensystems. Die Exploration der Bauchhöhle zeigt zunächst keine Besonderheiten. Nun Lösen von Verwachsungen des großen Netzes mit der Leberunterseite. Dies gelingt teils stumpf, teils mit der bipolaren Schere. Nun kann die Leber mit dem Leber-Haken nach oben gehalten werden. Es wird nun die Mobilisation des Duodenums nach Kocher durchgeführt. Dazu wird das Retroperitoneum etwa 1 cm lateral des Duodenums inzidiert. Weghalten des Duodenums nach medial. So kann der retroduodenale Raum eröffnet werden. Dieser wird nun bis nach dorsal des Pankreaskopfs eröffnet. Nun kann der Gallengang von dorsal getastet werden. Hier zeigen sich schon deutliche Konkremente. Jetzt Hinwendung zum Leberhilus. Hier kann der deutlich dilatierte Gallengang identifiziert werden. Auch hier sind die Konkremente gut palpabel. Der Ductus choledochus wird nun an seiner Ventralseite unter Spaltung des Peritoneums und Koagulation der hier verlaufenden kleinen Venen über eine Länge von 2 cm freipräpariert. Nun erfolgt die Stichinzision mit dem Skalpell in Längsrichtung und die Eröffnung des Ductus choledochus über 1,5 cm mit der Pott-Schere. Nun können die hier sichtbaren Konkremente mit der Pinzette entfernt werden. Gut erreichbare Konkremente werden nun in Richtung Choledochotomie mobilisiert und ebenfalls entfernt. Die sehr weit distal gelegenen Konkremente werden nun mit einem 3er Fogarty-Katheter entfernt. Somit gelingt die vollständige Steinextraktion. Der Fogarty-Katheter kann nun leicht über die Papilla Vateri ins Duodenum vorgeschoben werden und wird hier getastet. Nun wird der Fogarty-Katheter bis in den rechten und linken Ductus hepaticus eingeführt. Hier lassen sich jedoch keine Konkremente mehr extrahieren. Anschließend erfolgt die Einführung von Gallengangsdilatationsoliven nach Bakes nach distal. Diese können problemlos bis ins Duodenum vorgeführt werden, sodass hier keine Stenose im Papillenbereich vorliegt. Nun wird ein 2,5er T-Drain entsprechend zurechtgeschnitten und in die Choledochotomie eingelegt. Der Verschluss der Choledochotomie erfolgt nun mit 5/0-PDS-Einzelknopfnähten. Anschließend Anspritzen der T-Drainage mit Kochsalzlösung. Es erfolgt hier kein Austritt der Lösung, sodass die Choledochotomie dicht ist. Nun Gabe von Kontrastmittel und Cholangiografie. Hier zeigen sich eine komplette Darstellung der Gallengänge ohne Konkremente und ein guter Abfluss in das Duodenum. Spülen der Abdominalhöhle mit reichlich warmer Kochsalzlösung. Einlage einer 18er Robinson-Drainage an den Leberhilus. Nun Verschluss der Faszie mit einer PDS-Schlinge. Anlage einiger Subkutannähte. Desinfektion. Klammern der Haut. Nochmals Desinfektion. Steriler Verband. Die Patientin wird extubiert in stabilem Zustand auf die IMC verlegt.

■   **Weiteres Prozedere**

Analgesie, Thromboseprophylaxe und Laborkontrollen nach kliniküblichem Schema. Antibiose weiterführen. Klammern nach 12 Tagen entfernen. T-Drain nach 4 Wochen entfernen.

N.N., FA Chirurgie, Viszeralchirurgie und Thoraxchirurgie/CA Klinik für Chirurgie

15.5 Biliodigestive Anastomose

Op-Bericht, Klinik für Chirurgie

Pat.-Nr.:	Fall-Nr.:
Aktuelle Klinik:	Station:
Pat.-Name:	Geb.-Dat.:
	Geschlecht/Alter: m, 69 J.
Op-Datum:	
Op-Dauer (Schnitt/Naht): 135 min	
Saal:	
Personal:	
Operateur:	Anästhesist:
1. Assistent:	Anästhesieschw./pfl.:
2. Assistent:	Op-Schwester/-pfl.:
	Op-Springer:

- **Vorgeschichte/Indikation**

Bei dem Patienten besteht ein ausgedehntes Karzinom des Pankreaskopfs und Processus uncinatus. In der bildgebenden Diagnostik waren kein Einbruch in die umgebenden großen Gefäße und keine peritoneale oder Fernmetastasierung zu erkennen, sodass eine Resektion des Tumors möglich erschien. Eine ERC war bei Kompression des Gallengangs nicht möglich. Das Bilirubin liegt bei 120 µmol/ml. Der Patient wurde entsprechend ausführlich über eine Kausch-Whipple-Operation bzw. Erweiterung der Operation entsprechend der intraoperativen Zustände sowie mögliche Komplikationen aufgeklärt. Er erklärte nach entsprechender Bedenkzeit schriftlich sein Einverständnis.

- **Diagnose**

Pankreaskopfkarzinom, lokal inoperabel mit Kompression des Duodenums und nicht passierbarer Gallengangsstenose.

- **Operation**

Anlage einer Gastroenterostomie und einer biliodigestiven Anastomose.

- **Vorgehen**

Rückenlage. Perioperative Antibiose, ITN. Steriles Abwaschen und Abdecken des Op-Gebiets. Op-Zugang ist eine quere bogenförmige Oberbauchlaparotomie. Nun Lösen einiger kleiner Verwachsungen. Einsetzen des Ulmer Hakensystems. Anschließend Exploration der Bauchhöhle. Es zeigt sich keine Peritonealkarzinose. Im Bereich des Segments 6 zeigt sich eine kleine ca. 1 cm große Raumforderung mit Verdacht auf eine einzige Metastase. Im Bereich des Leberhilus zeigt sich ein suspekter Lymphknoten. Dieser wird nun entfernt. Anschließend Blutstillung. Die Leberarterie und der Truncus coeliacus sind nicht vom Tumor umgeben. Anschließend Kocher-Manöver. Der Tumor lässt sich zwar von der V. cava abheben, erstreckt sich jedoch weit nach links bis über die Aorta abdominalis. Die Mesenterialwurzel ist sicher vom Tumor umgeben und auch die Pfortader weitstreckig eingemauert. Aufgrund des ausgedehnten Befundes erscheint eine R0-Resektion nicht praktikabel.

Aufgrund der Tumorausdehnung mit Verschluss des Duodenums und des Ductus choledochus ist die Anlage einer biliodigestiven Anastomose und einer Gastroenterostomie notwendig.

Zunächst wird die biliodigestive Anastomose angelegt. Dazu Ausschalten einer Jejunumschlinge ca. 60 cm nach dem Treitz-Band. Einkerben des Mesenteriums unter Diaphanoskopie und Absetzen mit dem GIA. Diese wird nun rechts transmesokolisch in den rechten Oberbauch geführt und die Klammernahtreihe nochmals mit 3/0-Vicryl übernäht. Nun Anlage einer Seit-zu-Seit-Choledochojejunostomie. Dazu Choledochotomie über einer Länge von 2 cm. Über dieselbe Distanz wird die Dünndarmschlinge eröffnet. Die Anastomose erfolgt mit 5/0-PDS-Faden als Seit-zu-Seit-Anastomose mit Einzelknopfnähten. Dabei werden zuerst die Hinterwand und anschließend die Vorderwand anastomosiert. Anlage einiger Schlitznähte am Mesokolon. Nun Anlage der Fußpunktanastomose ca. 50 cm nach der biliodigestiven Anastomose mit 3/0-PDS-Faden in fortlaufender Nahttechnik. Anschließend Anlage von Schlitznähten am Mesenterium mit Vicryl 3/0.

Die Gastroenterostomie soll als antekolische hintere Gastroenterostomie erfolgen. Zuerst wird nun das große Netz vom Querkolon abpräpariert und der Magen nach antekolisch verlagert. Nun Ausschalten einer weiteren Jejunumschlinge ca. 60 cm nach der Fußpunktanastomose der Roux-Schlinge zur biliodigestiven Anastomose mit dem GIA. Übernähung des Absetzungsrands. Die Jejunumschlinge wird nun in den linken Oberbauch geführt. Nun Eröffnung der Magenwand über eine Länge von 5 cm mit korrespondierender Eröffnung der Jejunumwand mit dem Elektroskalpell. Nun Anlage der Seit-zu-Seit-

Gastroenterostomie. Die Anastomose erfolgt mit 3/0-PDS-Faden in fortlaufender Nahttechnik. Erst wird so die Hinterwand, dann die Vorderwand anastomosiert. Nun Anlage der Fußpunktanastomose ca. 50 cm nach der Gastroenterostomie ebenfalls mit 3/0-PDS-Faden in fortlaufender Nahttechnik.

Nun ausgiebiges Spülen der Bauchhöhle mit warmer Kochsalzlösung. Einlage von 2 18er Robinson-Drainagen, jeweils an die Gastroenterostomie und die biliodigestive Anastomose. Verschluss der Faszie mit einer PDS-Schlinge. Anlage einiger Subkutannähte. Desinfektion. Klammern der Haut. Nochmals Desinfektion. Steriler Verband. Der Patient wird extubiert in stabilem Zustand auf die IMC verlegt.

■ Weiteres Prozedere

Analgesie, Thromboseprophylaxe und Laborkontrollen nach kliniküblichem Schema. Klammern nach 12 Tagen entfernen.

N.N., FA Chirurgie, Viszeralchirurgie und Thoraxchirurgie/CA Klinik für Chirurgie

15

Pankreaschirurgie

D. Uhlmann, R. Schneider, H. Witzigmann

16.1   **Duodenumerhaltende Pankreaskopfresektion (Beger)**   **– 154**

16.2   **Partielle Duodenopankreatektomie (Kausch-Whipple)**   **– 156**

16.3   **Pyloruserhaltende partielle Duodenopankreatektomie nach Traverso-Longmire**   **– 158**

16.4   **Duodenumerhaltende Pankreaskopfresektion (Berner Modifikation)**   **– 160**

16.5   **Laparoskopische Pankreaslinksresektion**   **– 161**

16.6   **Totale Duodenopankreatektomie**   **– 163**

16.7   **Ampullektomie**   **– 165**

16.1   Duodenumerhaltende Pankreaskopfresektion (Beger)

Op-Bericht, Klinik für Viszeral-, Transplantations-, Thorax- und Gefäßchirurgie

Pat.-Nr.:	**Fall-Nr.:**
Aktuelle Klinik:	**Station:**
Pat.-Name:	**Geb.-Dat.:**
	Geschlecht/Alter: m, 38 J.
Op-Datum:	
Op-Dauer (Schnitt/Naht): 195 min	
Saal:	
Personal:	
Operateur:	**Anästhesist:**
1. Assistent:	**Anästhesieschw./pfl.:**
2. Assistent:	**Op-Schwester/-pfl.:**
	Op-Springer:

- **Vorgeschichte/Indikation**

Bei dem Patienten besteht eine chronische Pankreatitis mit rezidivierenden Schüben und chronischen Schmerzen. Das CT zeigt die typischen Veränderungen einer chronischen Pankreatitis mit ausgeprägter Pankreaskopfvergrößerung und Verkalkung. Der distale Gallengang zeigt nur eine geringgradige Stenosierung ohne laborchemische Cholestasezeichen. Es besteht die Indikation zur duodenumerhaltenden Pankreaskopfresektion. Mit dem Patienten wurden das chirurgische Vorgehen sowie mögliche Risiken und Komplikationen besprochen. Er erklärte nach ausreichender Bedenkzeit schriftlich seine Einwilligung zur Operation.

- **Diagnose**

Chronische Pankreatitis.

- **Operation**

Duodenumerhaltende Pankreaskopfresektion (OP nach Beger).

- **Vorgehen**

Rückenlage. Perioperative Antibiose. ITN. Steriles Abwaschen und Abdecken. Op-Zugang ist eine quere Oberbauchlaparotomie. Über diese Eröffnen der Bauchdecke und Einsetzen des Retraktorsystems. Nun Exploration des Abdomens. Es finden sich neben der bekannten chronischen Pankreatitis keine weiteren Pathologien. Zunächst erfolgt nun die anterograde Cholezystektomie mit der bipolaren Schere. Absetzen des Ductus cysticus und der A. cystica über Ligaturen. Blutstillung im Gallenblasenbett.

Skelettierung des großen Netzes am Magen majorseitig darmwandnah über Overholts und Ligaturen. Die A. und V. gastroepiploica verbleiben am großen Netz. Anschließend Dissektion des Lig. duodenocolicum. Mobilisation des Duodenums nach Kocher, um den Pankreaskopf bidigital zu umfassen. Der intraoperative Befund bestätigt die präoperative Bildmorphologie mit derber Konsistenz des gesamten Pankreas und ausgeprägter Pankreaskopfvergrößerung. Das am Pankreaskopf adhärente proximale Duodenum wird nun mit der Schere vom Kopf abpräpariert. Freilegung des gesamten Processus uncinatus ventralseitig bis zum Pankreasunterrand. Es wird die A. gastroduodenalis kranial und kaudal des Pankreas zirkulär freipräpariert und ligiert. Geplant ist eine duodenumerhaltende Pankreaskopfresektion nach Beger.

Darstellen der V. mesenterica superior am Pankreasunterrand und Untertunneln des Pankreas auf der mesenterikoportalen Achse. Anschließend Durchschieben einer Holzrinne hinter dem Pankreaskopf auf der mesenterikoportalen Achse und Absetzen des Pankreaskopfs mit dem Skalpell. Aus dem Pankreasgang entleert sich unter Druck stehendes Pankreassekret. Der Pankreasgang hat einen Durchmesser von etwa 1 cm. Nun blutstillende Umstechung mit Prolene-5/0-Faden am linksseitigen Pankreasrand, der insgesamt chronisch-entzündlich verändert und derb ist. Nun Rotation des Pankreaskopf-Duodenum-Segments in die dorsoventrale Ebene. Freipräparation des Pankreaskopfs am oberen Rand bis zur Einmündung des Ductus choledochus. Zur besseren Darstellung des intrapankreatischen Verlaufs des Ductus choledochus und um eine distale Choledochusstenose sicher auszuschließen, wird der Ductus hepatocholedochus in Höhe der Zystikusmündung längs inzidiert und mit einer Plastiksonde sondiert. Mit der Sonde gelangt man relativ problemlos in das Duodenum.

Im Bereich der geplanten subtotalen Exzision des Pankreaskopfs werden am duodenalen C Haltefäden gelegt, welche auch zur Blutstillung dienen. Es wird der Pankreaskopf mit dem Processus uncinatus unter Erhalt der dorsalen Kapsel und des

Mesoduodenums unter Belassung einer Manschette von ca. 5 mm am duodenalen C mit dem Skalpell exzidiert. Bei der Ausschälung des Pankreaskopfs finden sich multiple Zysten und Kalkkonkremente im Gewebe. Die Kalkkonkremente werden entfernt. Der intrapankreatische Gallengang wird freigelegt, jedoch nicht eröffnet, da keine relevante Choledochusstenose besteht.

Zur Rekonstruktion erfolgt die Präparation einer Y-Roux-Schlinge. Dazu Durchtrennen des Jejunums ca. 40 cm nach dem Treitz-Band mit dem GIA. Die abführende Schlinge wird an ihrer Absetzungsstelle mit PDS-4/0-Faden übernäht, retrokolisch in den rechten Oberbauch geführt und subhepatisch krückstockförmig spannungsfrei gelegt. Nun antimesenteriale Inzision über 3 cm und End-zu-Seit-Pankreatikojejunostomie im Sinne einer Matratzennaht nach Neuhaus mit PDS-4/0-U-Nähten. Etwa 15 cm distal der Pankreatikojejunostomie erneute antimesenteriale, ca. 4 cm lange Inzision der abführenden Schlinge zur Anlage der Anastomose mit dem Pankreaskopfrest am Duodenum. Diese Anastomose erfolgt mit PDS-4/0-Einzelknopfnähten. Anschließend Anlage von Schlitznähten mit Vicryl-3/0-Faden am Mesokolon. Etwa 50 cm weiter aboral Anlage der Fußpunktanastomose End-zu-Seit mit PDS-3/0 in fortlaufender Nahttechnik. Anschließend Naht des Mesenterialschlitzes. Nun wird in die Choledochotomie eine T-Drainage mit dem Durchmesser 2,5 mm eingelegt. Verschluss der Choledochotomie mit PDS-5/0-Einzelknopfnähten. Sodann Spülung der Bauchhöhle. Kontrolle der Anastomosen auf Bluttrockenheit und Dichtigkeit. Einlage einer 24-Ch-Robinson-Drainage dorsal der Pankreasanastomose. Ausleiten der TDrainage. Verschluss der Faszie mit 2 PDS-Schlingen. Desinfektion. Klammern der Haut. Nochmalige Desinfektion. Steriler Verband. Der Patient wird extubiert und in stabilem Zustand auf die Intensivstation verlegt.

- **Weiteres Prozedere**

Analgesie, Thromboseprophylaxe und Laborkontrollen nach klinküblichem Schema. Klammern nach 12 Tagen entfernen.

N.N., OA/FA Chirurgie, Viszeralchirurgie und Thoraxchirurgie

16.2 Partielle Duodenopankreatektomie (Kausch-Whipple)

Op-Bericht, Klinik für Allgemein-, Viszeral- und Gefäßchirurgie

Pat.-Nr.:	Fall-Nr.:
Aktuelle Klinik:	Station:
Pat.-Name:	Geb.-Dat.:
	Geschlecht/Alter: m, 78 J.
Op-Datum:	
Op-Dauer (Schnitt/Naht): 243 min	
Saal:	
Personal:	
Operateur:	Anästhesist:
1. Assistent:	Anästhesieschw./pfl.:
2. Assistent:	Op-Schwester/-pfl.:
3. Assistent:	Op-Springer:

- **Vorgeschichte/Indikation**

Bei der Patientin besteht CT-morphologisch eine tumorsuspekte Raumforderung im Bereich der Papille mit Infiltration des Duodenums, das endoskopisch nicht passierbar ist, sowie konsekutivem schmerzlosem Ikterus. Das Tumorstaging hatte keinen Hinweis auf Vorliegen weiterer Herde ergeben. Im interdisziplinären Tumorboard wurde die Indikation zur OP gestellt. Die Patientin und die bevollmächtigte Tochter wurden ausführlich über Durchführung, Nutzen und Risiken des Eingriffs aufgeklärt und haben dem operativen Prozedere schriftlich zugestimmt.

- **Diagnose**

Mäßig differenziertes Adenokarzinom der Papille mit kontinuierlicher Infiltration in die Duodenalwand und in den Ductus choledochus sowie konsekutivem Verschlussikterus.

- **Operation**

Transverse Oberbauchlaparotomie, kephale Duodenopankreatektomie (Operation nach Whipple) mit Zweischlingenrekonstruktion nach Roux-Y (End-zu-Seit-Hepatikojejunostomie, End-zu-Seit-Pankreatikojejunostomie).

- **Vorgehen**

In ITN und Rückenlage mit Reklination des thorakoabdominalen Übergangs zunächst Abwaschen des Op-Gebiets und steriles Abdecken. Perioperative Antibiose. Nun erfolgt die Hautinzision i. S. einer queren Oberbauchlaparotomie. Anschließend schichtweise Eröffnung der Bauchwand und eingehen in die Peritonealhöhle. Einsetzen des Gray-Hakensystems nach Umlegung der Wundränder mit Bauchtüchern. Exploration des gesamten Abdomens: Im Bereich des Pankreaskopfs/der Papille ist ein umschriebener derber Tumor palpabel, der gegen die darunterliegenden Gewebeschichten verschieblich ist. Es besteht kein Anhalt für eine Peritonealkarzinose. Nebenbefundlich besteht eine Steatosis hepatis mit abgerundetem Leberrand. Die Gallenblase ist mäßig gestaut. Im Bereich des freien Omentum-majus-Rands wird eine kirschkerngroße solide Raumforderung keilförmig in toto exzidiert und zur Schnellschnittuntersuchung abgegeben, wo kein Anhalt für Malignität konstatiert wird. Zunächst Durchführung der anterograden Cholezystektomie. Stumpfes, teils elektrochirurgisches Herauslösen der Gallenblase aus dem Gallenblasenbett vom Fundus in Richtung Ligament. Wandnahe Darstellung der A. cystica und Absetzen selbiger über Ligaturen (Vicryl-3/0-Faden). Eindeutige Identifikation des D. cysticus mit der Einmündung in den D. hepatocholedochus. Absetzen des D. cysticus über Ligaturen (Vicryl-3/0-Faden) und Abgabe des Präparates in toto zur endgültigen Histologie. Präparation des Lig. hepatoduodenale mit Darstellung des stark erweiterten Ductus hepatocholedochus (DHC), der A. hepatica propria, dem Abgang der A. gastrica dextra und A. gastroduodenalis sowie der V. portae. Die A. hepatica dextra zeigt sich als Normvariante aus der A. mesenterica sup. abgehend und dorsokaudal im Ligamentum hepatoduodenale verlaufend. Absetzen des DHC zwischen Ligaturen (Vicryl-0-Faden) und dann Präparation in Richtung Pankreaskopf unter Mitnahme der auffällig vergrößerten Lymphknoten paraligamentär. Absetzen der A. gastroduodenalis und A. gastrica dextra zwischen Klemmen und Ligaturen (Vicryl-3/0-Faden). Präparation in Richtung Pankreaskopf mit Duodenum von retroperitoneal und Darstellung der V. cava inferior und Aorta abd. Kocher-Manöver mit Präparation des gesamten Duodenums darmwandnah bis zum Treitz-Band. Nun Wechsel nach links, Zurückschlagen des Colon transversum und des Dünndarms nach rechtslateral und zirkuläre Präparation des Duodenums am Treitz-Band. Absetzen des proximalen Jejunums nahe des Treitz-Bands mittels Linear-Cutter und darmwandnahes Skelettieren des proximalen Jejunums, sodass die komplett mobilisierte Pars horizontalis duodeni vom Retroperitoneum separiert ist und nach rechts verlagert werden kann. Fortlaufende

Übernahtreihe des distalen Jejunumstumpfes (PDS-4/0-Faden). Eröffnung der Bursa omentalis unter Absetzen des Lig. gastrocolicum entlang der großen Kurvatur des Magens und anschließend Absetzen des distalen Magens im Antrumbereich zwischen aboral gesetzter Billroth-Klemme und oralwärts gesetzter Payr-Klemme sowie schräges Absetzen kleinkurvaturseitig mit dem Linear-Cutter, unter Beachtung einer suffizienten Perfusion des oralen Absetzungsrandes. Das Pankreasorgan zeigt sich von sehr weicher Konsistenz und fettig alteriert. Präparation anschließend im Bereich der sehr adipösen Mesowurzel am Pankreaskopfunterrand mit Darstellung der V. mesenterica superior, V. lienalis und des Confluens V. portae. Absetzen der Vene vom Pankreaskopf zur V. mesenterica superior zwischen Klemmen und Durchstichligatur nach zentral (PDS-4/0-Faden). Unterfahren des Pankreaskopfes entlang des Confluens bis zur V. portae mit einer Overholt-Klemme und anschließendes Absetzen des Pankreaskopfs entlang der Gefäßachse mit Skalpell nach vorheriger Einlage der Holzrinne und kopfnaher Ligatur (Vicryl-0-Faden). Der Ductus pancreaticus zeigt sich geweitet und exzentrisch zum Organunterrand hin gelegen. Mit der Teflonsonde wird dieser vollständig sondiert. Umstechungsligatur der kräftigen Blutungen an der Pankreaskorpusresektionsfläche. Nun subtile dorsalseitige Abpräparation des Pankreaskopfes von der Pfortader, en bloc Exstirpation des gesamten Präparates und Abgabe zur Schnellschnittuntersuchung (Adenokarzinom der Papille, tumorfreie Absetzungsränder).

Passagewiederherstellung mittels Zweischlingenrekonstruktion. Ausschalten einer 2. Jejunalschlinge, die ebenfalls über eine intakte Gefäßarkade gestielt und mit dem Linear-Cutter abgesetzt wird. Fortlaufende Übernahtreihe des distalen Jejunumstumpfs (PDS-4/0-Faden). Retrokolische Schlitzung des Mesenteriums unter Diaphanoskopie und Durchzug der ersten Schlinge zur Vorlage der End-zu-Seit-Pankreatikojejunostomie im ehemaligen Duodenalbett. Die Schlinge kommt untorquiert und spannungsfrei gelegt zur Anastomosierung. Antimesenteriale Schlitzung der Schlinge mit dem Elektrokauter. Vereinzelt Bipolarisation und anschließend Vornahme der Pankreatikojejunostomie mittels Einzelknopfnähten (PDS-5/0-Faden). Beginn mit der Rückwand und nachfolgend der Vorderwand mit Versenken der Ecknähte. Hierbei wird sorgfältig darauf geachtet, den exzentrisch gelegenen und geweiteten Ductus pancreaticus bestmöglich in die Naht zu inkorporieren. Nachfolgend Einzelknopfübernaht der ventralseitigen Anastomose, bis schließlich eine vollständig suffiziente Anastomose vorliegt. Durchzug der 2. Jejunalschlinge und Vornahme der fortlaufend genähten End-zu-Seit-Choledochojejunostomie (PDS-5/0-Faden) als biliodigestive Anastomose. Beginn mit der Rückwand und nachfolgend der Vorderwand. Auch hier zeigen sich suffiziente, spannungsfreie und untorquierte Anastomosenverhältnisse. Vornahme vereinzelter Schlitznähte. Nachfolgend distal Absetzen der Staplerreihe der 1. Schlinge der Pankreatikojejunostomie mit dem Elektrokauter und Vornahme der RouxY-Anastomosierung als fortlaufend genähte End-zu-Seit-Jejunojejunostomie (PDS-4/0-Faden), beginnend mit der Rückwand und nachfolgend die Vorderwand. Vereinzelte Schlitznähte. Auch hier zeigt sich eine untorquiert gelegene, suffiziente und gut durchgängige Anastomose. Anschließend retrokolische Schlitzung des Mesenteriums zum retrokolischen Durchzug des Magens in den Unterbauch. Dieser kommt spannungsfrei zum Liegen. Vereinzelte Schlitznähte, die ein Zurückgleiten des Magens in den Oberbauch verhindern. Nachfolgend Aufsuchen der Schlinge und Anlage der End-zu-Seit-Gastrojejunostomie 30 cm distal der letzten Roux-Y-Anastomosierung als fortlaufend genähte (PDS-4/0-Faden) Anastomose, wobei mit der Rückwand begonnen und nachfolgend die Vorderwand genäht wird. Auch hier zeigen sich suffiziente Anastomosenverhältnisse.

Nachfolgend sorgfältiges Ausspülen des gesamten Situs und vollständiges Absaugen der Spülflüssigkeit. Es erfolgt die komplikationslose Einlage eines transkutan unter digitaler Kontrolle gestochenen Zystofix-Katheters mit Nahtfixation. Es entleert sich sofort reichlich klarer Urin.

Einlage einer 19-Ch-Blake-Drainage mit subhepatischem, retroligamentärem Durchzug bis an die pankreatische Anastomose. Rechts laterokaudale Ausleitung und Nahtfixierung. Sorgfältiges, meanderförmiges Legen des Dünndarms und Überdecken mit dem freien Anteil des Omentum majus. Die Zählkontrolle der Bauchtücher, Kompressen und Tupfer und die nochmalige Exploration des Situs ergeben, dass alle Bauchtücher, Kompressen, Tupfer und Instrumente aus dem Situs entfernt sind. Spannungsfreier fortlaufender Abdominalverschluss allschichtig mit einer PDS-Schlinge. Säuberung und Desinfektion der Wunde. Einlage einer 16-ChRedon-Drainage subkutan mit Ausleitung im rechten Mittelbauch, kutane Annaht. Hautverschluss mit Klammern. Nochmalige Desinfektion und steriler Wundverband.

Postoperativ gelangt die Patientin unter fortgesetzter Analgosedierung und Beatmung zur geplanten Extubation auf die Anästhesie-ITS.

■ Weiteres Prozedere

Analgesie, Thromboseprophylaxe und Laborkontrollen nach kliniküblichem Schema. Entfernung der Drainagen nach Rücksprache mit dem Operateur, Entfernung der Hautklammern am 10. postop. Tag. Planung des onkologischen Procedere nach vorliegender endgültiger Histologie.

N.N., OA/FA Chirurgie/Viszeralchirurgie

16.3   Pyloruserhaltende partielle Duodenopankreatektomie nach Traverso-Longmire

Op-Bericht, Klinik für Allgemein-, Viszeral- und Gefäßchirurgie

Pat.-Nr.:	Fall-Nr.:
Aktuelle Klinik:	Station:
Pat.-Name:	Geb.-Dat.:
	Geschlecht/Alter: m, 58 J.
Op-Datum:	
Op-Dauer (Schnitt/Naht): 135 min	
Saal:	
Personal:	
Operateur:	Anästhesist:
1. Assistent:	Anästhesieschw./pfl.:
2. Assistent:	Op-Schwester/-pfl.:
	Op-Springer:

- **Vorgeschichte/Indikation**

Bei dem Patienten besteht ein histologisch gesichertes Karzinom der Papilla Vateri. Es besteht die Indikation zur pyloruserhaltenden Pankreaskopfresektion. Mit dem Patienten wurden das chirurgische Vorgehen, mögliche Risiken und Komplikationen besprochen. Er erklärte nach ausreichender Bedenkzeit schriftlich seine Einwilligung zur Operation.

- **Diagnose**

Papillenkarzinom.

- **Operation**

Pyloruserhaltende partielle Duodenopankreatektomie nach *Traverso*-Longmire.

- **Vorgehen**

Rückenlage. Perioperative Antibiose. ITN. Steriles Abwaschen und Abdecken. Op-Zugang ist eine quere Oberbauchlaparotomie. Über diese Eröffnen der Bauchdecke und Einsetzen des Retraktorsystems. Nun Exploration des Abdomens. Es findet sich kein Anhalt für eine Peritonealkarzinose. Keine Lebermetastasen. Keine Infiltration der Mesenterialwurzel. Der Pankreaskopf ist weich. Zunächst erfolgt nun nach Blutstillung mit der bipolaren Pinzette die anterograde Cholezystektomie mit der Schere. Absetzen des D. cysticus und der A. cystica über Ligaturen. Nun Präparation im Bereich des des Lig. hepatoduodenale unter Entfernung des lymphatischen Gewebes und des Bindegewebes. Im Weiteren vollständige Lymphadenektomie vom Pankreasoberrand links. Diese Lymphknoten werden zur Schnellschnittuntersuchung weitergereicht. Das Ergebnis zeigt keine nodale Disseminierung. Die übrigen Lymphknoten der A. hepatica communis und des Truncus coeliacus werden nun zur Vervollständigung der Lymphadenektomie entfernt. Die Lymphknoten werden zur endgültigen histologischen Untersuchung weitergereicht. Sodann Darstellung des D. choledochus, dieser wird etwa im Mündungsbereich des D. cysticus unterfahren und von der Pfortader abgehoben. Anschließend weitere Präparation der A. hepatica propria mit Darstellung der Aufteilung in rechte und linke Leberarterie, wobei das umgebende lymphatische Gewebe zur histologischen Untersuchung weitergereicht wird. Als Nächstes Freipräparation der Pfortader und Entfernung des lymphatischen Gewebes. Anschließend Präparation des Duodenums, welches im Sinne eines Kocher-Manövers vollständig aus seinen retroperitonealen Verwachsungen herausgelöst wird. Das lymphatische Gewebe der V. cava sowie des aortointerkavalen Raums wird als separates Präparat zur endgültigen histologischen Untersuchung abgegeben. Sodann Präparation der Flexura duodenojejunalis. Hier Durchtrennung des Jejunums etwa 15 cm hinter der Flexur mit dem GIA. Präparation der gesamten Schlinge bis hinter die Mesowurzel und Absetzen des Mesenteriums über Overholts und Ligaturen mit Vicryl-3/0Faden. Durchreichen der proximalen Jejunumanteile unter die Mesowurzel und weitere Präparation des Duodenums von der Mesenterialwurzel, soweit es hier erforderlich ist. Dann Präparation des postpylorischen Duodenums mit Absetzen der A. gastroepiploica und Durchtrennung des Duodenums etwa 3 cm hinter dem Pylorus. Dies wird dann vom Pankreasoberrand unter den fixierenden Bindegewebsstrukturen sowie den Adhäsionen schrittweise isoliert und der gesamte Magen mit Pylorus temporär in den linken Oberbauch verlagert. Sodann Darstellen der V. mesenterica superior am Pankreasunterrand und Untertunneln des Pankreas auf der mesentericoportalen Achse. Danach Aufsuchen und Absetzen der A. gastroduodenalis zwischen Dissektionsligaturen (Vicryl-3/0-Faden). Sodann Absetzen des D. choledochus unterhalb der Einmündung des D. cysticus. Dann Durchzug eines Mersilene-Bands hinter dem Pankreas, welches auf der Seite des Pankreaskopfs ligiert wird. Anschließend Durchschieben einer Holzrinne hinter dem

Pankreaskopf auf der mesentericoportalen Achse und Absetzen des Pankreaskopfs mit dem Skalpell. Nun blutstillende Umstechung mit Prolene-5/0-Faden am linksseitigen Pankreasrand, der insgesamt chronisch entzündlich verändert und derb, jedoch tumorfrei wirkt. Sodann schrittweises Abpräparieren des Pankreaskopfes von der V. mesenterica superior und von der Pfortader unter Dissektionsligaturen der einstrahlenden Venen. Weiteres Abpräparieren des Pankreaskopfs von der A. mesenterica superior unter Mitnahme der hier befindlichen Lymphknoten, rechts der V. mesenterica superior. Anschließend Abgabe des Präparates. Das Präparat wird zur Schnellschnittuntersuchung weitergeleitet, wobei die spätere Diagnose „tumorfreier Absetzungsrand im Bereich des Pankreas sowie des Gallengangs" lautet. Danach sorgfältige Blutstillung und Spülung des Abdomens mit warmer Kochsalzlösung. Nun Beginn der rekonstruktiven Phase. Dazu wird das endständig blind verschlossene proximale Jejunum nochmals mit PDS-3/0-Faden übernäht und durch einen Mesokolonschlitz rechts in den Oberbauch hinaufgeleitet. Dort wird es subhepatisch krückstockförmig spannungsfrei gelegt und antimesenterial inzidiert. Anschließend erfolgt die End-zu-Seit-Pankreatikojejunostomie im Sinne einer Matratzennaht nach Neuhaus mit PDS-4/0-U-Nähten. Der Pankreasgang wird mit einer 7-Fr-Jackson-Pratt-Drainage, die mit einer Prolene-5/0-Naht am Absetzungsrand des Pankreasgangs gesichert wird, abgeleitet. Die Jackson-Pratt-Drainage wird etwa 30 cm hinter der Anastomose antimesenterial durch die Dünndarmwand gestochen und über der Dünndarmwand mit einigen Witzel-Nähten gesichert. Etwa 10 cm distal der Pankreatikojejunostomie erneute Inzision der Roux-Schlinge antimesenterial und Herstellen der End-zu-Seit-Hepatikojejunostomie mit PDS-5/0-Einzelknopfnähten. Schließlich Einnähen des Jejunums in den rechtsseitigen Mesokolonschlitz. Nun Ausschalten einer weiteren Jejunumstelle etwa 40 cm unterhalb der Hepatikojejunostomie. Hier Durchtrennen des Jejunums mit dem GIA und Übernähung der aboralen Absetzungsstelle mit PDS-3/0-Faden.

Anschließend Schaffen eines retrokolischen Durchtritts für den Magen im linksseitigen Mesocolon transversum. Nun Durchzug des Magens durch das Mesokolon. Dieser kommt spannungsfrei zum Liegen. Vereinzelte Schlitznähte, die ein Zurückgleiten des Magens in den Oberbauch verhindern. Nun Fassen der Klammernahtreihe am postpylorischen Duodenalstumpf mit 2 Allis-Klemmen und Abtrennen der Klammernahtreihe mit dem Elektroskalpell. Nun Hochführen der vorbereiteten Roux-Schlinge. Hier antimesenteriale Inzision auf einer Breite von ca. 5 cm. Die End-zu-Seit-Duodenojejunostomie wird mit fortlaufender PDS-Naht der Stärke 3/0 angelegt. Danach Anlage einiger Schlitznähte um ein Hochgleiten des Magens zu verhindern.

Sodann Spülung der Bauchhöhle. Kontrolle der Anastomosen auf Bluttrockenheit und Dichtigkeit. Einlage von 2 Robinson-Drainagen ventral und dorsal der Pankreas- und Gallengangsanastomose. Ausleiten der Pankreasgangdrainage. Verschluss der Faszie mit 2 PDS-Schlingen. Desinfektion. Klammern der Haut. Nochmalige Desinfektion. Steriler Verband. Der Patient wird extubiert und in stabilem Zustand auf die Intensivstation verlegt.

- **Weiteres Prozedere**

Analgesie, Thromboseprophylaxe und Laborkontrollen nach kliniküblichem Schema. Klammern nach 12 Tagen entfernen. Nachsorge durch betreuenden Onkologen.

N.N., OA/FA Chirurgie, Viszeralchirurgie und Thoraxchirurgie

16.4   Duodenumerhaltende Pankreaskopfresektion (Berner Modifikation)

Op-Bericht, Klinik für Allgemein- und Viszeralchirurgie

Pat.-Nr.:	Fall-Nr.:
Aktuelle Klinik:	Station:
Pat.-Name:	Geb.-Dat.:
	Geschlecht/Alter: w, 52 J.
Op-Datum:	
Op-Dauer (Schnitt/Naht): 193 min	
Saal:	
Personal:	
Operateur:	Anästhesist:
1. Assistent:	Anästhesieschw./pfl.:
2. Assistent:	Op-Schwester/-pfl.:
	Op-Springer:

- **Vorgeschichte/Indikation**

Die Indikation zur Operation ergab sich aufgrund der rezidivierenden Schübe und chronischen Schmerzen bei chronischer Pankreatitis. Das CT zeigt die typischen Veränderungen einer chronischen Pankreatitis mit ausgeprägter Pankreaskopfvergrößerung und Verkalkung. Der distale Gallengang zeigt nur eine geringgradige Stenosierung ohne laborchemische Cholestasezeichen. Die Patientin wurde über Durchführung, Nutzen und Risiken des Eingriffs aufgeklärt und hat dem operativen Prozedere schriftlich zugestimmt.

- **Diagnose**

Chronisch-rezidivierende, kalzifizierende Pankreatitis mit rezidivierenden Schüben und chronischem Schmerzsyndrom.

- **Operation**

Duodenumerhaltende Pankreaskopfresektion in der Berner Modifikation.

- **Vorgehen**

Rückenlage, Intubationsnarkose, perioperativ antibiotische Prophylaxe. Quere Oberbauchlaparotomie. Eröffnung des Abdomens. Zunächst Durchführung der Cholezystektomie in prograder Technik. Doppelte Ligatur der A. cystica und des Ductus cysticus. Skelettierung des großen Netzes am Magen majorseitig darmwandnah. Die A. und V. gastroepiploica verbleiben am großen Netz. Mobilisation des Duodenums nach Kocher, um den Pankreaskopf bidigital zu umfassen. Der intraoperative Befund bestätigt die präoperative Bildmorphologie mit derber Konsistenz des gesamten Pankreas und ausgeprägter Pankreaskopfvergrößerung. Das am Pankreaskopf adhärente proximale Duodenum wird nun zum Teil mit der Schere, zum Teil mit dem Skalpell vom Kopf abpräpariert. Freilegung des gesamten Processus uncinatus ventralseitig. Es wird die A. gastroduodenalis kranial und kaudal des Pankreas zirkulär freipräpariert und ligiert. Geplant ist eine duodenumerhaltende Pankreaskopfresektion in der Berner Modifikation. Im Bereich der geplanten subtotalen Exzision des Pankreaskopfes werden am duodenalen C Haltefäden gelegt, welche auch zur Blutstillung dienen. Es wird der Pankreaskopf subtotal exzidiert unter Belassung einer Manschette am duodenalen C von ca. 0,5 cm. Bei der Ausschälung des Pankreaskopfs finden sich multiple Zysten und Kalkkonkremente im Gewebe und im Pankreasgang. Die Kalkkonkremente werden entfernt. Der intrapankreatische Gallengang wird freigelegt, jedoch nicht eröffnet, da präoperativ keine relevante Choledochusstenose besteht. Nach Freilegung des Pankreasgangs am Übergang zum Pankreaskorpus entleert sich unter Druck stehendes Pankreassekret. Der Pankreasgang hat einen Durchmesser von etwa 1 cm. Sorgfältige Blutstillung der Resektionsfläche. Um eine distale Choledochusstenose sicher auszuschließen, wird der D. hepatocholedochus in Höhe der Zystikusmündung längs inzidiert. Mit der Sonde gelangt man relativ problemlos in das Duodenum. Der intrapankreatische Verlauf des D. hepatocholedochus ist nicht verletzt. Einlegen einer T-Drainage mit dem Durchmesser 2,5 mm. Verschluss der Choledochotomie mit PDS-5/0-Einzelknopfnähten. Präparation einer Y-Roux-Schlinge. Die abführende Schlinge wird retrokolisch in den rechten Oberbauch gelegt. Durchführung der Pankreatojejunostomie mit PDS-4/0-Einzelknopfnähten. Etwa 50 cm aboral davon Implantation der zuführenden in die abführende Schlinge End-zu-Seit, ebenfalls mit PDS-4/0-Einzelknopfnähten. Naht des Mesenterialschlitzes. Spülung des Abdomens. Im Rahmen einer prospektiv randomisierten Studie wird keine intraabdominelle Drainage eingelegt. Die T-Drainage wird perkutan ausgeleitet. Schichtweiser Bauchdeckenverschluss. Verlegung der Patientin auf die Intensivstation.

- **Weiteres Prozedere**

Analgesie, Thromboseprophylaxe und Laborkontrollen nach kliniküblichem Schema. Entfernung der Hautklammern nach 10 Tagen.

N.N, CA/FA Chirurgie/Viszeralchirurgie

16.5   Laparoskopische Pankreaslinksresektion

Op-Bericht, Klinik für Allgemein-, Viszeral- und Gefäßchirurgie

Pat.-Nr.:	**Fall-Nr.:**
Aktuelle Klinik:	**Station:**
Pat.-Name:	**Geb.-Dat.:**
	Geschlecht/Alter: w, 72 J.
Op-Datum:	
Op-Dauer (Schnitt/Naht): 169 min	
Saal:	
Personal:	
Operateur:	**Anästhesist:**
1. Assistent:	**Anästhesieschw./pfl.:**
2. Assistent:	**Op-Schwester/-pfl.:**
	Op-Springer:

- **Vorgeschichte/Indikation**

Bei der Patientin bestand MRT- und CT-morphologisch sowie endosonografisch der dringende Verdacht auf eine maligne Hauptast-intraduktale-papillärmuzinöse-Neoplasie (IPMN) des Pankreasschwanzbereichs bei Vorhandensein einer zystischen Raumforderung von ca. 2,0 cm Größe mit stark erweitertem Pankreasgang im Schwanz- und Korpusbereich. Der Pankreaskopf stellt sich unauffällig dar. Aufgrund dieser gesamten Befundkonstellation wurde die Indikation zur OP gestellt. Die Patientin wurde ausführlich über Durchführung, Nutzen und Risiken des Eingriffs aufgeklärt und hat dem operativen Prozedere schriftlich zugestimmt.

- **Diagnose**

Hauptast-intraduktale-papillärmuzinöse Neoplasie (IPMN) im Pankreasschwanzbereich.

- **Operation**

Laparoskopische Pankreaslinksresektion.

- **Vorgehen**

In ITN und Rückenlage mit Reklination des thorakoabdominalen Überganges zunächst Abwaschen des Op-Gebiets und steriles Abdecken. Perioperative Antibiose. Nun erfolgt die supraumbilikale Hautinzision im Sinne einer Minilaparotomie mit offenem Eingehen in die Peritonealhöhle.

Vorlage einer U-förmigen Fasziennaht (Vicryl-0-Faden) und Platzierung eines 12 mm-Trokars. Konnektion des Gasschlauchs am Trokar und Anlage eines Pneumoperitoneums mit 15 mmHg. Einbringen der 30°-Optik und Übersichtslaparoskopie: Die Exploration des gesamten Abdomens zeigt keine pathologischen Veränderungen, insbesondere kein Anhalt für Peritonealkarzinose und freie intraabdominale Flüssigkeit. Unter Sicht Einbringen eines weiteren 12-mm-Trokars in den linken Oberbauch sowie links-lateral davon Einbringen eines 5-mm-Trokars. In den rechten Oberbauch wird ebenfalls unter Sicht ein weiterer 5-mm-Trokar eingebracht und hierüber mittels Retraktor die Leber nach kranial und rechtslateral mobilisiert. Anschließend erfolgt nach Durchtrennung des Lig. gastrocolicum bis zur linken Kolonflexur mit der Harmonic-Schere die Eröffnung der Bursa omentalis. Zur besseren Übersicht Umsetzen des Retraktors in die Bursa omentalis und Weghalten des Magens nach ventrokranial und rechtslateral. Es folgt die Darstellung der gesamten Pankreaskorpus- und -kaudaregion. Makroskopisch besteht hier kein Malignitätsverdacht. Nun schrittweise Mobilisierung des Pankreasunterrandes mit der Harmonic-Schere unter Darstellung und sicherer Schonung der dorsalseitig liegenden V. lienalis. Nach medial hin erfolgt die weitere pankreasnahe Präparation im Bereich der Mesowurzel mit Darstellung und sicherer Schonung der V. mesenterica superior sowie des Confluens. Unterminieren des Pankreasorgans auf Höhe des Confluens V. portae nach dorsal. Anschließend Präparation am Pankreasoberrand in Höhe des Tr. coeliacus mit Darstellung und sicherer Schonung der A. lienalis nach linkslateral. Vollständiges subtiles Unterfahren des Pankreasorgans links der Gefäßachse und anschließend, nach Schaffung eines ausreichenden Durchtritts, Absetzen des Pankreaskorpus mit einem Endo-GIA-60. Kontrolle auf Bluttrockenheit, welche gegeben ist. Nun subtile Mobilisierung des Pankreaskorpus in Richtung kaudal und Abpräparation ventral der A. und V. lienalis mit der Harmonic-Schere. Der Pankreasschwanzbereich zeigt sich an der Fascia gerota ausgeprägt adhärent, a. e. postpankreatitisch. Dadurch erschwerte Präparation. Milzhilusnah werden venöse Abgänge zum Pankreasschwanz mit Metallclips suffizent versorgt und durchtrennt. Nun vollständige Mobilisierung des Präparats von den Milzgefäßen. Einbringen eines Bergebeutels über den linksseitigen erweiterten Trokarzugang und sicheres Bergen des Präparats. Abgabe zur Schnellschnittuntersuchung. Es wird keine Malignität konstatiert. Sorgfältige Kontrolle auf Bluttrockenheit. Auf den Pankreasabsetzungsrand wird spannungsfrei ein Teil des freien Omentum-majus-Randes gebracht und mittels fortlaufender Naht (PDS-2/0 Faden) fixiert. Danach Einlage einer 15er Robinson-Drainage über den linkslateralen Trokar und Platzierung in die Bursa omentalis. Anschließend Entfernung des Retraktors und Überdecken der Bursa omentalis mit dem Magen. Entfernung aller Trokare, Knüpfen der vorgelegten Fasziennaht und Fasziennaht der 12 mm Trokareinstichstelle. Desinfektion. Hautverschluss durch Einzelknopfnähte. Nochmalige Desinfektion und Anlage eines sterilen Verbands.

Die Patientin wird postoperativ extubiert in stabilem Zustand in den Aufwachraum und anschließend auf die chirurgische IMC-Station verlegt.

- **Weiteres Prozedere**

Analgesie, Thromboseprophylaxe und Laborkontrollen nach klinküblichem Schema. Entfernung der Drainage nach Rücksprache mit dem Operateur, Entfernung der Hautnähte am 10. postoperativen Tag.

N.N., OA/FA Chirurgie/Viszeralchirurgie

16

16.6 Totale Duodenopankreatektomie

Op-Bericht, Klinik für Allgemein-, Viszeral- und Gefäßchirurgie

Pat.-Nr.:	Fall-Nr.:
Aktuelle Klinik:	Station:
Pat.-Name:	Geb.-Dat.:
	Geschlecht/Alter: m, 59 J.
Op-Datum:	
Op-Dauer (Schnitt/Naht): 195 min	
Saal:	
Personal:	
Operateur:	Anästhesist:
1. Assistent:	Anästhesieschw./pfl.:
2. Assistent:	Op-Schwester/-pfl.:
3. Assistent:	Op-Springer:

- **Vorgeschichte/Indikation**

Bei dem Patienten besteht eine chronische Pankreatitis ethyltoxischer Genese mit aktuell CT-morphologischem V. a. auf eine große eingeblutete Pankreaszyste, DD tumoröse Raumforderung des Pankreaskopfs bei atrophem(-r) Pankreaskorpus/-kauda. Der Patient hat einen insulinpflichtigen Diabetes mellitus. Aufgrund dieser gesamten Befundkonstellation besteht die Indikation zur Operation. Der Patient wurde ausführlich über Durchführung, Nutzen und Risiken des Eingriffs aufgeklärt und hatte dem operativen Prozedere schriftlich zugestimmt.

- **Diagnose**

Zystadenom des Pankreaskopfs mit Einblutung bei chronischer Pankreatitis.

- **Operation**

Transverse Oberbauchlaparotomie, totale Duodenopankreatektomie.

- **Vorgehen**

In ITN und Rückenlage mit Reklination des thorakoabdominalen Übergangs zunächst Abwaschen des Op-Gebiets und steriles Abdecken. Perioperative Antibiose. Nun erfolgt die Hautinzision i. S. einer queren Oberbauchlaparotomie. Anschließend schichtweise Eröffnung der Bauchwand und eingehen in die Peritonealhöhle. Einsetzen des Gray-Hakensystems nach Umlegung der Wundränder mit Bauchtüchern. Exploration des gesamten Abdomens. Im Bereich des Pankreaskopfs ist ein großer derber Tumor palpabel, der gegen die darunterliegenden Gewebeschichten verschieblich ist. Es besteht kein Anhalt für eine Peritonealkarzinose und Aszites. Nebenbefundlich besteht eine Steatosis hepatis mit abgerundetem Leberrand. Die Gallenblase ist prall gefüllt. Zunächst Durchführung der anterograden Cholezystektomie. Stumpfes, teils elektrochirurgisches Herauslösen der Gallenblase aus dem Gallenblasenbett vom Fundus in Richtung Ligament. Wandnahe Darstellung der A. cystica und Absetzen selbiger über Ligaturen (Vicryl-3/0-Faden). Eindeutige Identifikation des D. cysticus mit der Einmündung in den D. hepatocholedochus. Absetzen des D. cysticus über Ligaturen (Vicryl-3/0-Faden) und Abgabe des Präparats in toto zur endgültigen Histologie. Präparation des Lig. hepatoduodenale mit Darstellung des Ductus hepatocholedochus (DHC), der A. hepatica propria mit dem Abgang der A. gastrica dextra und A. gastroduodenalis sowie der V. portae. Absetzen des normkalibrigen DHC zwischen Ligaturen (Vicryl-0-Faden) und dann Präparation in Richtung Pankreaskopf unter Mitnahme der ligamentären Lymphknoten. Absetzen der A. gastroduodenale und A. gastrica dextra zwischen Klemmen und Ligaturen (Vicryl-3/0-Faden). Weitere Präparation Richtung Pankreaskopf mit Duodenum von retroperitoneal und Darstellung der V. cava und Aorta. Kocher-Manöver mit Präparation des gesamten Duodenums darmwandnah bis zum Treitz-Band. Nun Wechsel nach links, Zurückschlagen des Colon transversum und des Dünndarms nach rechts laterokranial und zirkuläre Präparation des Duodenums am Treitz-Band. Absetzen des proximalen Jejunums nahe des Treitz-Bandes mittels Linear-Cutter und darmwandnahes Skelettieren des proximalen Jejunums, sodass die komplett mobilisierte Pars horizontalis duodeni vom Retroperitoneum separiert ist und nach rechts verlagert werden kann. Fortlaufende Übernahtreihe des distalen Jejunumstumpfs (PDS-4/0-Faden). Eröffnung der Bursa omentalis unter Absetzen des Lig. gastrocolicum entlang der großen Kurvatur des Magens. Anschließend Absetzen des distalen Magens im Antrumbereich zwischen aboral gesetzter Billroth-Klemme und oralwärts gesetzter Payr-Klemme sowie schräges Absetzen kleinkurvaturseitig mit dem Linear-Cutter unter Beachtung einer suffizienten Perfusion des oralen Absetzungsrands. Das Pankreasorgan zeigt auch im Korpus- und Schwanzbereich ausgeprägte zystische Alterationen bei atrophiertem Parenchym, sodass die Indikation zur vollständigen Entfernung des Pankreas gestellt wird. Anschließend Präparation im Bereich der Mesowurzel am Pankreaskopfunterrand mit Darstellung der V. mesenterica superior, V. lienalis und des Confluens V. portae. Absetzen der Vene vom Pankreaskopf zur V. mesenterica superior zwischen Klemmen und Durchstichligatur nach zentral (PDS-4/0-Faden). Unterfahren des Pankreaskopfs entlang des Confluens bis zur V. portae mit einer Overholt-Klemme. Präparation entlang der V. lienalis am Pankreasunterrand und Herauslösen des Pankreasorgans von kaudal bis zum Schwanzbereich. Anschließend von kranial pankreaskopfnahe Darstellung des Abgangs der A. lienalis und Mobilisierung des Pankreasoberrands von kranial entlang der A. lienalis bis zur Kauda. Absetzen der Kauda unter sicherer Schonung des Milzhilus. Nun subtile dorsalseitige Abpräparation des Pankreaskopfs von der Pfortader und En-bloc-Exstirpation des gesamten Präparats. Abgabe zur Schnellschnittuntersuchung. Es werden tumorfreie Absetzungsränder bei Zystadenom des Pankreaskopfs konstatiert.

Passagewiederherstellung mit Durchzug der Schlinge im ehemaligen Duodenalbett und Vornahme der End-zu-Seit-Choledochojejunostomie als biliodigestive Anastomose. Beginn mit der Rückwand und nachfolgend der Vorderwand mittels Einzelknopfnähten (PDS-5/0-Faden). Es zeigen sich suffiziente und untorquierte Anastomosenverhältnisse. Vornahme vereinzelter Schlitznähte. Anschließend retrokolische Schlitzung des Mesenteriums zum Durchzug des Magens retrokolisch in den Unterbauch. Dieser kann gut positioniert werden. Vereinzelte Schlitznähte, die ein Zurückgleiten des Magens in den Oberbauch verhindern. Nachfolgend Aufsuchen der Dünndarmschlinge und Anlage einer fortlaufend genähten End-zu-Seit-Gastrojejunostomie (PDS-4/0-Faden), beginnend mit der Rückwand und nachfolgend der Vorderwand. Auch hier zeigen sich nachfolgend suffiziente Anastomosenverhältnisse. Danach sorgfältiges Ausspülen des gesamten Situs und vollständiges Absaugen der Spülflüssigkeit. Einlage einer 19 Ch-Blake-Drainage, die rechts laterokaudal ausgeleitet und intraabdominal subhepatisch nahe der biliodigestiven Anastomose platziert wird. Sorgfältiges, meanderförmiges Legen des Dünndarms und Überdecken mit dem freien Anteil des Omentum majus. Die Zählkontrolle der Bauchtücher, Kompressen und Tupfer und die nochmalige Exploration des Situs ergeben, dass alle Bauchtücher, Kompressen, Tupfer und Instrumente aus dem Situs entfernt sind. Spannungsfreier fortlaufender Abdominalverschluss allschichtig mit PDS-Schlinge. Säuberung und Desinfektion der Wunde. Hautverschluss mit Klammern. Nochmalige Desinfektion und steriler Wundverband.

Postoperativ gelangt der Patient unter fortgesetzter Analgosedierung und Beatmung zur geplanten Extubation auf die Anästhesie-ITS1.

■ Weiteres Prozedere

Analgesie, Thromboseprophylaxe und Laborkontrollen nach kliniküblichem Schema. Entfernung der Drainagen nach Rücksprache mit dem Operateur, Entfernung der Hautklammern am 10. postopativen Tag. Weiteres Prozedere nach vorliegender endgültiger Histologie.

N.N., OA/FA Chirurgie/Viszeralchirurgie

16

16.7 Ampullektomie

Op-Bericht, Klinik für Allgemein-, Viszeral- und Gefäßchirurgie

Pat.-Nr.:	**Fall-Nr.:**
Aktuelle Klinik:	**Station:**
Pat.-Name:	**Geb.-Dat.:**
	Geschlecht/Alter: w, 72 J.
Op-Datum:	
Op-Dauer (Schnitt/Naht): 195 min	
Saal:	
Personal:	
Operateur:	**Anästhesist:**
1. Assistent:	**Anästhesieschw./pfl.:**
2. Assistent:	**Op-Schwester/-pfl.:**
3. Assistent:	**Op-Springer:**

- **Vorgeschichte/Indikation**

Die bei unklaren Oberbauchbeschwerden durchgeführte Diagnostik ergab ein Adenom der Papilla Vateri. Histologisch kein Nachweis eines invasiven Karzinoms. Eine endoskopische Resektion ist nicht möglich, darum nun Indikation zur chirurgischen Sanierung mittels Ampullektomie. Die Patientin wurde über die Durchführung und mögliche Komplikationen der Operation aufgeklärt und erklärte schriftlich ihr Einverständnis.

- **Diagnose**

Adenom der Papilla Vateri.

- **Operation**

Ampullektomie.

- **Vorgehen**

Rückenlage. Perioperative Antibiose, ITN. Steriles Abwaschen und Abdecken. Quere Oberbauchlaparotomie und Eingehen in das Abdomen. Nun Lösen einiger adhärenter Darmschlingen von der vorderen Bauchwand mit der Schere und Einsetzen des Ulmer Hakens. Die Exploration des gesamten Abdomens zeigt nun keinen auffälligen pathologischen Befund.

Es wird nun nach Mobilisation der rechten Kolonflexur das Kolon nach link weggeschlagen. Anschließend Mobilisation des Duodenums nach Kocher. Dazu wird das Retroperitoneum etwa 1 cm lateral des Duodenums inzidiert. Weghalten des Duodenums nach medial. So kann der retroduodenale Raum eröffnet werden. Dieser wird nun bis nach dorsal des Pankreaskopfes eröffnet.

Nun Darstellung des dilatierten Ductus choledochus. Dieser wird mit Stichskalpell eröffnet. Anschließend Erweiterung der Inzision mittels Pott'scher Schere. Nun Vorschieben einer Plastik-Sonde nach distal bis über die Papille. Nun erfolgt die Längs-Duodenotomie im Bereich der tastbaren Sondenspitze. Nun Aufspannen der Duodenalwand mit zwei Haltefäden. Der Tumor liegt jetzt direkt gegenüber der Duodenotomie.

Anschließend Anbringen von 5/0-PDS-Haltefäden an der Mukosa rings um den Papillentumor. Nun Inzision der Mukosa und Herauspräparieren der Papille aus der Mukosa. Der Tumor wird mittels Bipolar und Schere reseziert. Dabei Eröffnen des Pankreas- und Gallengangs. Vollständige Auspräparation des Papillentumors. Abgabe des Präparates.

Im Schnellschnitt ergibt sich kein Anhalt für Malignität und eine Resektion im Gesunden.

Anschließend Einbringen einer T-Drainage in die Choledochotomie. Diese wird nun mit 5/0-PDS-Nähten eingenäht. Das Anspülen der T-Drainage zeigte eine Dichtigkeit der Insertionsstelle und einen guten Abfluss der Kochsalzlösung über den reinserierten Ductus choledochus. Nun Verschluss der Duodenotomie in querer Richtung mit PDS-3/0-Einzelknopfnähten. Anschließend Blutstillung und Spülung der Abdominalhöhle. Einlage einer 18-Ch-Robinson-Drainage an die Duodenotomie. Nun Verschluss der Bauchdecke mit zwei PDS-Schlingen. Anlage einiger Subkutannähte. Desinfektion und Klammern der Haut. Nochmalige Desinfektion und steriler Verband. Der Patient wird in stabilem Zustand auf die Intensivstation verlegt.

N.N., OA/FA Chirurgie, Viszeralchirurgie und Thoraxchirurgie

Milzchirurgie

D. Uhlmann

17.1   **Splenektomie**   – 168

17.2   **Laparoskopische Splenektomie**   – 169

17.3   **Handassistierte laparoskopische Splenektomie**   – 171

17.4   **Milzteilresektion nach Trauma**   – 173

© Springer-Verlag GmbH Deutschland, ein Teil von Springer Nature 2018
O. Richter, D. Uhlmann (Hrsg.), *Operationsberichte Allgemein-, Viszeral-, Gefäß- und Thoraxchirurgie,* Operationsberichte
https://doi.org/10.1007/978-3-662-57283-2_17

17.1 Splenektomie

Op-Bericht, Klinik für Viszeral-, Transplantations-, Thorax- und Gefäßchirurgie

Pat.-Nr.:	**Fall-Nr.:**
Aktuelle Klinik:	**Station:**
Pat.-Name:	**Geb.-Dat.:**
	Geschlecht/Alter: m, 58 J.
Op-Datum:	
Op-Dauer (Schnitt/Naht): 75 min	
Saal:	
Personal:	
Operateur:	**Anästhesist:**
1. Assistent:	**Anästhesieschw./pfl.:**
2. Assistent:	**Op-Schwester/-pfl.:**
	Op-Springer:

- **Vorgeschichte/Indikation**

Bei Z. n. Entfernung eines Rektumkarzinoms 05/2006 im Stadium pT3 N1 (5/25) M0 zeigen sich im aktuellen CT nun metastasenverdächtige Strukturen im Bereich der Milz. Da im übrigen Körper keine weiteren Metastasen gefunden wurden, besteht nun die Indikation zur Splenektomie. Mit dem Patienten wurde der Befund ausführlich besprochen. Er stimmte der OP nach ausführlicher Aufklärung über Durchführung, Risiken und mögliche Komplikationen nach ausreichender Bedenkzeit schriftlich zu.

Die Immunisierung gegen Pneumokokken, Haemophilus influenzae und Meningokokken erfolgte 14 Tage vor der OP.

- **Diagnose**

Kolorektale Milzmetastasen.

- **Operation**

Splenektomie.

- **Vorgehen**

In ITN und Rückenlage mit Reklination des thorakoabdominalen Übergangs zunächst Abwaschen des Op-Gebiets und steriles Abdecken. Perioperative Antibiose. Nun Eingehen in das Abdomen über die alte mediane Laparotomienarbe. Anschließend Lösen ausgedehnter Verwachsungen von Dünn- und Dickdarm mit der vorderen Bauchdecke. Anschließend Einsetzen des Ulmer Hakens. Zunächst Exploration des Abdomens. Es finden sich keine Hinweise für eine Peritonealkarzinose, Sekundärtumoren, Lebermetastasen oder Lymphknotenmetastasen. Nun Hinwenden in den linken Oberbauch. Auch hier nun Lösen einiger Verwachsungen, bis die Milz dargestellt werden kann. Hier finden sich im Oberpol zwei ca. 2 und 3 cm große Metastasen. Zunächst nun Eröffnung der Bursa omentalis entlang der gastroepiploischen Arkade durch Spaltung des Lig. gastrocolicum zwischen Overholts und Ligaturen mit Vicryl 3/0. Anschließend Mobilisation der linken Kolonflexur mit der bipolaren Schere unter Durchtrennung des Lig. splenocolicum. Die Kolonflexur wird nun nach unten geschlagen. Anschließend Durchtrennung des Lig. gastrosplenicum mit den Vv. gastricae breves über Overholts und Ligaturen mit Vicryl 3/0. Nun Durchtrennung des Lig. phrenosplenicum mit der bipolaren Schere. Nun können Milz und Pankreasschwanz stumpf mobilisiert und nach ventral luxiert werden. Anschließend Darstellung der Strukturen des Milzhilus. Aufsuchen der A. lienalis hinter dem Pankreasschwanz. Diese wird nun über Overholts und Ligaturen mit Vicryl 2/0 abgesetzt. Nun schrittweises Durchtrennen der Strukturen des Milzhilus über Overholt und Ligaturen. Der Hauptstamm der V. lienalis wird über einer Durchstechungsligatur mit Prolene 4/0 abgesetzt. Abgabe des Präparats zur histologischen Untersuchung. Nun Spülung des Situs mit warmer Kochsalzlösung. Blutstillung mit der bipolaren Pinzette. Bei Bluttrockenheit nun Einlage einer 18er Robinson-Drainage in die Milzloge. Diese wird durch die Bauchdecke ausgeleitet und mit Faden fixiert. Nun Verschluss der Faszie mit einer PDS-Schlinge. Anlage einiger Subkutannähte. Desinfektion, Klammern der Haut, nochmalige Desinfektion und steriler Verband. Der Patient wird in stabilem Zustand auf die die IMC verlegt.

- **Weiteres Prozedere**

Analgesie, Thromboseprophylaxe und Laborkontrollen nach kliniküblichem Schema. Klammern nach 12 Tagen entfernen. Nachsorge durch den betreuenden Onkologen.

N.N., OA/FA Chirurgie, Viszeralchirurgie und Thoraxchirurgie

17.2   Laparoskopische Splenektomie

Op-Bericht, Klinik für Viszeral-, Transplantations-, Thorax- und Gefäßchirurgie

Pat.-Nr.:	Fall-Nr.:
Aktuelle Klinik:	Station:
Pat.-Name:	Geb.-Dat.:
	Geschlecht/Alter: w, 29 J.
Op-Datum:	
Op-Dauer (Schnitt/Naht): 115 min	
Saal:	
Personal:	
Operateur:	Anästhesist:
1. Assistent:	Anästhesieschw./pfl.:
2. Assistent:	Op-Schwester/-pfl.:
	Op-Springer:

- **Vorgeschichte/Indikation**

Bei der Patientin besteht ein Morbus Werlhof. In Absprache mit dem betreuenden Hämatologen wurde die Indikation zur Splenektomie gestellt. Die Milz hat einen Längsdurchmesser von 18 cm. Deshalb kann ein laparoskopisches Vorgehen erfolgen. Mit der Patientin wurde die Op-Indikation ausführlich besprochen. Sie stimmte der OP nach ausführlicher Aufklärung über Durchführung, Risiken und mögliche Komplikationen und ausreichender Bedenkzeit schriftlich zu.

Die Immunisierung gegen Pneumokokken, Haemophilus influenzae und Meningokokken erfolgte 14 Tage vor der Operation.

- **Diagnose**

Morbus Werlhof.

- **Operation**

Laparoskopische Splenektomie.

- **Vorgehen**

In ITN Rechtsseitenlagerung der Patientin mit Vorlagerung des linken Arms. Steriles Abwaschen und Abdecken des Op-Gebiets. Nun Minilaparotomie über eine Länge von 2 cm unterhalb des Nabels. Über diesen Zugang nun Eingehen in das Abdomen und Einbringen des Optiktrokars. Anlage des Pneumoperitoneums. Einbringen der Kamera. Unter Sicht nun Einbringen eines 12er Trokars in der Medioklavikularlinie links knapp oberhalb des Nabels. Und zweier weiterer 5er Arbeitstrokare epigastrisch in der Medianlinie. Die Exploration des Abdomens ergibt keine Besonderheiten, besonders keinen Hinweis auf peritoneale Absiedlungen oder Veränderungen der Leber. Nun genauere Inspektion der Milzloge, ob Nebenmilzen vorliegen. Dies ist nicht der Fall. Nun Darstellung des Lig. splenocolicum. Dieses wird mit der Ultracision-Schere durchtrennt. Nachspannen der Milz. Anschließend Durchtrennung der lateralen Ligamente der Milz und des Lig. phrenicosplenicum. Nun weitere Mobilisation der Milz und Mobilisation der linken Kolonflexur von der Milz mithilfe der Ultracision-Schere. Anspannen des Magenfundus nach rechts und Darstellung Lig. gastrosplenicum und der Arterie und Vv. gastricae breves. Diese werden bds. durch Metallclips verschlossen und durchtrennt. Nun kann der Milzhilus dargestellt werden. Dieser wird nun weiter frei präpariert zur eindeutigen Darstellung der Gefäße. Anschließend Einbringen des Endo-GIA und Durchtrennung des Milzhilus. Nun noch Durchtrennen einiger Reste des Lig. phrenicosplenicum mit der Ultraschallschere. Anschließend ist die Milz komplett frei. Nun Einbringen des Bergebeutels in das Abdomen und Verpacken der Milz. Dabei wird darauf geachtet, dass keine Milzreste im Abdomen verbleiben. Anschließend wird die Milz innerhalb des Beutels mit einer groben Fasszange entsprechend zerkleinert. Nun nochmalige Durchmusterung des Operationssitus und Stillen einiger kleiner Blutungen. Spülung des linken Oberbauches mit warmer Kochsalzlösung. Nach Absaugung dieser besteht Bluttrockenheit. Einlage einer 18er Robinson-Drainage in die Milzloge. Nun Umstecken der Kamera und Bergen des Präparate-Beutels über die infraumbilikale Inzision. Diese muss dazu auf ca. 4 cm erweitert werden. Es gelingt, den Beutel komplett zu bergen. Nun Rückzug aller Trokare unter Sicht. Anschließend Verschluss der Faszie im Bereich der infraumbilikalen Trokarstelle mit mehreren kräftigen Vicryl-Einzelknopfnähten. Anlage einiger Subkutannähte im Bereich der großen Trokarstellen. Desinfektion der Haut und Verschluss der Trokarstellen mit resorbierbarem Faden in intrakutaner Nahttechnik. Nochmalige Desinfektion und steriler Pflasterverband. Die Patientin wird in stabilem Zustand in den Aufwachraum verlegt.

■ **Weiteres Prozedere**

Analgesie, Thromboseprophylaxe und Laborkontrollen nach kliniküblichem Schema. Drainage nach 1 Tag entfernen. Nachsorge durch betreuenden Hämatologen.

N.N., OA/FA Chirurgie, Viszeralchirurgie und Thoraxchirurgie

17

17.3 Handassistierte laparoskopische Splenektomie

Op-Bericht, Klinik für Viszeral-, Transplantations-, Thorax- und Gefäßchirurgie

Pat.-Nr.:	Fall-Nr.:
Aktuelle Klinik:	Station:
Pat.-Name:	Geb.-Dat.:
	Geschlecht/Alter: w, 31 J.

Op-Datum:	
Op-Dauer (Schnitt/Naht): 115 min	
Saal:	
Personal:	
Operateur:	Anästhesist:
1. Assistent:	Anästhesieschw./pfl.:
2. Assistent:	Op-Schwester/-pfl.:
	Op-Springer:

- **Vorgeschichte/Indikation**

Bei der Patientin besteht ein Morbus Werlhof. In Absprache mit dem betreuenden Hämatologen wurde die Indikation zur Splenektomie gestellt. Die Milz hat einen Längsdurchmesser von 22 cm. Deshalb wird ein handassistiertes laparoskopisches Vorgehen empfohlen. Mit der Patientin wurde die Op-Indikation ausführlich besprochen. Sie stimmte der OP nach ausführlicher Aufklärung über Durchführung, Risiken und mögliche Komplikationen und ausreichender Bedenkzeit schriftlich zu.

Die Immunisierung gegen Pneumokokken, Haemophilus influenzae und Meningokokken erfolgte 14 Tage vor der Operation.

- **Diagnose**

Morbus Werlhof.

- **Operation**

Handassistierte laparoskopische Splenektomie.

- **Vorgehen**

Rückenlage. Perioperative Antibiose. ITN. Steriles Abwaschen und Abdecken des Op-Gebiets. Rechtskippung des Tisches und Absenkung des Oberkörpers. Zunächst Anlage einer medianen Laparotomie über 7 cm im Epigastrium. Einbringen des Hand-Port-Systems. Einführen der linken Hand und Aufspannen der vorderen Bauchwand. Nun Minilaparotomie infraumbilikal über 1,5 cm und Einbringen des Optitrokars. Nun Einsetzen eines weiteren 12er Arbeitstrokars im linken Mittelbauch. Eingehen mit der Kamera. Die Exploration des Abdomens ergibt keine Besonderheiten, besonders keinen Hinweis auf peritoneale Absiedlungen oder Veränderungen der Leber. Nun genauere Inspektion der Milzloge, ob Nebenmilzen vorliegen. Dies ist nicht der Fall.

Nun Umfassen der Milz mit der linken Hand. Die Milz wird nun nach rechts und vorn luxiert. Nun Darstellung des Lig. splenocolicum. Dieses wird mit der Ultracision-Schere durchtrennt. Nachspannen der Milz. Anschließend Durchtrennung der lateralen Ligamente der Milz und des Lig. phrenicosplenicum. Nun weitere Mobilisation der Milz und Mobilisation der linken Kolonflexur von der Milz mithilfe der Ultracision-Schere. Anspannen des Magenfundus nach rechts und Darstellung des Lig. gastrosplenicum und der Arterie und Vv. gastricae breves. Diese werden bds. durch Metallclips verschlossen und durchtrennt. Nun kann der Milzhilus dargestellt werden.

Der Milzhilus wird von kaudal mit dem linken Daumen und von kranial mit dem linken Zeigefinger umfahren. Mit den Fingerspitzen wird eine schmale Lücke hinter dem Hilus geschaffen, wobei darauf geachtet wird, dass der Pankreasschwanz dorsal liegt. Anschließend Einbringen des Endo-GIA und Durchtrennung des Milzhilus. Nun noch Durchtrennen einiger Reste des Lig. phrenicosplenicum mit der Ultraschall-Schere. Anschließend ist die Milz komplett frei. Nun Einbringen des Bergebeutels in das Abdomen und Verpacken der Milz. Dabei wird darauf geachtet, dass keine Milzreste im Abdomen verbleiben. Nun wird die Milz über den Hand-Port aus dem Abdomen geborgen.

Anschließend erneutes Eingehen mit der linken Hand und Anlage des Pneumoperitoneums. Nun Lavage im linken Oberbauch. Bei Bluttrockenheit nun Einlage einer 18er Robinson-Drainage in die Milzloge. Nun Rückzug aller Trokare unter Sicht. Anschließend Verschluss der Faszie im Bereich der Laparotomie mit PDS-Schlinge. Anlage einiger Subkutannähte im Bereich der großen Trokarstellen. Desinfektion der Haut und Verschluss der Laparotomie und Trokarstellen mit resorbierbarem Faden in intrakutaner Nahttechnik. Nochmalige Desinfektion und steriler Pflasterverband. Die Patientin wird in stabilem Zustand in den Aufwachraum verlegt.

- **Weiteres Prozedere**

Analgesie, Thromboseprophylaxe und Laborkontrollen nach kliniküblichem Schema. Drainage nach 1 Tag entfernen. Nachsorge durch betreuenden Hämatologen.

N.N., OA/FA Chirurgie, Viszeralchirurgie und Thoraxchirurgie

17

17.4   Milzteilresektion nach Trauma

Op-Bericht, Klinik für Viszeral-, Transplantations-, Thorax- und Gefäßchirurgie

Pat.-Nr.:	**Fall-Nr.:**
Aktuelle Klinik:	**Station:**
Pat.-Name:	**Geb.-Dat.:**
	Geschlecht/Alter: m, 23 J.
Op-Datum:	
Op-Dauer (Schnitt/Naht): 75 min	
Saal:	
Personal:	
Operateur:	**Anästhesist:**
1. Assistent:	**Anästhesieschw./pfl.:**
2. Assistent:	**Op-Schwester/-pfl.:**
	Op-Springer:

- **Vorgeschichte/Indikation**

Der Patient wurde als Radfahrer von einem entgegenkommenden PKW gerammt. Der Patient wurde mit dem Rettungswagen in unsere Notaufnahme verbracht. Die Sonografie im Schockraum zeigte reichlich freie Flüssigkeit um die Milz und eine Destruktion des unteren Milzpols. Aufgrund der drohenden hämodynamischen Instabilität wurde die Indikation zur Notfall-Laparotomie gestellt, der Patient über die notwendige OP aufgeklärt. Er erklärte sein Einverständnis zur OP. Der Patient wird nun sofort in den Op-Saal verbracht.

- **Diagnose**

Milzruptur.

- **Operation**

Milzteilresektion.

- **Vorgehen**

In ITN und Rückenlage zunächst steriles Abwaschen des Operationsgebiets und steriles Abdecken. Perioperative Antibiose. Nun erfolgt die Hautinzision im Sinne einer medianen Oberbauchlaparotomie von 3 cm unterhalb des Nabels bis zum Xyphoid. Anschließend Eröffnung der Bauchwand und eingehen in die Peritonealhöhle. Absaugen von reichlich Blut über Cell Saver. Einsetzen des Stieber-Hakens. Danach erfolgt die Exploration des Abdomens. Dabei findet sich ein Abriss des unteren Milzpols mit konsekutiver Blutung aus den versorgenden Gefäßen und dem Milzparenchym. Bis auf kleinere mesenteriale Einrisse keine weiteren Verletzungen sichtbar. Nun Fassen der Milz mit der linken Hand mit einem Bauchtuch und Kompression der Milz. Diese wird nun nach vorn luxiert und das Lig. phrenicosplenicum mit der Schere durchtrennt. Nun können Milz und Pankreasschwanz weiter mobilisiert werden. Nun Darstellung der teilweise durchtrennten Vv. gastricae breves. Diese werden nun über Overholts mit Vicryl 3/0 ligiert. Auch die abgerissenen Hilusgefäße zu den unteren Milzanteilen, die zerrissen sind, werden nun über Overholts ligiert. Nun schon deutliche Verminderung der Blutung. Durchtrennung des Lig. splenocolicum und Darstellung der Milzverletzung. Der komplett abgetrennte untere Pol wird von seinen letzten Anheftungen getrennt und abgegeben. Nun Darstellung der Rissfläche an der verbleibenden Milz. Diese ist relativ glatt. Nun werden zwei größere intraparenchymatöse Gefäße mit Prolene 5/0 umstochen. Anschließend wird die gesamte Rissfläche mit dem Argon-Beamer verschorft. Nun kaum noch Blutung. Anschließend sorgfältige Blutstillung im Bereich der durchtrennten Ligamente. Spülung des gesamten Situs mit warmer Kochsalzlösung. Nun nochmalige Durchmusterung auf weitere Verletzungen. Diese können ausgeschlossen werden. Bei nahezu Bluttrockenheit wird nun ein Tachosil-Schwamm auf die verschorfte Rissfläche der Restmilz aufgebracht. Die Restmilz ist gut durchblutet. Einlage einer 20er Robinson-Drainage von links in die Milzloge. Danach Verschluss der Faszie durch eine PDS-Schlinge. Anlage einzelner Subkutannähte. Desinfektion. Hautverschluss durch Klammernähte. Nochmalige Desinfektion und Anlage eines sterilen Verbands.

Der Patient wird extubiert in stabilem Zustand auf die Intensivstation verlegt.

- **Weiteres Prozedere**

Analgesie, Thromboseprophylaxe und Laborkontrollen nach kliniküblichem Schema. Polytraumaspirale, wenn Patient stabil. Klammern nach 12 Tagen entfernen.

N.N., OA/FA Chirurgie, Viszeralchirurgie und Thoraxchirurgie

Hernienchirurgie

N.-T. Hoedt

18.1   Total-extraperitoneale Mesh-Plastik bei indirekter
Leistenhernie   – 176

18.2   Transabdominelle präperitoneale Mesh-Plastik bei direkter
Leistenhernie   – 177

18.3   Shouldice-Repair bei direkter Leistenhernie   – 178

18.4   Lichtenstein-Operation bei direkter/indirekter
Leistenhernie   – 179

18.5   Operation nach Fabricius bei Schenkelhernie   – 180

18.6   Operation nach Lotheisen-McVay bei Schenkelhernie   – 181

18.7   Offene Naht zur Versorgung einer Nabelhernie   – 182

18.8   Proceed-Ventral-Patch zur Versorgung
einer Nabelhernie   – 183

18.9   Laparoskopische intraperitoneale Onlay-Mesh-Plastik
zur Versorgung einer Nabelhernie   – 184

18.10   Offener Nahtverschluss einer epigastrischen Hernie   – 185

18.11   Laparoskopische intraperitoneale Onlay-Mesh-Plastik zur
Versorgung einer epigastrischen Hernie   – 186

18.12   Offener Nahtverschluss einer Narbenhernie   – 187

18.13   Offene Naht und Onlay-Mesh zur Versorgung
einer Narbenhernie   – 188

18.14   Sublay-Mesh zur Versorgung einer Narbenhernie   – 189

18.15   Laparoskopische intraperitoneale Onlay-Mesh-Plastik
zur Versorgung einer Narbenhernie   – 190

© Springer-Verlag GmbH Deutschland, ein Teil von Springer Nature 2018
O. Richter, D. Uhlmann (Hrsg.), *Operationsberichte Allgemein-, Viszeral-, Gefäß- und Thoraxchirurgie,* Operationsberichte
https://doi.org/10.1007/978-3-662-57283-2_18

18.1 Total-extraperitoneale Mesh-Plastik bei indirekter Leistenhernie

Op-Bericht, Klinik für Viszeralchirurgie

Pat.-Nr.:	**Fall-Nr.:**
Aktuelle Klinik:	**Station:**
Pat.-Name:	**Geb.-Dat.:**
	Geschlecht/Alter: m, 62 J.

Op-Datum:
Op-Dauer (Schnitt/Naht): 34 min
Saal:
Personal:

Operateur:	**Anästhesist:**
1. Assistent:	**Op-Schwester/-pfl.:**
	Op-Springer:

- **Vorgeschichte/Indikation**

Elektiveingriff. Reponibler Leistenbruch rechtsseitig. Reizlose Narbe nach offener Appendektomie. Besprochen wurde das extraperitoneale Hernienreparationsverfahren mit Mesh-Implantation. Aufklärung liegt vor.

- **Diagnose**

Indirekte Leistenhernie rechts (EHS L I), Z. n. offener Appendektomie.

- **Operation**

Laparoskopische, total extraperitoneale Hernioplastik (TEP) (Optilene-Mesh-LP).

- **Vorgehen**

Narkose: Intubationsnarkose balanciert. Nach Anästhesiefreigabe Rückenlagerung mit beidseits angelegten und abgepolsterten Armen. Steriles Abwaschen und allseitige Klebetuchabdeckung am rechten Unterbauch.

Inzision bogenförmig infraumbilikal mittig. Rechtsseitig Darstellen des vorderen Blatts der Rektusscheide und mediale Eröffnung mit querer, schmaler Inzision. Stumpfe Mobilisation des rechten M. rectus abdominis. Präperitoneale Dissektion mittels Präpariertupfer und Ballondilatator. Faszienhaltenähte und Optiktrokar 10 mm. Gasinsufflation des präperitonealen Raums. Nach Einbringen der Optik unter Sicht Anlage eines 5-mm-Trokar median zwischen Symphyse und Nabel. Weitere Eröffnung retropubisch und Ablösen des Peritoneums nach dorsal. Darstellen des Blasendachs. Nach lateral stumpfe Öffnung des Präperitonealraums unter Einkerben der hinteren Rektusscheide und Darstellen der lateralen Bauchwand. Anlage eines weiteren 5-mm-Trokars kranial der Spina iliaca.

Präparation der medialen Leistenregion. Eine direkte Hernie ist hier bei stabiler Bauchdecke ohne Bruchpforte nicht ersichtlich.

Bimanuelle Mobilisation des Samenstrangs. Es findet sich ein langstreckiger, schmaler Bruchsack mit Fixation im Leistenkanal. Stumpfes Herauslösen der peritonealen Bruchsackstrukturen und Anteile des M. cremaster mit Verlagerung nach dorsal unter Skelettierung des D. deferens und der Samenstranggefäße. Diese verbleiben frei im Präperitonealraum. Punktuelle Blutstillung bipolar.

Die Bruchpforte am inneren Leistenring beträgt etwa 1 cm Durchmesser.

Zur Stabilisierung der lateralen und medialen Inguinalregion wird ein Optilene-Mesh-LP der Größe 15(quer)×10 cm über den 10-mm-Trokar eingebracht und ausgebreitet und somit eine ausreichend großflächige Abdeckung erreicht. Eine Fixation ist hier nicht erforderlich.

Ablaufdrainage lateral. Unter Sicht Gasentlastung, sodass eine Netzdislokation ausgeschlossen werden kann. Fasziennaht infraumbilikal. Hautnähte. Wundreinigung und Verband.

- **Weiteres Prozedere**

Alltagsbelastung sofort möglich. Entfernung Nahtmaterial nach 10 Tagen. Belastungssteigerung bis zur maximalen Belastung nach 3–4 Wochen.

N.N., OA/FA Chirurgie und Viszeralchirurgie

18

18.2 Transabdominelle präperitoneale Mesh-Plastik bei direkter Leistenhernie

Op-Bericht, Klinik für Viszeralchirurgie

Pat.-Nr.:	Fall-Nr.:
Aktuelle Klinik:	Station:
Pat.-Name:	Geb.-Dat.:
	Geschlecht/Alter: m, 55 J.
Op-Datum:	
Op-Dauer (Schnitt/Naht): 54 min	
Saal:	
Personal:	
Operateur:	Anästhesist:
1. Assistent:	Op-Schwester/-pfl.:
	Op-Springer:

- **Vorgeschichte/Indikation**

Elektiveingriff. Reponibler Leistenbruch rechtsseitig. Keine Vor-Operation. Besprochen wurde das laparoskopische transabdominelle Hernienreparationsverfahren mit Mesh-Implantation. Aufklärung liegt vor.

- **Diagnose**

Direkte Leistenhernie rechts (EHS M II).

- **Operation**

Laparoskopische transabdominelle präperitoneale Hernioplastik (TAPP) (Optilene-Mesh-LP).

- **Vorgehen**

Narkose: Intubationsnarkose balanciert. Nach Anästhesiefreigabe Rückenlagerung mit beidseits angelegten und abgepolsterten Armen. Steriles Abwaschen und allseitige Klebetuchabdeckung am gesamten Abdomen.

Inzision bogenförmig infraumbilikal mittig. Mini-Laparotomie mit Einbringen des Optiktrokars 10 mm. Gasinsufflation und Anlage des Pneumoperitoneums. Nach Einbringen der Optik unter Sicht Anlage von 5-mm-Trokaren rechts und links im Mittelbauch. Laparoskopische Übersicht unauffällig. Rechtsseitig sichtbare Ausstülpung des Peritoneums inguinal, linksseitig keine Hernie.

Eröffnung des Peritoneums von lateral in Höhe der Spina nach medial bis zur Plica umbilicalis mediana. Abpräparation des Peritoneums von der Bauchwand nach dorsal. Medial findet sich ein direkter Bruchsack bei einer Bruchpforte von etwa 2 cm Größe. Bipolare Koagulation der Bruchhöhle, kein wesentliches Restlumen. Lateral Präparation des Samenstrangs und Darstellen des inneren Leistenrings. Ein indirekter Bruchsack besteht nicht, kein präperitoneales Lipom. D. deferens und Samenstranggefäße differenziert dargestellt. Lateral, kaudal und medial weitere Eröffnung des Präperitonealraumes und Freilegen des Blasendachs und des rechten Schambeinasts. Somit ist genügend Auflagefläche für die Mesh-Abdeckung gegeben.

Zur Stabilisierung der lateralen und medialen Inguinalregion wird über den 10-mm-Trokar ein Optilene-Mesh-LP der Größe 15(quer)×10 cm eingebracht und ausgebreitet und somit eine ausreichend großflächige Abdeckung erreicht. Fixation mit Absorba-Tacks am Oberrand.

Fortlaufende Naht des Peritoneums von lateral nach medial (Vicryl) zum Verschluss.

Abschlusskontrolle intraabdominell unauffällig. Ablaufdrainage, unter Sicht Rückzug der Trokare und Entlastung des Pneumoperitoneums. Hautnähte. Wundreinigung und Verband.

- **Weiteres Prozedere**

Alltagsbelastung sofort möglich. Entfernung Nahtmaterial nach 10 Tagen. Belastungssteigerung bis zur maximalen Belastung nach 34 Wochen.

N.N., OA/FA Chirurgie und Viszeralchirurgie

18.3 Shouldice-Repair bei direkter Leistenhernie

Op-Bericht, Klinik für Viszeralchirurgie

Pat.-Nr.:	**Fall-Nr.:**
Aktuelle Klinik:	**Station:**
Pat.-Name:	**Geb.-Dat.:**
	Geschlecht/Alter: m, 32 J.
Op-Datum:	
Op-Dauer (Schnitt/Naht): 37 min	
Saal:	
Personal:	
Operateur:	**Anästhesist:**
1. Assistent:	**Op-Schwester/-pfl.:**
	Op-Springer:

- **Vorgeschichte/Indikation**

Elektiveingriff. Reponibler Leistenbruch rechtsseitig. Besprochen wurde das offene Hernienreparationsverfahren mit Naht. Aufklärung liegt vor.

- **Diagnose**

Direkte Leistenhernie rechts (EHS M I).

- **Operation**

Offene Hernioplastik nach Shouldice (Naht).

- **Vorgehen**

Narkose: Intubationsnarkose balanciert. Nach Anästhesiefreigabe Rückenlagerung mit beidseits angelegten und abgepolsterten Armen. Steriles Abwaschen und allseitige Klebetuchabdeckung der rechten Leistenregion.

Inzision 5 cm zwischen Tub. pubicum und vorderer oberer Spina im Leistenbandverlauf. Subkutan stumpfe Präparation und Darstellen der Externusaponeurose und des äußeren Leistenrings. Von hier aus Inzision im Faserverlauf nach kranial-lateral. Stumpfe Mobilisierung und Anschlingen des Samenstrangs. Darstellen der Innenseite des Leistenbands und des Unterrands des M. obliquus internus. Es findet sich eine mediale Hernie von etwa 15 mm Defektgröße der Bauchwand. Bei weiterer Präparation des Samenstrangs mit Darstellung von D. deferens und den Samenstranggefäßen findet sich kein indirekter Bruchsack bei digital nicht passierbarem inneren Leistenring.

Darstellung der Fascia transversalis. Längsinzision vom Tub. pubicum bis zum inneren Leistenring und subtile Mobilisierung des kranialen und kaudalen Anteils unter Ablösen des peritonealen Bruchsacks.

Stabilisierung und Verschluss des Transversalisdefekts mittels Dopplung der freien Faszien-Anteile durch eine fortlaufend zweireihige, nichtresorbierbare Naht (Prolene 2/0) ausgehend vom Tub. pubicum. Die epigastrischen Gefäße werden dabei dargestellt. Nachfolgend ebenfalls fortlaufende Fixation des M. obliquus internus am Innenrand des Leistenbandes einreihig mit selbiger Naht zur Rekonstruktion der Leistenkanal-Hinterwand. Reposition des Samenstrangs und fortlaufende Naht der Externusaponeurose (Vicryl 3/0) zum Verschluss der Leistenkanal-Vorderwand.

Abschließend Hautnähte. Wundreinigung und Verband.

- **Weiteres Prozedere**

Alltagsbelastung sofort möglich. Entfernung Nahtmaterial nach 10 Tagen. Langsame Belastungssteigerung. Maximale Belastung nach 6–8 Wochen beginnen.

N.N., OA/FA Chirurgie und Viszeralchirurgie

18.4   Lichtenstein-Operation bei direkter/indirekter Leistenhernie

Op-Bericht, Klinik für Viszeralchirurgie

Pat.-Nr.:	**Fall-Nr.:**
Aktuelle Klinik:	**Station:**
Pat.-Name:	**Geb.-Dat.:**
	Geschlecht/Alter: m, 62 J.
Op-Datum:	
Op-Dauer (Schnitt/Naht): 46 min	
Saal:	
Personal:	
Operateur:	**Anästhesist:**
1. Assistent:	**Op-Schwester/-pfl.:**
	Op-Springer:

- **Vorgeschichte/Indikation**

Elektiveingriff. Reponibler Leistenbruch linksseitig. Besprochen wurde das offene Hernienreparationsverfahren mit Mesh. Aufklärung liegt vor.

- **Diagnose**

Direkte Leistenhernie links (EHS M II), indirekte Leistenhernie links (EHS L I).

- **Operation**

Offene Hernioplastik nach Lichtenstein (Mesh).

- **Vorgehen**

Narkose: Intubationsnarkose balanciert. Nach Anästhesiefreigabe Rückenlagerung mit beidseits angelegten und abgepolsterten Armen. Steriles Abwaschen und allseitige Klebetuch-Abdeckung der linken Leistenregion.

Inzision 5 cm zwischen Tub. pubicum und vorderer oberer Spina im Leistenbandverlauf. Subkutan stumpfe Präparation und Darstellen der Externusaponeurose und des äußeren Leistenrings. Von hier aus Inzision im Faserverlauf nach kranial-lateral. Stumpfe Mobilisierung und Anschlingen des Samenstrangs. Darstellen der Innenseite des Leistenbands und des Unterrands des M. obliquus internus. Es findet sich eine mediale Hernie von etwa 20 mm Defektgröße der Bauchwand. Bei weiterer Präparation des Samenstrangs mit Darstellung von D. deferens und der Samenstranggefäße findet sich ein langstreckiger indirekter Bruchsack sowie ein präperitoneales Lipom. Präparation und Resektion des Lipoms und von Anteilen des M. cremaster. Absetzen des isolierten Bruchsacks am inneren Leistenring und Peritonealverschluss mit Tabaksbeutelnaht. Kein weiterer auffälliger Tastbefund des digital (20 mm) passierbaren inneren Leistenrings.

Darstellung der Fascia transversalis. Einstülpende Naht (Vicryl) der direkten Bruchpforte. Stabilisierung der Leistenkanal-Hinterwand mit Optilene-Mesh-LP 6 ×11 cm mit lateral offenem kaudalen (1/3) und kranialen (2/3) zugeschnittenem Schenkel. Fixierung mit fortlaufender, nichtresorbierbarer Naht (Prolene 2/0) am Innenrand des Leistenbands, beginnend am Tub. pubicum. Lateral werden beide Netzschenkel über dem Samenstrang mittels Naht wieder adaptiert und somit der innere Leistenring abgedeckt. Digitale Prüfung auf Einengung des Samenstrangs. Weitere Einzelknopfnähte zur Mesh-Fixation auf dem M. obliquus internus. Reposition des Samenstrangs und fortlaufende Naht der Externusaponeurose (Vicryl 3/0) zum Verschluss der Leistenkanalvorderwand. Redon-Drainage.

Abschließend Subkutannähte zur Adaptation und Hautnähte. Wundreinigung und Verband.

- **Weiteres Prozedere**

Alltagsbelastung sofort möglich. Entfernung Nahtmaterial nach 10 Tagen. Langsame Belastungssteigerung. Maximale Belastung nach 6–8 Wochen beginnen.

N.N., OA/FA Chirurgie und Viszeralchirurgie

18.5 Operation nach Fabricius bei Schenkelhernie

Op-Bericht, Klinik für Viszeralchirurgie

Pat.-Nr.:	Fall-Nr.:
Aktuelle Klinik:	Station:
Pat.-Name:	Geb.-Dat.:
	Geschlecht/Alter: w, 63 J.
Op-Datum:	
Op-Dauer (Schnitt/Naht): 36 min	
Saal:	
Personal:	
Operateur:	Anästhesist:
1. Assistent:	Op-Schwester/-pfl.:
	Op-Springer:

- **Vorgeschichte/Indikation**

Dringlicher Eingriff. Nichtreponibler Schenkelbruch rechtsseitig. Besprochen wurde das offene Hernienreparationsverfahren. Aufklärung liegt vor.

- **Diagnose**

Schenkelhernie rechts eingeklemmt (EHS F I).

- **Operation**

Offene Hernioplastik nach Fabricius (Naht femoraler Zugang).

- **Vorgehen**

Narkose: Intubationsnarkose balanciert.

Nach Anästhesiefreigabe Rückenlagerung mit beidseits angelegten und abgepolsterten Armen. Steriles Abwaschen und allseitige Klebetuchabdeckung der rechten Leistenregion.

Inzision 5 cm unterhalb des Leistenbandverlaufs. Subkutan stumpfe Präparation und Darstellen des gut tastbaren, eingeklemmten Bruchsacks. Vollständige Freipräparation mit zirkulärer Darstellung der Bruchbasis am Unterrand des Leistenbands. Dabei Schonung der Femoralgefäße unter Darstellung des medialen Rands der Vene.

Bruchsackeröffnung und Darstellen des Inhalts. Es findet sich eine eingeklemmte Dünndarmschlinge. Zur Mobilisation Erweiterung der Bruchpforte (10 mm) mittels Einkerbung des Lig. lacunare zum Os pubis hin. Vitale Wandverhältnisse mit Schnürring ohne Ischämie und Serosaverletzung. Unproblematische Reposition. Bruchsackresektion an der Basis mit durchgreifender Naht und Stumpfversenkung nach intraabdominell.

Reparation der kleinen Bruchpforte mittels Naht. Vorgelegte Einzelknopfnähte (Prolene-2/0) von medial kommend zwischen Lig. Cooperi am kaudalen Rand der Bruchpforte und Lig. inguinale sowie Fascia transversalis am kranialen Rand. Dabei Schonung der Gefäße ohne Einengung derselbigen. Abschließend Hautnähte, Wundreinigung und Verband.

- **Weiteres Prozedere**

Alltagsbelastung sofort möglich. Entfernung Nahtmaterial nach 10 Tagen. Langsame Belastungssteigerung. Maximale Belastung nach 6–8 Wochen beginnen.

N.N., OA/FA Chirurgie und Viszeralchirurgie

18.6   Operation nach Lotheisen-McVay bei Schenkelhernie

Op-Bericht, Klinik für Viszeralchirurgie

Pat.-Nr.:	Fall-Nr.:
Aktuelle Klinik:	Station:
Pat.-Name:	Geb.-Dat.:
	Geschlecht/Alter: m, 57 J.

Op-Datum:
Op-Dauer (Schnitt/Naht): 46 min
Saal:
Personal:

Operateur:	Anästhesist:
1. Assistent:	Op-Schwester/-pfl.:
	Op-Springer:

- **Vorgeschichte/Indikation**

Dringlicher Eingriff. Nichtreponibler Bruch linksseitig inguinal-femoral. Verdacht auf Schenkelhernie. Besprochen wurde das offene Hernienreparationsverfahren. Aufklärung liegt vor.

- **Diagnose**

Schenkelhernie links eingeklemmt (EHS F I).

- **Operation**

Offene Hernioplastik nach Lotheisen-McVay (Naht inguinaler Zugang).

- **Vorgehen**

Intubationsnarkose balanciert. Nach Anästhesiefreigabe Rückenlagerung mit beidseits angelegten und abgepolsterten Armen. Steriles Abwaschen und allseitige Klebetuch-Abdeckung der rechten Leistenregion.

Inzision 5 cm zwischen Tub. pubicum und vorderer oberer Spina iliaca im Leistenbandverlauf. Subkutan stumpfe Präparation und Darstellen der Externusaponeurose und des äußeren Leistenrings. Von hier aus Inzision im Faserverlauf nach kranial-lateral. Darstellen der Innenseite des Leistenbands und des Unterrands des M. obliquus internus. Die mediale und laterale inguinale Region ist stabil, tastbare Vorwölbung weiter kaudal femoral. Spaltung der Fascia transversalis und Darstellen des eingeklemmten Bruchsacks. Vollständige Freipräparation mit zirkulärer Darstellung der Bruchbasis am Unterrand des Leistenbands. Dabei Schonung der Femoralgefäße unter Darstellung des medialen Rands der Vene.

Die Reposition ist danach bei kleiner Bruchpforte (15 mm) ohne notwendige Bruchsackeröffnung problemlos möglich.

Reparation der kleinen Bruchpforte mittels Naht. Vorgelegte Einzelknopfnähte (Prolene-2/0), von medial kommend, zwischen Fascia transversalis, M. transversus und M. obliquus internus am kranialen Rand der Bruchpforte sowie Lig. Cooperi, Fascia transversalis und dorsalem Anteil des Lig. inguinale am kaudalen Rand. Dabei Schonung der Gefäße.

Abschließend Hautnähte, Wundreinigung und Verband.

- **Weiteres Prozedere**

Alltagsbelastung sofort möglich. Entfernung Nahtmaterial nach 10 Tagen. Langsame Belastungssteigerung. Maximale Belastung nach 6–8 Wochen beginnen.

N.N., OA/FA Chirurgie und Viszeralchirurgie

18.7   Offene Naht zur Versorgung einer Nabelhernie

Op-Bericht, Klinik für Viszeralchirurgie

Pat.-Nr.:	**Fall-Nr.:**
Aktuelle Klinik:	**Station:**
Pat.-Name:	**Geb.-Dat.:**
	Geschlecht/Alter: m, 58 J.
Op-Datum:	
Op-Dauer (Schnitt/Naht): 28 min	
Saal:	
Personal:	
Operateur:	**Anästhesist:**
1. Assistent:	**Op-Schwester/-pfl.:**
	Op-Springer:

- **Vorgeschichte/Indikation**

Elektiveingriff. Reponibler Nabelbruch bei kleiner Bruchpforte. Besprochen wurde das offene Hernienreparationsverfahren mit Naht. Aufklärung liegt vor.

- **Diagnose**

Nabelhernie (EHS U I), Adipositas.

- **Operation**

Offene Hernioplastik mittels Nahtverschluss.

- **Vorgehen**

Intubationsnarkose balanciert. Nach Anästhesiefreigabe Rückenlagerung mit beidseits angelegten und abgepolsterten Armen. Steriles Abwaschen und allseitige Klebetuch-Abdeckung mittig am Abdomen.

Inzision bogenförmig querverlaufend unterhalb des Nabels auf 5 cm Breite. Subkutan Präparation auf die Faszie und Darstellen des kaudalen Rands der umbilikalen Bruchpforte.

Weitere zirkuläre Freipräparation unter Ablösen des Hautnabels und Mobilisierung des umbilikalen Bruchsacks. Ablösen vom Faszienrand und Reposition nach intraabdominell, sodass ausreichend freier Rand zur Nahtadaptation vorliegt. Der Bruchsack wird nicht eröffnet. Bruchpforte 15(breit)×10 mm. Indikationsstellung zum Nahtverschluss. Digitales Austasten ohne Anhalt für unmittelbar anliegende Dünndarmadhäsionen.

Fortlaufender Nahtverschluss quer an der Bruchpforte mit Prolene-1-Faden. Fixation des Hautnabels auf der Faszie mit Vicryl-3/0-Faden.

Redon-Drainage. Subkutannähte und Hautnähte in Einzelknopftechnik. Wundreinigung, Verband.

- **Weiteres Prozedere**

Alltagsbelastung sofort möglich. Entfernung Nahtmaterial nach 10 Tagen. Langsame Belastungssteigerung. Maximale Belastung nach 6–8 Wochen beginnen.

N.N., OA/FA Chirurgie und Viszeralchirurgie

18.8 Proceed-Ventral-Patch zur Versorgung einer Nabelhernie

Op-Bericht, Klinik für Viszeralchirurgie

Pat.-Nr.:	Fall-Nr.:
Aktuelle Klinik:	Station:
Pat.-Name:	Geb.-Dat.:
	Geschlecht/Alter: m, 64 J.
Op-Datum:	
Op-Dauer (Schnitt/Naht): 52 min	
Saal:	
Personal:	
Operateur:	Anästhesist:
1. Assistent:	Op-Schwester/-pfl.:
	Op-Springer:

- **Vorgeschichte/Indikation**

Elektiveingriff. Reponibler Nabelbruch bei größerer Bruchpforte. Besprochen wurde das offene Hernienreparationsverfahren mit Mesh. Aufklärung liegt vor.

- **Diagnose**

Nabelhernie (EHS U II), Adipositas.

- **Operation**

Offene Hernioplastik mittels Proceed-Ventral-Patch(PVP)-Mesh (IPOM offen).

- **Vorgehen**

Intubationsnarkose balanciert. Nach Anästhesiefreigabe Rückenlagerung mit beidseits angelegten und abgepolsterten Armen. Steriles Abwaschen und allseitige Klebetuchabdeckung mittig am Abdomen.

Inzision bogenförmig querverlaufend unterhalb des Nabels auf 5 cm Breite. Subkutan Präparation auf die Faszie und Darstellen des kaudalen Rands der umbilikalen Bruchpforte.

Weitere zirkuläre Freipräparation unter Ablösen des Hautnabels und Mobilisierung des umbilikalen Bruchsacks. Ablösen vom Faszienrand und Reposition nach intraabdominell. Der Bruchsack wird nicht eröffnet. Bruchpforte 25(breit)×15 mm. Indikationsstellung zur spannungsfreien Mesh-Versorgung.

Zirkuläres Lösen von peritonealen Adhäsionen intraabdominell um die Bruchpforte, für die spätere Mesh-Auflage. Digitales Austasten ohne Anhalt für unmittelbar anliegende Dünndarmadhäsionen.

Platzieren des PVP-Meshs durch die Bruchpforte intraabdominell und digitale Lagekontrolle zur Auflage an der Bauchwand und ausreichenden Überlappung. Kürzen der beiden Halteschenkel auf der Faszie und jeweils seitliche Einzelknopffixation mittels PDS-0-Faden am Faszienrand. Es resultiert ein spannungsfreier Bruchpfortenverschluss durch intraperitoneale Mesh-Abdeckung.

Fixation des Hautnabels auf der Faszie mit Vicryl-3/0-Faden. Redon-Drainage. Subkutannähte und Hautnähte in Einzelknopftechnik. Wundreinigung, Verband.

- **Weiteres Prozedere**

Alltagsbelastung sofort möglich. Entfernung Nahtmaterial nach 10 Tagen. Langsame Belastungssteigerung. Maximale Belastung nach 6–8 Wochen beginnen.

N.N., OA/FA Chirurgie und Viszeralchirurgie

18.9 Laparoskopische intraperitoneale Onlay-Mesh-Plastik zur Versorgung einer Nabelhernie

Op-Bericht, Klinik für Viszeralchirurgie

Pat.-Nr.:	**Fall-Nr.:**
Aktuelle Klinik:	**Station:**
Pat.-Name:	**Geb.-Dat.:**
	Geschlecht/Alter: m, 54 J.
Op-Datum:	
Op-Dauer (Schnitt/Naht): 58 min	
Saal:	
Personal:	
Operateur:	**Anästhesist:**
1. Assistent:	**Op-Schwester/-pfl.:**
	Op-Springer:

- **Vorgeschichte/Indikation**

Elektiveingriff. Reponibler Nabelbruch bei größerer Bruchpforte. Besprochen wurde das laparoskopische Hernienreparationsverfahren mit Mesh. Aufklärung liegt vor.

- **Diagnose**

Nabelhernie (EHS U II), Adipositas.

- **Operation**

Laparoskopische Adhäsiolyse und Hernioplastik mittels intraperitonealer Onlay-Mesh-Plastik (IPOM; Ventralight ST-Mesh).

- **Vorgehen**

Intubationsnarkose balanciert. Nach Anästhesiefreigabe Rückenlagerung mit beidseits angelegten und abgepolsterten Armen. Steriles Abwaschen und allseitige Klebetuchabdeckung am gesamten Abdomen.

Inzision subkostal links und problemloses Auffüllen des Pneumoperitoneums über Verres-Nadel. Stumpfe Anlage 10-mm-Trokar links lateral im Mittelbauch. Einbringen der 30°-Optik.

Intraabdominell gute Übersicht. Adhäsionen des Omentums umbilikal und Fixation am Bruchsack mit Ausstülpung. Unter Sicht 5-mm-Trokar subkostal links und im Unterbauch links. Exploration aller abdominellen Quadranten. Adhäsiolyse und Reposition. Ablösen des Lig. umbilicale von der Bauchwand. Somit ist zirkulär um die Bruchpforte eine glattflächige Mesh-Auflage möglich. Bruchpforte 40 mm-Anzeichnung an der Bauchwand. Bruchpfortenverschluss mit transkutan eingebrachten Fasziennähten (Vicryl-0-Fäden) unter Verwendung eines Fadenfängers. Mesh-Größe beträgt 15 cm Durchmesser rund, Ventralight ST-Mesh.

Einbringen des Meshs gerollt über den linken Bauchwand-Trokar. Entfaltung und Platzierung intrabdominell zentral vor der Bruchpforte. Fixation zweireihig zirkulär mit Sorbafix-Ankern resorbierbar. Resultierend spannungsfreier Bruchpfortenverschluss durch intraperitoneale Mesh-Abdeckung. Abschlusskontrolle. Unter Sicht Rückzug der Trokare und Entlastung des Pneumoperitoneums.

Hautnähte in Einzelknopftechnik. Wundreinigung, Verband. Bauchdeckenbandage elastisch.

- **Weiteres Prozedere**

Alltagsbelastung sofort möglich. Entfernung Nahtmaterial nach 10 Tagen. Langsame Belastungssteigerung. Bandage 4 Wochen. Maximale Belastung nach 4–6 Wochen beginnen.

N.N., OA/FA Chirurgie und Viszeralchirurgie

18.10 Offener Nahtverschluss einer epigastrischen Hernie

Op-Bericht, Klinik für Viszeralchirurgie

Pat.-Nr.:	Fall-Nr.:
Aktuelle Klinik:	Station:
Pat.-Name:	Geb.-Dat.:
	Geschlecht/Alter: w, 49 J.

Op-Datum:	
Op-Dauer (Schnitt/Naht): 38 min	
Saal:	
Personal:	
Operateur:	Anästhesist:
1. Assistent:	Op-Schwester/-pfl.:
	Op-Springer:

- **Vorgeschichte/Indikation**

Elektiveingriff. Nichtreponible epigastrische Hernie in der Mittellinie. Besprochen wurde das offene Hernienreparationsverfahren mit Naht. Aufklärung liegt vor.

- **Diagnose**

Epigastrische Hernie eingeklemmt (Omentum majus) (EHS).

- **Operation**

Offene Reposition und Hernioplastik mittels Nahtverschluss.

- **Vorgehen**

Intubationsnarkose balanciert. Nach Anästhesiefreigabe Rückenlagerung mit beidseits angelegten und abgepolsterten Armen. Steriles Abwaschen und allseitige Klebetuchabdeckung mittig am Oberbauch.

Inzision längsverlaufend auf 4 cm Länge. Subkutan zirkuläre Freipräparation und Mobilisation des Bruchsacks und allseitiges Darstellen des Faszienrands. Eröffnung des Bruchsacks, Ablösen eines etwa walnussgroßen eingeklemmten Omentummajus-Anteils und zirkuläre Darstellung der Bruchpforte in der Linea alba. Resektion des Netzanteils mittels Ligaturen sowie des Bruchsacks an der Basis mittels Durchstichligatur. Ablösen vom Faszienrand und Reposition nach intraabdominell, sodass ausreichend freier Rand zur Nahtadaptation vorliegt. Bruchpforte 10 (längs)×5 mm. Fortlaufender Nahtverschluss längs an der Bruchpforte mit Prolene-1-Faden.

Hautnähte in Einzelknopftechnik. Wundreinigung, Verband.

- **Weiteres Prozedere**

Alltagsbelastung sofort möglich. Entfernung Nahtmaterial nach 10 Tagen. Langsame Belastungssteigerung. Maximale Belastung nach 6–8 Wochen beginnen.

N.N., OA/FA Chirurgie und Viszeralchirurgie

18.11 Laparoskopische intraperitoneale Onlay-Mesh-Plastik zur Versorgung einer epigastrischen Hernie

Op-Bericht, Klinik für Viszeralchirurgie

Pat.-Nr.:	Fall-Nr.:
Aktuelle Klinik:	Station:
Pat.-Name:	Geb.-Dat.:
	Geschlecht/Alter: m, 46 J.
Op-Datum:	
Op-Dauer (Schnitt/Naht): 51 min	
Saal:	
Personal:	
Operateur:	Anästhesist:
1. Assistent:	Op-Schwester/-pfl.:
	Op-Springer:

- **Vorgeschichte/Indikation**

Elektiveingriff. Nichtreponible epigastrische Hernie in der Mittellinie. Besprochen wurde das laparoskopische Hernien-reparationsverfahren mit Mesh. Aufklärung liegt vor.

- **Diagnose**

Epigastrische Hernie eingeklemmt (Omentum majus) (EHS).

- **Operation**

Laparoskopische Adhäsiolyse und Hernioplastik mittels intraperitonealer Onlay-Mesh-Plastik (IPOM) (Ventralight ST-Mesh).

- **Vorgehen**

Intubationsnarkose balanciert. Nach Anästhesiefreigabe Rückenlagerung mit beidseits angelegten und abgepolsterten Armen. Steriles Abwaschen und allseitige Klebetuchabdeckung am gesamten Abdomen.

Inzision subkostal links und problemloses Auffüllen des Pneumoperitoneums über Verres-Nadel. Stumpfe Anlage 10-mm-Trokar links lateral im Mittelbauch. Einbringen der 30°-Optik.

Intraabdominell gute Übersicht. Adhäsionen des Omentums epigastrisch in der Mittellinie und Fixation am Bruchsack mit Ausstülpung nach subkutan. Unter Sicht 5-mm-Trokar subkostal links und im Unterbauch links. Exploration aller abdominellen Quadranten. Adhäsiolyse und komplette Reposition des eingeklemmten Omentum-Anteils. Partiell Ablösen des Lig. falciforme hepatis von der Bauchwand. Somit ist zirkulär um die Bruchpforte eine glattflächige Mesh-Auflage möglich. Bruchpforte 25-mm-Anzeichnung an der Bauchwand. Bruchpfortenverschluss mit transkutan eingebrachten Fasziennähten (Vicryl-0-Fäden) unter Verwendung eines Fadenfängers. Mesh-Größe 15 cm Durchmesser rund, Ventralight ST-Mesh.

Einbringen des Meshs gerollt über den linken Bauchwand-Trokar. Entfaltung und Platzierung intrabdominell zentral vor der Bruchpforte. Fixation zweireihig zirkulär mit Sorbafix-Ankern resorbierbar. Resultierend spannungsfreier Bruchpforten-verschluss durch intraperitoneale Mesh-Abdeckung. Abschlusskontrolle. Unter Sicht Rückzug der Trokare und Entlastung des Pneumoperitoneums. Hautnähte in Einzelknopftechnik.

Wundreinigung, Verband. Bauchdeckenbandage elastisch.

- **Weiteres Prozedere**

Alltagsbelastung sofort möglich. Entfernung Nahtmaterial nach 10 Tagen. Langsame Belastungssteigerung. Bandage 4 Wochen. Maximale Belastung nach 4–6 Wochen beginnen.

N.N., OA/FA Chirurgie und Viszeralchirurgie

18.12 Offener Nahtverschluss einer Narbenhernie

Op-Bericht, Klinik für Viszeralchirurgie

Pat.-Nr.:	Fall-Nr.:
Aktuelle Klinik:	Station:
Pat.-Name:	Geb.-Dat.:
	Geschlecht/Alter: w, 44 J.

Op-Datum:	
Op-Dauer (Schnitt/Naht): 35 min	
Saal:	
Personal:	
Operateur:	Anästhesist:
1. Assistent:	Op-Schwester/-pfl.:
	Op-Springer:

- **Vorgeschichte/Indikation**

Elektiveingriff. Kleine reponible Narbenhernie links lateral im Narbenverlauf nach Unterbauchquerlaparotomie. Besprochen wurde das offene Hernienreparationsverfahren mit Naht. Aufklärung liegt vor.

- **Diagnose**

Narbenhernie linker Unterbauch bei Z. n. Sectio (EHS).

- **Operation**

Offene Hernioplastik mittels Nahtverschluss.

- **Vorgehen**

Intubationsnarkose balanciert. Nach Anästhesiefreigabe Rückenlagerung mit beidseits angelegten und abgepolsterten Armen. Steriles Abwaschen und allseitige Klebetuchabdeckung am Unterbauch.

Inzision im Narbenverlauf über der Hernie auf 5 cm Breite. Subkutan zirkuläre Freipräparation und Mobilisation des Bruchsacks und allseitiges Darstellen des Faszienrands. Eröffnung des Bruchsacks. Es müssen keine Adhäsionen gelöst werden. Der innere Faszienrand ist ebenfalls frei. Resektion des Bruchsacks und Verschluss mittels Durchstichligatur. Ablösen vom Faszienrand und Reposition nach intraabdominell, sodass ausreichend freier Rand zur Nahtadaptation vorliegt. Bruchpforte 15(quer)×10 mm. Fortlaufender Nahtverschluss quer an der Bruchpforte mit Prolene-1-Faden. Hautnähte in Einzelknopftechnik. Wundreinigung, Verband.

- **Weiteres Prozedere**

Alltagsbelastung sofort möglich. Entfernung Nahtmaterial nach 10 Tagen. Langsame Belastungssteigerung. Maximale Belastung nach 6–8 Wochen beginnen.

N.N., OA/FA Chirurgie und Viszeralchirurgie

18.13 Offene Naht und Onlay-Mesh zur Versorgung einer Narbenhernie

Op-Bericht, Klinik für Viszeralchirurgie

Pat.-Nr.:	**Fall-Nr.:**
Aktuelle Klinik:	**Station:**
Pat.-Name:	**Geb.-Dat.:**
	Geschlecht/Alter: m, 44 J.
Op-Datum:	
Op-Dauer (Schnitt/Naht): 66 min	
Saal:	
Personal:	
Operateur:	**Anästhesist:**
1. Assistent:	**Op-Schwester/-pfl.:**
	Op-Springer:

- **Vorgeschichte/Indikation**

Elektiveingriff. Ausgedehnter Narbenbruch mit mehreren tastbaren Fasziendefekten oberhalb des Nabels. Haut vorgewölbt und ausgedehnt. Reponible Befunde. Onkologische Nachsorge unauffällig. Besprochen wurde das offene Hernienreparations-verfahren mit Mesh. Aufklärung liegt vor.

- **Diagnose**

Narbenhernie gesamter Mittelbauch (Gitterbruch) bei Z. n. Medianlaparotomie (Hemikolektomie rechts bei Kolonkarzinom in 2009) (EHS).

- **Operation**

Offene Adhäsiolyse und Hernioplastik mittels Nahtverschluss und Onlay-Mesh-Plastik (Optilene-Mesh LP).

- **Vorgehen**

Intubationsnarkose balanciert. Nach Anästhesiefreigabe Rückenlagerung mit beidseits angelegten und abgepolsterten Armen. Steriles Abwaschen und allseitige Klebetuch-Abdeckung am gesamten Abdomen.

Exzision der gesamten Narbe unter Mitnahme der ausgewalzten Hautareale im Mittel- und Oberbauch. Subkutan Freiprä-paration sämtlicher Bruchsäcke. Es finden sich mehrere Fasziendefekte als Gitterbruch auf einer Ausdehnung von ca. 9(längs)×4 cm. Längseröffnung der Bruchsäcke und dazwischenliegenden Faszienstreifen. Adhäsiolyse von Omentum-Anteilen und einzelnen Dünndarmabschnitten. Somit zirkuläre Mobilisation des Bruchsacks und allseitiges Darstellen der Faszienränder. Resektion des Bruchsackkonglomerats, die vitalen Faszienränder lassen sich dabei problemlos adaptieren. Ablösen und Mobilisieren der Subkutisschicht auf der Faszie über die gesamte Zirkumferenz zur späteren Meshauflage (jeweils 5 cm).

Verschluss der Faszie fortlaufend mit PDS-Schlinge Gr. 1, dabei enge Stichfolge. Onlay-Mesh-Plastik mit Optilene-Mesh LP, 15(längs)×10 cm, ovalär zugeschnitten. Zweireihige Nahtadaptation auf der Faszie mit Prolene-2/0-Faden fortlaufend. Sub-kutan Anlage von zwei 14-Ch-Redon-Drainagen. Adaptation der Subkutis auf der Faszie jeweils von lateral mit mehreren Nahtreihen mit Vicryl-2/0-Faden. Abschließende Subkutannaht zur Adaptation des Wundrands. Hautnähte in Einzelknopf-technik mit Ethilon-2/0-Faden. Wundreinigung, Verband. Bauchbandage.

- **Weiteres Prozedere**

Alltagsbelastung sofort möglich. Entfernung Nahtmaterial nach 10 Tagen. Bandage kontinuierlich für 4 Wochen. Langsame Belastungssteigerung. Maximale Belastung nach 6–8 Wochen beginnen.

N.N., OA/FA Chirurgie und Viszeralchirurgie

18.14 Sublay-Mesh zur Versorgung einer Narbenhernie

Op-Bericht, Klinik für Viszeralchirurgie

Pat.-Nr.:	Fall-Nr.:
Aktuelle Klinik:	Station:
Pat.-Name:	Geb.-Dat.:
	Geschlecht/Alter: w, 63 J.
Op-Datum:	
Op-Dauer (Schnitt/Naht): 72 min	
Saal:	
Personal:	
Operateur:	Anästhesist:
1. Assistent:	Op-Schwester/-pfl.:
	Op-Springer:

- **Vorgeschichte/Indikation**

Elektiveingriff. Reponibler Narbenbruch rechter Unterbauch im medialen Anteil der Narbe nach Appendektomie. Bruchpforte erscheint etwa 3–4 cm groß. Besprochen wurde das offene Hernienreparationsverfahren mit Mesh. Aufklärung liegt vor.

- **Diagnose**

Narbenhernie rechter Unterbauch bei Z. n. offener Appendektomie und Unterbauch-Median-Laparotomie gynäkologisch (EHS).

- **Operation**

Offene Hernioplastik mittels Sublay-Mesh-Plastik (Optilene-Mesh LP).

- **Vorgehen**

Intubationsnarkose balanciert. Nach Anästhesiefreigabe Rückenlagerung mit beidseits angelegten und abgepolsterten Armen. Steriles Abwaschen und allseitige Klebetuchabdeckung am gesamten Abdomen.

Exzision der gesamten Narbe im rechten Unterbauch. Subkutan zirkuläre Freipräparation des Bruchsacks. Es stellt sich ein ovalärer Fasziendefekt von knapp 4 cm dar. Die Mittelbauchnarbe ist nicht betroffen. Mobilisierung der Faszienränder zirkulär und allseitige Eröffnung des subfaszialen Raums etwa 5 cm durch Ablösen des Peritoneums. So kann eine freie extraperitoneale Mesh-Auflage zur Sublay-Abdeckung der Bruchpforte geschaffen werden.

Zuschneiden des Meshs auf 9 cm Durchmesser und Platzierung subfaszial. Mehrfache Einzelknopfnähte weit lateral am Mesh an der Faszie und Fortlaufende Naht mit Prolene-2/0-Faden am Faszienrand. Subkutan 12-Ch-Redon-Drainagen. Adaptation der Subkutis auf der Faszie und Adaptation des Wundrandes mit Vicryl-2/0-Faden. Hautnähte in Einzelknopftechnik mit Ethilon-2/0-Faden. Wundreinigung, Verband. Bauchbandage.

- **Weiteres Prozedere**

Alltagsbelastung sofort möglich. Entfernung Nahtmaterial nach 10 Tagen. Bandage kontinuierlich für 4 Wochen. Langsame Belastungssteigerung. Maximale Belastung nach 6–8 Wochen beginnen.

N.N., OA/FA Chirurgie und Viszeralchirurgie

18.15 Laparoskopische intraperitoneale Onlay-Mesh-Plastik zur Versorgung einer Narbenhernie

Op-Bericht, Klinik für Viszeralchirurgie

Pat.-Nr.:	**Fall-Nr.:**
Aktuelle Klinik:	**Station:**
Pat.-Name:	**Geb.-Dat.:**
	Geschlecht/Alter: m, 66 J.
Op-Datum:	
Op-Dauer (Schnitt/Naht): 75 min	
Saal:	
Personal:	
Operateur:	**Anästhesist:**
1. Assistent:	**Op-Schwester/-pfl.:**
	Op-Springer:

- **Vorgeschichte/Indikation**

Elektiveingriff. Reponible Narbenhernie supraumbilikal mit etwa 2–3 cm großer Bruchpforte. Onkologische Nachsorge unauffällig. Besprochen wurde das laparoskopische Hernienreparationsverfahren mit Mesh. Aufklärung liegt vor.

- **Diagnose**

Narbenhernie Mittelbauch (EHS M3 W1) bei Z. n. Median-Laparotomie (anteriore Rektumresektion bei Rektumkarzinom in 2011).

- **Operation**

Laparoskopische Adhäsiolyse und Hernioplastik mittels intraperitonealer Onlay-Mesh-Plastik (IPOM) (Ventralight ST-Mesh).

- **Vorgehen**

Intubationsnarkose balanciert. Nach Anästhesiefreigabe Rückenlagerung mit beidseits angelegten und abgepolsterten Armen. Steriles Abwaschen und allseitige Klebetuchabdeckung am gesamten Abdomen.

Inzision subkostal links und problemloses Auffüllen des Pneumoperitoneums über Verres-Nadel. Stumpfe Anlage 10-mm-Trokar links lateral im Mittelbauch. Einbringen der 30°-Optik.

Intraabdominell gute Übersicht. Adhäsionen von Anteilen des Omentum majus flächig im Narbenverlauf. Dazwischen Anteile von Dünndarmschlingen. Narbenhernie mittig in diesen Befunden manuell darstellbar. Unter Sicht 5-mm-Trokar subkostal links und im Unterbauch links. Komplette Adhäsiolyse der vorderen Bauchwand unter Einbeziehung des Bruchsackinhalts. Somit ist zirkulär um die Bruchpforte eine glattflächige Mesh-Auflage möglich. Exploration aller abdominellen Quadranten ansonsten unauffällig. Bruchpforte 30×40-mm-Anzeichnung an der Bauchwand. Bruchpfortenverschluss mit transkutan eingebrachten Fasziennähten (Vicryl-0-Fäden) unter Verwendung eines Fadenfängers. Mesh-Größe 15 cm Durchmesser rund, Ventralight ST-Mesh Haltefäden Vicryl kranial und kaudal zur Positionierung. Bipolare Koagulation des Bruchsacks.

Einbringen des Meshs gerollt über den linken Bauchwand-Trokar. Entfaltung und Platzierung intrabdominell zentral vor der Bruchpforte. Exakte Positionierung über die transkutan gefassten Haltefäden an den angezeichneten Markierungen. Mesh-Fixation zweireihig zirkulär mit Sorbafix-Ankern resorbierbar. Resultierend spannungsfreier Bruchpfortenverschluss durch intraperitoneale Mesh-Abdeckung. Abschlusskontrolle. Unter Sicht Rückzug der Trokare und Entlastung des Pneumoperitoneums. Hautnähte in Einzelknopftechnik. Wundreinigung, Verband. Bauchdeckenbandage elastisch.

- **Weiteres Prozedere**

Alltagsbelastung sofort möglich. Entfernung Nahtmaterial nach 10 Tagen. Langsame Belastungssteigerung. Bandage für 4 Wochen. Maximale Belastung nach 4–6 Wochen beginnen.

N.N., OA/FA Chirurgie und Viszeralchirurgie

Transplantationschirurgie

D. Uhlmann

19.1   **Nierentransplantation**   **– 192**

19.2   **Lebertransplantation**   **– 194**

19.3   **Kombinierte Pankreas-Nieren-Transplantation**   **– 196**

© Springer-Verlag GmbH Deutschland, ein Teil von Springer Nature 2018
O. Richter, D. Uhlmann (Hrsg.), *Operationsberichte Allgemein-, Viszeral-, Gefäß- und Thoraxchirurgie*, Operationsberichte
https://doi.org/10.1007/978-3-662-57283-2_19

19.1   Nierentransplantation

Op-Bericht, Klinik für Viszeral-, Transplantations-, Thorax- und Gefäßchirurgie

Pat.-Nr.:	Fall-Nr.:
Aktuelle Klinik:	Station:
Pat.-Name:	Geb.-Dat.:
	Geschlecht/Alter: m, 52 J.

Op-Datum:	
Op-Dauer (Schnitt/Naht): 160 min	
Saal:	
Personal:	
Operateur:	Anästhesist:
1. Assistent:	Anästhesieschw./pfl.:
2. Assistent:	Op-Schwester/-pfl.:
	Op-Springer:

- **Vorgeschichte/Indikation**

Bei dem Patienten besteht eine terminale Niereninsuffizienz infolge einer polyzystischen Nierendegeneration bds., sodass die Indikation zur Nierentransplantation gestellt wurde. Der Patient wurde ausführlich über Nutzen und Risiken des Eingriffs aufgeklärt. Er hat dem operativen Prozedere zugestimmt. Bei Vorliegen eines geeigneten Spenderorgans wird die Transplantation nach erneuter Risikoaufklärung und schriftlicher Einwilligung des Patienten durchgeführt.

Bei dem Spenderorgan handelt es sich um die rechte Niere eines 46-jährigen hirntoten Organspenders. Das Organ wurde durch den Operateur „back table" präpariert. Als anatomische Variante besteht zusätzlich zur Hauptarterie eine obere Polarterie, die mit der Hauptarterie aus einem gemeinsamen Patch abgeht. Die Vene ist einzeln, der Ureter lang. Nun soll diese rechte Niere in die linke Fossa iliaca transplantiert werden, da der Patient infolge einer Zysteneinblutung im Verlauf bereits linksseitig nephrektomiert wurde und nun dort ausreichend Platz für die Implantation des Organs vorhanden ist.

- **Diagnose**

Terminale Niereninsuffizienz bei polyzystischer Nierendegeneration.

- **Operation**

Nierentransplantation in die linke Fossa iliaca, kalte Ischämiezeit des Organs (CIT) 14 h 20 min, Cytomegalievirus (CMV) D–/R–.

- **Vorgehen**

Rückenlagerung, ITN, übliche perioperative Antibiose. Nach sterilem Abwaschen und Abdecken des Op-Felds erfolgt die bogenförmige Hautinzision im Bereich des linken Unterbauchs paramedian mit Verlängerung zur Symphyse. Anschließend Durchtrennung des subkutanen Fettgewebes bis zur Darstellung der Externusaponeurose. Nun Durchtrennung der Externusaponeurose mit der Schere und anschließend der schrägen Bauchwandmuskulatur mit dem monopolaren Messer bis auf das präperitoneale Fettgewebe. Dann stumpfes Abschieben des Peritonealsacks nach medial und Darstellung der Beckenachse. Dabei zeigen sich arteriosklerotische Plaques insbesondere im Bereich der A. iliaca communis, wobei die A. iliaca externa und die Ilialalbifurkation soweit frei von Plaques sind, dass eine Anastomose im Bereich der Iliakalbifurkation gut möglich erscheint. Einsetzen des Omnitrakt-Retraktors. Nun Darstellung der V. iliaca externa vom Abgang der V. iliaca interna bis weit nach distal, sodass ein gutes Ausklemmen zur Anlage der Anastomose möglich ist. Als Nächstes sparsames Freilegen der A. iliaca im Bereich der Bifurkation. Lymphatisches Gewebe wird über Overholts und Ligaturen durchtrennt. Danach Umfahren der A. iliaca externa sowie abgangsnahes Darstellen der A. iliaca interna, sodass eine Ausklemmung möglich ist. Anschließend Umfahren der A. iliaca communis kurz oberhalb der Iliakalbifurkation, sodass hier ebenso ein Ausklemmen zur Anastomosenanlage gut möglich ist.

Nun Anlage der venösen Anastomose unter Lupenbrillenkontrolle. Hierzu zunächst Ausklemmen der V. iliaca externa mit der Satinsky-Klemme. Anschließend Stichinzision und Erweiterung der Venotomie mit der Pott-Schere auf die erforderliche Länge. Danach Ausschneiden der Venotomie medialseitig über eine Breite von ca. 1 mm. Sodann Zurechtkürzen der Transplantatvene, um ein Abknicken in situ zu vermeiden. Die Anlage der venösen Anastomose erfolgt mit Prolene-6/0-Faden mittels fortlaufender Nahttechnik. Anschließend Vorbereitung der arteriellen Anastomose im Bereich der Iliakalbifurkation. Hierzu Ausklemmen der A. iliaca communis proximal der Iliakalbifurkation mit einer 120°-Klemme sowie der A. iliaca externa und interna distal der Iliakalbifurkation mit einer geraden Gefäßklemme. Anschließend Festlegung der Anastomosen-region, wobei ein Bereich ohne arteriosklerotische Plaques gewählt wird. Stichinzision. Dann erfolgt die Erweiterung der Arteriotomie auf die notwendige Länge mit der Pott-Schere. Bei dem Spenderorgan liegt eine akzessorische obere Polarterie vor, die jedoch mit einem gemeinsamen Patch aus der Aorta zusammen mit der Hauptarterie entspringt und somit auf einem gemeinsamen Patch mit der Hauptarterie anastomosiert werden kann. Die Anlage der arteriellen Anastomose erfolgt mittels fortlaufender Nahttechnik mit Prolene-5/0-Faden. Anschließend erfolgt die Reperfusion. Hierzu zunächst Freigabe des venösen Blutstroms und anschließend Freigabe des arteriellen Blutstroms. Dabei zeigt sich ein guter arterieller Puls im Bereich der Hauptarterie und der akzessorischen Arterie sowie ein guter venöser Rückstrom im Bereich der Vene. Eine kleine Blutung im Bereich der arteriellen Anastomose wird mittels Überstechung (Prolene-6/0-Faden) versorgt. Anschließend zeigen sich die Anastomosen sowohl im arteriellen als auch im venösen Bereich vollständig suffizient. Das Organ zeigt insgesamt eine gute Reperfusion und imponiert nach wenigen Minuten rosig und regelrecht perfundiert. Danach sorgfältige Blutstillung am Parenchym. Sodann Vorbereitung der Ureteranastomose. Hierzu zunächst Auffüllen der Harnblase. Nun schichtweise Präparation der Harnblasenwand bis zur Darstellung des Urothels auf einer Länge von ca. 1,5 cm. Danach Zurechtkürzen des Transplantatureters auf die erforderliche Länge. Anschließend Freipräparation des Ureters im distalen Anteil über eine Länge von ca. 1,5 cm. Danach Inzision des Ureters auf der zuvor freipräparierten Strecke. Jetzt Inzision des Harnblasenurothels über die gesamte freigelegte Länge. Danach Absaugen des Blaseninhalts und Ablassen des Blasenkatheters. Anschließend Anlage der Ureteranastomose in fortlaufender Nahttechnik mit PDS-6/0-Faden. Vor Beendigung der ventralseitigen Anastomose des Ureters erfolgt die Einlage eines Doppel-J-Katheters in den Transplantatureter. Anschließend Anlage von 2 Antirefluxnähten mit Vicryl-5/0-Faden. Danach erneute Kontrolle auf Bluttrockenheit. Anschließend Einlage einer 20-Ch-Robinson-Drainage an die Transplantatniere. Schichtweiser Verschluss der Bauchdecke. Hautklammern. Steriler Verband. Die Sonografiekontrolle zeigt eine regelrechte Perfusion der Transplantatniere.

Der Patient kann nun in stabilem Zustand extubiert auf die ITS verlegt werden.

- **Weiteres Prozedere**

Sonografiekontrolle auf der ITS, Heparinperfusor mit Ziel-PTT von 45–50 s, Immunsuppression nach Klinikschema.

N.N., OA/FA Chirurgie, Viszeralchirurgie und Thoraxchirurgie

19.2 Lebertransplantation

Op-Bericht, Klinik für Viszeral-, Transplantations-, Thorax- und Gefäßchirurgie

Pat.-Nr.:	**Fall-Nr.:**
Aktuelle Klinik:	**Station:**
Pat.-Name:	**Geb.-Dat.:**
	Geschlecht/Alter: m, 52 J.
Op-Datum:	
Op-Dauer (Schnitt/Naht): 250 min	
Saal:	
Personal:	
Operateur:	**Anästhesist:**
1. Assistent:	**Anästhesieschw./pfl.:**
2. Assistent:	**Op-Schwester/-pfl.:**
	Op-Springer:

- **Vorgeschichte/Indikation**

Bei dem Patienten besteht ein hepatozelluläres Karzinom innerhalb der Mailand-Kriterien bei zugrunde liegender nutritiv-toxischer Leberzirrhose. Aufgrund der onkologischen Erkrankung sowie auch aufgrund der im Rahmen der Leberzirrhose aufgetretenen terminalen Leberinsuffizienz, wurde die Indikation zur Lebertransplantation gestellt. Der Patient wurde ausführlich über Nutzen und Risiken des Eingriffs aufgeklärt und hat dem operativen Prozedere zugestimmt. Bei Vorliegen eines geeigneten Spenderorgans erfolgte die erneute Aufklärung des Patienten über Nutzen und Risiken und die nochmalige Zustimmung des Patienten zur Operation. Das Spenderorgan ist die Leber einer 69-jährigen Patientin. Das Organ ist von guter Parenchymqualität. Gefäße und Gallengang sind lang und komplett. Es besteht eine massive Artherosklerose am Aortenpatch. Auch die mitgegebenen Iliakalgefäße sind komplett verkalkt.

- **Diagnose**

Hepatozelluläres Karzinom von 3 cm Größe im rechten Leberlappen in nutritiv-toxischer Leberzirrhose.

- **Operation**

Orthotope Lebertransplantation, CIT 10 h 20 min, CMV D–/R+.

- **Vorgehen**

Rückenlagerung, ITN, perioperative Antibiose lt. Standard. Nach sterilem Abwaschen und Abdecken des Operationsfeldes erfolgt die Hautinzision im Sinne einer queren Oberbauchlaparotomie mit aufgesetztem Längsschnitt zum Xyphoid. Schichtweises Eröffnen des Abdomens. Das Lig. teres hepatis wird zwischen Ligaturen durchtrennt. Anschließend Ablassen von ca. 5 Litern Aszites. Nun Durchtrennung des Lig. falciforme und Einbringen der Stieber-Hakens. Zunächst Exploration des Abdomens. Hier zeigen sich deutliche Umgehungskreisläufe, jedoch keine weiteren pathologischen oder malignen Veränderungen. Nun Beginn der Präparation im Hilusbereich. Hierbei zunächst Darstellung der A. hepatica propria bis zur Aufzweigung in die rechte und linke Leberarterie sowie nach distal bis zur Darstellung der A. hepatica communis und des Abgangs der A. gastroduodenalis. In der zuvor durchgeführten CT-Untersuchung zeigte sich eine kaliberstarke A. lienalis, sodass die Indikation zum Banding der A. lienalis gestellt wurde. Daher nun weitere Darstellung der A. hepatica communis Richtung Truncus coeliacus bis zum Abgang der A. lienalis. Diese wird nun unterfahren und mit einem Prolene-2/0-Faden doppelt umschlungen. Danach Fortsetzen der Präparation im Bereich des Gallengangs. Zunächst infundibulumnahes Darstellen des Ductus cysticus und Durchtrennung des Ductus cysticus zwischen Dissektionsligaturen (Vicryl-4/0-Faden). Anschließend Darstellung des Ductus choledochus lebernah. Unterfahren und lebernahes Absetzen des Ductus choledochus zwischen Dissektionsligaturen (Vicryl-4/0-Faden). Nach zentral erfolgt die Abpräparation des Ductus choledochus einschließlich des umgebenden Bindegewebes von der Pfortader bis auf Höhe des Pankreasoberrands. Danach Darstellung der Pfortader und Entfernung des gesamten umgebenden lymphatischen Gewebes. Die Pfortader selbst ist, wie in der präoperativen CT-Diagnostik beschrieben, frei von Thromben und regelrecht perfundiert. Danach Mobilisation der Leber zunächst linksseitig unter Durchtrennung des Lig. triangulare sinistrum. Nun Weghalten des Segments 1 und Freilegung der V. cava unter Durchtrennung des peritonealen Überzugs. Nun Mobilisation des rechten Leberlappens, beginnend rechts des Leberhilus. Präparation nach kranial unter Eröffnung des Retroperitoneums und Darstellung von rechter Nebenniere und V. cava. Absetzen der rechten Nebennierenvene über Overholts und Ligaturen. Nun Freilegung der Area nuda und Präparation bis zur supraheptischen V. cava. Sodann weitere Präparation und Herauslösen der V. cava aus ihren retroperitonealen Verwachsungen, sodass die V. cava oberhalb der Leber vollständig umfahren werden kann. Danach weitere Präparation der V. cava unterhalb der Leber bis zur Einmündung der Nierenvene, sodass hier ebenso ein vollständiges Umfahren der V. cava möglich ist. Anschließend Beginn der Hepatektomie. Ausklemmen der Pfortader zentral mit der Femoralisklemme und zur Leber zu mit dem Overholt, wobei die Pfortader lebernah abgesetzt wird. Nun zunächst probehalber Ausklemmen der V. cava, das vom Patienten sehr gut toleriert wird. Anschließend Ausklemmen der V. cava unterhalb der Leber mit 2 geraden Gefäßklemmen und Präparation der infrahepatischen V. cava proximal bis in den intrahepatischen Verlauf hinein. Anschließend Absetzen der V. cava in ihrem intrahepatischen Verlauf nach Setzen eines Overholts. Sodann Setzen der Vena-cava-Klemme auf die suprahepatische V. cava und Präparation der oberen Cava sowie der Lebervenen nach intrahepatisch. Ebenso Absetzen der V. cava innerhalb der Leber. Anschließend werden noch einzelne Verwachsungen zum Retroperitoneum gelöst und danach die Leber aus dem Situs entfernt. Anschließend sorgfältige Blutstillung sowohl im Bereich der ehemaligen Adhäsionen zum Zwerchfells sowie im Bereich des Retroperitoneums. Nach vollständiger Blutstillung Beginn der Implantation. Die Anlage der oberen Cava-Anastomose erfolgt in typischer Weise mittels fortlaufender Nahttechnik mit Prolene-3/0-Faden, wobei die Rückwand der Cava-Anastomose im gesamten Verlauf dupliziert wird. Danach Naht der Vorderwand. Nach Abschluss der oberen Cava-Anastomose erfolgt die Anlage der unteren Cava-Anastomose. Entfernung einer der beiden geraden Gefäßklemmen, welche die untere V. cava verschließen. Ein Zurechtkürzen der Cava-Enden ist aufgrund der korrekten Länge nicht notwendig. Anschließend Anlage der unteren Cava-Anastomose mittels fortlaufender Nahttechnik mit Prolene-4/0-Faden. Vor Beendigung der Anastomose erfolgt die Einlage eines Foley-Katheters ventralseitig in die Anastomose. Anschließend Platzierung von zwei Bauchtüchern hinter die Leber und Anlage der Pfortader-Anastomose mittels fortlaufender Naht mit Prolene-6/0-Faden.

Aufgrund der kurzen warmen Ischämiezeit und des insgesamt guten intraoperativen Zustands des Patienten wird nun die arterielle Anastomose angelegt. Zunächst Ligatur des vorgelegten Fadens um die A. lienalis. Dann Ausklemmen der A. hepatica communis im Abgangsbereich der A. gastoduodenalis und Absetzen der A. hepatica propria, knapp oberhalb ihres Abgangs aus der A. hepatica communis. Danach Erweiterung der Inzision auf die erforderliche Länge mit der Pott-Schere. Anschließend Zurechtkürzen des Aortenpatchs der spenderseitigen A. hepatica auf die erforderliche Größe. Danach Anlage der arteriellen Anastomose unter Lupenbrillenkontrolle mittels fortlaufender Nahttechnik mit Prolene-6/0Faden. Danach erfolgt die Reperfusion. Hierzu zunächst Freigabe des arteriellen, anschließend des portalvenösen Blutstroms und Ablassen von 500 ml Reperfusat über die untere Cava-Anastomose nach Entfernung des Foley-Katheters. Danach Knoten der Fäden der unteren Cava-Anastomose und Entfernung der geraden Gefäßklemme im Bereich der unteren V. cava. Nun Entfernung der oberen Cava-Klemme. Nach Reperfusion imponiert das Organ regelrecht perfundiert und von weicher Konsistenz. Einige Blutungen im Bereich des Leberhilus werden koaguliert bzw. mit Ligaturen versorgt. Die Anastomosen zeigen keine wesentlichen Blutungen und sind gut durchgängig. Anschließend Anlage der Gallengangsanastomose. Hierbei zunächst Zurechtkürzen des spenderseitigen Gallengangs. Anschließend Anlage der End-zu-End-Gallengangsanastomose in fortlaufender Nahttechnik mit PDS-6/0-Faden unter Lupenbrillenkontrolle. Nun Spülung des Abdomens mit warmer Kochsalzlösung. Sorgfältige Blutstillung. Einlage von zwei 20er Robinson-Drainagen, welche subdiaphragmal und subhepatisch platziert und über den rechten Unterbauch ausgeleitet werden. Nun Verschluss der Faszie mit 3 PDS-Schlingen, wobei die quere Laparotomie zweireihig verschlossen wird. Desinfektion, Klammern der Haut, steriler Verband.

Der Patient wird in stabilem Zustand extubiert auf die Intensivstation verlegt.

- **Weiteres Prozedere**

Sonografiekontrolle auf der ITS, Immunsuppression nach Klinikschema, Laborkontrollen/Gerinnungskontrollen nach entsprechendem Schema.

N.N., OA/FA Chirurgie, Viszeralchirurgie und Thoraxchirurgie

19.3 Kombinierte Pankreas-Nieren-Transplantation

Op-Bericht, Klinik für Viszeral-, Transplantations-, Thorax- und Gefäßchirurgie

Pat.-Nr.:	Fall-Nr.:
Aktuelle Klinik:	Station:
Pat.-Name:	Geb.-Dat.:
	Geschlecht/Alter: w, 42 J.

Op-Datum:	
Op-Dauer (Schnitt/Naht): 250 min	
Saal:	
Personal:	
Operateur:	Anästhesist:
1. Assistent:	Anästhesieschw./pfl.:
2. Assistent:	Op-Schwester/-pfl.:
	Op-Springer:

- **Vorgeschichte/Indikation**

Bei der Patientin besteht seit ihrem 15. Lebensjahr ein Diabetes mellitus Typ I mit Insulinpflichtigkeit. Aufgrund der diabetischen Nephropathie liegt nun eine präterminale Niereninsuffizienz vor. Es wurde die Indikation zur kombinierten Pankreas-Nieren-Transplantation gestellt. Die Patientin wurde über Durchführung und Risiken der Operation aufgeklärt und erklärte schriftlich ihr Einverständnis. Bei Vorliegen geeigneter Spenderorgane wird die Transplantation nach erneuter Risikoaufklärung und schriftlicher Einwilligung der Patientin durchgeführt. Bei den Spenderorganen handelt es sich um das Pankreas und die rechte Niere eines 26-jährigen hirntoten Organspenders. Todesursache waren schwere intrazerebrale Verletzungen bei Z .n. Verkehrsunfall. Die Organe wurden durch den Operateur „back table" präpariert und zeigten keine Besonderheiten. Auf die A. mesenterica und A. lienalis des Spenderpankreas wurde die Iliakalgabel des Spenders mit Prolene-6/0-Faden anastomosiert, um bei der Implantation nur eine arterielle Anastomose anlegen zu müssen. Die Niere zeigte keine anatomischen Varianten und eine sehr gute Parenchymqualität.

- **Diagnose**

Diabetes mellitus Typ I mit präterminaler Niereninsuffizienz (GFR <30 ml/min/1,73 kg/m^2).

- **Operation**

Kombinierte Pankreas-Nieren-Transplantation, Gelegenheitsappendektomie, CIT Pankreas 5 h 30 min, Niere 6 h 20 min, CMV D–/R+.

- **Vorgehen**

Rückenlagerung, ITN, übliche perioperative Antibiose. Nach sterilem Abwaschen und Abdecken des Op-Feldes erfolgt die Medianlaparotomie unter Linksumschneidung des Nabels von knapp oberhalb der Symphyse bis 10 cm unter das Xyphoid. Einsetzen des Omni-Tract-Retraktors. Die erste Exploration des Abdomens ergibt keine Besonderheiten, besonders keinen Hinweis auf maligne oder entzündliche Foci. Zuerst wird nun die Gelegenheitsappendektomie durchgeführt. Dazu Aufsuchen der Appendix. Anklemmen des Mesenteriolums an der Appendixspitze mit der Pean-Klemme. Abtragen des Mesenteriolums über Overholts und Ligaturen. Vorlegen einer Tabaksbeutelnaht mit Vicryl-3/0-Faden. Nun Ligatur der Appendixbasis mit Vicryl-Faden. Durchtrennung der Appendix über der Ligatur mit dem Skalpell über einem untergehaltenen Stieltupfer. Abgabe des Präparats. Versenken der Appendixbasis mit einer Pinzette und Zuzug der Tabaksbeutelnaht. Sicherung der Absetzungsstelle mit einer Z-Naht.

Nun Mobilisierung des Zökums und terminalen Ileums von lateral und distal. Durch den Assistenten wird das Darmpaket in Richtung linker Oberbauch gehalten. Weitere Mobilisation bis zur übersichtlichen Darstellung der rechten Beckenachse und der distalen V. cava. Das über den Gefäßen gelegene lymphatische Gewebe wird über Overholts durchtrennt und ligiert. Darstellung und Schonung des rechten Ureters. Nun Freilegung eines ca. 5 cm langen Cava-Segments, beginnend etwa ab 2 cm oberhalb der Bifurkation nach kranial. Probeklemmung mit der Satinsky-Klemme. Diese kann gut angelegt werden. Nun Einbringen des Pankreastransplantats mit Duodenum. Zurückkürzen der V. portae. Ausklemmen der V. cava inferior mittels Satinsky-Klemme. Anschließend Venotomie an der Vorderseite der V. cava. Verlängerung mit der Pott-Schere über eine Länge von 2 cm. Ein schmaler Abschnitt der Gefäßvorderwand wird exzidiert. Spülung mit Heparin-Kochsalz-Lösung. Dann Vorlegen der Eckfäden mit Prolene-6/0-Faden. Nach Knoten der Eckfäden erfolgt die fortlaufende Anastomose, wobei zunächst die Hinterwand und dann die Vorderwand genäht wird. Knoten der Fäden. Nun Vorbereitung zur Herstellung der arteriellen Anastomose. Die A. lienalis und A. mesenterica superior des Spenderorgans sind über ein Y-Graft aus der Spender-Beckenachse anastomosiert worden. Die A. iliaca communis des Spenders wird nun auf die A. iliaca communis des Empfängers anastomosiert. Zunächst Zurückkürzen des Spendergefäßes. Dann Ausklemmen der A. iliaca communis proximal der geplanten Anastomosenstelle mit einer 120°-Klemme. Anschließend Ausklemmen der A. iliaca externa und interna rechts mit einer kleinen Satinsky-Klemme. Arteriotomie der Vorderwand der Empfängerarterie im ausgeklemmten Bereich und Verlängerung mittels Pott-Schere auf eine Länge von ca. 1 cm. Fortlaufende Naht mit PDS-6/0-Faden, am kranialen Pol beginnend. Zuerst erfolgt die Naht der Hinterwand, dann der Vorderwand. Nach Fertigstellung der Anastomosen nun Vorbereitung der Reperfusion des Organs. Durch die Kollegen der Anästhesie wurden 1,5 mg/kg KG ATG und 150 IU Antithrombin III appliziert. Nun zunächst Eröffnen der venösen Perfusion durch Entfernung der Satinsky-Klemme von der V. cava. Hier zeigen sich eine suffiziente Anastomose und keine größeren Blutungen aus dem Parenchym. Nun Reperfusion über die Arterie. Dazu Entfernen der Satinsky-Klemme, dann der 120°-Klemme von der Arterie. Die Spenderarterie wird zunächst noch mit einer Pinzette zugehalten und zunächst der Einstrom in die Beingefäße des Empfängers freigegeben. Nun Freigabe des arteriellen Einstroms zum Transplantat. Das Organ ist homogen durchblutet. Die Anastomosen sind primär dicht. Kleinere Blutungen aus dem peripankreatischen Fettgewebe werden zum Teil umstochen oder nach Setzen von Overholts mit Vicryl-4/0-Faden ligiert. Die Perfusion ist weiterhin homogen, die A. lienalis lässt sich bis zum Schwanzbereich gut palpieren. Nun Aufsuchen einer geeigneten Jejunumschlinge ca. 20 – 30 cm nach dem Treitz-Band. Anlage einer zweireihig mit Prolene-3/0-Faden in fortlaufender Nahttechnik genähten ca. 6 cm langen Seit-zu-Seit-Anastomose zwischen Spenderduodenum und Empfängerjejunum.

Nun folgt die Implantation der Niere. Dazu Ablösen des Colon sigmoideum von der seitlichen Bauchwand und Umschlagen nach medial. Hinter dem Sigma kann nun die linke Beckenachse dargestellt werden. Es zeigen sich keine pathologischen Veränderungen der Gefäße. Nun Darstellung der V. iliaca externa vom Abgang der V. iliaca interna bis weit nach distal, sodass ein gutes Ausklemmen zur Anlage der Anastomose möglich ist. Jetzt sparsames Freilegen der A. iliaca im Bereich der Bifurkation. Lymphatisches Gewebe wird über Overholts und Ligaturen durchtrennt. Danach Umfahren der A. iliaca externa sowie abgangsnahes Darstellen der A. iliaca interna, sodass eine Ausklemmung möglich ist. Anschließend Umfahren der A. iliaca communis kurz oberhalb der Iliakalbifurkation, sodass hier ebenso eine Ausklemmung zur Anastomosenanlage gut möglich ist.

Nun Anlage der venösen Anastomose unter Lupenbrillenkontrolle. Hierzu zunächst Ausklemmen der V. iliaca externa mit der Satinsky-Klemme. Anschließend Stichinzision und Erweiterung der Venotomie mit der Pott-Schere auf die erforderliche Länge. Danach Ausschneiden der Venotomie medialseitig über eine Breite von ca. 1 mm. Sodann Zurechtkürzen der Transplantatvene, um ein Abknicken in situ zu vermeiden. Die Anlage der venösen Anastomose erfolgt mit Prolene-6/0-Faden mit fortlaufender Nahttechnik. Anschließend Vorbereitung der arteriellen Anastomose im Bereich der Iliakalbifurkation. Hierzu Ausklemmen der A. iliaca communis proximal der Iliakalbifurkation mit einer 120°-Klemme sowie der A. iliaca externa und int. distal der Iliakalbifurkation mit einer geraden Gefäßklemme. Anschließend Festlegung der Anastomosenregion, wobei ein Bereich ohne arteriosklerotische Plaques gewählt wird. Stichinzision. Anschließend Erweiterung der Arteriotomie auf die notwendige Länge mit der Pott-Schere. Anschließend Anlage der arteriellen Anastomose mittels fortlaufender Nahttechnik mit Prolene-6/0-Faden. Anschließend erfolgt die Reperfusion. Hierzu zunächst Freigabe des venösen Blutstroms und anschließend Freigabe des arteriellen Blutstroms. Es ist ein guter arterieller Puls sowie ein guter venöser Rückstrom im Bereich der Vene vorhanden. Anschließend zeigen sich die Anastomosen sowohl im arteriellen als auch im venösen Bereich vollständig suffizient. Das Organ zeigt insgesamt eine gute Reperfusion und imponiert nach wenigen Minuten rosig und regelrecht perfundiert. Anschließend sorgfältige Blutstillung am Parenchym. Sodann Vorbereitung der Ureteranastomose. Hierzu zunächst Auffüllen der Harnblase. Nun Inzision der Harnblasenwand und Präparation bis zur Darstellung des Urothels auf einer Länge von ca. 1,5 cm. Danach Zurechtkürzen des Transplantatureters auf die erforderliche Länge. Anschließend Freipräparation des Ureters im distalen Anteil über eine Länge von ca. 1,5 cm. Danach Inzision des Ureters auf der zuvor freipräparierten Strecke. Anschließend Inzision des Urothels über die gesamte freigelegte Länge. Danach Absaugen des Blaseninhalts und Ablassen des Blasenkatheters. Anschließend Anlage der Ureteranastomose in fortlaufender Nahttechnik mit PDS-6/0-Faden. Vor Beendigung der ventralseitigen Anastomose des Ureters erfolgt die Einlage eines Doppel-J-Katheters in den Transplantatureter. Anschließend Anlage von 2 Antirefluxnähten mit Vicryl-5/0-Faden. Danach erneute Kontrolle auf Bluttrockenheit. Anschließend Einlage einer 20 Ch-Robinson-Drainage an das Pankreastransplantat und einer weiteren Drainage an die Transplantatniere. Schichtweiser Verschluss der Bauchdecke mit 2 PDS-Schlingen. Subkutannähte, Desinfektion, Klammern der Haut. Nochmalige Desinfektion und steriler Verband.

- **Weiteres Prozedere**

Sonografiekontrolle auf der ITS, Heparinperfusor mit Ziel-PTT von 45–50 s, Immunsuppression nach Klinikschema.

N.N., OA/FA Chirurgie, Viszeralchirurgie und Thoraxchirurgie

Kleine Chirurgie

H. Staab, H. Spieker

20.1   Portimplantation   – 200

20.2   Anlage eines zentralen Venenkatheters / Shaldon-Katheters   – 201

20.3   Anlage einer Thoraxdrainage mittels Minithorakotomie   – 202

20.4   Anlage eines Pleurakatheters   – 203

20.5   Exzision eines abszedierten Pilonidalsinus   – 204

20.6   Limberg-Plastik bei Rezidiv eines Pilonidalsinus   – 205

20.7   Abdominelle Wundrevision und Anlage eines Vakuumverbandes   – 206

20.8   Lipomexstirpation am Oberschenkel   – 207

20.9   Lymphknotenexstirpation am Hals   – 208

20.10   Femorale Lymphdissektion bei Merkelzellkarzinom   – 209

20.11   Axilladissektion bei malignem Melanom   – 211

© Springer-Verlag GmbH Deutschland, ein Teil von Springer Nature 2018
O. Richter, D. Uhlmann (Hrsg.), *Operationsberichte Allgemein-, Viszeral-, Gefäß- und Thoraxchirurgie,* Operationsberichte
https://doi.org/10.1007/978-3-662-57283-2_20

20.1 Portimplantation

Op-Bericht, Klinik für Gefäßchirurgie

Pat.-Nr.:	Fall-Nr.:
Aktuelle Klinik:	Station:
Pat.-Name:	Geb.-Dat.:
	Geschlecht/Alter: m, 61 J.
Op-Datum:	
Op-Dauer (Schnitt/Naht): 25 min	
Saal:	
Personal:	
Operateur:	Anästhesist:
1. Assistent:	Op-Schwester/-pfl.:
	Op-Springer:

- **Vorgeschichte/Indikation**

Die Portimplantation erfolgt zur Durchführung einer Chemotherapie bei histologisch gesichertem Sarkom im Bereich des rechten Oberschenkels. Nach der durchgeführten duplexsonografischen Kontrolle der Vv. subclaviae, die beidseits atemmoduliert perfundiert sind, wird die rechte Seite zur Portanlage ausgewählt. Eine Risikoaufklärung bezüglich der Operation liegt vor. Ein Team-Time-out wurde ohne Auffälligkeiten durchgeführt und dokumentiert.

- **Diagnose**

Sarkom rechter Oberschenkel, chemotherapiepflichtig.

- **Operation**

Portimplantation.

- **Vorgehen**

In Rückenlagerung mit Längsrollen unter der BWS und in Kopftieflage erfolgen die Hautdesinfektion im Op-Feld und das Abdecken mit sterilen Tüchern. Injektion der Lokalanästhesie (Xylocitin 1% 10 ml) im Bereich der Punktionsstelle im lateralen Drittel der Klavikula infraklavikulär rechts sowie des geplanten Portlagers kaudal der Punktionsstelle.

Nach Kontrolle der Analgesie erfolgt die komplikationsfreie Punktion der V. subclavia unter Aspiration und Katheterisierung der Vene in Seldinger-Technik. Einführen des Dilatators über den liegenden Führungsdraht. Nun Einführen der venösen Schleuse. Hierüber wird der gespülte Portkatheter etwa 30 cm eingeführt. Lagekontrolle des Portkatheters mittels Bildwandler und Rückzug, sodass sich die Spitze des Katheters in den Mündungsbereich der V. cava zum rechten Vorhof projiziert. Unterhalb der Punktionsstelle erfolgt die quere Hautinzision sowie stumpfe Präparation der Porttasche. Kontrolle auf Bluttrockenheit. Entfernung der venösen Schleuse unter Fixierung des Katheters. Tunnelierung des Katheters von der Punktionsstelle zur Portkammer. Konnektion des Portkatheters an die entlüftete Portkammer. Fixierung des Ports auf der Pektoralisfaszie mittels zweier Vicryl-Nähte. Subtile Blutstillung.

Perkutane Punktion des Ports. Regelrechte Funktionsprobe mit sicherer Aspiration und leichter Instillation. Nachfolgend Einbringen der Heparin-Plombe mit 5000 I.E. Hautdesinfektion und Wundverschluss durch Subkutannähte (Vicryl 2/0) und Hautnaht in Rückstichtechnik (Prolene-3/0). Steriler Kompressenverband.

- **Weiteres Prozedere**

Röntgen-Thorax-Kontrolle: regelrechte Lage des Portsystems, kein Pneumo- oder Hämatothorax nachweisbar. Analgesie nach Bedarf entsprechend Schmerz-Schema, Entfernung der Hautfäden ab dem 10. postoperativen Tag. Entscheidung über Portnutzung in Abhängigkeit vom Lokalbefund, prinzipiell ist dieser ab sofort nutzbar.

N.N., OA/FA für Chirurgie/Gefäßchirurgie

20.2 Anlage eines zentralen Venenkatheters/Shaldon-Katheters

Op-Bericht, Klinik für Gefäßchirurgie

Pat.-Nr.:	**Fall-Nr.:**
Aktuelle Klinik:	**Station:**
Pat.-Name:	**Geb.-Dat.:**
	Geschlecht/Alter: m, 35 J.

Op-Datum:	
Op-Dauer (Schnitt/Naht): 25 min	
Saal:	
Personal:	
Operateur:	**Anästhesist:**
1. Assistent:	**Op-Schwester/-pfl.:**
	Op-Springer:

- **Vorgeschichte/Indikation**

Die Op-Indikation begründet sich in einem akuten Nierenversagen mit Dialysepflicht bei Hyperkaliämie. Es soll ein Shaldon-Katheter in die V. jugularis implantiert werden. Duplexsonografisch können beide Vv. jugulares atemmoduliert perfundiert nachgewiesen werden. Aus diesem Grund wird die Anlage rechts präferiert. Eine präoperative Risikoaufklärung bzgl. der obigen Operation liegt vor. Ein Team-Time-out wurde ohne Auffälligkeiten durchgeführt und dokumentiert.

- **Diagnose**

Akutes Nierenversagen mit Dialysepflicht bei Hyperkaliämie.

- **Operation**

Implantation Shaldon-Katheter in V. jugularis.

- **Vorgehen**

In Rückenlage und Lokalanästhesie erfolgt die chirurgische Desinfektion und Abdecken nach üblichem Muster. Injektion der Lokalanästhesie (Xylocitin 1% 10 ml) unter Aspiration im Bereich der Punktionsstelle unter dem Ringknorpel lateral der A. carotis.

In Kopftieflage erfolgt die Punktion der V. jugularis rechts mittels tiefem Zugang unter dem Ringknorpel und unter Palpation der A. carotis. Es kann eine problemlose Punktion der Vene mit guter Aspiration von Blut erfolgen. Einbringen des Führungsdrahts. Es sind EKG-Veränderungen ableitbar, daraufhin Rückzug des Führungsdrahts. Nun Stichinzision der Haut über den Führungsdraht. Nachfolgend Einbringen des Dilatators. Einführen des gespülten Shaldon-Katheters ohne Widerstand. Intraoperative Lagekontrolle des Katheters mittels Bildwandler. Die Katheterspitze projiziert sich auf den rechten Vorhof. Leichte Aspiration von Blut über beide Schenkel und nachfolgend Spülung der beiden Schenkel des Katheters, dies gelingt leicht. Blocken beider Schenkel mit 5000 I.E. Heparin in 10 ml Kochsalz. Fixierung des Katheters mittels zweier Nähte. Steriler Verband.

- **Weiteres Prozedere**

Röntgenkontrolle Thorax zum Ausschluss eines Hämato- oder Pneumothorax. Der ZVK kann nach erfolgter Röntgenkontrolle zur Infusion benutzt werden.

N.N., OA/FA für Chirurgie/Gefäßchirurgie

20.3 Anlage einer Thoraxdrainage mittels Minithorakotomie

Op-Bericht, Klinik für Gefäßchirurgie

Pat.-Nr.:	Fall-Nr.:
Aktuelle Klinik:	Station:
Pat.-Name:	Geb.-Dat.:
	Geschlecht/Alter: m, 61 J.
Op-Datum:	
Op-Dauer (Schnitt/Naht): 35 min	
Saal:	
Personal:	
Operateur:	Anästhesist:
1. Assistent:	Op-Schwester/-pfl.:
	Op-Springer:

- **Vorgeschichte/Indikation**

Die Indikation ergibt sich aus einem biliär eitrigen Pleuraerguss rechts bei inoperablem cholangiozellulärem Karzinom und inadäquater Drainage über einen liegenden Pleurakatheter rechts. Es soll nun eine adäquate Drainage des Ergusses über eine großkalibrige Drainage erfolgen. Präoperativ wurde mittels Sonografie die Punktionshöhe im 5. ICR in der vorderen Axillarlinie bestimmt und angezeichnet. Eine Risikoaufklärung bezüglich der Operation liegt vor. Ein Team-Time-out wurde ohne Auffälligkeiten durchgeführt und dokumentiert.

- **Diagnose**

Biliär-eitriger Pleuraerguss rechts bei cholangiozellulärem Karzinom.

- **Operation**

Explantation bestehender Katheter, Neuanlage . Großlumige Thoraxdrainage mittels Minithorakotomie rechts.

- **Vorgehen**

In Rückenlage und Überkopflagerung des rechten Arms erfolgt die chirurgische Desinfektion des rechten Thorax und Abdeckung (Lochtuch) nach üblichem Muster. Nachfolgend erfolgen die Anästhesie mittels Lokalanästhesie und die i.v.-Analgosedierung unter Kreislaufkontrolle und pulsoxymetrischem Monitoring. Sterile Applikation des Lokalanästhetikums (Xylocain 1%), 15 ml subkutan und interkostal im Bereich des 5. ICR in der vorderen Axillarlinie.

Nach Testen der Analgesie erfolgt ein etwa 4 cm langer, querer Hautschnitt unterhalb der 6. Rippe. Sorgfältige Präparation nach kranial auf den Oberrand der 6. Rippe zu. Stumpfes Spreizen der Interkostalmuskulatur. Langsames Eingehen in die Pleura mittels Kornzange. Es entleert sich trübes biliär tingiertes Sekret (Abstrich). Nachfolgend digitales Austasten der Pleura. Es kann keine Lunge palpiert werden. Einlage einer 26er Thoraxdrainage unter digitaler Kontrolle nach dorsoventral. Kontrolle auf Bluttrockenheit, die gegeben ist. Verschluss der Thorakotomie mittels Hautnaht in Rückstichtechnik und gleichzeitige Annaht der Drainage. Eine Tabaksbeutelnaht wird zum Verschluss vorgelegt. Steriler Kompressenverband. Anschluss der Saugung mit 15 mm Hg. Es entleert sich biliäres Sekret. Röntgen-Thorax-Kontrolle: Nachweis einer entfalteten Lunge rechts, regelgerechte Lage der Thorax-Saugdrainage. Fortsetzung der Saugung, bis keine Sekretion mehr nachweisbar ist.

- **Weiteres Prozedere**

Röntgen-Lagekontrolle der Drainage. Thoraxsaugung soll mit 20-cm-Wassersäule erfolgen, Analgesie nach Schmerz Schema.

N.N., OA/FA für Chirurgie/Gefäßchirurgie

20

20.4 Anlage eines Pleurakatheters

Op-Bericht, Klinik für Gefäßchirurgie

Pat.-Nr.:	Fall-Nr.:
Aktuelle Klinik:	Station:
Pat.-Name:	Geb.-Dat.:
	Geschlecht/Alter: m, 60 J.

Op-Datum:	
Op-Dauer (Schnitt/Naht): 23 min	
Saal:	
Personal:	
Operateur:	Anästhesist:
1. Assistent:	Op-Schwester/-pfl.:
	Op-Springer:

- **Vorgeschichte/Indikation**

Die Indikation ergibt sich aus einer progredienten Dyspnoe mit radiologisch nachweisbarem Pleuraerguss rechts. Es soll nun eine Drainage des Ergusses erfolgen. Präoperativ wurde mittels Sonografie die Punktionshöhe im 6. ICR in der hinteren Axillarlinie bestimmt und angezeichnet. Eine Risikoaufklärung bezüglich der Intervention liegt vor.

- **Diagnose**

Progrediente Dyspnoe mit radiologisch nachweisbarem Pleuraerguss.

- **Operation**

Drainage des Ergusses, Anlage Pleurakatheter.

- **Vorgehen**

In sitzender Position erfolgt die Anästhesie mittels Lokalanästhesie (1% Xylocain) und nachfolgend die chirurgische Desinfektion des rechten Thorax sowie Abdeckung mittels Lochtuch nach üblichem Muster. Nun sterile Applikation des Lokalanästhetikums (Xylocain 1%) 15 ml subkutan und interkostal im Bereich der sonografisch angezeichneten Punktionsstelle im 6. ICR in der hinteren Axillarlinie.

Nach Testen der Analgesie erfolgt eine Stichinzision mittels Skalpell. Nachfolgend Einführen der Punktionskanüle auf den Rippenoberrand hinzielend. Unter Aspiration kann klares Sekret abgezogen werden. Abgabe von 5 ml des Ergusses zur mikrobiologischen Begutachtung. Einführen des Pleurakatheters über die Punktionskanüle. Bei regelgerechter Lage Rückzug der Kanüle und Annaht des Katheters. Dieser wird auf Ablauf belassen. Steriler Kompressenverband.

Röntgen-Thorax-Kontrolle: Regelgerechte Lage des Pleurakatheters ohne Nachweis eines Pneumothorax.

- **Weiteres Prozedere**

Pleurakatheter auf Ablauf belassen. Bei Drainagemengen>1,5 l bitte abklemmen.

N.N., OA/FA für Chirurgie/Gefäßchirurgie

20.5 Exzision eines abszedierten Pilonidalsinus

Op-Bericht, Klinik für Viszeralchirurgie

Pat.-Nr.:	**Fall-Nr.:**
Aktuelle Klinik:	**Station:**
Pat.-Name:	**Geb.-Dat.:**
	Geschlecht/Alter: m, 27 J.
Op-Datum:	
Op-Dauer (Schnitt/Naht): 39 min	
Saal:	
Personal:	
Operateur:	**Anästhesist:**
1. Assistent:	**Op-Schwester/-pfl.:**
	Op-Springer:

- **Vorgeschichte/Indikation**

Die Indikation zur Operation bei dem Patienten wurde gestellt aufgrund einer geröteten, druckdolenten und fluktuierenden Schwellung in der Rima ani. Porus am kranialen Pol des Sinus sichtbar. Moderate Erhöhung der Entzündungsparameter. Der Patient hat nach Aufklärung über Indikation und Risiken schriftlich in den operativen Eingriff eingewilligt. Ein Team-Time-out wurde ohne Auffälligkeiten durchgeführt und dokumentiert.

- **Diagnose**

Abszedierter Sinus pilonidalis.

- **Operation**

Exzision eines Sinus pilonidalis.

- **Vorgehen**

Lagerung des Patienten in Bauchlage nach zuvor erfolgter Intubationsnarkose. Sterile Desinfektion der Haut mit Kodanlösung, sterile Abdeckung mit Einmal-Klebetüchern. Sondierung des Porus ohne Nachweis einer Verbindung nach rektal. Der Fistelgang scheint blind oberhalb der Sakrumfaszie zu enden. Injektion von Methylenblau in die Fistelöffnung am kranialen Pol des Sinus. Nun ovale Hautinzision um den Befund, Exzision des Sinus in toto mit dem Elektrokauter sicher im Gesunden bis auf die Sakralfaszie, sorgfältigste Blutstillung. Dabei werden alle blau eingefärbten Anteile des Sinus komplett reseziert. Spülung der Wunde. Nochmals Kontrolle auf Bluttrockenheit und lokale Blutstillung mit dem Bipolar. Einlage einer desinfizierenden Tamponade mit Octinesept, Kompressenverband.

- **Weiteres Prozedere**

Desinfizierende Kompresse morgen entfernen, Verbandswechsel mit z. B. Alginat, Ausduschen der Wunde. Schmerzmedikation: 1 g Novalgin in KI/4 h, max. 3 g/Tag, bei nicht ausreichender Analgesie 15 mg Piritramid s.c./6 h. Nahrungsaufnahme nach Anästhesieprotokoll.

N.N., FA für Chirurgie/Gefäßchirurgie

20

20.6   Limberg-Plastik bei Rezidiv eines Pilonidalsinus

Op-Bericht, Klinik für Viszeralchirurgie

Pat.-Nr.:	**Fall-Nr.:**
Aktuelle Klinik:	**Station:**
Pat.-Name:	**Geb.-Dat.:**
	Geschlecht/Alter: m, 32 J.
Op-Datum:	
Op-Dauer (Schnitt/Naht): 39 min	
Saal:	
Personal:	
Operateur:	**Anästhesist:**
1. Assistent:	**Op-Schwester/-pfl.:**
	Op-Springer:

- **Vorgeschichte/Indikation**

Die Indikation zur Operation bei dem Patienten wurde gestellt aufgrund eines rezidivierenden Sinus pilonidalis. Bereits zweimal erfolgte in der akuten Entzündungssituation die Exzision des Sinus mit nachfolgender offener Wundheilung. Nunmehr Vorstellung des Patienten mit dem Wunsch nach einer definitiven Versorgung im entzündungsarmen Intervall. Aktuell klinisch kein Anhalt auf eine Infektion. Reizloser Sinus am apikalen Rand der Rima ani. Der Patient hat nach Aufklärung über Indikation und Risiken schriftlich in den operativen Eingriff eingewilligt. Ein Team-Time-out wurde ohne Auffälligkeiten durchgeführt und dokumentiert.

- **Diagnose**

Rezidivierender Sinus pilonidalis.

- **Operation**

Exzision eines Sinus pilonidalis, Rekonstruktion mittels Limberg-Plastik.

- **Vorgehen**

Lagerung des Patienten in Bauchlagerung nach zuvor erfolgter Intubationsnarkose. Anschließend Anzeichnen der geplanten rhomboiden Exzision unter Einschluss des gesamten Fistel-/Narbensystems und des geplanten Verschiebelappens nach Limberg (rechtsseitig) mit Seitenlänge von ca. 7 cm, wobei der zu resezierende Bezirk als rhombische Exzision geplant wird. Desinfektion und steriles Abdecken des Op-Gebietes. Zunächst erfolgt der Hautschnitt im Bereich des Rhombus und die subtile Präparation bis zum Erreichen der Sakralfaszie. Es wird darauf geachtet, dass kein Blau des zuvor markierten Fistelsystems austritt. Dabei wird mit dem Skalpell und monopolarem Strom (Stichel) präpariert. Zwischenzeitlich subtile bipolare Blutstillung. Komplettes Ablösen des Präparates von der Sakralfaszie und Abgabe ad Histologie. Die anusnahe Muskulatur wird geschont. Nochmals ausgiebige bipolare Blutstillung. Es zeigt sich ein völlig reizloser, sauberer Situs. Spülung mit NaCl-Lösung. Im Anschluss an die Fistelexzision erfolgt nun die Bildung des Verschiebelappens. Dabei erfolgt die Präparation mit dem elektrischen Stichel bis zum Erreichen der Glutealfaszie. Dann Einschwenken des Lappens in den Defekt – es zeigt sich, dass ein spannungsfreier Verschluss möglich ist. Nochmalige Blutstillung und Spülung des Situs. Einlage einer 12er-Redon-Drainage, die extravulnär ausgeleitet wird. Sicherung mit Naht. Nun erfolgt zunächst die adaptierende Naht zur Fixierung des Lappens auf Faszienniveau und anschließend die Subkutannaht. Desinfektion und Hautverschluss mit Einzelknopfnähten in Rückstichtechnik nach Donati mit Ethilon 3×0. Desinfektion, Kompressenverband.

- **Weiteres Prozedere**

Desinfizierende Kompresse morgen entfernen, Verbandswechsel mit z. B. Alginat, Ausduschen der Wunde. Schmerzmedikation: 1 g Novalgin in KI/4 h, max. 3 g/Tag, bei nicht ausreichender Analgesie 15 mg Piritramid s.c./6 h. Nahrungsaufnahme nach Anästhesieprotokoll.

N.N., FA für Viszeralchirurgie

20.7   Abdominelle Wundrevision und Anlage eines Vakuumverbandes

Op-Bericht, Klinik für Viszeralchirurgie

Pat.-Nr.:	**Fall-Nr.:**
Aktuelle Klinik:	**Station:**
Pat.-Name:	**Geb.-Dat.:**
	Geschlecht/Alter: w, 72 J.
Op-Datum:	
Op-Dauer (Schnitt/Naht): 29 min	
Saal:	
Personal:	
Operateur:	**Anästhesist:**
1. Assistent:	**Op-Schwester/-pfl.:**
	Op-Springer:

- **Vorgeschichte/Indikation**

Die Indikation zur Operation bei dem Patienten wurde gestellt aufgrund einer Infektion der medianen Laparotomiewunde nach erfolgter offener Hemikolektomie vor 8 Tagen. Nachdem bereits ein Drittel der Klammern des kaudalen Wundanteils am Bett entfernt wurde, entleerte sich Pus. In Anbetracht der Wundinfektion wurde die Indikation zur Wundrevision und Vakuumtherapie gestellt. Der Patient hat nach Aufklärung über Indikation und Risiken schriftlich in den operativen Eingriff eingewilligt. Ein Team-Time-out wurde ohne Auffälligkeiten durchgeführt und dokumentiert.

- **Diagnose**

Wundinfektion der medianen Laparotomiewunde.

- **Operation**

Wundrevision, großflächiges Wunddebridement und Anlage eines Vakuumverbandes.

- **Vorgehen**

Lagerung des Patienten in Rückenlagerung mit abgespreizten Armen. Intubationsnarkose durch die Anästhesie. Entfernung des Verbandes und des restlichen Klammermaterials. Abstrich ad Mikrobiologie. Desinfektion und steriles Abdecken des Op-Gebietes mit Einmalklebetüchern. Exploration der Wunde. Vor allem im kaudalen Anteil bestehen Fibrinauflagerungen und eine Tasche des Subkutangewebes. Im gesamten Anteil der Wunde ist das Gewebe deutlich induriert. Die Faszie ist jedoch allseits intakt, ein Platzbauch liegt nicht vor. Ausgiebiges Wunddebridement mit dem scharfen Löffel. Fibrinauflagerungen auf der Faszie werden mit der Schere abgetragen. Nachdem alle infiziert imponierenden Anteile abgetragen wurden, wird die Wunde mit ca. 2 l NaCl gespült. Kontrolle auf Bluttrockenheit und lokale Blutstillung mit dem Bipolar. Aufgrund der bestandenen Wundinfektion wird die Entscheidung zur Wundkonditionierung mittels einer Vakuumtherapie getroffen. Anpassen eines mittleren schwarzen Schwammes an die Wundgröße. Nun nochmals Spülung der Wunde und Reinigung der abdominellen Haut. Nun Einbringen des Schwammes. Trocknung der Haut und Abkleben des Schwammes mit der Folie. Anlegen der Vakuumversiegelung mit einem Unterdruck von 125 mmHg. Das System ist dicht.

- **Weiteres Prozedere**

Erster Verbandswechsel in 3 Tagen im Saal.
Schmerzmedikation: 1 g Novalgin in KI/4 h, max. 3 g/Tag, bei nicht ausreichender Analgesie 15 mg Piritramid s.c./6 h.
Nahrungsaufnahme nach Anästhesieprotokoll.

N.N., FA für Viszeralchirurgie

20.8 Lipomexstirpation am Oberschenkel

Op-Bericht, Klinik für Viszeral-, Transplantations-, Thorax- und Gefäßchirurgie

Pat.-Nr.:	**Fall-Nr.:**
Aktuelle Klinik:	**Station:**
Pat.-Name:	**Geb.-Dat.:**
	Geschlecht/Alter: m, 50 J.

Op-Datum:
Op-Dauer (Schnitt/Naht): 29 min
Saal:
Personal:

Operateur:	**Anästhesist:**
1. Assistent:	**Op-Schwester/-pfl.:**
	Op-Springer:

- **Vorgeschichte/Indikation**

Die Indikation zur Operation bei dem Patienten wurde gestellt aufgrund eines Lipoms von 6×6 cm Größe im Bereich des rechten Oberschenkels ventral, epifaszial. Das Lipom zeigte zuletzt eine Größenprogredienz und unter Bewegung bestanden leichte Schmerzen. Sonografisch zeigte sich das Lipom ohne Anzeichen einer Infiltration der Faszie. Der Patient hat nach Aufklärung über Indikation und Risiken schriftlich in den operativen Eingriff eingewilligt. Ein Team-Time-out wurde ohne Auffälligkeiten durchgeführt und dokumentiert.

- **Diagnose**

Lipom Oberschenkel ventral rechts.

- **Operation**

Lipomextirpation Oberschenkel rechts.

- **Vorgehen**

Lagerung des Patienten in Rückenlagerung mit abgespreizten Armen. Intubationsnarkose durch die Anästhesie. Das Lipom ist von außen sicher tastbar und wurde zusätzlich zuvor sonografisch markiert.

Längsinzision von ca. 4 cm über dem Befund. Scharfe Präparation bis auf das Lipom. Nun Anklemmen des Lipoms und zirkuläre, scharfe Präparation der seitlichen bindegewebigen Begrenzungen. Exzision des Lipoms in toto. Das Präparat wird zur histologischen Aufarbeitung abgegeben. Inspektion der Wunde. Leichte Blutungen werden mit dem Bipolar gestillt. Spülung und erneute Wundkontrolle. Wunde reizlos, keine Blutung. Schichtweiser Wundverschluss. Subkutangewebe mit Vicryl 3/0 in Einzelknopftechnik und nach erneuter Desinfektion der Haut erfolgt die fortlaufende, intrakutane Naht mit Monocryl 3/0.

- **Weiteres Prozedere**

Erster Verbandswechsel am 2. Post-Op-Tag.
Schmerzmedikation: 1 g Novalgin in KI/4 h, max 3 g/Tag, bei nicht ausreichender Analgesie 15 mg Piritramid s.c./6 h.
Nahrungsaufnahme nach Anästhesieprotokoll.

N.N., FA für Viszeralchirurgie

20.9 Lymphknotenexstirpation am Hals

Op-Bericht, Klinik für Viszeralchirurgie

Pat.-Nr.:	**Fall-Nr.:**
Aktuelle Klinik:	**Station:**
Pat.-Name:	**Geb.-Dat.:**
	Geschlecht/Alter: m, 39 J.
Op-Datum:	
Op-Dauer (Schnitt/Naht): 49 min	
Saal:	
Personal:	
Operateur:	**Anästhesist:**
1. Assistent:	**Op-Schwester/-pfl.:**
	Op-Springer:

- **Vorgeschichte/Indikation**

Die Indikation zur Operation bei dem Patienten wurde gestellt aufgrund des Verdachtes auf ein Lymphom aufgrund des sonografischen und computertomografischen Nachweises einer unklaren Schwellung der Lymphknoten collar, axillär und mediastinal. In Zusammenschau der Befunde wurde zugunsten einer diagnostischen Lymphknotenexstirpation collar rechts entschieden. Der entsprechende Lymphknoten wurde präoperativ sonografisch markiert. Der Patient hat nach Aufklärung über Indikation und Risiken schriftlich in den operativen Eingriff eingewilligt. Ein Team-Time-out wurde ohne Auffälligkeiten durchgeführt und dokumentiert.

- **Diagnose**

Unklare Lymphknotenschwellung mit V. a. ein Lymphom.

- **Operation**

Diagnostische Lymphknotenexstirpation collar rechts.

- **Vorgehen**

In Rückenlage unter Auslagerung des linken Armes erfolgt das sterile Abwaschen und Abdecken des Op-Feldes. In ITN wird die Single-shot-Antibiose verabreicht.

Der Befund befindet sich ca. 2 cm supraklavikulär, lateral am Hals. In diesem Bereich erfolgt eine quere Inzision über ca. 3 cm. Der Lymphknoten ist entsprechend der Diagnostik lateral der V. jugularis lokalisiert. Es erfolgt die teils scharfe, teils spreizende Präparation in die Tiefe. Der Lymphknoten wird lokalisiert und mit der stumpfen Klemme gefasst. Nun zirkuläre Mobilisation mit intermittierender Blutstillung mit dem Bipolar. Nach zentral Absetzen des Lymphknotens und eines zuführenden Gefäßes unter einer Overholt-Klemme. Abgabe des Präparates zur histologischen Aufarbeitung. Ligatur mit 3/0-Vicryl. Spülung der Wunde und Kontrolle auf Bluttrockenheit. Nochmalige Blutstillung. Keine weitere Blutung mehr nachweisbar. Subkutannähte mittels Vicryl-2/0-Naht in Einzelknopftechnik und Hautnaht mittels Intrakutannaht der Fadenstärke 3/0 nach vorheriger Desinfektion des Wundrandreinigung und Pflasterverband.

- **Weiteres Prozedere**

Erster Verbandswechsel am 1. Post-Op-Tag.
Schmerzmedikation: 1 g Novalgin in KI/4 h, max 3 g/Tag, bei nicht ausreichender Analgesie 15 mg Piritramid s.c./6 h.
Nahrungsaufnahme sofort möglich.

N.N., FA für Viszeralchirurgie

20

20.10 Femorale Lymphdissektion bei Merkelzellkarzinom

Op-Bericht, Klinik für Viszeral-, Transplantations-, Thorax- und Gefäßchirurgie

Pat.-Nr.:	**Fall-Nr.:**
Aktuelle Klinik:	**Station:**
Pat.-Name:	**Geb.-Dat.:**
	Geschlecht/Alter: m, 62 J.
Op-Datum:	
Op-Dauer (Schnitt/Naht): 72 min	
Saal:	
Personal:	
Operateur:	**Anästhesist:**
1. Assistent:	**Op-Schwester/-pfl.:**
	Op-Springer:

- **Vorgeschichte/Indikation**

Malignes Melanom der linken Wade (histologisch Merkelzellkarzinom). Die initiale Operation mittels lokaler Exzision und Sentinel-Lymphknotenbiopsie in der linken Leiste wurde vor 2 Wochen durch die Kollegen der Dermatologie in domo durchgeführt. Bei positivem Sentinel-Lymphknoten wird im interdisziplinären Tumorboard die Indikation zur Lymphknotendissektion femoral links gestellt.

Jetzt Übernahme der Patientin zur obengenannten Operation.

Eine ausführliche Op-Aufklärung wurde durchgeführt und liegt unterzeichnet vor. Ein Team-Time-out wird durchgeführt und ohne Auffälligkeiten dokumentiert.

- **Diagnose**

Nodal positives Merkelzellkarzinom der linken Wade.

- **Operation**

Lymphknotendissektion femoral links.

- **Vorgehen**

In Rückenlage unter Auslagerung der Arme erfolgt das sterile Abwaschen und Abdecken des Op-Feldes. In Intubationsnarkose unter Single-shot-Antibiose erfolgt nun die Operation.

Im Bereich der linken Leiste liegt eine sekretfördernde Exzisionsnarbe vor. Da das Sekret klar serös ist, besteht keine Kontraindikation zur Operation. Nun großzügige Umschneidung der Exzisionsnarbe an der linken Leiste mit einem Skalpell in der Longitudinalachse, Erweiterung des Hautschnittes auf 10 cm Länge. Anschließend kraniale Präparation mit dem elektrischen Messer und Schere bis zum Ligamentum inguinale. Dissektion des Gewebes unter Overholt-Klemmen. Nun laterale Präparation vom Ligamentum inguinale auf den M. sartorius hin. Dieser stellt die laterale Grenze des Trigonum femorale dar. Hier sorgfältige Schonung des N. cutaneus femoris lateralis. Nachfolgend mediale Präparation zum M. adductor longus hin, der die mediale Grenze des Dissektionsfeldes darstellt. Nun Darstellen der A. und V. femoralis mit Darstellung der Mündung der V. saphena magna in die V. femoralis. Die V. saphena magna wird unter Durchstichligaturen mit Vicryl 3/0 durchtrennt. Nun von medial epifasziale Präparation des Fettgewebes und der Lymphknoten bis zur lateralen Dissektionsgrenze. Hierbei wird der N. femoralis sorgfältig geschont. Nach distal Präparation bis an den Adduktorenkanal. Nachfolgend kann nun das Fett- und Lymphknotenpaket mit Overholt-Klemmen und Ligaturen komplett abgesetzt werden. Hiernach Entnahme des Präparates en bloc und Abgabe zur histopathologischen Begutachtung. Es finden sich mehrere große Lymphknotenkonglomerate, die im Präparat deutlich tastbar sind.

Das Präparat wurde fadenmarkiert, der mediale Rand mit einer langen Ligatur, der kraniale Rand mit 2 langen Ligaturfäden.

Kontrolle auf Bluttrockenheit, welche nach subtiler Blutstillung gegeben ist. Spülung der Wunde.

Einlage einer 12-Ch-Redon-Drainage in die Tiefe der Wundhöhle sowie einer 12-Ch-Redon-Drainage subkutan. Subkutannähte mittels Vicryl-2/0-Naht in Einzelknopftechnik und Hautnaht mittels Intrakutannaht nach vorheriger Desinfektion und Wundrandreinigung. Nachfolgend steriler Pflasterverband.

- **Weiteres Prozedere**

Schmerzmedikation: 1 g Novalgin in KI/4 h, max. 3 g/Tag, bei nicht ausreichender Analgesie 15 mg Piritramid s.c./6 h.
Nahrungsaufnahme nach Anästhesieprotokoll.
Verbandswechsel am 2. postoperativen Tag, Redon-Drainagen bei Sekretionsmengen <50 ml/Tag ab dem 2. postoperativem Tag entfernen.

N.N., FÄ für Viszeral-/Gefäßchirurgie

20.11 Axilladissektion bei malignem Melanom

Op-Bericht, Klinik für Allgemein-, Viszeral-, Thorax-, Transplantations- und Gefäßchirurgie

Pat.-Nr.:	Fall-Nr.:
Aktuelle Klinik:	Station:
Pat.-Name:	Geb.-Dat.:
	Geschlecht/Alter: w, 57 J.
Op-Datum:	
Op-Dauer (Schnitt/Naht): 50 min	
Saal:	
Personal:	
Operateur:	Anästhesist:
1. Assistent:	Op-Schwester/-pfl.:
	Op-Springer:

- **Vorgeschichte/Indikation**

Die Op-Indikation begründet sich aus einem histologisch gesicherten malignen Melanom des Unterarmes mit positivem Sentinel-Lymphknoten. Aus diesem Grund wird im interdisziplinären dermatologischen Tumorboard die Indikation zur Axilladissektion links gestellt.

Eine präoperative Risikoaufklärung bezüglich der Operation liegt unterzeichnet vor. Ein Team-Time-out wurde ohne Auffälligkeiten durchgeführt und dokumentiert.

- **Diagnose**

Nodal positives malignes Melanom des linken Unterarmes.

- **Operation**

Axilladissektion der Level I–II links.

- **Vorgehen**

In Rückenlage unter Auslagerung des linken Armes erfolgt das sterile Abwaschen und Abdecken des Op-Feldes. In ITN wird die Single-shot-Antibiose verabreicht.

Smiling-Inzision orientierend an den Hautspaltlinien zwischen M. pectoralis- und M. lat. dorsi. Sorgfältige Präparation teils stumpf, teils scharf bis auf den medialen Rand des M. pectoralis major et minor hin. Dieser stellt die mediokraniale Grenze des Dissektionsfeldes dar. Nun kraniale Präparation und sorgfältige Präparation unter Dissektion zwischen Overholt-Klemmen auf das axilläre Gefäß-Nerven-Bündel hin. Subtiles Durchtrennen des Fettgewebes unter Overholt-Klemmen und Vicryl-Ligaturen der Fadenstärke 3/0. Bei der Präparation wird der N. intercostobrachialis sicher dargestellt und geschont. Die Darstellung der V. axillaris stellt die kraniale Resektionsebene dar. Nun laterale Präparation auf den M. trapezius zu. Dieser stellt die dorsale Resektionsgrenze dar. Darstellung und Schonung des N. thoracodorsalis. Nun Präparation auf die Thoraxwand,bzw. den M. serratus anterius hin. Hierbei wird der N. thoracicus longus dargestellt und auf der gesamten Länge geschont.

Nach medial wird der komplette interpektorale Raum und der Level I unter Overholt-Klemmen ligiert und disseziert.

Der Level II nach dorsal und nach lateral wurde bereits komplett präpariert. Nun kann ein komplettes Absetzen des axillären Fettkörpers nach kaudal mit Overholt-Klemmen und Ligaturen erfolgen. Hiernach Entnahme des Fettkörpers en bloc und Abgabe zur histopathologischen Begutachtung.

Das Präparat wurde fadenmarkiert, der mediale Rand mit einer langen Ligatur, der kraniale Rand mit 2 langen Ligaturfäden.

Digitale Kontrolle des Level III. Hier sind wie in der Vordiagnostik keine pathologischen Lymphknoten palpabel, sodass auf die Resektion verzichtet werden kann.

Kontrolle auf Bluttrockenheit, welche nach subtiler Blutstillung gegeben ist. Spülung der Wunde.

Einlage einer14-Ch-Redon-Drainage in die Tiefe der Wundhöhle sowie einer 12-Ch-Redon-Drainage subkutan. Subkutannähte mittels Vicryl-2/0-Naht in Einzelknopftechnik und Hautnaht mittels Intrakutannaht der Fadenstärke 3/0 nach vorheriger Desinfektion des Wundrandes und Pflasterverband.

■ **Weiteres Prozedere**

Schmerzmedikation: 1 g Novalgin in KI/4 h, max. 3 g/Tag, bei nicht ausreichender Analgesie 15 mg Pirtramid s.c./6 h.
Nahrungsaufnahme nach Anästhesieprotokoll.

Verbandswechsel am 2. postoperativen Tag, Redon-Drainagen bei Sekretionsmengen <50 ml/Tag ab dem 2. postoperativen Tag entfernen.

N.N., FÄ für Viszeral-/Gefäßchirurgie

Operationsberichte Thoraxchirurgie

Inhaltsverzeichnis

Kapitel 21   **Lungenchirurgie** – 215
M. Grallert, S. Krämer, D. Uhlmann

Kapitel 22   **Chirurgie des Mediastinums** – 289
M. Grallert, S. Krämer, D. Uhlmann

Kapitel 23   **Chirurgie der Thoraxwand** – 311
M. Grallert, S. Krämer, D. Uhlmann

Lungenchirurgie

M. Grallert, S. Krämer, D. Uhlmann

21.1 Atypische uniportale VATS-Bullaresektion
mit Pleurektomie bei Pneumothorax – 217

21.2 Atypische uniportale VATS-Lungenresektion
bei unklarem Lungenrundherd – 219

21.3 Atypische triportale VATS-Bullaresektion
mit Pleurektomie bei Pneumothorax – 221

21.4 Atypische triportale VATS-Lungenresektion
bei unklarem Lungenrundherd – 223

21.5 Posterolaterale Thorakotomie mit atypischer
Lungenresektion – 225

21.6 Anterolaterale Thorakotomie mit atypischer
Lungenresektion – 227

21.7 Anatomische VATS-Segmentresektion Segment 6
rechter Lungenunterlappen – 229

21.8 Anatomische VATS-Bisegmentresektion Segment 4–5
linker Lungenoberlappen – 231

21.9 Anatomische VATS-Trisegmentresektion Segment 1–3
linker Lungenoberlappen – 233

21.10 Anatomische VATS-Lobektomie Lungenoberlappen
rechts – 235

21.11 Anatomische VATS-Lobektomie Lungenmittellappen – 237

21.12 Anatomische VATS-Lobektomie Lungenunterlappen
rechts – 239

21.13 Anatomische VATS-Lobektomie Lungenoberlappen
links – 242

21.14 Anatomische VATS-Lobektomie Lungenunterlappen
links – 244

© Springer-Verlag GmbH Deutschland, ein Teil von Springer Nature 2018
O. Richter, D. Uhlmann (Hrsg.), *Operationsberichte Allgemein-, Viszeral-, Gefäß- und Thoraxchirurgie*, Operationsberichte
https://doi.org/10.1007/978-3-662-57283-2_21

21.15   Anterolaterale Thorakotomie mit anatomischer
         Segmentresektion S6 rechts   – 246

21.16   Anterolaterale Thorakotomie mit anatomischer
         Bisegmentresektion 4 und 5 (Lingularesektion)   – 248

21.17   Anterolaterale Thorakotomie mit anatomischer
         Trisegmentresektion 1–3 linker Oberlappen   – 251

21.18   Anterolaterale Thorakotomie mit anatomischer Lobektomie
         Oberlappen rechts   – 254

21.19   Anterolaterale Thorakotomie mit anatomischer Lobektomie
         Mittellappen   – 257

21.20   Anterolaterale Thorakotomie mit anatomischer Lobektomie
         Oberlappen links   – 260

21.21   Anterolaterale Thorakotomie mit anatomischer Bilobektomie
         Ober- und Mittellappen   – 263

21.22   Anterolaterale Thorakotomie mit anatomischer Bilobektomie
         Unter- und Mittellappen   – 266

21.23   Pneumonektomie rechts   – 269

21.24   Erweiterte Lobektomie mit Gefäßmanschette,
         linker Oberlappen   – 271

21.25   Erweiterte Lobektomie mit Bronchusmanschette,
         rechter Oberlappen   – 274

21.26   Erweiterte Lobektomie mit intraperikardialer
         Gefäßversorgung, rechter Unterlappen   – 277

21.27   Erweiterte Pneumonektomie mit intraperikardialer
         Gefäßversorgung   – 280

21.28   Erweiterte Pneumonektomie mit Bifurkationsresektion
         rechts   – 283

21.29   Erweiterte Pneumonektomie mit Thoraxwandresektion
         rechts   – 286

21.1   Atypische uniportale VATS-Bullaresektion mit Pleurektomie bei Pneumothorax

Op-Bericht, Klinik für Viszeral-, Transplantations-, Thorax- und Gefäßchirurgie

Pat.-Nr.:	Fall-Nr.:
Aktuelle Klinik:	Station:
Pat.-Name:	Geb.-Dat.:
	Geschlecht/Alter: m, 25 J.
Op-Datum:	
Op-Dauer (Schnitt/Naht): 43 min	
Saal:	
Personal:	
Operateur:	Anästhesist:
1. Assistent:	Anästhesieschw./pfl.:
2. Assistent:	Op-Schwester/-pfl.:
	Op-Springer:

- **Vorgeschichte/Indikation**

Die Indikation zur rechtsseitigen uniportalen videoassistierten Thorakoskopie (VATS) ergibt sich aufgrund eines Spontanpneumothorax mit Ausbildung eines Pneumomediastinums. Die initiale Versorgung erfolgte durch Anlage einer 24-Ch-Thoraxsaugdrainage rechts mit subtotaler Reexpansion der rechten Lunge bei regredientem Pneumomediastinum.

Geplant ist eine Bullaresektion des Segments 1 des rechten Lungenoberlappens, bei CT-morphologisch kleinbullösen Veränderungen der Lungenspitze sowie eine komplettierende Pleurektomie im Bereich der 1.–5. Rippe als Rezidivprophylaxe. Anamnestisch besteht der Z. n. zweimaligem Spontanpneumothorax linksseitig, welches in der Folge operativ beim 1. Rezidiv im auswärtigen Krankenhaus versorgt wurde. Der Patient ist ausführlich über das operative Vorgehen aufgeklärt. Er erklärte nach ausreichender Bedenkzeit schriftlich sein Einverständnis.

- **Diagnose**

Rezidivspontanpneumothorax rechts mit Pneumomediastinum, Z. n. Spontanpneumothorax links mit operativer Versorgung (10/12).

- **Operation**

Uniportale VATS-Bullaresektion der Lungenspitze des Segments 1 des rechten Lungenoberlappens, Pleurolyse, Pleurektomie im Bereich der 1.–5. Rippe als Rezidivprophylaxe und Einlage einer 24-Ch-Thoraxsaugdrainage.

- **Vorgehen**

Linksseitenlagerung des Patienten mit vorgelagertem Arm rechts. Steriles Abwaschen und Abdecken und Op-Feldvorbereitung in üblicher Weise. Auf die Vermeidung lagerungsbedingter Druckschädigungen wird mittels Einsatz von Gelmatten und Lagerungspolstern geachtet. Es schließt sich in Einlungenventilation links die Inzision von etwa 3 cm Länge in vorderer Axillarlinie rechts mit Eingehen am Oberrand der 6. Rippe im 5. ICR komplikationslos an. Einsetzen einer kleinen Wundschutzfolie („Alexis", Fa. Applied Medical). Die sich anschließende sorgfältige Thorakoskopie („Endo-Eye" 10 mm 30°-Optik, Fa. Olympus) zeigt eine unvollständig mobilisierte und partiell kollabierte rechte Lunge. Im Bereich Segment 1 und 3 zeigen sich multiple, strangartige Verwachsungen zur Thoraxwand und Mediastinum hin. Zunächst mithilfe eines Präpariertupfers und des monopolaren Hakens vollständige Pleurolyse des Lungenoberlappens. Unter Zuhilfenahme eines zweiten Präpariertupfers erfolgt unter Sicht nun die subtile Durchmusterung des rechten Lungenoberlappens mit Identifikation einer etwa 1,5 cm großen Emphysem-Bulla sowie Lungennarbe der Lungenspitze im Segment 1 (Fotodokumentation). Ebenfalls Darstellung des mäßig ausgeprägten Pneumomediastinums nach stattgehabter Pleurolyse. Es folgt die weiterführende Durchmusterung sowohl des Lungenmittellappens und -unterlappens ohne Darstellung weiterer Emphysem-Bullae. Somit wird entsprechend die Emphysem-Bulla der Lungenspitze als Ursache für den Spontanpneumothorax gewertet. In Orientierung zur Bulla der Lungenspitze erfolgt unter Sicht die Fixierung des betreffenden Lungenareals mittels atraumatischer, abgewinkelter Lungenfasszange (Fa. Duffner). Es schließt sich über den uniportalen Zugang die atypische VATS-Bullaresektion mittels Tri-Stapler (1×60 mm Tan-Magazin, 1×60 mm Purple-Magazin, Fa. Covidien) makroskopisch im gesunden Lungengewebe des Lungenoberlappens an. Bergung des Resektates über die Inzision und erneute Darstellung der intakten Klammernaht am verbliebenen Lungengewebe. (Fotodokumentation). Es folgt die Abgabe zur histologischen Schnellschnittuntersuchung.

Komplettierend erfolgt die Pneumolyse des rechten Lungenunterlappens unter partieller Durchtrennung des Ligamentum pulmonale inferior mittels monopolarem Haken auf einer Länge von 2–3 cm. Es schließt sich die Pleurektomie im Bereich der 1.–5. Rippe als Rezidivprophylaxe an. Hierzu Eröffnung der Pleura parietalis entlang der 5. Rippe mittels monopolarem Haken und schrittweise, stumpfe Abpräparation der Pleura mittels Fasszange und Präpariertupfer im Bereich der gesamten dorsalen und lateralen Thoraxwand mit einem Sicherheitsabstand von 1–2 cm zum Sympathikusstrang. Im Bereich der Pleura mediastinalis wird ebenfalls auf eine Pleurektomie bewusst verzichtet. Abschließend Spülung des Hemithorax mit 500 ml warmer Kochsalzlösung und vollständige Absaugung. Kontrolle auf Hämostase, Entfernung der Wundschutzfolie und Einlage einer 24-Ch-Thoraxsaugdrainage mit dorsokranialer Platzierung. Fixierende Faszien-Einzelknopfnaht mit Vicryl der Stärke 3/0 und Annaht der Drainage im lateralen Wundrand mittels Einzelknopfnaht mit anschließendem Vorlegen einer U-Naht mit nichtresorbierbarem Nahtmaterial der Stärke 0. Unter Sicht Reventilation der rechten Lunge. Diese zeigt sich spontan, mit vollständiger Wiederanlegung an die Thoraxwand, ohne Anhalt einer Leckage. Rückzug der Kamera und Verschluss der Inzision mittels Faszien-Z-Naht sowie Z-Naht der Subkutis jeweils mit Vicryl der Stärke 3/0. Hautverschluss mittels Klammernaht. Aseptischer Verband.

■ Weiteres Prozedere

Der Patient wird wach, extubiert und in einem hämodynamisch stabilen Allgemeinzustand bei suffizienter Thoraxsaugdrainage mit einem Sog von –12 cm H_2O, ohne Leckage, dem Aufwachraum übergeben. Röntgen-Thorax-Kontrolle 2 h postoperativ vor Rückverlegung auf Normalstation. Analgesie, Thromboseprophylaxe und Laborkontrollen erfolgen nach kliniküblichem Schema. Klammern nach 8 Tagen entfernen.

N.N., FA Thoraxchirurgie

21

21.2 Atypische uniportale VATS-Lungenresektion bei unklarem Lungenrundherd

Op-Bericht, Klinik für Viszeral-, Transplantations-, Thorax- und Gefäßchirurgie

Pat.-Nr.:	Fall-Nr.:
Aktuelle Klinik:	Station:
Pat.-Name:	Geb.-Dat.:
	Geschlecht/Alter: m, 65 J.
Op-Datum:	
Op-Dauer (Schnitt/Naht): 58 min	
Saal:	
Personal:	
Operateur:	Anästhesist:
1. Assistent:	Anästhesieschw./pfl.:
2. Assistent:	Op-Schwester/-pfl.:
	Op-Springer:

- **Vorgeschichte/Indikation**

Die Indikation zur atypischen Lungenteilresektion im Bereich des rechten Lungenoberlappens ergibt sich aufgrund einer unklaren, malignom-suspekten Raumforderung, subpleural gelegen, von etwa 1,2 cm Größe im Segment 1 Übergang Segment 2 als Zufallsbefund in einer Röntgen-Thorax-Übersichtsaufnahme bei Z. n. Verkehrsunfall. Im präoperativen FDG-PET/CT stellte sich dieser Befund negativ dar. Über das mögliche operative Ausmaß, ggf. mit Erweiterung im Sinne einer anatomischen Oberlappenresektion mit radikaler Lymphadenektomie bei intraoperativem Malignitätsnachweis, ist der Patient ausführlich aufgeklärt. Er erklärte nach ausreichender Bedenkzeit schriftlich sein Einverständnis.

- **Diagnose**

Anthrakotische Emphysemnarbe im rechten Lungenoberlappen im Übergang Segment 1 zu Segment 2, diffuse kleinbullöse Lungengerüstveränderungen Segment 1.

- **Operation**

Uniportal-VATS-Keilresektion im Bereich des rechten Lungenoberlappens Segment 1/2, intraoperativer histologischer Schnellschnitt, Einlage einer 24-Ch-Thoraxsaugdrainage.

- **Vorgehen**

Linksseitenlagerung des Patienten mit vorgelagertem Arm rechts. Steriles Abwaschen und Abdecken und Op-Feldvorbereitung in üblicher Weise. Auf die Vermeidung lagerungsbedingter Druckschädigungen wird mittels Einsatz von Gelmatten und Lagerungspolstern geachtet. Es schließt sich in Einlungenventilation links die axilläre Inzision von etwa 3 cm Länge rechts mit Eingehen am Oberrand der 5. Rippe im 4. ICR komplikationslos an. Einsetzen einer kleinen Wundschutzfolie („Alexis", Fa. Applied Medical). Die sich anschließende sorgfältige Thorakoskopie („Endo-Eye" 10 mm 30°-Optik, Fa. Olympus) zeigt eine frei mobilisierte und kollabierte rechte Lunge bei ubiquitärer anthrakotischer Veränderung der Lungenoberfläche sowie kleinbullöse Lungengerüstveränderungen vorwiegend das Segment 1 des rechten Lungenoberlappens betreffend. Unter Einsatz eines Präpariertupfers erfolgt die digitale Durchmusterung des rechten Lungenoberlappens mit eindeutiger Identifikation des subpleural gelegenen Rundherdes von ca. 1 cm Größe im Segment 1 Übergang zum Segment 2, dem vorliegenden CT-Befund entsprechend. In Orientierung zum Herdbefund erfolgt unter Sicht die Fixierung des betreffenden Lungenareals mittels atraumatischer, abgewinkelter Lungenfasszange (Fa. Duffner). Es schließt sich die atypische VATS-Lungenteilresektion mittels Tri-Stapler (1×45 mm, 1×60 mm Tan-Magazin, Fa. Covidien) unter vollständiger Resektion des subpleural gelegenen Rundherdes im Lungenoberlappen an. Bergung des Resektates über die axilläre Inzision und erneute Durchmusterung des Lungenpräparates. Hier zeigt sich der Rundherd im Präparat eindeutig palpabel. Makroskopisch mit Einziehung der Pleura visceralis. Es folgt die Abgabe zur histologischen Schnellschnittuntersuchung.

Es folgt vorbereitend für eine mögliche Oberlappenresektion, bei möglichem Malignomnachweis im Schnellschnitt, die Hiluspräparation mit Freilegung der Oberlappenvene, die typischerweise Zufluss aus dem Mittellappen erhält, sowie die vollständige Darstellung der V. azygos am kranialen Hilus schrittweise mittels monopolarem Haken und feinem Overholt im Wechsel.

Rückruf des Pathologen: Im Resektat Nachweis einer ausgedehnten Lungengerüstveränderung mit Emphysembullae und Nachweis einer ca. 1,2 cm großen, anthrakotischen Emphysemnarbe, ohne Hinweise für Malignität.

Somit kann auf eine Erweiterung der Resektion im Sinne einer Lobektomie verzichtet werden.

Es erfolgt die Beendigung der Operation unter Einlage einer 24-Ch-Thoraxsaugdrainage mit kraniodorsaler Ausrichtung über die axilläre Inzision. Adaptierende Muskelnaht des M. serratus anterior mit Fixierung der Thoraxsaugdrainage im lateralen Wundrand sowie fortlaufende Subkutannaht mit ebenfalls einengender Naht im Bereich der Drainage. Kutane Fixierung der Drainage und Vorlegen einer U-Naht mit nichtresorbierbarem Nahtmaterial der Stärke 0. Hautverschluss mittels Klammernaht. Aseptischer Verband.

■ **Weiteres Prozedere**

Der Patient wird wach, extubiert und in einem hämodynamisch stabilen Allgemeinzustand bei suffizienter Thoraxsaugdrainage mit einem Sog von −12 cm H_2O, ohne Leckage, der chirurgischen IMC übergeben. Röntgen-Thorax-Kontrolle 2 h postoperativ. Analgesie, Thromboseprophylaxe und Laborkontrollen erfolgen nach kliniküblichem Schema. Klammern nach 8 Tagen entfernen.

N.N., FA Thoraxchirurgie

21.3 Atypische triportale VATS-Bullaresektion mit Pleurektomie bei Pneumothorax

Op-Bericht, Klinik für Viszeral-, Transplantations-, Thorax- und Gefäßchirurgie

Pat.-Nr.:	**Fall-Nr.:**
Aktuelle Klinik:	**Station:**
Pat.-Name:	**Geb.-Dat.:**
	Geschlecht/Alter: w, 24 J.
Op-Datum:	
Op-Dauer (Schnitt/Naht): 42 min	
Saal:	
Personal:	
Operateur:	**Anästhesist:**
1. Assistent:	**Anästhesieschw./pfl.:**
2. Assistent:	**Op-Schwester/-pfl.:**
	Op-Springer:

- **Vorgeschichte/Indikation**

Die Indikation zur linksseitigen VATS ergibt sich aufgrund eines primären Spontanpneumothorax bei CT-morphologisch kleinbullösen Veränderungen der Lungenspitze in loco typico bei positiver Raucheranamnese. Die initiale Akutversorgung erfolgte mittels Anlage einer Thoraxsaugdrainage in Lokalanästhesie. Die Patientin wurde ausführlich sowohl über den Eingriff als auch das Resektionsausmaß mit Pleurektomie als Rezidivprophylaxe aufgeklärt. Sie erklärte nach ausreichender Bedenkzeit schriftlich ihr Einverständnis.

- **Diagnose**

Primärer Spontanpneumothorax links mit bildmorphologisch kleinbullösen Lungengerüstveränderungen in loco typico der Lungenoberlappenspitze.

- **Operation**

VATS-Lungenspitzenresektion Segment 1 des linken Lungenoberlappens mittels Tri-Stapler, partielle Pleurektomie der 1.–6. Rippe links als Rezidivprophylaxe. Einlage von zwei 24-Ch-Thoraxsaugdrainagen.

- **Vorgehen**

Entsprechende Rechtsseitenlagerung der Patientin mit vorgelagertem Arm links und Op-Feldvorbereitung mit sterilem Abwaschen und Abdecken in üblicher Weise. Auf die Vermeidung lagerungsbedingter Druckschädigung wird mittels Einsatz von Gelmatten und Lagerungspolstern geachtet. Es schließt sich in Einlungenventilation rechts die primäre Hautinzision von 1,5 cm Länge axillär links mit Eingehen am Oberrand der 5. Rippe im 4. ICR an. Die sich anschließende sorgfältige Thorakoskopie ("Edno-Eye" 10 mm, 30°-Optik, Fa. Olympus) über einen 10-mm-Trokar zeigt eine frei mobilisierte und gut kollabierte linke Lunge. Nebenbefundlich zeigt sich ein getrübter, bernsteinfarbener Pleuraerguss reaktiv aufgrund des Pneumothorax. Unter Sicht Einbringen zweier weiterer Hilfsinzisionen von je 1–1,5 cm Länge sowohl in hinterer Axillarlinie im 8. ICR links als auch in vorderer Axillarlinie im 7. ICR. Umsetzen des Trokars sowie der Kamera nach basal ventral. Anschließend vollständige Durchmusterung der gesamten linken Lunge. Im Bereich der Lungenspitze des Segments 1 zeigen sich die im CT bereits visualisierten bullösen und zum Teil narbigen Lungengerüstveränderungen. Die übrigen Lungenabschnitte, insbesondere der apikale Anteil des Unterlappensegment 6, zeigen makroskopisch keine pathologischen Auffälligkeiten. Es erfolgt die tangentiale atypische Lungenteilresektion mittels Tri-Stapler (1×60 mm Tan-Magazin, 1×45 mm Tan-Magazin) der Lungenspitze unter makroskopisch vollständiger Mitnahme aller bullösen und narbigen Anteile (siehe Fotodokumentation). Bergung des Resektates mittels kleinem Bergebeutel über die axilläre Inzision und Abgabe zur histologischen Aufarbeitung. Vollständige Absaugung des getrübten Pleuraergusses (100 ml). Davon Entnahme eines mikrobiologischen Abstriches. Spülung des Hemithorax mit 500 ml warmer Kochsalzlösung und vollständige Absaugung. Komplettierend als Rezidivprophylaxe schließt sich die partielle Pleurektomie der Pleura parietalis im Bereich der 1. bis zur 6. Rippe links an. Hierzu entlang der 6. Rippe Eröffnung der Pleura mittels monopolarem Haken. Anschließend teils stumpfe, teils scharfe Resektion der Pleura parietalis subtotal im Bereich des apikodorsalen Hemithorax unter Aussparung der Pleura mediastinalis. Im dorsolateralen Bereich der Thoraxwand erfolgt die Resektion bis 2 cm an den Sympatikusstrang heran. Nach abschließender Kontrolle des Hemithorax auf Hämostase Umsetzen der Kamera nach axillär, anschließend Einlage von zwei 24-Ch-Thoraxsaugdrainagen über die beiden kaudalen Inzisionen mit dorsokranialer und ventrokranialer Ausrichtung. Zunächst Einzelknopfnaht der Faszie mittels

Vicryl 3/0, anschließend Fixierung beider Drainagen jeweils mittels Einzelknopfnaht und Vorlegen einer U-Naht mit nicht-resorbierbarem Nahtmaterial der Stärke 0. Unter Sicht Reventilation der linken Lunge. Diese zeigt sich spontan mit sehr guter Reexpansion und vollständiger Wiederanlegung an die Thoraxwand, ohne Anhalt einer Leckage. Rückzug der Kamera und Verschluss der axillären Inzision mittels Faszien-Z-Naht und Einzelknopfnaht der Subkutis mit Vicryl 3/0 und Klammernaht der Haut. Aseptische Verbände.

■ Weiteres Prozedere

Die Patientin wird wach, extubiert und in einem hämodynamisch stabilen Allgemeinzustand, bei suffizienten Thoraxsaug-drainagen mit einem Sog von −12 cm H_2O, ohne Leckage, der chirurgischen IMC übergeben. Röntgen-Thorax-Kontrolle 2 h postoperativ. Analgesie, Thromboseprophylaxe und Laborkontrollen erfolgen nach kliniküblichem Schema. Klammern nach 8 Tagen entfernen.

N.N., FA Thoraxchirurgie

21

21.4 Atypische triportale VATS-Lungenresektion bei unklarem Lungenrundherd

Op-Bericht, Klinik für Viszeral-, Transplantations-, Thorax- und Gefäßchirurgie

Pat.-Nr.:	Fall-Nr.:
Aktuelle Klinik:	Station:
Pat.-Name:	Geb.-Dat.:
	Geschlecht/Alter: m, 67 J.

Op-Datum:	
Op-Dauer (Schnitt/Naht): 26 min	
Saal:	
Personal:	
Operateur:	Anästhesist:
1. Assistent:	Anästhesieschw./pfl.:
2. Assistent:	Op-Schwester/-pfl.:
	Op-Springer:

- **Vorgeschichte/Indikation**

Die Indikation zur rechtsseitigen VATS-Lungenteilresektion ergibt sich aufgrund eines größenprogredienten und somit malignitätssuspekten Rundherdes von etwa 7 mm Größe, peripher im rechten Lungenoberlappen gelegen, zur operativen Entfernung und histologischen Sicherung. Anamnestisch ist ein multimodal therapiertes Epipharynxkarzinom vor 4 Jahren bekannt. Der Patient ist ausführlich über das operative Vorgehen und mögliche Resektionsausmaß bis hin zur Lobektomie mit radikaler Lymphadenektomie aufgeklärt.

In Absprache mit den Radiologen erfolgt unmittelbar präoperativ die CT-gestützte transthorakale Drahtmarkierung des nur 7 mm großen und ca. 1–1,5 cm subpleural gelegenen Rundherdes im Segment 1 im Übergang Segment 2 in Lokalanästhesie, zur besseren intraoperativen Identifizierung bei geplantem minimal-invasivem Op-Verfahren. Er erklärte nach ausreichender Bedenkzeit schriftlich sein Einverständnis für das geplante Vorgehen.

- **Diagnose**

Unklarer, größenprogredienter Rundherd dorsal im rechten Lungenoberlappen, Übergang Segment 1 zu Segment 2 gelegen, bei Zustand nach Epipharynxkarzinom.

- **Operation**

1. Präoperative CT-gestützte Drahtmarkierung des Rundherdes im rechten Lungenoberlappen
2. VATS-Lungenteilresektion im Bereich des rechten Lungenoberlappens Segment 1/2, intraoperativer Schnellschnitt, Einlage einer 24-Ch-Thoraxsaugdrainage

- **Vorgehen**

Entsprechende Linksseitenlagerung des Patienten mit vorgelagertem Arm rechts und Op-Feldvorbereitung mit sterilem Abwaschen und Abdecken in üblicher Weise. Auf die Vermeidung lagerungsbedingter Druckschädigungen wird mittels Einsatz von Gelmatten und Lagerungspolstern geachtet. Die präoperative CT-gestützte Drahtmarkierung wird mittels CT-Scan im Op-Saal erneut visualisiert. Der Draht kommt unmittelbar neben dem Rundherd korrekt zum Erliegen. In Einlungenventilation links schließt sich die primäre axilläre Inzision rechts mit Eingehen am Oberrand der 5. Rippe, im 4. ICR, über einen etwa 1,5 cm langen Hautschnitt komplikationslos an. Nach Einbringen eines 10-mm-Kameratrokars schließt sich die sorgfältige orientierende Thorakoskopie („Endo-Eye" 10 mm 30°-Optik, Fa. Olympus) des rechten Hemithorax schrittweise an. Es zeigt sich eine freimobilisierte und kollabierte rechte Lunge. Im dorsalen Anteil des rechten Lungenoberlappens, im Segment 1 im Übergang zum Segment 2 zeigt sich der transthorakale Markierungsdraht in der Lunge gut fixiert (Fotodokumentation). Unter Sicht Einbringen zweier weiterer Hilfsinzisionen, sowohl in vorderer Axillarlinie, im 7. ICR rechts, als auch in hinterer Axillarlinie, im 8. ICR rechts. Umsetzen des Trokars und der Kamera nach ventrobasal. Im Anschluss erfolgt die sorgfältige Durchmusterung aller Lungenabschnitte mittels zweier kleiner Präpariertupfer. Es zeigen sich multiple anthrakotische Einlagerungen der Pleura visceralis bei vereinzelten, subpleural gelegenen anthrakotischen Lymphknoten bei fortbestehendem chronischen Nikotinabusus in der Eigenanamnese. Nebenbefundlich zeigt sich ein ausgedehntes, panlobuläres Lungenemphysem in allen Lungenabschnitten. Es schließt sich die genaue Darstellung der Drahtmarkierung in situ in Orientierung des CT-Scan an. Nach Fixierung des angrenzenden Lungengewebes neben der Eintrittsstelle des Markierungsdrahtes mittels atraumatischer Fasszange (Fa. Dufner) folgt die digitale Durchmusterung über die axilläre Inzision. Ein palpabler

Nachweis des Rundherdes gelingt aufgrund der Größe und Lage nicht. Es schließt sich die atypische Lungenteilresektion im Bereich Segment 1 Übergang Segment 2 des rechten Lungenoberlappens mit einem Sicherheitsabstand von etwa 1 cm unterhalb der Drahtmarkierung mittels Tri-Stapler (2×60 mm Purple-Magazin) komplikationslos an. Bergung des Resektates mittels kleinem Bergebeutel und Abgabe zur histologischen Schnellschnittuntersuchung. Der Herdbefund war nun palpatorisch neben dem Spiraldraht im Lungenresektat sicher nachweisbar.

Rückruf der Pathologin: Im Resektat lässt sich ein anthrakotischer, intrapulmonal gelegener Lymphknoten von 7 mm Größe nachweisen, ohne Hinweise für Malignität.

Es erfolgt somit die Beendigung der Operation unter Einlage einer 24-Ch-Thoraxsaugdrainage über die dorsobasale Inzision mit dorsokranialer Ausrichtung. Faszien-Z-Naht und Einzelknopfnaht der Subkutis mit Vicryl 3/0 und Fixierung der Drainage und Vorlegen einer U-Naht mit nichtresorbierbarem Nahtmaterial der Stärke 0. Unter Sicht Reventilation der rechten Restlunge, diese zeigt sich spontan mit sehr guter Reexpansion und vollständiger Wiederanlegung an die Thoraxwand, ohne Anhalt einer Leckage. Rückzug der Kamera und Verschluss der Kamera-Inzision mittels Faszien-Z-Naht und Einzelknopfnaht der Subkutis mit Vicryl 3/0 sowie Klammernaht der Haut. Verschluss der axillären Inzision ebenfalls mittels Faszien-Z-Naht und Einzelknopfnaht der Subkutis mit Vicryl 3/0 sowie Klammernaht der Haut. Aseptische Verbände.

▪ Weiteres Prozedere

Der Patient wird wach, extubiert und in einem hämodynamisch stabilen Allgemeinzustand bei suffizienter Thoraxsaugdrainage mit einem Sog von –12 cm H_2O, ohne Leckage, der chirurgischen IMC übergeben. Röntgen-Thorax-Kontrolle 2 h postoperativ. Analgesie, Thromboseprophylaxe und Laborkontrollen erfolgen nach kliniküblichem Schema. Klammern nach 8 Tagen entfernen.

N.N., FA Thoraxchirurgie

21.5 Posterolaterale Thorakotomie mit atypischer Lungenresektion

Op-Bericht, Klinik für Viszeral-, Transplantations-, Thorax- und Gefäßchirurgie

Pat.-Nr.:	**Fall-Nr.:**
Aktuelle Klinik:	**Station:**
Pat.-Name:	**Geb.-Dat.:**
	Geschlecht/Alter: m, 68 J.
Op-Datum:	
Op-Dauer (Schnitt/Naht): 55 min	
Saal:	
Personal:	
Operateur:	**Anästhesist:**
1. Assistent:	**Anästhesieschw./pfl.:**
2. Assistent:	**Op-Schwester/-pfl.:**
	Op-Springer:

- **Vorgeschichte/Indikation**

Die Indikation zur linksseitigen Thorakotomie ergibt sich aufgrund eines etwa 2,5 cm großen Rundherdes dorsal im linken Lungenunterlappen im Segment 6 gelegen mit breitflächigem Kontakt zur Pleura viszeralis zum Lappenspalt sowie auch zur Aorta descendens hin, zur operativen Entfernung und histologischen Sicherung. Im präoperativen FDG-PET/CT zeigt sich ein solitärer Befund im rechten Lungenunterlappen mit gesteigertem Stoffwechselmetabolismus, kein Anhalt für eine mediastinale Lymphknoten- oder Fernmetastasierung. Anamnestisch besteht der Zustand nach einem multimodal therapierten Larynxkarzinom vor 2,5 Jahren, sodass sowohl eine solitäre Metastase als auch ein Primum der Lunge differenzialdiagnostisch in Frage kommt. Aufgrund der dorsalen Lage und Größe des Befundes ist die primäre posterolaterale Thorakotomie mit intraoperativer histologischer Schnellschnittuntersuchung geplant. In Abhängigkeit der Histologie erfolgt bei Nachweis einer Metastase des Larynxkarzinoms die Erweiterung des Eingriffs mit radikaler mediastinaler Lymphadenektomie und bei Nachweis eines Primums der Lunge dann zusätzlich die radikale Lobektomie des Lungenunterlappens. Der Patient wurde im Vorfeld ausführlich über das geplante operative Prozedere mit eventueller Erweiterung aufgeklärt. Er erklärte nach ausreichender Bedenkzeit schriftlich sein Einverständnis für das geplante Vorgehen.

- **Diagnose**

Solitärer Rundherd von 2,5 cm Größe dorsal im linken Lungenunterlappen im Segment 6 gelegen, intraoperativer Schnellschnitt: Nachweis eines Plattenepithelkarzinoms im linken Lungenunterlappen, histomorphologisch mit einer Metastasierung des bekannten Larynxkarzinoms vereinbar. Die Resektion erfolgte allseits im Gesunden, R0.

- **Operation**

Posterolaterale Thorakotomie links, Durchmusterung der linken Lunge, atypische Lungenteilresektion im Bereich des linken Lungenunterlappens Segment 6, intraoperative histologische Schnellschnittuntersuchung, systematische Lymphadenektomie der Station 5, 6, 7 und 11 nach Naruke-Schema, Einlage von zwei 24-Ch-Thoraxsaugdrainagen.

- **Vorgehen**

Entsprechende Rechtsseitenlagerung des Patienten mit vorgelagertem Arm links und Op-Feldvorbereitung mit sterilem Abwaschen und Abdecken in üblicher Weise. Auf die Vermeidung lagerungsbedingter Druckschädigungen wird mittels Einsatz von Gelmatten und Lagerungspolstern geachtet. In Einlungenventilation rechts schließt sich über einen etwa 18 cm langen, bogenförmigen Hautschnitt kaudal um die Scapulaspitze herum die posterolaterale Thorakotomie rechts mit Eingehen am Oberrand der 5. Rippe im 4. ICR an. Hierzu schrittweise teils stumpfe, größtenteils scharfe Präparation mittels monopolarem Messer und Durchtrennung der Subkutis unter Darstellung des dorsalen Anteils des M. latissimus dorsi. Dieser wird in muskelsparender Technik teils stumpf, teils scharf nach ventral mobilisiert und mittels atraumatischem Bauchdeckenhaken nach Mikulicz nach ventral gezogen. Nunmehr muskelschonende Auftrennung des darunter freiliegenden M. serratus anterior in Faserrichtung und hierdurch Freilegung der 5. Rippe. Der atraumatische Bauchdeckenhaken wird nun in die tiefere Schicht unter die Scapula platziert und fixiert somit simultan sowohl die Serratus- als auch die Latissimusmuskulatur nach ventral. Eingehen ins Cavum pleurae am Oberrand der 5. Rippe im 4. ICR zunächst stumpf, anschließend scharf mittels bipolarer Schere und Durchtrennung der Interkostalmuskulatur unter Beachtung und Schonung des Gefäß-Nerven-Bündels am Unterrand der 4. Rippe. Nach ausreichender Mobilisierung der 4. und 5. Rippen voneinander, bei nunmehr lokal kollabierter

Lunge, vorsichtiges Einsetzen eines Thoraxsperrers. Erweiterung des interkostalen Zugangs nach dorsal und weiter nach ventral mittels bipolarer Schere unter Mobilisierung der anliegenden Lungenanteile mittels Stiltupfer. Zur besseren Exploration erfolgt die Einkerbung des M. latissimus dorsi auf einer Länge von 2–3 cm. Langsame und schrittweise Erweiterung des Thoraxsperrers für eine ausreichende Übersicht und gute Exploration des linken Hemithorax. Subtile Blutstillung mittels bipolarer Pinzette und Kontrolle auf Hämostase.

Bei gut kollabierter und frei mobilisierter Lunge ohne Verwachsungen schließt sich die vollständige und systematische Durchmusterung der linken Lunge in zweifacher Ausführung an. Im Lungenunterlappen des Segments 6 Identifikation des im CT visualisierten Rundherdes von etwa 2,5 cm Größe. Weitere pathologische Herdbefund lassen sich nicht nachweisen. Der Tumor im Lungenunterlappen zeigt eine narbige Einziehung der Pleura viszeralis zum Lappenspalt hin, welcher frei von Adhäsionen und vollständig ausgebildet ist. Kein Kontakt zum Lungenoberlappen. Im dorsalen Anteil des Segments 6 zeigt sich die Lunge auf einer Länge von 3–4 cm vollständig der Aorta descendens adhärent. Zunächst teils stumpf-digitale, teils scharfe Pleurolyse mittels bipolarer Schere unter Darstellung der infrakarinalen Lymphknotenstation 7 nach Naruke. Simultan erfolgt die vorsichtige Durchtrennung pleuraler Adhäsionen nach zentral zwischen Segment 2 und Segment 6 mit Freilegung der A. pulmonalis im Interlobärspalt mit Darstellung der Segmentarterie A6. Resektion eines interlobären Lymphknotens der Station 11 nach Naruke. Hierdurch nahezu vollständige Mobilisation des Lungensegments 6 sowie des intrapulmonalen Tumors. Es schließt sich die atypische Resektion des Rundherdes im Segment 6, makroskopisch im Gesunden, mittels Tri-Stapler (2×60 mm Purple-Magazin, 1×45 mm Purple-Magazin, 1×45 mm Tan-Magazin, Fa. Covidien) an. Bergung des Präparates und Abgabe zur histologischen Schnellschnittuntersuchung. Nun folgt die erneute systematische Durchmusterung der linken Lunge ohne Nachweis weiterer pathologischer Herdstrukturen.

Bei malignomsuspektem Stoffwechselmetabolismus im FDG-PET/CT erfolgt in der Zwischenzeit die weitere dorsale und kaudale Hilusfreilegung des Lungenunterlappens unter Resektion eines athrakotisch erscheinden Lymphknotens der Station 9 nach Naruke unter simultaner Durchtrennung des Ligamentum pulmonale inferior. Zentrale Darstellung der Unterlappenvene.

Rückruf der Pathologin: Im Lungenteilresektat des linken Lungenunterlappens zeigt sich ein Plattenepithelkarzinom von etwa 2,5 cm Größe mit Heranziehung der Pleura viszeralis. Histomorphologisch und im zeitlichen Zusammenhang ist der Befund am ehesten mit einer solitären Metastase des bekannten Larynxkarzinoms vereinbar. Weitere Klärung bringt erst die immunhistochemische Aufarbeitung. Die Resektion erfolgte allseits im Gesunden, R0.

Es erfolgt somit unter Annahme einer R0-resezierten pulmonalen Metastase des zurückliegenden Laryxnkarzinoms, ohne Hinweise für ein Primum der Lunge, der Verzicht auf eine Erweiterung im Sinne einer Lobektomie. Komplettierend schließt sich die weitere systematische mediastinale Lymphadenektomie an. Hierzu ventrale Platzierung der Lunge und dorsale Präparation und Resektion von drei infrakarinalen Lymphknoten der Station 7 nach Naruke unter zentraler Clipversorgung der lymphonodalen Gefäßstrukturen in zweifacher Ausführung (10 mm, Fa. Ethicon). Im Anschluss weitere Durchtrennung der Pleura mediastinalis im dorsokranialen Hilusanteil entlang des Aortenbogens unter Beachtung und Schonung sowohl des N. vagus als auch des angedeuteten N. laryngeus recurrens. Hierdurch Freilegung der paraoartalen Lymphknotenstation 6 und der aortopulmonalen Lymphknotenstation 5 nach Naruke. Darstellung der zentralen A. pulmonalis sinistra. Subtile Blutstillung mittels erneutem Einsatz des Titanclipsetzers (10 mm, Fa. Ethicon) und der bipolaren Pinzette. Kontrolle auf Hämostase. Nach Spülung des Cavum pleurae mit warmer Kochsalzlösung erfolgt die Reventilation der linken Lunge mit vollständiger Reexpansion und Wiederanlegung an die Thoraxwand. Kein Anhalt für eine Luftleckage im Bereich der Klammernaht der Lunge. In erneuter Einlungenventilation rechts Einlage von zwei Thoraxsaugdrainagen (24 Ch) über zwei basale, etwa 1 cm große Hautinzisionen in Höhe der 9. Rippe mit dorsokranialer und ventrokranialer Ausrichtung. Fixierung der beiden Thoraxdrainagen an der Haut jeweils mittels Einzelknopfnaht sowie Vorlegen jeweils einer U-Naht um die Thoraxdrainage herum mit nichtresorbierbarem Nahtmaterial der Stärke 0. Vollständige Absaugung der intrathorakalen Spülflüssigkeit und nochmals Kontrolle auf Hämostase. Vorlegen zweier perikostaler Rippenflaschenzugnähte mit Vicryl der Stärke 1. Nun schichtweiser Verschluss der Thorakotomie mittels der beiden vorgelegten Rippenflaschenzug-Nähte unter Adaptation der 4. und 5. Rippe, es folgt die fortlaufende Naht mit Vicryl der Stärke 3/0 zur Adaptation des M. serratus anterior. Einzelknopf-Z-Naht mit Vicryl 3/0 des eingekerbten M. latissimus dorsi. Es folgt die fortlaufende Naht der Subkutis mit Vicryl 3/0 und der Hautverschluss mittels Klammernaht. Aseptische Verbände.

- **Weiteres Prozedere**

Der Patient wird wach, extubiert und in einem hämodynamisch stabilen Allgemeinzustand bei suffizienten Thoraxsaugdrainagen, mit einem Sog von –12 cm H_2O und einer Leckage von 40 ml/min. der chirurgischen IMC übergeben. Röntgen-Thorax-Kontrolle 2 h postoperativ. Analgesie, Thromboseprophylaxe und Laborkontrollen erfolgen nach kliniküblichem Schema. Klammern nach 8–10 Tagen entfernen.

N.N., FA Thoraxchirurgie

21.6 Anterolaterale Thorakotomie mit atypischer Lungenresektion

Op-Bericht, Klinik für Viszeral-, Transplantations-, Thorax- und Gefäßchirurgie

Pat.-Nr.:	**Fall-Nr.:**
Aktuelle Klinik:	**Station:**
Pat.-Name:	**Geb.-Dat.:**
	Geschlecht/Alter: m, 64 J.
Op-Datum:	
Op-Dauer (Schnitt/Naht): 51 min	
Saal:	
Personal:	
Operateur:	**Anästhesist:**
1. Assistent:	**Anästhesieschw./pfl.:**
2. Assistent:	**Op-Schwester/-pfl.:**
	Op-Springer:

- **Vorgeschichte/Indikation**

Die Indikation zur rechtsseitigen Thorakotomie ergibt sich aufgrund eines etwa 15 mm großen Rundherdes, zentral im rechten Lungenoberlappen im Segment 2 gelegen, sowie eines etwa 8 mm großen Zweitbefundes im Segment 6 des rechten Lungenunterlappens, zur operativen Entfernung und histologischen Sicherung. Anamnestisch besteht der Zustand nach einem Kolonkarzinom vor 5 Jahren. Aufgrund der Lage des größeren Befundes von etwa 2,5–3 cm in der Tiefe im Lungensegment 2 ist die primäre anterolaterale Thorakotomie mit intraoperativer histologischer Schnellschnittuntersuchung geplant. In Abhängigkeit der Histologie erfolgt ggf. die Erweiterung des Eingriffes mit radikaler Lymphadenektomie sowie Lobektomie. Der Patient wurde im Vorfeld ausführlich über das geplante operative Prozedere mit eventueller Erweiterung aufgeklärt. Er erklärte nach ausreichender Bedenkzeit schriftlich sein Einverständnis für das geplante Vorgehen.

- **Diagnose**

Unklarer 15 mm großer Rundherd dorsal im rechten Lungenoberlappen im Segment 2 gelegen, intraoperativer Schnellschnitt: Hamartochondrom; 8 mm Rundherd im rechten Lungenunterlappen im Segment 6, intraoperativer Schnellschnitt: anthrakotischer Lymphknoten.

- **Operation**

Anterolaterale Thorakotomie rechts, Durchmusterung der rechten Lunge, atypische Lungenteilresektion im Bereich des rechten Lungenoberlappens Segment 2 sowie des rechten Lungenunterlappens Segment 6, intraoperative histologische Schnellschnittuntersuchung, Einlage von zwei 24-Ch-Thoraxsaugdrainagen.

- **Vorgehen**

Entsprechende Linksseitenlagerung des Patienten mit vorgelagertem Arm rechts und Op-Feldvorbereitung mit sterilem Abwaschen und Abdecken in üblicher Weise. Auf die Vermeidung lagerungsbedingter Druckschädigungen wird mittels Einsatz von Gelmatten und Lagerungspolstern geachtet. In Einlungenventilation links schließt sich über einen etwa 16 cm langen, bogenförmigen Hautschnitt die anterolaterale Thorakotomie rechts mit Eingehen am Oberrand der 5. Rippe im 4. ICR komplikationslos an. Hierzu schrittweise teils stumpfe, größtenteils scharfe Präparation mittels monopolarem Messer und Durchtrennung der Subkutis und Darstellung des M. serratus anterior in der Tiefe sowie des ventralen Randes des M. latissimus dorsi im dorsalen Anteil des Zugangs. Dieser kann lokal stumpf mobilisiert und mittels atraumatischem Bauchdeckenhaken nach Mikulicz lateralisiert werden. Muskelschonende Auftrennung des M. serratus anterior in Faserrichtung und Freilegung der 5. Rippe. Eingehen ins Cavum pleurae am Oberrand der Rippe im 4. ICR zunächst stumpf, anschließend scharf mittels bipolarer Schere und Durchtrennung der Interkostalmuskulatur und Beachtung und Schonung des Gefäß-Nerven-Bündels am Unterrand der 4. Rippe. Nach ausreichender Mobilisierung der 4. und 5. Rippen voneinander Einsetzen eines Thoraxsperrers. Erweiterung des interkostalen Zugangs nach dorsal mittels bipolarer Schere unter Mobilisierung der anliegenden Lungenanteile mittels Stiltupfer. Kontrolle auf Hämostase. Langsame und schrittweise Erweiterung des Thoraxsperrers für eine ausreichende Übersicht und gute Exploration des rechten Hemithorax.

Bei gut kollabierter und frei mobilisierter Lunge ohne Verwachsungen schließt sich die vollständige Durchmusterung der rechten Lunge in zweifacher Ausführung an. In der Tiefe des Segments 2 Identifikation des im CT visualisierten Rundherdes von etwa 15 mm Größe sowie Identifikation eines subpleural gelegenen Zweitbefundes im Segment 6, ebenfalls dem CT-Befund entsprechend. Dieser erscheint makroskopisch als ein anthrakotischer Lymphknoten. Weitere pathologische Herdbefund lassen sich nicht nachweisen. Zunächst sorgfältige atypische Resektion des subpleuralen Rundherdes von etwa 8 mm Größe im Segment 6 mittels bipolarer Schere. Subtile Blutstillung mittels bipolarer Pinzette. Abgabe des makroskopisch im Gesunden resezierten Befundes zur histologischen Schnellschnittuntersuchung. Nun folgt die erneute Durchmusterung des rechten Lungenoberlappens mit Darstellung und Fixierung des Herdbefundes in der Tiefe im Segment 2 gelegen. Pulmotomie mittels bipolarer Schere und schrittweise atypische Präparation in die Tiefe bis etwa 5 mm zum Herdbefund heran. Nach dessen zunehmender Darstellung vollständige Resektion des abgekapselten Befundes mit einem makroskopischen Sicherheitsabstand von 5–10 mm unter Unterbindung einer Subsegment-Arterie mittles doppelter Titanclipsetzung (10 mm Fa. Covidien) zentral und peripher. Makroskopisch entspricht der Befund einem benignen Hamartochondrom. Ebenfalls Abgabe zur histologischen Schnellschnittuntersuchung.

Es schließt sich die erneute vollständige Durchmusterung der rechten Lunge an. Es können keine weiteren pathologischen Herdbefunde palpiert werden. Nun erfolgt die fortlaufende, viszeralisierende Lungenparenchymnaht mit PDS der Stärke 3/0 zur Rekonstruktion nach Lungenteilresektion im Bereich des Segments 6 und im Bereich des Segments 2.

Rückruf der Pathologin: Im Lungenteilresektat des rechten Lungenunterlappens stellt sich ein anthrokotischer Lymphknoten subpleural gelegen dar, kein Anhalt für Malignität. Im Resektat des rechten Lungenoberlappens findet sich ein etwa 1,5 cm großes, benignes Hamartochondrom der Lunge.

Es erfolgt somit die Beendigung der Operation unter abschließender Kontrolle auf Hämostase. Nach Spülung des Hemithorax mit warmer Kochsalzlösung erfolgt die Reventilation der rechten Lunge mit vollständiger Reexpansion und Wiederanlegung an die Thoraxwand. Kein Anhalt für eine Luftleckage im Bereich der Lungennähte. Einlage von zwei Thoraxsaugdrainagen (24 Ch) über zwei basale, etwa 1 cm große Hautinzisionen in Höhe der 9. Rippe mit dorsokranialer und ventrokranialer Ausrichtung. Fixierung der beiden Thoraxdrainagen an der Haut jeweils mittels Einzelknopfnaht sowie Vorlegen jeweils einer U-Naht um die Thoraxdrainage mit nichtresorbierbarem Nahtmaterial der Stärke 0. Vollständige Absaugung der intrathorakalen Spülflüssigkeit und nochmals Einlungenventilation links. Vorlegen zweier perikostaler Rippenflaschenzugnähte mit Vicryl der Stärke 1. Nun schichtweiser Verschluss der Thorakotomie mittels der beiden vorgelegten Rippenflaschenzug-Nähte unter Adaptation der 4. und 5. Rippe, es folgen zwei fortlaufende Nähte mit Vicryl der Stärke 3/0 zur Adaptation des M. serratus anterior sowie der Subkutis. Abschließender Hautverschluss mittels Klammernaht. Aseptische Verbände.

■ Weiteres Prozedere

Der Patient wird wach, extubiert und in einem hämodynamisch stabilen Allgemeinzustand bei suffizienten Thoraxsaugdrainagen mit einem Sog von –12 cm H_2O, ohne Leckage, der chirurgischen IMC übergeben. Röntgen-Thorax-Kontrolle 2 h postoperativ. Analgesie, Thromboseprophylaxe und Laborkontrollen erfolgen nach kliniküblichem Schema. Klammern nach 8–10 Tagen entfernen.

N.N., FA Thoraxchirurgie

21

21.7   Anatomische VATS-Segmentresektion Segment 6 rechter Lungenunterlappen

Op-Bericht, Klinik für Viszeral-, Transplantations-, Thorax- und Gefäßchirurgie

Pat.-Nr.:	Fall-Nr.:
Aktuelle Klinik:	Station:
Pat.-Name:	Geb.-Dat.:
	Geschlecht/Alter: w, 72 J.
Op-Datum:	
Op-Dauer (Schnitt/Naht): 115 min	
Saal:	
Personal:	
Operateur:	Anästhesist:
1. Assistent:	Anästhesieschw./pfl.:
2. Assistent:	Op-Schwester/-pfl.:
	Op-Springer:

- **Vorgeschichte/Indikation**

Die Indikation zur rechtsseitigen VATS mit Lungenresektion ergibt sich auf Grund eines PET-positiven, etwa 1,8 cm großen Rundherdes im rechten Lungenunterlappen, zentral im Segment 6 gelegen, zur operativen Entfernung und histologischen Sicherung. Anamnestisch ist ein Mammakarzinom rechts vor 3 Jahren bekannt, bei Zustand nach brusterhaltender Mamma-OP mit postoperativer Radiochemotherapie. Es besteht der Verdacht einer solitären pulmonalen Metastase, differenzial-diagnostisch kommt ein primäres Bronchialkarzinom in Betracht. Die Patientin ist ausführlich über das operative Vorgehen mit Lungenteilresektion aufgeklärt. Aufgrund der zentralen Lage muss ggf. eine anatomische Segmentresektion bzw. Lobektomie erfolgen. Sie erklärte nach ausreichender Bedenkzeit schriftlich ihr Einverständnis für das geplante Vorgehen.

- **Diagnose**

FDG-PET-positive, solitäre Raumforderung zentral im Segment 6 des rechten Lungenunterlappens gelegen mit Verdacht auf eine pulmonale Metastase eines multimodal therapierten Mammakarzinoms rechts, DD: pulmonales Zweitkarzinom.

- **Operation**

Anatomische VATS-Segmentresektion des Segments 6 des rechten Lungenunterlappens, intraoperativer Schnellschnitt, radikale systematische Lymphadenektomie und Einlage einer 24-Ch-Thoraxsaugdrainage.

- **Vorgehen**

Entsprechende Linksseitenlagerung der Patientin mit vorgelagertem Arm rechts und Op-Feldvorbereitung mit sterilem Abwaschen und Abdecken in üblicher Weise. Auf die Vermeidung lagerungsbedingter Druckschädigungen wird mittels Einsatz von Gelmatten und Lagerungspolstern geachtet. In Einlungenventilation links schließt sich die axilläre Inzision von 4 cm rechts mit Eingehen am Oberrand der 5. Rippe im 4. ICR komplikationslos an. Einbringen einer kleinen Alexis-Wundschutz-folie (Fa. Applied Medical) zum Schutz und Retraktion des Weichteilgewebes. Auf die Spreizung der Rippen kann vollständig verzichtet werden. Die sich anschließende sorgfältige Thorakoskopie ("Endo-Eye" 10 mm, 30°-Optik, Fa. Olympus) zeigt eine partiell kollabierte rechte Lunge mit pleuropleuralen Adhäsionen sowohl im Bereich des Lungenoberlappens als auch im Bereich des dorsalen Lungenunterlappenanteils vom Segment 6. Unter Sicht zunächst Schaffung zweier weiterer Hilfsinzisionen von jeweils etwa 1–1,5 cm, sowohl im 8. ICR in hinterer, als auch im 7. ICR in vorderer Axillarlinie. Einbringen eines 10-mm-Trokars über die basale Inzision in vorderer Axillarlinie und Umsetzen der Kamera. Anschließend vollständige und vorsichtige Adhäsiolyse der gesamten rechten Lunge mittels monopolarem Haken und Präpariertupfer. Im Anschluss über den sowohl axillären als auch dorsobasalen Zugang digitale Durchmusterung aller Lungenabschnitte unter Zuhilfenahme eines Präpariertupfers. Der Lungenober- wie auch Lungenmittellappen zeigen keine pathologisch palpablen Veränderungen. Im Bereich des Lungenunterlappens lässt sich zentral im Segment 6 zum Hilus ziehend die Herdstruktur palpieren. Es besteht kein Kontakt zur Pleura visceralis. Der große Interlobärspalt ist gut ausgebildet. Der Befund korreliert mit den aktuellen Bildern der CT und FDG-PET/CT. Aufgrund der zentralen Lage fällt der Entschluss zur anatomischen Segmentresektion bei Verdacht einer solitären pulmonalen Metastase. Aufgrund des Alters der Patientin von 72 Jahren sowie der CT-morphologischen Tumorgröße von 1,8 cm wäre die anatomische Segmentresektion im Falle eines primären Bronchialkarzinoms ebenfalls ausreichend für ein onkologisch-kuratives Konzept.

Es schließt sich zunächst die interlobäre Freilegung der A. pulmonalis schrittweise teils stumpf, teils scharf mittels monopolarem Haken, Präpariertupfer und dem feinen Overholt/Dissektor im Wechsel an. Unter Mobilisation und anschließender Resektion eines Lymphknotens der Station 11 nach Naruke im Bereich der Pulmonalarterie, lässt sich letztendlich der interlobäre Hauptstamm der A. pulmonalis vollständig freilegen. Darstellung des Hauptstammes zur Unterlappenbasis hin sowie der zentral davon nach dorsal abgehende A6 zum Segment 6 des rechten Lungenunterlappens. Die A6 wird mittels feinem Overholt und monopolarem Haken schrittweise vollständig freipräpariert und schließlich stumpf unterfahren. Anschlingung mittels elastischem Vessel-Loop. Absetzung der A6 mittels Tri-Stapler (30 mm TAN-Magazin, Fa. Covidien). Kontrolle auf Hämostase. Nach Durchtrennung der A6 lässt sich im Interlobärspalt zentral die dorsale Lungenparenchymbrücke zwischen Segment 6 und Segment 2 weiter mobilisieren und freilegen. Eine sichere Unterfahrung und Anschlingung gelingt aufgrund der fehlenden Übersicht über die bronchialen Strukturen noch nicht. Zunächst mittels monopolaren Haken weitere Auftrennung der Pleura mediastinalis paraösophageal im dorsalen Hilusanteil bis nach kranial zur subkarinalen Station 7 nach Naruke. Vollständige Resektion eines Lymphknotens der Station 8 paraösophageal als auch Resektion von zwei ebenfalls anthrakotisch erscheinenden Lymphknoten der Station 7 nach Naruke unter Einsatz eines endoskopischen Titanclipsetzers (10 mm Fa. Ethicon). Subtile Blutstillung subkarinal mittels bipolarer Pinzette und Einlage einer in heiße Kochsalzlösung getränkten Kompresse. Nach Entfernung der Kompresse zeigt sich Hämostase. Weitere dorsale Hiluspräparation mit Freilegung des Bronchus intermedius und Verfolgung dessen in die Peripherie. In Orientierung daran lässt sich nun die dorsale Lungenparenchymbrücke zwischen Segment 6 und Segment 2 mittels endoskopischer Pinzette (Fa. Dufner) stumpf unterfahren und mittels Vessel-Loop anschlingen. Durchtrennen der dorsalen Lungenparenchymbrücke mittels Tri-Stapler (1×60 mm Purple-Magazin). Nach Durchtrennen der dorsalen Lungenparenchymbrücke lässt sich der Bronchus intermedius weiter in der Peripherie verfolgen und weiter von der Pulmonalarterie mobilisieren. Unter bronchoskopischer Darstellung mittels Diaphanoskopie durch den Anästhesisten lässt sich der Segmentbronchus 6 (B6) eindeutig identifizieren. Nach Resektion eines weiteren Lymphknotens der Station 11 im Bereich des B6 lässt sich dieser schrittweise vollständig freilegen. Stumpfes Unterfahren des B6 mittels feinem Dissektor und im Anschluss Absetzung mittels Tri-Stapler (30 mm Purple-Magazin). Sowohl der Bronchus intermedius als auch seine Abgänge zum Mittellappen und Unterlappen sind bronchoskopisch frei passierbar. Kurze Reventilation der rechten Lunge und somit bessere Darstellung der Segmentgrenzen der angrenzenden Lungenabschnitte. Abschließend erfolgt nun in Orientierung am zentral gelegenen Herdbefund sowie auch entlang der anatomischen Grenzen im Parenchym die vollständige Resektion des Segments 6 mittels Tri-Stapler (3×60 mm Purple-Magazin). Bergung des Resektates mittels Bergebeutel (Fa. Applied Medical) über die axilläre Inzision und Abgabe zur histologischen Schnellschnittuntersuchung. Im Anschluss Spülen des rechten Hemithorax mit 500 ml warmer Kochsalzlösung und Absaugung. Kontrolle auf Hämostase. Es schließt sich die Mobilisation des restlichen Lungenunterlappens unter partieller Durchtrennung des Ligamentum pulmonale inferior mittels monopolarem Haken an. Resektion zweier Lymphknoten der Station 9 nach Naruke. Weitere mediastinale Lymphadenektomie der paratrachealen Stationen 2 und 4 unter Eröffnung der Pleura mediastinalis kranial der V. azygos mittels monopolarem Haken. Nach Eröffnung zeigt sich bei schlanker Patientin nur spärlich Fettgewebe mit zwei anthrakotischen Lymphknoten, zum Teil retrokaval gelegen. Diese können teils stumpf, teils scharf mittels endoskopischen Sauger und monopolarem Haken mobilisiert und unter Einsatz des Titanclipsetzers in toto einschließlich des perinodulären Fettgewebes reseziert werden. Subtile Blutstillung mittels bipolarer Pinzette und Kontrolle auf Hämostase. Einlage eines Tabotamp fibrillar paratracheal und subkarinal.

Rückruf des Pathologen: Im Resektat Nachweis der malignomsuspekten Raumforderung, die Schnittränder sind allseits tumorfrei, R0. Bezüglich der Dignität kann er sich im Schnellschnitt nicht weiter festlegen, es muss die immunhistochemische Aufarbeitung abgewartet werden. Möglich ist eher eine solitäre pulmonale Metastase des multimodal therapierten Mammakarzinoms als ein Primum der Lunge.

Es erfolgt die Beendigung der Operation unter Einlage einer 24-Ch-Thoraxsaugdrainage über die basale Inzision in hinterer Axillarlinie mit dorsokranialer Ausrichtung. Faszien-Z-Naht und Einzelknopfnaht der Subkutis mit Vicryl der Stärke 3/0. Fixierung der Drainage mittels Einzelknopfnaht und mit Vorlegen einer U-Naht um die Drainage herum mit nichtresorbierbarem Nahtmaterial der Stärke 0. Unter Sicht Reventilation der rechten Restlunge, diese zeigt sich spontan, mit sehr guter Reexpansion und Wiederanlegung an die Thoraxwand, ohne Anhalt einer Luftleckage. Rückzug der Kamera. Verschluss der Kamera-Inzision mittels Faszien-Z-Naht mit Vicryl 3/0 und Klammernaht der Haut. Verschluss der axillären Inzision von 4 cm Länge mittels zweier fortlaufender Nähte mit Vicryl 3/0 zur Adaptation sowohl der Serratusmuskulatur als auch der Subkutis. Ebenfalls Klammernaht der Haut. Aseptische Verbände.

21

■ **Weiteres Prozedere**

Die Patientin wird wach, extubiert und in einem hämodynamisch stabilen Allgemeinzustand bei suffizienter Thoraxsaugdrainage mit einem Sog von −12 cm H_2O, ohne Leckage, der chirurgischen IMC übergeben. Röntgen-Thorax-Kontrolle 2 h postoperativ. Analgesie, Thromboseprophylaxe und Laborkontrollen erfolgen nach kliniküblichem Schema. Klammern nach 8–10 Tagen entfernen.

N.N., FA Thoraxchirurgie

21.8   Anatomische VATS-Bisegmentresektion Segment 4–5 linker Lungenoberlappen

Op-Bericht, Klinik für Viszeral-, Transplantations-, Thorax- und Gefäßchirurgie

Pat.-Nr.:	**Fall-Nr.:**
Aktuelle Klinik:	**Station:**
Pat.-Name:	**Geb.-Dat.:**
	Geschlecht/Alter: w, 72 J.
Op-Datum:	
Op-Dauer (Schnitt/Naht): 129 min	
Saal:	
Personal:	
Operateur:	**Anästhesist:**
1. Assistent:	**Anästhesieschw./pfl.:**
2. Assistent:	**Op-Schwester/-pfl.:**
	Op-Springer:

- **Vorgeschichte/Indikation**

Die Indikation zur linksseitigen VATS ergibt sich aufgrund eines malignomsuspekten zentralen Rundherdes von 1,4 cm Größe im linken Lungenoberlappen in naher Lagebeziehung zum Segmentbronchus B4/5 zur operativen Entfernung und histologischen Sicherung. Anamnestisch besteht der Z. n. VATS-Lobektomie des rechten Lungenunterlappens bei Plattenepithelkarzinom vor knapp 3 Jahren. Neben einem pulmonalen Zweitkarzinom muss somit auch an eine zentrale solitäre Metastase des zurückliegenden Lungenkarzinoms gedacht werden. Die Befunde wurden präoperativ in der interdisziplinären Tumorkonferenz diskutiert und das operative Konzept konsentiert. Die Patientin wurde ausführlich über die geplante Operation einer VATS-Bisegmentresektion der Segmente 4 und 5 des linken Lungenoberlappens, ggf. mit Erweiterung im Sinne einer vollständigen Oberlappenresektion aufgeklärt. Sie erklärte nach ausreichender Bedenkzeit schriftlich ihr Einverständnis für das geplante Vorgehen.

- **Diagnose**

Zentrales Plattenepithelkarzinom im linken Lungenoberlappen, Segment 4/5; pulmonale Metastase; DD: pulmonales Zweitkarzinom.

- **Operation**

VATS-Bisegmentresektion der Segmente 4 und 5 des linken Lungenoberlappens, pulmonale Pleurolyse, systematische Lymphadenektomie, intraoperativer histologischer Schnellschnitt und Einlage einer 24-Ch-Thoraxsaugdrainage.

- **Vorgehen**

Entsprechende Rechtsseitenlagerung der Patientin mit vorgelagertem Arm links und Op-Feldvorbereitung mit sterilem Abwaschen und Abdecken in üblicher Weise. Auf die Vermeidung lagerungsbedingter Druckschädigungen wird mittels Einsatz von Gelmatten und Lagerungspolstern geachtet. Es folgt die axilläre Inzision links von etwa 5 cm Länge mit Eingehen ins Cavum pleurae am Oberrand der 5. Rippe im 4. ICR. Es zeigt sich lokal eine kollabierte linke Lunge ohne Adhäsionen. Einsetzen einer Wundschutzfolie („Alexis", Fa. Applied Medical). Die sich anschließende sorgfältige Thorakoskopie („Endo-Eye" 10 mm 30°-Optik, Fa. Olympus) zeigt eine nunmehr vollständig kollabierte linke Lunge mit einer flächenhaften pleuropleuralen Adhäsion im Bereich der Lingulaspitze, welche dem Perikard aufliegt. Unter Sicht zunächst Einbringen zweier zusätzlicher Hilfsinzisionen sowohl in hinterer Axillarlinie, im 8. ICR, als auch in vorderer Axillarlinie, im 7. ICR. Einbringen eines 10-mm-Kameratrokars über die basale Inzision in vorderer Axillarlinie. Umsetzen der Kamera. Es folgt unter Sicht die schrittweise und vollständige Mobilisation der Lingula (Segment 4/5) des linken Lungenoberlappens entlang des Perikards teils stumpf, teils scharf mittels monopolarem Haken und Einsatz des Präpariertupfers. Nach vollständiger Pneumolyse schließt sich die systematische Durchmusterung mit digitaler Palpation der gesamten linken Lunge an, mit eindeutiger Identifikation des zentralen Tumors im linken Lungenoberlappen. Dieser ist mit der Adhäsion, die zuvor vom Perikard adhäsiolysiert wurde, assoziiert. Der N. phrenicus konnte vollständig geschont werden. Aufgrund der zentralen Lage erfolgt die geplante anatomische VATS-Bisegmentresektion zur radikalen Resektion im onkologischen Konzept. Hierzu zentrale Auftrennung der pleuralen Umschlagsfalte zum vorderen Mediastinum hin mittels monopolarem Haken und feinem Overholt im Wechsel, unter Beachtung des N. phrenicus. Weitere Auftrennung der Pleura mediastinalis semizirkulär entlang des kranialen Hilus bis nach dorsal. Nach Freilegung des Hilus Darstellung sowohl der Unterlappen- als auch der Oberlappenvene. Unter sorgfältiger

Mobilisation eines Lymphknotens der Station 10 nach Naruke, im Bereich der Oberlappenvene, lässt sich diese schließlich weiter freilegen und in die Peripherie verfolgen. Darstellung eines zentralen Confluens der Segmentvenen aus den Segmenten 4 und 5 der Lingula. Zentrales, stumpfes Unterfahren der Confluensvene aus Lingula mittels feinem Dissektor und Durchzug eines elastischen Vessel-Loop zur Anschlingung. Absetzung mittels Tri-Stapler (30 mm weißes Gefäßmagazin, Fa. Covidien). Kontrolle auf Hämostase. Nach Durchtrennung der Lingulavene lässt sich dorsal davon, unter Mobilisation und Resektion eines Lymphknotens der Station 11, der linke Hauptbronchus sowie die Aufzweigung zum Oberlappen- als auch Unterlappenbronchus schrittweise mittels monopolarem Haken und Dissektor freilegen. Mobilisation und Resektion eines weiteren Station-11-Lymphknotens im Bereich der Karina zwischen Ober- und Unterlappenbronchus, dadurch Freilegung einen ventralen Segmentbronchusabgangs vom Oberlappenbronchus ausgehend zur Lingula hin. Nach bronchoskopischer Kontrolle (Diaphanoskopie) dessen durch den Anästhesisten mit eindeutiger Identifikation des Segmentbronchusabgangs B4/5 erfolgt das stumpfe Unterfahren mittels feinem Dissektor und Durchzug eines Vessel-Loop. Unter Beachtung der verbliebenen restlichen Oberlappenvene, die ventral den B4/5 tangiert, erfolgt die zentrale Absetzung des Segmentbronchus B4/5 mittels Tri-Stapler (45 mm Purple-Magazin). Unter Resektion eines zweiten Lymphknotens der Station 11 im Bereich des dorsalen Absetzungsstumpfes B4/5 lässt sich die Lingula weiter zentral mobilisieren. Dadurch gelingt die Darstellung der A. pulmonalis. Zur besseren Freipräparation dieser erfolgt zunächst die Durchtrennung der ventralen Lungenparenchymbrücke zwischen Ober- und Unterlappen mittels Tri-Stapler (45 mm TAN-Magazin) unter Beachtung sowohl der zentral verlaufenden Unter- als auch restlichen Oberlappenvene sowie der interlobär verlaufenden A. pulmonalis. Nach Durchtrennung der vorderen Parenchymbrücke liegt nunmehr der Hauptstamm der A. pulmonalis interlobär vollständig frei. Weiterverfolgung dieser nach zentral und Freilegung der Segmentarterien A4 und A5. Feinpräparation mittels feinem Overholt und monopolarem Haken und stumpfes Unterfahren mittels endoskopischer Pinzette (Fa. Dufner) sowohl der A4 als auch A5. Ohne Anschlingung simultane Absetzung der A4/A5 mittels Tri-Stapler (30 mm weißes Gefäßmagazin), ohne den Hauptstamm zu kompromittieren. Kontrolle auf Hämostase. Kurzzeitige Reventilation der linken Lunge mit Abgrenzung der parenchymalen Segmentgrenzen sowohl zwischen Segment 3 und 4 ventral als auch Segment 2 und 4 dorsal. Unter zentraler Beachtung der einzelnen Hilusstrukturen erfolgt schließlich die vollständige Lingularesektion mit den Segmenten 4 und 5 mittels Tri-Stapler (2×60 mm Purple-Magazin, 2×60 mm Black-Magazin). Bergung des Präparates mittels Endo-Catch II (Fa. Covidien) über die axilläre Inzision und Abgabe zur histologischen Schnellschnittuntersuchung. Der aktuelle Blutverlust beträgt ca. 30 ml. Spülung des Cavum pleurae mit 500 ml warmer Kochsalzlösung und vollständiges Absaugen. Kontrolle auf Hämostase. Mobilisation des linken Lungenunterlappens unter Durchtrennung des Ligamentum pulmonale inferior mittels monopolarem Haken und Darstellung der Unterlappenvene von kaudal. Ein Lymphknoten der Station 9 nach Naruke findet sich nicht. Es schließt sich die weitere mediastinale Lymphadenektomie im Bereich der Stationen 5 und 6 nach Naruke unter Einsatz des Saugers und des monopolaren Hakens schrittweise an. Insgesamt Resektion von makroskopisch drei anthrakotischen Lymphknoten. Subtile Blutstillung mittels bipolarer Pinzette unter Beachtung des N. laryngeus recurrens, welcher Ausgehend vom N. vagus um den Aortenbogen nach kranial zieht.

Rückruf der Pathologin: Nachweis eines zentral gelegenen Plattenepithelkarzinoms. Die Schnittränder sind allseits tumorfrei. Ein pulmonales Zweitkarzinom als auch eine zentrale solitäre Metastase des Plattenepithelkarzinoms der Gegenseite kommen differenzialdiagnostisch in Frage. Es folgt die immunhistologische Aufarbeitung.

Komplettierend Eröffnung der subkarinalen Lymphknotenstation 7 mittels monopolarem Haken und Darstellung eines kleinen oberflächlichen, anthrakotischen Lymphknotens. In der Tiefe lassen sich neben zwei alten Titanclips, bei Zustand nach rechtsseitiger mediastinaler Lymphadenektomie, keine weiteren lymphonodalen Strukturen darstellen. Kontrolle auf Hämostase. Es erfolgt die Beendigung der Operation unter Einlage eines Tabotamp Fibrillar im Bereich des aortopulmonalen Fensters. Einlage einer 24-Ch-Thoraxsaugdrainage über die dorsobasale Inzision mit dorsokranialer Ausrichtung. Faszien-Z-Naht im Bereich der Thoraxdrainage mit Vicryl 3/0. Fixierungsnaht an der Haut mit Vorlegen einer U-Naht mit nichtresorbierbarem Nahtmaterial der Stärke 0. Unter abschließender Sichtkontrolle erfolgt die Reventilation der linken Restlunge. Diese zeigt sich spontan mit subtotaler Wiederanlegung an die Thoraxwand ohne Anhalt einer Luftleckage. Rückzug der Kamera und Verschluss der 2. Hilfsinzision mittels Faszien-Z-Naht mit Vicryl 3/0 und Klammernaht der Haut. Verschluss der axillären Inzision mittels zweier fortlaufender Vicryl-Nähte der Stärke 3/0 zur Adaptation der Serratusmuskulatur als auch der Subkutis. Klammernaht der Haut. Aseptische Verbände.

21

▪ Weiteres Prozedere

Die Patientin wird wach, extubiert und in einem hämodynamisch stabilen Allgemeinzustand bei suffizienter Thoraxsaugdrainage mit einem Sog von 12 cm H_2O, ohne Leckage, der chirurgischen IMC übergeben. Röntgen-Thorax-Kontrolle 2 h postoperativ. Analgesie, Thromboseprophylaxe und Laborkontrollen erfolgen nach kliniküblichem Schema. Klammern nach 8–10 Tagen entfernen.

N.N., FA Thoraxchirurgie

21.9 Anatomische VATS-Trisegmentresektion Segment 1–3 linker Lungenoberlappen

Op-Bericht, Klinik für Viszeral-, Transplantations-, Thorax- und Gefäßchirurgie

Pat.-Nr.:	**Fall-Nr.:**
Aktuelle Klinik:	**Station:**
Pat.-Name:	**Geb.-Dat.:**
	Geschlecht/Alter: m, 69 J.
Op-Datum:	
Op-Dauer (Schnitt/Naht): 139 min	
Saal:	
Personal:	
Operateur:	**Anästhesist:**
1. Assistent:	**Anästhesieschw./pfl.:**
2. Assistent:	**Op-Schwester/-pfl.:**
	Op-Springer:

- **Vorgeschichte/Indikation**

Die Indikation zur linksseitigen VATS-Trisegmentresektion der Lungensegmente 1–3 des linken Oberlappens ergibt sich aufgrund eines histologisch gesicherten nichtkleinzelligen Lungenkarzinoms (NSCLC, Plattenepithelkarzinom) von 2,5 cm Größe im Segment 1 Übergang zu Segment 2. Das präoperative FDG-PET/CT zeigte einen entsprechend gesteigerten Glukosestoffwechselmetabolismus im Primum ohne Anhalt einer Lymphknoten- oder Fernmetastasierung. Es besteht bei chronischem Nikotinabusus (50 py) und entsprechender COPD eine deutlich eingeschränkte Lungenfunktion mit einer FEV1 von 1,1 l (55% Ist/Soll). Die Befunde wurden präoperativ in der interdisziplinären Tumorkonferenz diskutiert und das operative Konzept im Sinne einer anatomischen Trisegmentresektion konsentiert. Der Patient wurde ausführlich über die geplante Operation einer VATS-Trisegmentresektion der Segmente 1–3 des linken Lungenoberlappens aufgeklärt. Er erklärte nach ausreichender Bedenkzeit schriftlich sein Einverständnis für das geplante Vorgehen.

- **Diagnose**

Plattenepithelkarzinom im linken Lungenoberlappen von etwa 2,5 cm Größe, im Segment 1 Übergang zu Segment 2 (cT1b, cN0, cM0, UICC-Stadium IA), limitierte präoperative Lungenfunktion bei COPD und chronischem Nikotinabusus (50 py).

- **Operation**

VATS-Trisegmentresektion der Segmente 1–3 des linken Lungenoberlappens, radikale Lymphadenektomie, intraoperativer histologischer Schnellschnitt und Einlage einer 24-Ch-Thoraxsaugdrainage.

- **Vorgehen**

Entsprechende Rechtsseitenlagerung des Patienten mit vorgelagertem Arm links und Op-Feldvorbereitung mit sterilem Abwaschen und Abdecken in üblicher Weise. Auf die Vermeidung lagerungsbedingter Druckschädigungen wird mittels Einsatz von Gelmatten und Lagerungspolstern geachtet. Es folgt die axilläre Inzision links von etwa 4–5 cm Länge mit Eingehen ins Cavum pleurae am Oberrand der 5. Rippe im 4. ICR. Es zeigt sich eine gut kollabierte linke Lunge ohne Adhäsionen. Einsetzen einer kleinen Wundschutzfolie („Alexis", Fa. Applied Medical). Die sich anschließende sorgfältige Thorakoskopie („Endo-Eye" 10 mm 30°-Optik, Fa. Olympus) zeigt eine vollständig kollabierte linke Lunge ohne Verwachsungen. Unter Sicht Einbringen zweier zusätzlicher Hilfsinzisionen sowohl in hinterer Axillarlinie, im 8. ICR, als auch in vorderer Axillarlinie, im 7. ICR. Einbringen eines 10-mm-Kameratrokars über die basale Inzision in vorderer Axillarlinie. Umsetzen der Kamera nach basal. Es folgt unter Sicht die systematische Durchmusterung der gesamten linken Lunge mittels zweier Präpariertupfer unter späterer Zuhilfenahme zweier Finger über die axilläre Inzision, mit eindeutiger Identifikation des zentralen Tumors im linken Lungenoberlappen Segment 1/2. Es schließt sich bei limitierter Lungenfunktion die geplante anatomische VATS-Trisegmentresektion der Oberlappensegmente 1–3 im onkologischen Konzept an. Hierzu, unter zentraler Beachtung des N. phrenicus, Auftrennung der pleuralen Umschlagsfalte zum vorderen Mediastinum hin mittels monopolarem Haken und feinem Overholt im Wechsel mit ventraler Freilegung der Hilusstrukturen. Weitere Auftrennung der Pleura mediastinalis semizirkulär entlang des kranialen Hilus bis nach dorsal in Höhe des linken Hauptbronchus. Am Hilus ventrale Darstellung der Oberlappen- und Unterlappenvene mit gemeinsamem Confluens extraperikardial. Unter sorgfältiger Mobilisation zweier Lymphknoten der Station 10 nach Naruke im Bereich des Hilus lässt sich die Oberlappenvene schließlich weiter von der Unterlappenvene abgrenzen und in die Peripherie verfolgen. Darstellung eines zentralen Confluens der Segmentvenen aus den Segmenten 4 und

5 der Lingula sowie eines gemeinsamen Confluens der Segmentvenen 1–3. Mittels Overholt und monopolarem Haken gelingt die Mobilisation und Resektion eines Station-11-Lymphknotens unter weiterer Freilegung des Confluens 1–3. Zentrales, stumpfes Unterfahren des Confluens mittels feinem Dissektor und Durchzug eines elastischen Vessel-Loop zur Anschlingung. Absetzung mittels Tri-Stapler (30 mm Tan-Magazin, Fa. Covidien). Kontrolle auf Hämostase. Nach Durchtrennung der Vene der Oberlappengruppe 1–3 lässt sich dorsal davon, unter Mobilisation und Resektion eines weiteren Lymphknotens der Station 11, der linke Hauptbronchus sowie der Oberlappenbronchus schrittweise mittels monopolarem Haken und Dissektor freilegen. Dorsal der verbliebenen Venenkonfluenz der Segmente 4 und 5 lässt sich der bronchiale Unterlappenabgang darstellen. Unter Mobilisation eines weiteren Station-11-Lymphknotens im Bereich des Oberlappenbronchus zum Präparat hin gelingt die Freilegung der Aufzweigung des Oberlappenbronchus sowohl in die Lingula als auch kranial in die Oberlappensegmentgruppe 1–3. Nach bronchoskopischer Kontrolle mittels Diaphanoskopie durch den Anästhesisten, mit eindeutiger Identifikation des Segmentbronchusabgangs B1–3, erfolgt das vorsichtige stumpfe Unterfahren mittels feinem Dissektor unter Beachtung der dorsal verlaufenden A. pulmonalis und Durchzug eines Vessel-Loop. Unter Beachtung der verbliebenen Anteile der Oberlappenvene, die kaudal den B1–3 tangiert, erfolgt die zentrale Absetzung dessen mittels Tri-Stapler (45 mm Purple-Magazin). Dorsal des durchtrennten B1–3 gelingt die Darstellung des ersten Abganges der A. pulmonalis ventral zu den Oberlappensegmenten 1 und 3 (A1+3) mit gemeinsamer breiter Basis. Feinpräparation mittels feinem Overholt und monopolarem Haken und stumpfes Unterfahren mittels endoskopischer Pinzette (Fa. Dufner) sowohl der A1 als auch A3. Ohne Anschlingung simultane Absetzung der A1 und A3 mittels Tri-Stapler (30 mm Tan-Magazin), ohne den Hauptstamm zu kompromittieren. Kontrolle auf Hämostase. Unter stumpfem Schieben der zentralen Lungenanteile mittels Präpariertupfer gelingt die dorsale Darstellung einer kleinen Segmentarterie zum Oberlappensegment 2 (A2). Stumpfes Unterfahren der A2 mittels endoskopischer Pinzette und Absetzen mittels Tri-Stapler (30 mm Tan-Magazin). Kontrolle auf Hämostase. Nach Durchtrennung sämtlicher Hilusstrukturen zur Oberlappensegmentgruppe 1–3 schließt sich die schrittweise Durchtrennung der Parenchymphase sowohl zum Segment 4 als auch Segment 6 hin an. Hierzu kurzzeitige Reventilation der linken Lunge zur Abgrenzung der parenchymalen Segmentgrenzen sowohl zwischen den Segmenten 3 und 4 ventral als auch Segment 2 und 4 dorsal. Der Interlobärspalt zum Segment 6 ist nahezu vollständig ausgebildet. Unter zentraler Darstellung der verbliebenen Hilusstrukturen erfolgt schließlich die vollständige Resektion der Segmente 1–3 mittels Tri-Stapler (2×60 mm und 1×45 mm Purple-Magazin, 2×60 mm Black-Magazin). Bergung des Präparates mittels Bergebeutel (Fa. Applied Medical) über die axilläre Inzision und Abgabe zur histologischen Schnellschnittuntersuchung. Der aktuelle Blutverlust beträgt ca. 40 ml. Spülung des Cavum pleurae mit 500 ml warmer Kochsalzlösung und vollständiges Absaugen. Kontrolle auf Hämostase. Mobilisation des linken Lungenunterlappens unter vollständiger Durchtrennung des Ligamentum pulmonale inferior mittels monopolarem Haken und Darstellung der Unterlappenvene von kaudal. Resektion zweier Lymphknoten der Station 9 nach Naruke. Es schließt sich die weitere mediastinale Lymphadenektomie im Bereich der Stationen 5 und 6 nach Naruke unter Einsatz des Saugers und des monopolaren Hakens schrittweise an. Insgesamt Resektion von makroskopisch drei anthrakotisch erscheinenden Lymphknoten. Subtile Blutstillung unter sparsamen Einsatz der bipolaren Pinzette zur Schonung des N. laryngeus recurrens, welcher Ausgehend vom N. vagus um den Aortenbogen nach kranial zieht.

Rückruf der Pathologin: Nachweis eines zentral gelegenen Plattenepithelkarzinoms im Lungenresektat bei emphysematösen Lungengerüstveränderungen. Die Schnittränder sind allseits tumorfrei.

Komplettierend Eröffnung der Pleura mediastinalis im dorsalen Hilusanteil im Bereich der subkarinalen Lymphknotenstation 7 mittels monopolarem Haken und Darstellung eines Konglomerates von anthrakotischen Lymphknoten. Schrittweise, teils stumpfe, teils scharfe Mobilisation des Lymphknotenkonglomerates mittels Sauger und monopolarem Haken. Nachweis von makroskopisch drei Lymphknoten, die zentral zum Hauptbronchus hin mittels Titanclips abgesetzt werden. Kontrolle auf Hämostase. Es erfolgt die Beendigung der Operation unter Einlage eines Tabotamp Fibrillar im Bereich der resezierten Lymphknotenstationen 5 und 7. Einlage einer 24-Ch-Thoraxsaugdrainage über die dorsobasale Inzision mit dorsokranialer Ausrichtung. Faszien-Z-Naht im Bereich der Thoraxdrainage mit Vicryl 3/0. Fixierungsnaht an der Haut mit Vorlegen einer U-Naht mit nichtresorbierbarem Nahtmaterial der Stärke 0. Unter abschließender Sichtkontrolle erfolgt die Reventilation der linken Restlunge. Diese zeigt sich spontan mit vollständiger Wiederanlegung an die Thoraxwand ohne Anhalt einer Luftleckage. Rückzug der Kamera und Verschluss der 2. Hilfsinzision mittels Faszien-Z-Naht mit Vicryl 3/0 und Klammernaht der Haut. Verschluss der axillären Inzision mittels zweier fortlaufender Vicryl-Nähte der Stärke 3/0 zur Adaptation sowohl der Serratusmuskulatur als auch der Subkutis. Klammernaht der Haut. Aseptische Verbände.

■ **Weiteres Prozedere**

Der Patient wird wach, extubiert und in einem hämodynamisch stabilen Allgemeinzustand bei suffizienter Thoraxsaugdrainage mit einem Sog von −12 cm H_2O, ohne Leckage, der chirurgischen IMC übergeben. Röntgen-Thorax-Kontrolle 2 h postoperativ. Analgesie, Thromboseprophylaxe und Laborkontrollen erfolgen nach kliniküblichem Schema. Klammern nach 8–10 Tagen entfernen.

N.N., FA Thoraxchirurgie

21.10 Anatomische VATS-Lobektomie Lungenoberlappen rechts

Op-Bericht, Klinik für Viszeral-, Transplantations-, Thorax- und Gefäßchirurgie

Pat.-Nr.:	**Fall-Nr.:**
Aktuelle Klinik:	**Station:**
Pat.-Name:	**Geb.-Dat.:**
	Geschlecht/Alter: w, 76 J.
Op-Datum:	
Op-Dauer (Schnitt/Naht): 106 min	
Saal:	
Personal:	
Operateur:	**Anästhesist:**
1. Assistent:	**Anästhesieschw./pfl.:**
2. Assistent:	**Op-Schwester/-pfl.:**
	Op-Springer:

- **Vorgeschichte/Indikation**

Die Indikation zur VATS-Lobektomie des rechten Lungenoberlappens ergibt sich aufgrund eines histologisch gesicherten NSCLC (Adenokarzinom) von etwa 5×6 cm Größe im Übergang Segment 2 zu Segment 3 gelegen. Im präoperativen FDG-PET/CT zeigt sich ein deutlich gesteigerter Glukosestoffwechselmetabolismus ohne Anhalt für eine mediastinale Lymphknoten- oder Fernmetastasierung. Seit dem anamnestischen Zustand nach totaler Strumektomie vor ca. 45 Jahren ist eine Rekurrenzparese rechtsseitig vorbekannt. Die Befunde wurden präoperativ in der interdisziplinären Tumorkonferenz diskutiert und das kurative operative Konzept konsentiert. Die Patientin wurde ausführlich über die geplante Operation sowie das Resektionsausmaß mit radikaler Lymphadenektomie aufgeklärt. Sie erklärte nach ausreichender Bedenkzeit schriftlich ihr Einverständnis für das geplante Vorgehen.

- **Diagnose**

NSCLC des rechten Lungenoberlappens mit Infiltration der Pleura visceralis, intraoperativer histologischer Schnellschnitt: präferenziell Adenokarzinom, R0. (cT2a, cN0, cM0, UICC-Stadium IB).

- **Operation**

VATS-Lobektomie des rechten Lungenoberlappens mit radikaler systematischer Lymphadenektomie, intraoperativer histologischer Schnellschnitt, Pleurolyse und Einlage einer 24-Ch-Thoraxsaugdrainage.

- **Vorgehen**

Entsprechende Linksseitenlagerung der Patientin mit vorgelagertem Arm rechts und Op-Feldvorbereitung mit sterilem Abwaschen und Abdecken in üblicher Weise. Auf die Vermeidung lagerungsbedingter Druckschädigungen wird mittels Einsatz von Gelmatten und Lagerungspolstern geachtet. In Einlungenventilation links schließt sich die axilläre Inzision rechts von etwa 5 cm Länge mit Eingehen am Oberrand der 5. Rippe im 4. ICR komplikationslos an. Einsetzen einer Wundschutzfolie („Alexis", Fa. Applied Medical). Die sich anschließende sorgfältige Thorakoskopie („Endo-Eye" 10 mm, 30°-Optik, Fa. Olympus) zeigt eine nur mäßig kollabierte rechte Lunge bei diffusen pleuropleuralen Adhäsionen im Bereich der dorsolateralen und apikalen Thoraxwand sowie auch zum Mediastinum hin. Unter Sicht zunächst Einbringen zweier weiterer Hilfsinzisionen, sowohl in hinterer Axillarlinie im 8. ICR rechts als auch in vorderer Axillarlinie im 7. ICR rechts. Einbringen eines 10-mm-Kameratrokars über die basale Inzision in vorderer Axillarlinie. Umsetzen der Kamera. Es schließt sich nun schrittweise die Pleurolyse der rechten Lunge unter vollständiger Durchtrennung der pleuropleuralen Adhäsion mittels monopolarem Haken an. Im Anschluss Exploration und Durchmusterung der gesamten rechten Lunge unter digitaler Zuhilfenahme sowohl über die axilläre als auch dorsobasale Inzision. Sowohl der Lungenmittel- als auch Lungenunterlappen zeigen sich palpatorisch unauffällig. Der große sowie auch der kleine Interlobärspalt zeigen sich vollständig ausgebildet. Es schießt sich die semizirkuläre Hilusfreilegung von ventral, kranial und dorsal unter Eröffnung der Pleura mediastinalis unter Einsatz des monopolaren Hakens sowie Overholt im Wechsel schrittweise an. Der N. phrenicus kann dabei vollständig geschont werden. Darstellung der Oberlappenvene die typischerweise einen gemeinsamen Confluens mit der Mittellappenvene bildet. Weitere semizirkuläre Auftrennung der Pleura mediastinalis nach dorsal entlang der V. azygos bis zum rechten Hauptbronchus unter simultaner Darstellung des Truncus anterior der Pulmonalaterie der die Arterien zu den Segmenten 1 und 3 (A1 und A3) führt. Zunächst weitere zentrale Präparation unter Resektion zweier hilärer Lymphknoten der Station 10 nach Naruke und somit weitere

Freilegung des Truncus anterior mit Mobilisation dessen von der ventral verlaufenden Oberlappenvene. Diese lässt sich nun stumpf mittels endoskopischer Pinzette (Fa. Dufner) unterfahren und mittels Tri-Stapler (30 mm TAN-Magazin, Fa. Covidien) vollständig absetzen. Kontrolle auf Hämostase. Nach Durchtrennung der Oberlappenvene lässt sich die dorsal davon verlaufende Pulmonalarterie weiter freilegen. Unter Mobilisation und Resektion eines Lymphknotens der Station 11 nach Naruke lässt sich letztendlich der Truncus anterior zentral mittels endoskopischer Pinzette (Fa. Dufner) unterfahren. Ein größerer Lymphknoten, dorsal der Pulmonalarterie und ventral des rechten Hauptbronchus gelegen, wird vom Hauptbronchus beginnend mobilisiert und schrittweise zum Präparat hin geschoben. Nun besteht ausreichend Platz zur Absetzung des Truncus anterior mittels Tri-Stapler (30 mm TAN-Magazin). Kontrolle auf Hämostase. Nach Durchtrennung des Truncus anterior lässt sich der dorsal der Pulmonalarterie gelegene Lymphknoten weiter mittels monopolarem Haken mobilisieren und simultan vom Bronchialbaum abpräparieren. Hierdurch Darstellung einer dorsal abgehenden Segmentarterie zum Segment 2 (A2) des Lungenoberlappens. Diese wird stumpf mittels endoskopischer Pinzette unterfahren und ebenfalls mittels Tri-Stapler (30 mm TAN-Magazin) suffizient versorgt. Kontrolle auf Hämostase. Anschließend Weiterverfolgung des rechten Hauptbronchus und Darstellung der Oberlappenbronchus sowie Bronchus intermedius. Nach Mobilisation eines Lymphknotens im Bereich des Oberlappenabganges zum Präparat hin schließt sich das stumpfe Unterfahren des Oberlappenbronchus mittels endoskopischer Pinzette komplikationslos an. Nach bronchoskopischer Kontrolle mittels Diaphanoskopie durch den Anästhesisten erfolgt die tangentiale Absetzung des Oberlappenbronchus bei freier Durchgängigkeit in den Bronchus intermedius mittels Tri-Stapler (45 mm Purple-Magazin) an. Die anschließende Bronchoskopie zeigt eine tangentiale Bronchusstumpfnaht ohne Taschenbildung. Nach vollständiger Absetzung aller venösen, arteriellen sowie bronchialen Strukturen des Lungenoberlappens schließt sich nun die Durchtrennung der Lungenparenchymbrücke zwischen dem Lungenmittellappen Segment 4/5 und Segment 3 des Lungenoberlappens unter zentraler Beachtung der erhaltenen Hilusstrukturen mittels Tri-Stapler (1×60mm Purple-Magazin) an. Im Anschluss weitere Durchtrennung der Lungenparenchymbrücke zwischen Lungenunterlappen Segment 6 und Lungenoberlappen Segment 2 ebenfalls mittels Tri-Stapler (1×60 mm Black-Magazin, 1×45 mm Purple-Magazin). Nach vollständiger Absetzung Bergung des Lungenoberlappens mittels Bergebeutel (Fa. Applied Medical) über die axilläre Inzision und Abgabe zur histologischen Schnellschnittuntersuchung. Resektion eines weiteren anthrakotisch erscheinenden Lymphknotens interlobär im Bereich der Station 11. Es folgt die Mobilisation des Lungenunterlappens unter Durchtrennung des Ligamentum pulmonale inferior mittels monopolarem Haken und Darstellung der Unterlappenvene. Hierbei simultane Resektion eines Lymphknotens der Station 9 nach Naruke. Kontrolle auf Hämostase. Weitere Auftrennung der Pleura mediastinalis im dorsalen Hilusanteil und Darstellung der subkarinalen Station 7 nach Naruke, wo bereits ein vergrößerter anthrakotischer Lymphknoten durch die Pleura mediastinalis hindurch prolabiert. Nach Eröffnung der Pleura mediastinalis vollständige, teils stumpfe, teils scharfe Mobilisation eines subkarinalen Lymphknotenkonglomerates mit vollständiger En-bloc-Resektion unter zentraler Clipsetzung (10 mm, Fa. Ethicon) und Einsatz des monopolaren Hakens. Abgabe zur histologischen Aufarbeitung. Subtile Blutstillung und Einlage einer in heiße Kochsalzlösung getränkten Kompresse zur Hämostase. Weitere mediastinale Lymphadenektomie para- und prätracheal unter Eröffnung der Pleura mediastinal kranial der V. azygos und lateral der V. brachiocephalica communis. Hier werden makroskopisch 4 anthrakotische Lymphknoten, zum Teil retrocaval gelegen, der Stationen 3 und 4 nach Naruke, einschließlich des perinodulären Fettgewebes vollständig reseziert. Hierbei Clipversorgung zweier Lymphknotengefäße. Kontrolle auf Hämostase.

Rückruf der Pathologin: Im Lungenresektat Nachweis eines NSCLC, präferenziell Adenokarzinom, mit Infiltration der Pleura visceralis, die Resektion erfolgte allseits im Gesunden.

Entfernung der eingelegten Kompresse subkarinal und Kontrolle auf Hämostase. Einlage eines Tabotamp fibrillar subkarinal. Abschließend Einlage einer 24-Ch-Thoraxsaugdrainage mit dorsokranialer Ausrichtung. Faszien-Z-Naht im Bereich der Thoraxdrainage mit Vicryl 3/0. Fixierungsnaht an der Haut mit Vorlegen einer U-Naht mit nichtresorbierbarem Nahtmaterial der Stärke 0. Unter abschließender Sichtkontrolle erfolgt die Reventilation der rechten Restlunge. Diese zeigt sich spontan mit vollständiger Wiederanlegung an die Thoraxwand ohne Anhalt einer Luftleckage. Rückzug der Kamera und Verschluss der 2. Hilfsinzision mittels Faszien-Z-Naht mit Vicryl 3/0 und Klammernaht der Haut. Entfernung der Wundschutzfolie und Verschluss der axillären Inzision mittels zweier fortlaufender Vicryl-Nähte der Stärke 3/0 zur Adaptation sowohl der Serratusmuskulatur als auch der Subkutis. Klammernaht der Haut. Aseptische Verbände.

■ **Weiteres Prozedere**

Die Patientin wird wach, extubiert und in einem hämodynamisch stabilen Allgemeinzustand bei suffizienter Thoraxsaugdrainage mit einem Sog von −12 cm H$_2$O, ohne Leckage, der chirurgischen IMC übergeben. Röntgen-Thorax-Kontrolle 2 h postoperativ. Analgesie, Thromboseprophylaxe und Laborkontrollen erfolgen nach kliniküblichem Schema. Klammern nach 8–10 Tagen entfernen.

N.N., FA Thoraxchirurgie

21.11 Anatomische VATS-Lobektomie Lungenmittellappen

Op-Bericht, Klinik für Viszeral-, Transplantations-, Thorax- und Gefäßchirurgie

Pat.-Nr.:	**Fall-Nr.:**
Aktuelle Klinik:	**Station:**
Pat.-Name:	**Geb.-Dat.:**
	Geschlecht/Alter: m, 68 J.
Op-Datum:	
Op-Dauer (Schnitt/Naht): 103 min	
Saal:	
Personal:	
Operateur:	**Anästhesist:**
1. Assistent:	**Anästhesieschw./pfl.:**
2. Assistent:	**Op-Schwester/-pfl.:**
	Op-Springer:

- **Vorgeschichte/Indikation**

Die Indikation zur VATS-Lobektomie des Lungenmittellappens ergibt sich aufgrund eines im externen Krankenhaus zytologisch gesicherten NSCLC (Adenokarzinom) von etwa 3 cm Größe zur anatomisch-onkologischen Resektion mit radikaler Lymphadenektomie. Im präoperativen Staging mittels FDG-PET/CT zeigt sich kein Anhalt einer Lymphknoten- oder Fernmetastasierung. Die Befunde wurden präoperativ in der interdisziplinären Tumorkonferenz diskutiert und das kurative operative Konzept konsentiert. Der Patient wurde ausführlich über die geplante Operation sowie das Resektionsausmaß mit radikaler Lymphadenektomie aufgeklärt. Er erklärte nach ausreichender Bedenkzeit schriftlich sein Einverständnis für das geplante Vorgehen.

- **Diagnose**

NSCLC des Lungenmittellappens, intraoperativer histologischer Schnellschnitt: präferenziell Adenokarzinom, R0. (cT1b, cN0, cM0, UICC-Stadium IA).

- **Operation**

VATS-Lobektomie des Lungenmittellappens mit radikaler systematischer Lymphadenektomie, intraoperativer histologischer Schnellschnitt und Einlage einer 24-Ch-Thoraxsaugdrainage.

- **Vorgehen**

Entsprechende Linksseitenlagerung des Patienten mit vorgelagertem Arm rechts und Op-Feldvorbereitung mit sterilem Abwaschen und Abdecken in üblicher Weise. Auf die Vermeidung lagerungsbedingter Druckschädigungen wird mittels Einsatz von Gelmatten und Lagerungspolstern geachtet. Es folgt die axilläre Inzision rechts von etwa 4–5 cm Länge mit Eingehen ins Cavum pleurae am Oberrand der 5. Rippe im 4. ICR. Es zeigt sich eine gut kollabierte rechte Lunge ohne Adhäsionen. Einsetzen einer kleinen Wundschutzfolie („Alexis", Fa. Applied Medical). Die sich anschließende sorgfältige Thorakoskopie („Endo-Eye" 10 mm 30°-Optik, Fa. Olympus) zeigt eine mäßig kollabierte rechte Lunge ohne Verwachsungen mit diffusen emphysematösen Lungengerüstveränderungen. Unter Sicht Einbringen zweier zusätzlicher Hilfsinzisionen sowohl in hinterer Axillarlinie, im 8. ICR, als auch in vorderer Axillarlinie, im 7. ICR. Einbringen eines 10-mm-Kameratrokars über die basale Inzision in vorderer Axillarlinie. Umsetzen der Kamera nach basal. Anschließend Durchmusterung aller Lungenabschnitte unter digitaler Zuhilfenahme über die axilläre Inzision. Sowohl der Lungenoberlappen als auch der Lungenunterlappen zeigen bis auf die emphysematösen Veränderungen keine palpablen Herdbefunde. Der Lungenmittellappen zeigt sich im Bereich Segment 4 und Segment 5 vollständig lobuliert. In der Peripherie lässt sich der etwa 3 cm große Tumor eindeutig palpieren. Es schließt sich die VATS-Lobektomie des Lungenmittellappens schrittweise an. Hierzu Freilegung der ventralen Hilusstrukturen unter Eröffnen der Pleura mediastinalis mittels monopolarem Haken und Overholt im Wechsel. Der N. phrenicus kann vollständig geschont werden. Darstellung der Oberlappenvene, die Zufluss aus dem Lungenmittellappen erhält. Kaudal davon Abgrenzung der Unterlappenvene. Weitere Auftrennung der Pleura mediastinalis im Bereich des ventralen Hilus nach kaudal und kranial. Anschließend weitere Freilegung der Oberlappenvene in der Peripherie und vollständige Darstellung des Zuflusses aus dem Lungenmittellappen. In Orientierung zum kleinen Lappenspalt lässt sich die Mittellappenvene eindeutig identifizieren. Es gelingt das zentrale stumpfe Unterfahren der Mittellappenvene mittels endoskopischer Pinzette (Fa. Dufner) und die anschließende Absetzung mittels Tri-Stapler (30 mm TAN-Magazin, Fa. Covidien). Kontrolle auf Hämostase. Die Oberlappenvene ist weiterhin vollständig perfundiert. Dorsal der durchtrennten Mittellappenvene zeigt sich bereits der Hauptstamm der A. pulmonalis. Von dieser lässt sich, nach Mobilisation und Resektion zweier Lymphknoten der Station 11 nach Naruke, der Mittellappenbronchus (B4/5) schrittweise abgrenzen. Ebenso Identifikation des Bronchus intermedius mit dem bronchilen Abgang zum Lungenunterlappen und ventralen zum Lungenmittellappen. Der B4/5-Abgang kann weiter in die Peripherie mobilisiert und freigelegt werden. Unter Mobilisation eines weiteren Station-11-Lymphknotens gelingt schließlich das stumpfe Unterfahren des Mittellappenbronchus mittels feinem Dissektor. Absetzung mittels Tri-Stapler (30 mm Purple-Magazin). Die sich anschließende sorgfältige Bronchoskopie zeigt eine regelrechte Bronchusstumpfnaht bei freier Durchgängigkeit zum Lungenunterlappen. Die zuletzt mobilisierten Lymphknoten der Station 11 im Bereich des Bronchus intermedius sowie der Pulmonalarterie werden nunmehr schrittweise vollständig reseziert. Nach Durchtrennung des Mittellappenbronchus lässt sich dorsal davon die Pulmonalarterie weiter vollständig freilegen. Hier zentral Darstellung einer Segmentarterie zum Mittellappen hin, die sich in der Peripherie später in die A4 und A5 aufteilt. Zentrales, stumpfes Unterfahren der gemeinsamen Basis der Mittellappenarterie und Absetzung mittels Tri-Stapler (30 mm TAN-Magazin). Kontrolle auf Hämostase. Nach Durchtrennung der Mittellappenvene, Mittellappenarterie und des Mittellappenbronchus, erfolgt nun die Durchtrennung der Lungenparenchymbrücke zwischen Lungenunterlappen und Lungenmittellappen mittels Tri-Stapler (2×45 mm Purple-Magazin, 1×30 mm Purple-Magazin). Anschließend Durchtrennung der Lungenparenchymbrücke zwischen Lungenmittel- und Lungenoberlappen, ebenfalls mittels Tri-Stapler (1×60 mm Purple-Magazin, 1×60 mm Black-Magazin). Kontrolle auf Hämostase. Bergung des Lungenmittellappens über die axilläre Inzision mittels Bergebeutel (Fa. Applied Medical). Abgabe zur histologischen Schnellschnittuntersuchung. Aktuell lässt sich ein Blutverlust von etwa 30 ml verzeichnen. Spülung des rechten Hemithorax mit 500 ml warmer Kochsalzlösung und Absaugung. Es schließt sich nun die Mobilisation des Lungenunterlappens unter Durchtrennung des Ligamentum pulmonale inferior schrittweise an. Hierbei können zwei Lymphknoten der Station 9 nach Naruke im Bereich des Ligamentums vollständig reseziert werden. Subtile Blutstillung mittels bipolarer Pinzette und Kontrolle auf Hämostase. Anschließend weitere Auftrennung der dorsalen Pleura mediastinalis und Freilegung der subkarinalen Station 7 nach Naruke. Das Ligamentum wurde bis zur Unterlappenvene vollständig mobilisiert. Im Bereich der subkarinalen Station zeigen sich nach Eröffnen der Pleura mediastinalis mehrere kleinere Lymphknoten aneinander gekettet (n=4). Diese Lymphknotenkette kann schrittweise teils stumpf, teils scharf vollständig mobilisiert und in 2 Anteilen vollständig reseziert werden. In der Tiefe Darstellung des linken Hauptbronchus. Clipversorgung (10 mm, Fa. Covidien) einer Peribronchialarterie subkarinal. Anschließend besteht Hämostase. Zusätzlich Einlage eines Tabotamp fibrillar subkarinal. Abschließend mediastinale Lymphadenektomie prä- und paratracheal Station 3 und 4 nach Naruke. Hierzu Eröffnung der Pleura mediastinalis oberhalb der V. azygos nach kranial entlang der V. brachiocephalica communis. Es lässt sich nach vollständiger Freilegung der Stationen 3 und 4 mittels Sauger und monopolarem Haken ein kleines Lymphknotenkonglomerat von 3 anthrakotischen Lymphknoten in toto resezieren. Kontrolle auf Hämostase und Einlage eines Tabotamp fibrillar.

Rückruf der Pathologin: Im Resektat Nachweis des bereits gesicherten Adenokarzinoms, die Schnittränder sind allseits tumorfrei.

Es erfolgt die Beendigung der Operation unter Einlage einer 24-Ch-Thoraxsaugdrainage über die dorsale Inzision mit dorsokranialer Ausrichtung. Faszien-Z-Naht im Bereich der Thoraxdrainage mit Vicryl 3/0. Fixierungsnaht an der Haut mit Vorlegen einer U-Naht mit nichtresorbierbarem Nahtmaterial der Stärke 0. Unter abschließender Sichtkontrolle erfolgt die Reventilation der rechten Restlunge. Diese zeigt sich spontan mit vollständiger Wiederanlegung an die Thoraxwand ohne Anhalt einer Luftleckage. Rückzug der Kamera und Verschluss der 2. Hilfsinzision mittels Faszien-Z-Naht mit Vicryl 3/0 und Klammernaht der Haut. Entfernung der Wundschutzfolie und Verschluss der axillären Inzision mittels zweier fortlaufender Vicryl-Nähte der Stärke 3/0 zur Adaptation sowohl der Serratusmuskulatur als auch der Subkutis. Klammernaht der Haut. Aseptische Verbände.

■ **Weiteres Prozedere**

Der Patient wird wach, extubiert und in einem hämodynamisch stabilen Allgemeinzustand bei suffizienter Thoraxsaugdrainage mit einem Sog von −12 cm H_2O, ohne Leckage, der chirurgischen IMC übergeben. Röntgen-Thorax-Kontrolle 2 h postoperativ. Analgesie, Thromboseprophylaxe und Laborkontrollen erfolgen nach kliniküblichem Schema. Klammern nach 8–10 Tagen entfernen.

21

N.N., FA Thoraxchirurgie

21.12 Anatomische VATS-Lobektomie Lungenunterlappen rechts

Op-Bericht, Klinik für Viszeral-, Transplantations-, Thorax- und Gefäßchirurgie

Pat.-Nr.:	Fall-Nr.:
Aktuelle Klinik:	Station:
Pat.-Name:	Geb.-Dat.:
	Geschlecht/Alter: m, 72 J.

Op-Datum:	
Op-Dauer (Schnitt/Naht): 121 min	
Saal:	
Personal:	
Operateur:	Anästhesist:
1. Assistent:	Anästhesieschw./pfl.:
2. Assistent:	Op-Schwester/-pfl.:
	Op-Springer:

- **Vorgeschichte/Indikation**

Die Indikation zur rechtsseitigen VATS-Lobektomie des Unterlappens ergibt sich aufgrund eines peripher gelegenen etwa 3,5 cm großen NSCLC. Im präoperativen Staging mittels FDG-PET/CT zeigt sich neben einem gesteigerten Stoffwechselmetabolismus des Tumors zusätzlich der Verdacht einer zentralen Lymphknotenmetastasierung (N1) interlobär im Bereich der Pulmonalarterie. Aufgrund der Multimorbidität des Patienten, bei Zustand nach Dreifach-ACVB-Op, erfolgte präoperativ die ausführliche kardiopulmonale Diagnostik mit Feststellung der Op-Fähigkeit im Konsens mit den Kardiologen und Anästhesisten der Klinik. Die Befunde wurden präoperativ in der interdisziplinären Tumorkonferenz diskutiert und das kurative operative Konzept konsentiert. Der Patient wurde ausführlich über das mögliche Resektionsausmaß bis hin zur unteren Bilobektomie mit radikaler Lymphadenektomie sowie die Risiken der geplanten Operation aufgeklärt. Er erklärte nach ausreichender Bedenkzeit schriftlich sein Einverständnis für das geplante Vorgehen.

- **Diagnose**

NSCLC des Lungenunterlappens rechts, intraoperativer histologischer Schnellschnitt: präferenziell Adenokarzinom, R0. (cT2a, cN1, cM0, Stadium IIA)

- **Operation**

VATS-Lobektomie des rechten Lungenunterlappens mit radikaler systematischer Lymphadenektomie, intraoperativer histologischer Schnellschnitt und Einlage einer 24-Ch-Thoraxsaugdrainage.

- **Vorgehen**

Entsprechende Linksseitenlagerung des Patienten mit vorgelagertem Arm rechts und Op-Feldvorbereitung mit sterilem Abwaschen und Abdecken in üblicher Weise. Auf die Vermeidung lagerungsbedingter Druckschädigungen wird mittels Einsatz von Gelmatten und Lagerungspolstern geachtet. Es folgt die axilläre Inzision rechts von etwa 4–5 cm Länge mit Eingehen ins Cavum pleurae am Oberrand der 6. Rippe im 5. ICR. Es zeigt sich eine mäßig kollabierte rechte Lunge mit reichlich Adhäsionen zum Mediastinum hin. Einsetzen einer kleinen Wundschutzfolie („Alexis", Fa. Applied Medical). Die sich anschließende sorgfältige Thorakoskopie („Endo-Eye" 10mm 30°-Optik, Fa. Olympus) zeigt eine mäßig kollabierte rechte Lunge bei ausgedehnten pleuropleuralen Adhäsionen, vor allem im Bereich des Lungenmittellappens als auch Lungenoberlappens zum vorderen oberen Mediastinum hin, bei anamnestischen Z. n. Sternotomie mit Dreifach-Bypass-Op. Unter Sicht Einbringen zweier zusätzlicher Hilfsinzisionen sowohl in hinterer Axillarlinie, im 9. ICR, als auch in vorderer Axillarlinie, im 8. ICR. Einbringen eines 10-mm-Kameratrokars über die basale Inzision in vorderer Axillarlinie. Umsetzen der Kamera nach basal. Es schließt sich nun die ausgedehnte Pleurolyse unter Durchtrennung der flächenhaften pleuropleuralen Adhäsionen schrittweise mittels monopolarem Haken sowohl im Bereich des Lungenmittellappens als auch des Lungenoberlappens unter Einsatz des Overholt und Präpariertupfers im Wechsel an. Der N. phrenicus bleibt dabei makroskopisch vollständig intakt. Parasternal, im Bereich des oberen Mediastinums verlaufend, lässt sich nach ausgedehnter Adhäsiolyse einer der drei ACVBs schrittweise darstellen. Dieser ist vollständig intakt. Darstellung älterer Titanclips aus der Vor-Op. Letztendlich gelingt vollständige Pleurolyse der gesamten rechten Lunge einschließlich des rechten Lungenunterlappens unter Durchtrennung des Ligamentum pulmonale inferior mittels monopolarem Haken mit abschließender Darstellung der Unterlappenvene. Ein kleiner Lymphknoten der Station 9 nach Naruke wird hierbei vollständig reseziert. Abgabe zur späteren histologischen Aufarbeitung.

Weiterführend ventrale Freilegung des Lungenhilus unter Durchtrennung der Pleura mediastinalis entlang des N. phrenicus ebenfalls mittels monopolarem Haken. Hierbei Darstellung der Oberlappenvene und der Mittellappenvene, welche atypischerweise vollständig der Unterlappenvene zufließt. Es lassen sich zwei Segmentvenen dem Mittellappen zuordnen, die einen gemeinsamen Confluens bilden und extraperikardial dann mit der Unterlappenvene einen Confluens bilden. Unter Schonung dieser beiden Mittellappenvenen lässt sich letztendlich die Unterlappenvene schrittweise weiter mittels monopolarem Haken und Overholt im Wechsel freilegen sowie stumpf mittels endoskopischer Pinzette (Fa. Dufner) unterfahren. Absetzung der Unterlappenvene mittels Tri-Stapler (30 mm Tan-Magazin, Fa. Covidien). Kontrolle auf Hämostase. Nach Durchtrennung der Unterlappenvene lässt sich dorsokranial vom Venenstumpf der Hilus weiter unter Darstellung des Bronchus intermedius freilegen. Simultan zeigt sich ein ausgedehntes Lymphknotenkonglomerat ausgehend von der subkarinalen Station 7 nach Naruke bis zur paraösophagealen Station 8 reichend. Dieses wird zunächst vom Bronchus intermedius schrittweise teil stumpf, teils scharf abpräpariert und mobilisiert. Weitere Auftrennung der Pleura mediastinalis im Bereich des dorsalen Hilus ebenfalls mittels monopolarem Haken mit Darstellung des rechten Hauptbronchus von dorsal. Es folgt die interlobäre stumpfe Präparation mittels zweier Präpariertupfer sowie die anschließende Feinpräparation mittels feinem Overholt und monopolarem Haken mit schrittweiser Freilegung der Pulmonalarterie bei gut ausgebildetem Interlobärspalt. Hier prolabiert im ventralen Bereich der Pulmonalarterie bereits ein etwa 1,5 cm großer Lymphknoten subpleural hervor, welcher dem positiven FDG-PET-Befund (N1) zugeordnet werden kann. Dieser lässt sich schrittweise, in subtilster Feinpräparation mittels endoskopischer Schere und monopolarem Haken vollständig von der Pulmonalarterie mobilisieren und resezieren. Hierdurch vollständige Freilegung der Pulmonalarterie interlobär. Darstellung der Segmentarterien zur Unterlappenbasis (A7–A10) als auch dorsal zum Segment 6 (A6). Ventrale Identifizierung einer Mittellappenarterie. In Orientierung an der Gefäßanatomie im Interlobärspalt lässt sich letztendlich die ventrale Lungenparenchymbrücke kontrolliert mittels endoskopischer Pinzette stumpf unterfahren und mit einem elastischen Vessel-Loop anschlingen. Nun Durchtrennung der ventralen Lungenparenchymbrücke mittels Tri-Stapler (60 mm Purple-Magazin) zwischen Lungenmittellappen und -unterlappen. Nach vollständiger Durchtrennung der ventralen Lungenparenchymbrücke lässt sich nunmehr die Pulmonalarterie weiter freilegen und vom Bronchus intermedius mobilisieren. Hierbei Darstellung des bronchialen Abgangs zum Unterlappen sowie des Abgangs zum Mittellappen. Kontrolle mittels bronchoskopischer Diaphanoskopie durch den Anästhesisten. Zunächst zentrale Durchtrennung der Pulmonalarterie interlobär mittels Tri-Stapler (30 mm Tan-Magazin) zum Unterlappen hin, unter Beachtung der beiden Mittellappensegmentarterien, die kranioventral davon erhalten werden können. Kontrolle auf Hämostase. Unter Mobilisation eines weiteren Lymphknotens der Station 11 dorsal der Pulmonalarterie gelegenen, welcher am Präparat verbleibt, lässt sich letztendlich der Unterlappenbronchus vollständig zirkulär freilegen und stumpf mittels endoskopischer Pinzette unterfahren. Absetzung des prominenten Unterlappenbronchus nach vorherigem „Crunchen" mittels Tri-Stapler (45 mm Purple-Magazin) unter bronchoskopischer Langekontrolle der freien Durchgängigkeit zum Mittellappen hin. Abschließend vollständige Absetzung des Lungenunterlappens unter Durchtrennung der dorsalen Lungenparenchymbrücke zwischen Segment 6 und Segment 2, ebenfalls mittels Tri-Stapler (2×60 mm Purple-Magazin). Bergung des rechten Lungenunterlappens mittels Bergebeutel (Fa. Applied Medical) über die axilläre Inzision und Abgabe zur histologischen Schnellschnittuntersuchung. Aktuell zeigt sich ein Blutverlust von ca. 50 ml. Im Anschluss Spülung des Cavum pleurae mit 500 ml Kochsalzlösung und vollständige Absaugung. Es schließt sich die komplettierende radikale Lymphadenektomie mediastinal schrittweise an. Zunächst vollständige Resektion des bereits sowohl paraösophageal als auch subkarinal mobilisierten Lymphknotenkonglomerats (Station 7 und 8) unter Versorgung mehrerer Lymphknotengefäße mittels Titanclips (10 mm, Fa. Ethicon). Subkarinale Darstellung des linken Hauptbronchus in der Tiefe. Blutstillung mittels bipolarer Pinzette und Einlage einer in heiße Kochsalzlösung getränkten Kompresse. Weitere mediastinale Lymphadenektomie der para- und prätrachealen Station 3 und 4 nach Naruke. Hierzu Eröffnung der Pleura mediastinalis kranial der V. azygos entlang der V. brachiocephalica mittels monopolarem Haken. Teils stumpfe, teils scharfe Mobilisation und Resektion von makroskopisch 3 anthrakotischen Lymphknoten. Nach subtiler Blutstillung mittels bipolarer Pinzette und Einsatz von Titanclips ebenfalls Einlage einer Kompresse. Zunächst Entfernung der Kompresse subkarinal mit abschließender Kontrolle auf Hämostase. Einlage eines Tabotamp Fibrillar subkarinal. In gleicher Weise Entfernung der Kompresse paratracheal und bei Hämostase zusätzliche Einlage eines Tabotamp Fibrillar.

Rückruf des Pathologen: Im Resektat des rechten Lungenunterlappens zeigt sich ein etwa 3,5 cm großer Tumor mit Anteilen eines Adenokarzinoms. Die Schnittränder sind allseits tumorfrei, R0. Der interlobäre Lymphknoten der Station 11 zeigt ebenfalls Infiltrate des NSCLC im Sinne einer Lymphknotenmetastasierung.

Probatorische Reventilation mit „Wasserprobe" ohne Nachweis einer Luftleckage. Es erfolgt die Beendigung der Operation unter Einlage einer 24-Ch-Thoraxsaugdrainage über die dorsobasale Inzision mit dorsokranialer Ausrichtung. Faszien-Z-Naht im Bereich der Thoraxdrainage mit Vicryl 3/0. Fixierungsnaht an der Haut mit Vorlegen einer U-Naht mit nichtresorbierbarem Nahtmaterial der Stärke 0. Unter abschließender Sichtkontrolle erfolgt die Reventilation der rechten Restlunge. Diese zeigt sich spontan mit vollständiger Wiederanlegung an die Thoraxwand, erneut ohne Anhalt einer Luftleckage. Der Mittellappen zeigt eine regelgerechte Lage ohne Anhalt für eine Torquierung. Rückzug der Kamera und Verschluss der 2. Hilfsinzision mittels Faszien-Z-Naht mit Vicryl 3/0 und Klammernaht der Haut. Entfernung der Wundschutzfolie und Verschluss der axillären Inzision mittels zweier fortlaufender Vicryl-Nähte der Stärke 3/0 zur Adaptation sowohl der Serratusmuskulatur als auch der Subkutis. Klammernaht der Haut. Aseptische Verbände.

- **Weiteres Prozedere**

Der Patient wird wach, extubiert und in einem hämodynamisch stabilen Allgemeinzustand bei suffizienter Thoraxsaugdrainage mit einem Sog von –12 cm H_2O, ohne Leckage, der chirurgischen IMC übergeben. Röntgen-Thorax-Kontrolle 2 h postoperativ. Analgesie, Thromboseprophylaxe und Laborkontrollen erfolgen nach kliniküblichem Schema. Klammern nach 8–10 Tagen entfernen.

N.N., FA Thoraxchirurgie

21.13 Anatomische VATS-Lobektomie Lungenoberlappen links

Op-Bericht, Klinik für Viszeral-, Transplantations-, Thorax- und Gefäßchirurgie

Pat.-Nr.:	Fall-Nr.:
Aktuelle Klinik:	Station:
Pat.-Name:	Geb.-Dat.:
	Geschlecht/Alter: m, 67 J.

Op-Datum:
Op-Dauer (Schnitt/Naht): 100 min
Saal:
Personal:

Operateur:	Anästhesist:
1. Assistent:	Anästhesieschw./pfl.:
2. Assistent:	Op-Schwester/-pfl.:
	Op-Springer:

- **Vorgeschichte/Indikation**

Die Indikation zur linksseitigen VATS-Lobektomie des Oberlappens ergibt sich aufgrund eines peripher gelegenen etwa 6,5×7 cm großen NSCLC. Im präoperativen Staging mittels FDG-PET/CT zeigt sich neben einem gesteigerten Stoffwechselmetabolismus des Tumors zusätzlich der Verdacht einer zentralen Lymphknotenmetastasierung (N1) im Bereich der Pulmonalarterie/Oberlappenbronchus. Nach endobronchialer Tumorbiopsie via EBUS (externe Klinik) zur histologischen Sicherung zeigt sich ein persistierender Pneumothorax links, DD: Entfaltungsdefizit bei ausgedehntem Tumorleiden. Die Befunde wurden präoperativ in der interdisziplinären Tumorkonferenz diskutiert und die Operation im kurativen Konzept konsentiert. Der Patient wurde ausführlich über das mögliche Resektionsausmaß sowie die Risiken der geplanten Operation, möglicherweise mit Konvertierung in ein offen chirurgisches Verfahren, mit radikaler Lymphadenektomie aufgeklärt. Er erklärte nach ausreichender Bedenkzeit schriftlich sein Einverständnis für das geplante Vorgehen.

- **Diagnose**

NSCLC des linken Lungenoberlappens, intraoperativer histologischer Schnellschnitt: Plattenepithelkarzinom, R0. (cT2b, cN1, cM0, Stadium IIB).

- **Operation**

VATS-Lobektomie des linken Lungenoberlappens mit radikaler systematischer Lymphadenektomie, intraoperativer histologischer Schnellschnitt und Einlage einer 24-Ch-Thoraxsaugdrainage.

- **Vorgehen**

Entsprechende Rechtsseitenlagerung des Patienten mit vorgelagertem Arm links und Op-Feldvorbereitung mit sterilem Abwaschen und Abdecken in üblicher Weise. Auf die Vermeidung lagerungsbedingter Druckschädigungen wird mittels Einsatz von Gelmatten und Lagerungspolstern geachtet. Es folgt die axilläre Inzision links von etwa 4–5 cm Länge mit Eingehen ins Cavum pleurae am Oberrand der 5. Rippe im 4. ICR. Es zeigt sich eine gut kollabierte linke Lunge ohne Adhäsionen. Einsetzen einer kleinen Wundschutzfolie („Alexis", Fa. Applied Medical). Die sich anschließende sorgfältige Thorakoskopie („Endo-Eye" 10 mm 30°-Optik, Fa. Olympus) zeigt eine gut kollabierte linke Lunge. Unter Sicht Einbringen zweier zusätzlicher Hilfsinzisionen sowohl in hinterer Axillarlinie, im 8. ICR, als auch in vorderer Axillarlinie, im 7. ICR. Einbringen eines 10-mm-Kameratrokars über die basale Inzision in vorderer Axillarlinie. Umsetzen der Kamera nach basal. In der sich anschließenden Durchmusterung der linken Lunge zeigt sich im Lungenoberlappen der ausgedehnte Befund eindeutig palpabel. An der Lungenoberfläche zeigt sich die Pleura viszeralis mit einer narbigen/entzündlichen Einziehung, möglicherweise als Ausdruck einer Tumorinfiltration. Anamnestisch besteht der Zustand nach endobronchialer Tumorbiopsie mit anschließendem persistierenden Pneumothorax. Infolge dessen lässt sich im linken Hemithorax reichlich putrides bis trübes Sekret nachweisen, welches vollständig nach Entnahme eines mikrobiologischen Abstriches abgesaugt wird. Spülung des Cavum pleurae mit 1 l warmer Kochsalzlösung zur Detoxikation. Anschließend vollständige Absaugung. Es folgt die VATS-Lobektomie des Oberlappens. Hierzu ventrale Freilegung der Hilusstrukturen mittels monopolarem Haken und Overholt im Wechsel. Darstellung der Oberlappenvene und kaudal davon Darstellung der Unterlappenvene. Weitere semizirkuläre Auftrennung der Pleura mediastinalis entlang des kranialen Hilusanteils entlang der Aorta als auch des Aortenbogens, ebenfalls mittels monopolarem Haken. Im Bereich des aortopulmonalen Fensters imponiert ein etwa 1,5 cm großer anthrakotischer Lymphknoten der Station 5 nach Naruke, welcher schrittweise vollständig reseziert werden kann. Dorsal der Oberlappenvene lässt sich zum Bronchus hin ebenfalls ein etwa 1 cm großer Lymphknoten darstellen. Nach vollständiger Freilegung der Oberlappenvene sowie zentraler Darstellung der A. pulmonalis, erfolgt das stumpfe Unterfahren der Oberlappenvene mittels endoskopischer Pinzette (Fa. Dufner) und Absetzung mittels Tri-Stapler (45 mm TAN-Magazin, Fa. Covidien). Kontrolle auf Hämostase. Nach Durchtrennung der Oberlappenvene lässt sich der dorsal davon gelegene Lymphknoten der Station 10 vollständig resezieren. Nach lokaler Lymphadenektomie Darstellung des linken Hauptbronchus und Weiterverfolgung in die Peripherie, unter schrittweiser Mobilisation der zentralen Lungenabschnitte mittels monopolarem Haken. In der Peripherie des linken Bronchus Freilegung des Oberlappen- und des Unterlappenabgangs. Im Bereich der Karina zeigt sich ein weiterer anthrakotischer Lymphknoten. Dieser kann vollständig mittels monopolarem Haken von der Karina mobilisiert werden. Anschließend gelingt das stumpfe Unterfahren des Oberlappenbronchus mittels der endoskopischen Pinzette (Fa. Dufner). Danach tangentiale Absetzung mittels Tri-Stapler (45 mm Purple-Magazin). In der bronchoskopischen Kontrolle durch den Anästhesisten zeigt sich eine tangentiale Bronchusstumpfnaht ohne Stumpftasche, bei freier Durchgängigkeit zum Lungenunterlappen. Nach Durchtrennung des Oberlappenbronchus lässt sich die dorsal davon verlaufende A. Pulmonalis weiter schrittweise freilegen und die Peripherie verfolgen. Der vergrößerte und bereits mobilisierte Lymphknoten im Bereich der bronchialen Karina zwischen Ober- und Unterlappen kann nun vollständig reseziert werden. Im Bereich der A. pulmonalis zeigt sich der im FDG-PET/CT positive, etwa 1,5 cm große und suspekte Lymphknoten dorsal der Oberlappensegmentarterien A1 und A3, die eine gemeinsame Basis haben. Der Lymphknoten kann schrittweise teils stumpf, teils scharf in Feinpräparation mobilisiert werden, sodass die Basis der beiden Segmentarterien stumpf mittels endoskopischer Pinzette vollständig unterfahren werden können. Absetzung mittels Tri-Stapler (30 mm TAN-Magazin). Nach Durchtrennung der A1/A3 lässt sich der suspekte Lymphknoten weiter schrittweise von zentral zum Präparat hin mobilisieren. Dorsal davon lässt sich nun, nach vollständiger Mobilisation des Lymphknotens, eine weitere Segmentarterie zum Oberlappen (A2) identifizieren. Nach stumpfem Unterfahren mittels endoskopischer Pinzette Absetzung der A2 mittels Tri-Stapler (30 mm TAN-Magazin). Kontrolle auf Hämostase. Nach Mobilisation und Resektion eines weiteren Lymphknotens der Station 11 im Bereich der A. pulmonalis lassen sich die Segmentarterien A4 und A5, ebenfalls mit gemeinsamer Basis, freilegen. Zur besseren Zugänglichkeit mit dem Stapler erfolgt zunächst die Durchtrennung der ventralen Lungenparenchymbrücke zwischen der Lingula und dem Lungenunterlappen mittels Tri-Stapler (45 mm Tan-Magazin) unter zentraler Platzierung der Staplerspitze kaudal der Basis A4/5 und auf der A. pulmonalis gleitend. Nun liegen die beiden Segmentarterien vollständig frei. Stumpfes Unterfahren mittels Dufner-Pinzette und Absetzung mittels Tri-Stapler (30 mm TAN-Magazin). Kontrolle auf Hämostase. Nach zentraler Versorgung aller venösen, arteriellen sowie bronchialen Strukturen zum linken Lungenoberlappen erfolgt nun die Durchtrennung der restlichen Lungenparenchymbrücke zwischen Lungenoberlappen und Lungenunterlappen mittels Tri-Stapler (2×60 mm Purple-Magazin). Kontrolle auf Hämostase. Bergung des linken Lungenoberlappens mittels Bergebeutel (Fa. Applied Medical) über die axilläre Inzision unter Erweiterung der Inzision aufgrund der Tumorgröße auf knapp 6 cm Länge. Abgabe zur histologischen Schnellschnittuntersuchung. Aktuell lässt sich ein Blutverlust von 60 ml dokumentieren. Spülung des Cavum pleurae mit 500 ml Kochsalzlösung und Absaugung. Nach erneuter Kontrolle auf Hämostase schließt sich die weitere mediastinale Lymphadenektomie schrittweise an. Zunächst Mobilisation des Lungenunterlappens unter Durchtrennung des Ligamentum pulmonale inferior mittels monopolarem Haken. Darstellung der Unterlappenvene. Resektion eines etwa 3 mm großen Lymphknotens im Bereich der Station 9 nach Naruke. Weitere Auftrennung der Pleura mediastinalis von kaudal nach kranial im dorsalen Hilusanteil. Darstellung der subkarinalen Station 7, wo sich lediglich ein Lymphknoten in der Tiefe darstellen und resezieren lässt. Clipversorgung eines Lymphknotengefäßes subkarinal. Einlage einer Kompresse. Anschließend komplettierende Lymphadenektomie (n=2) im Bereich der paraaortalen Station 6 nach Naruke. Auf den Einsatz von monopolarem Strom wird zur Schonung des N. vagus mit dem Abgang des N. laryngeus recurrens bewusst verzichtet.

Rückruf des Pathologen: Im Resektat Nachweis eines bis ca. 6,7 cm großen Plattenepithelkarzinoms, welches die Pleura visceralis infiltriert. Die Schnittränder sind allseits tumorfrei, R0 (pT2b, cN1, cM0, UICC-Stadium IIB).

Entfernung der subkarinal platzierten Kompresse. Es herrscht Hämostase. Einlage eines Tabotamp fibrillar subkarinal. Es erfolgt die Beendigung der Operation unter Einlage einer 24-Ch-Thoraxsaugdrainage über die dorsobasale Inzision mit dorsokranialer Ausrichtung. Faszien-Z-Naht im Bereich der Thoraxdrainage mit Vicryl 3/0. Fixierungsnaht an der Haut mit Vorlegen einer U-Naht mit nichtresorbierbarem Nahtmaterial der Stärke 0. Unter abschließender Sichtkontrolle erfolgt die Reventilation der linken Restlunge. Diese zeigt sich spontan mit guter Wiederanlegung des Lungenunterlappens an die Thoraxwand sowie mit kleinem apikalem Resthohlraum, ohne Anhalt einer Luftleckage. Rückzug der Kamera und Verschluss der 2. Hilfsinzision mittels Faszien-Z-Naht mit Vicryl 3/0 und Klammernaht der Haut. Entfernung der Wundschutzfolie und Verschluss der axillären Inzision mittels zweier fortlaufender Vicryl-Nähte der Stärke 3/0 zur Adaptation sowohl der Serratusmuskulatur als auch der Subkutis. Klammernaht der Haut. Aseptische Verbände.

- ■ **Weiteres Prozedere**

Der Patient wird wach, extubiert und in einem hämodynamisch stabilen Allgemeinzustand bei suffizienter Thoraxsaugdrainage mit einem Sog von −12 cm H_2O, ohne Leckage, der chirurgischen IMC übergeben. Röntgen-Thorax-Kontrolle 2 h postoperativ. Analgesie, Thromboseprophylaxe und Laborkontrollen erfolgen nach kliniküblichem Schema. Klammern nach 8–10 Tagen entfernen.

N.N., FA Thoraxchirurgie

21.14 Anatomische VATS-Lobektomie Lungenunterlappen links

Op-Bericht, Klinik für Viszeral-, Transplantations-, Thorax- und Gefäßchirurgie

Pat.-Nr.:	**Fall-Nr.:**
Aktuelle Klinik:	**Station:**
Pat.-Name:	**Geb.-Dat.:**
	Geschlecht/Alter: m, 57 J.

Op-Datum:	
Op-Dauer (Schnitt/Naht): 90 min	
Saal:	
Personal:	
Operateur:	**Anästhesist:**
1. Assistent:	**Anästhesieschw./pfl.:**
2. Assistent:	**Op-Schwester/-pfl.:**
	Op-Springer:

- **Vorgeschichte/Indikation**

Die Indikation zur linksseitigen VATS-Lobektomie des Unterlappens ergibt sich aufgrund eines zwingend malignitätssuspekten, etwa 3 cm großen Lungenrundherdes, im dorsobasalen Anteil des Segments 9/10 gelegen, zur operativen Entfernung und histologischen Sicherung. Aufgrund der Lage und der Ausdehnung des Tumors, bei CT-morphologischen Hinweisen auf ein Malignom ist die primäre Lobektomie geplant. Im präoperativen FDG-PET/CT zeigt sich ein gesteigerter Stoffwechselmetabolismus ohne Hinweise für eine Lymphknoten- oder Fernmetastasierung. Anamnestisch besteht ein chronischer Nikotinabusus (32 py) ohne funktionelle oder kardiopulmonale Einschränkung. Die Befunde wurden präoperativ in der interdisziplinären Tumorkonferenz diskutiert und die Operation im kurativen Konzept konsentiert. Der Patient wurde ausführlich über das mögliche Resektionsausmaß sowie die Risiken der geplanten Operation aufgeklärt. Er erklärte nach ausreichender Bedenkzeit schriftlich sein Einverständnis für das geplante Vorgehen.

- **Diagnose**

NSCLC des linken Lungenunterlappens, intraoperativer histologischer Schnellschnitt: Plattenepithelkarzinom, R0. (cT1b, cN0, cM0, UICC-Stadium IA).

- **Operation**

VATS-Lobektomie des linken Lungenunterlappens mit radikaler systematischer Lymphadenektomie, intraoperativer histologischer Schnellschnitt und Einlage einer 24-Ch-Thoraxsaugdrainage.

- **Vorgehen**

Entsprechende Rechtsseitenlagerung des Patienten mit vorgelagertem Arm links und Op-Feldvorbereitung mit sterilem Abwaschen und Abdecken in üblicher Weise. Auf die Vermeidung lagerungsbedingter Druckschädigungen wird mittels Einsatz von Gelmatten und Lagerungspolstern geachtet. Es folgt die axilläre Inzision links von etwa 4–5 cm Länge mit Eingehen ins Cavum pleurae am Oberrand der 5. Rippe im 4. ICR. Es zeigt sich eine gut kollabierte linke Lunge ohne Adhäsionen. Einsetzen einer kleinen Wundschutzfolie („Alexis", Fa. Applied Medical). Die sich anschließende sorgfältige Thorakoskopie („Endo-Eye" 10 mm 30°-Optik, Fa. Olympus) zeigt eine gut kollabierte linke Lunge. Im dorsobasalen Anteil des linken Lungenunterlappens lässt sich der im CT visualisierte, etwa 3 cm große Rundherd eindeutig identifizieren. Unter Sicht zunächst Einbringen zweier zusätzlicher Hilfsinzisionen sowohl in hinterer Axillarlinie, im 8. ICR, als auch in vorderer Axillarlinie, im 7. ICR. Einbringen eines 10-mm-Kameratrokars über die basale Inzision in vorderer Axillarlinie. Umsetzen der Kamera nach basal. Es schließt sich die Mobilisation des linken Lungenunterlappens mittels monopolarem Haken schrittweise an. Zentrale Darstellung der Lungenunterlappenvene. Ein Lymphknoten der Station 9 nach Naruke findet sich nicht. Weitere dorsolaterale Auftrennung der Pleura mediastinalis paraaortal von der Unterlappenvene nach kranial bis zur infrakarinalen Lymphknotenstation 7 nach Naruke. Auf dem ersten Blick lässt sich hier kein Lymphknoten darstellen. Zunächst weitere zentrale Hilusfreilegung unter Durchtrennung der Pleura mediastinal ventral mit Darstellung der Oberlappenvene. Im vollständig ausgebildeten Interlobärspalt zeigt sich bereits die Pulmonalarterie nur mit einer dünnen pleuralen Schicht überzogen, die ebenfalls schrittweise mittels monopolarem Haken frühzeitig freigelegt werden kann. Zunächst stumpfes Unterfahren der prominenten Unterlappenvene mittels endoskopischer Pinzette (Fa. Dufner) und Absetzung mittels Tri-Stapler (45 mm TAN-Magazin, Fa. Covidien). Kontrolle auf Hämostase. Resektion eines Lymphknotens der Station 10 dorsal der druchtrennten Unterlappenvene. Nun lässt sich auch der linke Hauptbronchus darstellen und weiter in die Peripherie verfolgen. Darstellung der Karina zwischen Oberlappen- und Lungenunterlappenbronchus. Bronchoskopische Kontrolle mittels Diaphanoskopie durch die Anästhesistin. Nach eindeutiger Zuordnung der bronchialen Anatomie, stumpfes Unterfahren des Unterlappenbronchus mittels Dufner-Pinzette und Absetzung mittels Tri-Stapler (45 mm Purple-Magazin). Es folgt die weitere zentrale und interlobäre Präparation mit zirkulärer Freilegung der Pulmonalarterie. Darstellung des pulmonalarteriellen Hauptstammes zur Unterlappenbasis hin, Abgrenzung der Oberlappensegmentarterien A4/5 sowie einer relativ großen und separaten Segmentarterie zum Unterlappensegment 6 (A6) hin. Unter Orientierung der A4/5 zum linken Lungenoberlappen erfolgt schließlich die interlobäre Absetzung der Pulmonalarterie zur Unterlappenbasis hin mittels Tri-Stapler (30 mm TAN-Magazin). Kontrolle auf Hämostase. Die Versorgung der Segmentarterie A6 erfolgt simultan mit der Durchtrennung der minimal ausgebildeten dorsalen Lungenparenchymbrücke ebenfalls mittels Tri-Stapler (60 mm TAN-Magazin). Nach Absetzung des Lungenunterlappens Bergung dessen mittels Bergebeutel (Fa. Applied Medical) über die axilläre Inzision. Abgabe zur histologischen Schnellschnittuntersuchung. Aktuell lässt sich ein Blutverlust von ca. 10 ml dokumentieren. Spülung des Cavum pleurae mit 500 ml Kochsalzlösung und Absaugung. Bei vollständiger Hämostase schließt sich die komplettierende radikale Lymphadenektomie, sowohl Station 11 nach Naruke im Bereich der interlobären Pulmonalarterie zum Lungenoberlappen hin als auch im Bereich des linken Hauptbronchus (Station 10) schrittweise an. Anschließend subkarinale Lymphadenektomie (Station 7) eines in der Tiefe gelegenen, anthrakotischen Lymphknotens, unter Darstellung des gegenseitigen rechten Hauptbronchus sowie des Ösophagus. Clipversorgung eines kleinen Lymphknotengefäßes. Bei Hämostase Einlage eines Tabotamp Fibrillar subkarinal. Weitere mediastinale Lymphadenektomie im Bereich des aortopulmonalen Fensters, Station 5 nach Naruke. Hier zeigt sich nach Eröffnung der Pleura mediastinalis mittels monopolarem Haken, knapp unter dem Aortenbogen gelegen, ein etwa 8 mm großer, makroskopisch unauffälliger Lymphknoten. Dieser wird vollständig unter Verzicht des monopolaren Stromes reseziert. Im Rahmen der Präparation zeigt sich ein weiterer, kleiner Lymphknoten der Station 5, welcher vollständig reseziert wird. Nach Kontrolle auf Hämostase Einlage eines Tabotamp fibrillar.

Rückruf der Pathologin: Infiltrat eines Plattenepithelkarzinoms im linken Lungenunterlappen von maximal 3 cm Größe, die Schnittränder sind allseits tumorfrei, R0 (pT1b, cN0, cM0, UICC-Stadium IA).

Es erfolgt die Beendigung der Operation unter Einlage einer 24-Ch-Thoraxsaugdrainage über die dorsobasale Inzision mit dorsokranialer Ausrichtung. Faszien-Z-Naht im Bereich der Thoraxdrainage mit Vicryl 3/0. Fixierungsnaht an der Haut mit Vorlegen einer U-Naht mit nichtresorbierbarem Nahtmaterial der Stärke 0. Unter abschließender Sichtkontrolle erfolgt die Reventilation der linken Restlunge. Diese zeigt sich spontan mit sehr guter Wiederanlegung des Lungenoberlappens an die Thoraxwand, ohne Anhalt einer Luftleckage. Rückzug der Kamera und Verschluss der 2. Hilfsinzision mittels Faszien-Z-Naht mit Vicryl 3/0 und Klammernaht der Haut. Entfernung der Wundschutzfolie und Verschluss der axillären Inzision mittels zweier fortlaufender Vicryl-Nähte der Stärke 3/0 zur Adaptation sowohl der Serratusmuskulatur als auch der Subkutis. Klammernaht der Haut. Aseptische Verbände.

- **Weiteres Prozedere**

Der Patient wird wach, extubiert und in einem hämodynamisch stabilen Allgemeinzustand bei suffizienter Thoraxsaugdrainage mit einem Sog von −12 cm H_2O, ohne Leckage, der chirurgischen IMC übergeben. Röntgen-Thorax-Kontrolle 2 h postoperativ. Analgesie, Thromboseprophylaxe und Laborkontrollen erfolgen nach kliniküblichem Schema. Klammern nach 8–10 Tagen entfernen.

N.N., FA Thoraxchirurgie

21.15 Anterolaterale Thorakotomie mit anatomischer Segmentresektion S6 rechts

Op-Bericht, Klinik für Viszeral-, Transplantations-, Thorax- und Gefäßchirurgie

Pat.-Nr.:	**Fall-Nr.:**
Aktuelle Klinik:	**Station:**
Pat.-Name:	**Geb.-Dat.:**
	Geschlecht/Alter: w, 63 J.
Op-Datum:	
Op-Dauer (Schnitt/Naht): 140 min	
Saal:	
Personal:	
Operateur:	**Anästhesist:**
1. Assistent:	**Anästhesieschw./pfl.:**
2. Assistent:	**Op-Schwester/-pfl.:**
	Op-Springer:

- **Vorgeschichte/Indikation**

Nach CT-gestützter Punktion gesichertes, peripheres NSCLC (Adenokarzinom) im rechten Lungenunterlappen, Staging leitliniengerecht komplett – cT1, cN0, cM0 – gegebene onkologische Operabilität bei eingeschränkter funktioneller Operabilität (FEV1 ~1,1 l). Nach perfusionsszintigrafischer Kalkulation ist eine Segmentresektion von S6 gut möglich. Aufklärung über operativen Eingriff, Prozedere, Risiken und onkologische Situation erfolgt. Tumorboardentscheidung im Konsens zum operativen Vorgehen.

- **Diagnose**

Peripheres NSCLC (Adenokarzinom) im rechten Lungenunterlappen – cT1, cN0, cM0.

- **Operation**

Anterolaterale muskelsparende Thorakotomie – rechts, anatomische Segmentresektion S6 rechts, systematische Lymphadenektomie, Thoraxdrainage.

- **Vorgehen**

Nach Freigabe durch das anästhesiologische Team erfolgt die Lagerung des Patienten in Seitenlage – links. Knicken des Op-Tisches konvex zum Patienten, der Knick erreicht etwa auf Höhe der Skapulaspitze seinen höchsten Punkt. Stabilisierung des Patienten mit Seitenstützen im unteren Lendenwirbelbereich und am Abdomen. Lagerung der Beine zwischen einem U-Kissen. Polsterung von druckgefährdeten Stellen. Auslagerung des oberen Armes in leicht elevierter Position in gepolsterter Armschale und Polsterung von druckgefährdeten Stellen beider Arme. Op-Feldvorbereitung mit sterilem Abwaschen von Oberarm nach Axilla bis paravertebral, parasternal bis über den unteren Rippenbogen mit (intern) festgelegtem, geeignetem Desinfektionsmittel. Abdecken des Op-Gebietes von axillär über paravertrebral (Cave: Periduralkatheter), mamillär bis zum Rippenbogen, Team-Time-out mit gesamtem Op-Team/periop. Antibiotikaprophylaxe überprüft.

Ca. 15 cm langer Hautschnitt von der Skapulaspitze in Richtung auf die submammäre Falte. Unter Nutzung des Elektrokauters Präparation durch das subkutane Fettgewebe auf die Faszie des M. latissimus dorsi, die Faszie bleibt intakt. Entlang des Muskelverlaufs erfolgt eine partielle Mobilisation dessen. Ventral des Muskels wird stumpf eingegangen. Nach digitaler Mobilisation der tiefen Muskelanteile kann der gesamte Muskel in seiner erhaltenen Integrität nach dorsal mit dem Brunner-Haken abgedrängt werden. Mit Blick auf den M. serratus anterior wird auf Höhe der 5. Rippe der Muskel entlang des Faserverlaufs mit dem Elektroskalpell gespalten. Ansatz, Ursprung und Gefäß-/Nervenanteile bleiben dabei intakt. Einsetzen des Brunner-Hakens in die nun frei werdende tiefere Schicht. Mit dem Elektrokauter wird nun von dorsal kommend die interkostale Muskelschicht im Bett der 4. Rippe direkt an der Oberkante der 5. Rippe partiell eröffnet. Mit einem Kantenraspatorium werden verbleibende Muskelanteile mit einem Zug des Raspatoriums von dorsal nach ventral stumpf ausgelöst. Der Blick ist nun frei auf die intakte Pleura parietalis in der Schicht der Fascia endothoracica. Nun nach Rücksprache mit dem anästhesiologischen Team Ausschalten der rechten Pulmo. Beginn der Einlungenventilation.

Scharfes Eröffnen der Pleura und digitales Austasten der Pleurahöhle auf Verwachsungen. Stumpfes Lösen der Pleura mit der Handkante nach dorsal und ventral unter Zuhilfenahme des Kauters. Weitere Mobilisation des Interkostalraums nach dorsal, um ein freies und spannungsfreies Einsetzen des Sperrers zu ermöglichen, Umlegung der Wunde mit Einbeziehung der Rippenränder, Einsetzen eines Rippenspreizers und langsames und behutsames Öffnen des Sperrers. Spannungen im Gewebe des Interkostalraums werden gelöst, um eine Dislokation in den Kostovertebralgelenken zu vermeiden. Der Pleuraspalt ist frei, die Lunge ist gut entlüftet.

Beginn der intrathorakalen Präparation mit Auslösung der Pulmo aus dem Ligamentum pulmonale. Hierzu Anspannen der Pulmo mit Luxation dieser nach apikal. Nach lungennaher Koagulation und Inzision der pleura-pleuralen Umschlagfalte kann mit einem gestielten Präparationstupfer die Lungen stumpf nach oben ziehend mobilisiert werden. Nach kurzer Distanz ergibt sich der Blick auf den unteren Rand der V. pulmonalis inferior. In der Mobilisationsschicht sind vereinzelte Lymphknoten der Region 9 nach IASLC zu erkennen. Diese werden als Teil einer systematischen Lymphadenektomie reseziert.

Von ventral beginnend wird der hilusnahe Pleuraumschlag parenchymnah scharf eröffnet und nach kaudal und an der oberen Umführung nach dorsal kommend umschnitten. Die sich darstellende Marchand'sche Faszie wird teils stumpf, teils scharf unter nur moderater Nutzung von Koagulationen von den sich darstellenden Gefäßen abpräpariert. Im Verlauf der gesamten hilären Präparation stellen sich immer wieder Lymphknoten dar, die entsprechend reseziert werden. Zunächst stellt sich ventral eineindeutig die obere Pulmonalvene dar. Ebenso gelingt sicher die Darstellung des Stammes der unteren Vene. Diese wird von dorsal verfolgt. Nach kurzer Präparation nach peripher gelingt die Zuordnung einer V6. Zirkulär wird das genannte Gefäß der apikalen Segmente über eine Länge von etwa 1,5 cm dargestellt und mit einer Ligatur (geflochten, resorbierbar) nach zentral (Stärke 0) und nach peripher (Stärke 2/0) unterbunden. Nach zentral erfolgt eine Durchstichligatur (geflochten, resorbierbar, 2/0) mit Umführung des Fadens um das gesamte Gefäß vor Durchtrennung. Sicherung der Stumpfligatur mit einem weiteren Überstich des nadelführenden Fadens.

Im Interlobium wird nach Palpation des Verlaufs der A. pulmonalis die Pleura über dieser eröffnet. Die Arterie wird kurzstreckig im Verlauf verfolgt. Nach dorsal und kurz oberhalb der Mittellappenäste tritt eine kräftige A6 hervor. Nach zirkulärer Umfahrung dieser wird nun der einzeln austretende Ast der A6 im Verlauf präpariert und mit Ligaturen (geflochten, resorbierbar) nach zentral (Stärke 2/0) und nach peripher (Stärke 2/0) unterbunden. Nach zentral erfolgt eine Durchstichligatur (monofil, resorbierbar, 4/0) mit Umführung des Fadens um das gesamte Gefäß vor Durchtrennung. Sicherung der Stumpfligatur mit einem weiteren Überstich des nadelführenden Fadens. Von ventral kann hinter der Arterie liegend der Bronchus intermedius palpiert werden. Unter digitaler Kontrolle ist ebenfalls der Oberlappenbronchus und die Aufteilung zum Mittellappen erkennbar. Stumpf erfolgt die Dissektion und Umfahrung des Bronchus für das apikale Unterlappensegment. Ausklemmen und bronchoskopische Kontrolle und Sekretevakuation. Scharfes Absetzen des Bronchus mit einer 11er Klinge. Reinigung des Bronchus und 2-läufige, allschichte Naht fortlaufend mit 4/0 resorbierbarem, monofilem Nahtmaterial. Lavage der Thoraxhöhle. Die nicht ausgebildeten Segmentgrenzen zum Unterlappen werden mit mehreren Schlägen eines linearen Klammernahtgerätes durchtrennt.

Entfernung des Präparates. Mehrfache Lavage der Thoraxhöhle mit vorgewärmter physiologischer Kochsalzlösung. Überprüfen der primären Dichtigkeit des Stumpfes unter Ventilation und Kontrolle der Entfaltung der Restlunge. Weiter mit Einlungenventilation. Kontrolle auf Bluttrockenheit. Es finden sich keine weitere Rundherde in der Palpation der Pulmo.

Dissektion der Lymphknotenprädilektionsstellen nach IASLC für rechts (Stationen 2, 4, 7, 8, 9, 10, 11). Für 2 und 4 wird die Pleura mediastinalis zwischen V. cava und dem Azygoswinkel eröffnet und gespalten. Für Station 7 wird das Mediastinum nach zentral gerichtet auf die Bifurkation orientierend teils stumpf, teils scharf eröffnet. Vorsichtige, aber sorgfältige Blutstillung hinterlässt nach wiederholter Kontrolle bluttrockene Verhältnisse. Bronchoskopisch bestätigt sich ein glatter Absetzungsrand ohne die Ausbildung einer Tasche oder eines Sackes.

Einlage einer Thoraxdrainage mit paravertebraler Lage mit gerichtetem Ende nach apikal. Fixierung der Drainage mit Annaht (U-Naht, Knoten vorgelegt). Vorlegen von 2 Perikostalnähten im Abstand von etwa 10 cm mit jeweils Umgreifen der 4. und 5. Rippe. Abschließende Lavage des Thorax mit vorgewärmter physiologischer Kochsalzlösung.

Nach Rücksprache mit dem Team der Anästhesiologie Ventilation der Lunge unter Sicht: gute Entfaltung der Restpulmo, keine Fistel detektierbar. Im Moment des Thoraxverschlusses sind keine Atelektasen oder Dystelektasen erkennbar. Es herrschen bluttrockene Verhältnisse. Die Restpulmo füllt die Thoraxhöhle gut aus.

Partielles Aufgeben des Knicks im Op-Tisch. Kraftvoller Verschluss der beiden perikostalen Nähte. Fortlaufende Naht des M. serratus anterior mit geflochtenem, resorbierbarem Nahtmaterial in 1er Stärke. Reluxierung des M. lat. dorsi. Fortlaufende Naht der Subkutis mit geflochtenem, resorbierbarem Nahtmaterial in 2/0er Stärke. Reinigung und Desinfektion des Op-Gebietes. Intrakutane Naht zum Wundverschluss. Desinfektion und steriler Verband. Anschluss der Thoraxdrainage an geeignetes Drainagesystem mit Soghöhe nach den Vorgaben des Operateurs, Team-Time-out und Übergabeprotokollierung für Intensivstation.

- **Weiteres Prozedere**

Postoperativ Röntgen Thorax. Intensive Physiotherapie und Atemtraining, 3-mal täglich Inhalation mit NaCl 0,9%, 3-mal täglich EzPAP, mindestens 8-mal täglich TriFlo 10-mal/h. Schmerztherapie. 24-h-Bilanz der Sekretmenge über Thoraxdrainage mit Sog −14 cmH$_2$O, bei rückläufiger Sekretmenge in der 24-h-Bilanz und fehlender Fistel Entfernung der Thoraxdrainage nach erneuter Röntgen-Kontrolle (vorliegender Faden zum Verschluss der Drainagestelle, Faden ex 10 Tage nach Drainageentfernung).

N.N., FA Thoraxchirurgie

21.16 Anterolaterale Thorakotomie mit anatomischer Bisegmentresektion 4 und 5 (Lingularesektion)

Op-Bericht, Klinik für Viszeral-, Transplantations-, Thorax- und Gefäßchirurgie

Pat.-Nr.:	Fall-Nr.:
Aktuelle Klinik:	Station:
Pat.-Name:	Geb.-Dat.:
	Geschlecht/Alter: m, 57 J.
Op-Datum:	
Op-Dauer (Schnitt/Naht): 110 min	
Saal:	
Personal:	
Operateur:	Anästhesist:
1. Assistent:	Anästhesieschw./pfl.:
2. Assistent:	Op-Schwester/-pfl.:
	Op-Springer:

- **Vorgeschichte/Indikation**

Nach CT-gestützter Punktion gesichertes, peripheres NSCLC (Adenokarzinom) im linken Lungenoberlappen in S5, Staging leitliniengerecht komplett – cT1, cN0, cM0 – gegebene onkologische Operabilität bei eingeschränkter funktionellen Operabilität (FEV1 ~1,3 l). Nach perfusionsszintigrafischer Kalkulation ist eine Bisegmentresektion des Oberlappens unter Erhalt der Segmente S1, S2 und S3 gut möglich (Lingularesektion). Aufklärung über operativen Eingriff, Prozedere, Risiken und onkologische Situation erfolgt. Tumorboardentscheidung im Konsens zum operativen Vorgehen.

- **Diagnose**

Peripheres NSCLC (Adenokarzinom) im linken Lungenoberlappen in S5 – cT1, cN0, cM0.

- **Operation**

Anterolaterale muskelsparende Thorakotomie – links, anatomische Bisegmentresektion S4/5, systematische Lymphadenektomie, Thoraxdrainage.

- **Vorgehen**

Nach Freigabe durch das anästhesiologische Team erfolgt die Lagerung des Patienten in Seitenlage – rechts. Knicken des Op-Tisches konvex zum Patienten, der Knick erreicht etwa auf Höhe der Skapulaspitze seinen höchsten Punkt. Stabilisierung des Patienten mit Seitenstützen im unteren Lendenwirbelbereich und am Abdomen. Lagerung der Beine zwischen einem U-Kissen, Polsterung von druckgefährdeten Stellen. Auslagerung des oberen Armes in leicht elevierter Position in gepolsterter Armschale und Polsterung von druckgefährdeten Stellen beider Arme. Op-Feldvorbereitung mit sterilem Abwaschen von Oberarm und Axilla bis paravertebral, parasternal bis über den unteren Rippenbogen mit (intern) festgelegtem, geeignetem Desinfektionsmittel. Abdecken des Op-Gebietes von axillär über paravertebral (Cave: Periduralkatheter), mamillär bis zum Rippenbogen. Team-Time-out mit gesamtem Op-Team/perioperative Antibiotikaprophylaxe überprüft.

Ca. 15 cm langer Hautschnitt von der Skapulaspitze in Richtung auf die submammäre Falte. Unter Nutzung des Elektrokauters Präparation durch das subkutane Fettgewebe auf die Faszie des M. latissimus dorsi, die Faszie bleibt intakt. Entlang des Muskelverlaufs erfolgt eine partielle Mobilisation dessen, ventral des Muskels wird stumpf eingegangen. Nach digitaler Mobilisation der tiefen Muskelanteile kann der gesamte Muskel in seiner erhaltenen Integrität nach dorsal mit dem Brunner-Haken abgedrängt werden. Mit Blick auf den M. serratus anterior wird auf Höhe der 5. Rippe der Muskel entlang des Faserverlaufs mit dem Elektroskalpell gespalten. Ansatz, Ursprung und Gefäß-/Nervenanteile bleiben dabei intakt. Einsetzen des Brunner-Hakens in die nun freiwerdende tiefere Schicht. Mit dem Elektrokauter wird nun von dorsal kommend die interkostale Muskelschicht im Bett der 4. Rippe direkt an der Oberkante der 5. Rippe partiell eröffnet. Mit einem Kantenraspatorium werden verbleibende Muskelanteile mit einem Zug des Raspatoriums von dorsal nach ventral stumpf ausgelöst, der Blick ist nun frei auf die intakte Pleura parietalis in der Schicht der Fascia endothoracica, nun nach Rücksprache mit dem anästhesiologischen Team Ausschalten der rechten Pulmo, Beginn der Einlungenventilation.

Scharfes Eröffnen der Pleura und digitales Austasten der Pleurahöhle auf Verwachsungen. Stumpfes Lösen der Pleura mit der Handkante nach dorsal und ventral. Unter Zuhilfenahme des Kauters weitere Mobilisation des Interkostalraums nach dorsal, um ein freies und spannungsfreies Einsetzen des Sperrers zu ermöglichen. Umlegung der Wunde mit Einbeziehung der Rippenränder. Einsetzen eines Rippenspreizers und langsames und behutsames Öffnen des Sperrers. Der Pleuraspalt ist frei, die Lunge ist gut entlüftet.

Beginn der intrathorakalen Präparation mit Auslösung der Pulmo aus dem Ligamentum pulmonale. Hierzu Anspannen der Pulmo mit Luxation dieser nach apikal, nach lungennaher Koagulation und Inzision der pleura-pleuralen Umschlagfalte kann mit einem gestielten Präparationstupfer die Lungen stumpf nach oben ziehend mobilisiert werden, nach kurzer Distanz ergibt sich der Blick auf den unteren Rand der V. pulmonalis inferior, in der Mobilisationsschicht sind vereinzelte Lymphknoten der Region 9 nach IASLC zu erkennen, diese werden als Teil einer systematischen Lymphadenektomie reseziert.

Von ventral beginnend wird der hilusnahe Pleuraumschlag parenchymnah scharf eröffnet und nach kaudal und an der oberen Umführung nach dorsal kommend umschnitten. Die sich darstellende Marchand'sche Faszie wird teils stumpf, teils scharf unter nur moderater Nutzung von Koagulationen von den sich darstellenden Gefäßen abpräpariert. Im Verlauf der gesamten hilären Präparation stellen sich immer wieder Lymphknoten dar, die entsprechend reseziert werden. Zunächst stellt sich ventral eineindeutig die obere Pulmonalvene dar, hier kann nach kurzer Präparation nach peripher kaudal liegend ein gemeinsamer Abgangsast von den Segmenten 4 und 5 kommend detektiert werden. Sicher erkannt wird der venöse Abfluss der Oberlappensegmente, dieser bleibt konsequent erhalten, zirkulär wird das genannte Gefäß der Lingulasegmente über eine Länge von etwa 1,5 cm dargestellt und mit einer Ligatur (geflochten, resorbierbar) nach zentral (Stärke 0) und nach peripher (Stärke 2/0) unterbunden, nach zentral erfolgt eine Durchstichligatur (geflochten, resorbierbar, 2/0) mit Umführung des Fadens um das gesamte Gefäß vor Durchtrennung, Sicherung der Stumpfligatur mit einem weiteren Überstich des nadelführenden Fadens. Partiell wird der Blick auf den Stamm der Pulmonalarterie frei. Nach zirkulärer Umfahrung dieser Anschlingen des Gefäßes mit einem Tourniquet zur präventiven Blutungskontrolle. Im Interlobium wird nach pleuraler Eröffnung über der palpierten Pulmonalarterie diese im Verlauf dargestellt. Sicher können die Äste A4 und A5 erkannt werden und mit Ligaturen (geflochten, resorbierbar) nach zentral (Stärke 2/0) und nach peripher (Stärke 2/0) unterbunden werden, nach zentral erfolgen Durchstichligaturen (monofil, resorbierbar, 4/0) mit Umführung des Fadens um das gesamte Gefäß vor Durchtrennung. Sicherung der Stumpfligatur mit einem weiteren Überstich des nadelführenden Fadens.

Nach Verfolgung der A. pulmonalis nach peripher über den oberen Umschlag des Hilus gelangt man von dorsal in das Interlobium, hier kommt nach kurzem Verlauf die Arterie zum Segment 6 (A6) zur Darstellung, diese bleibt erhalten und dient als sichere Landmarke. Von ventral kann hinter den abgesetzten Arterienästen liegend der linke Hauptbronchus palpiert werden. Unter digitaler Kontrolle ist der Oberlappenbronchus mit seiner Aufteilung in Lingula und B1-B3 erkennbar, stumpf erfolgt hier die Dissektion und Umfahrung des Bronchus für die Lingulasegmente. Ausklemmen und bronchoskopische Kontrolle und Sekretevakuation, scharfes Absetzen des Bronchus mit einer 11er Klinge, Reinigung des Bronchus und 2-läufige, allschichte Naht fortlaufend mit 4/0 resorbierbarem, monofilem Nahtmaterial. Lavage der Thoraxhöhle, die nicht ausgebildeten Segmentgrenzen werden entlang des Interlobiums zur Lingula werden mit mehreren Schlägen eines linearen Klammernahtgerätes durchtrennt.

Entfernung des Präparates, mehrfache Lavage der Thoraxhöhle mit vorgewärmter physiologischer Kochsalzlösung, Überprüfen der primären Dichtigkeit des Stumpfes unter Ventilation und Kontrolle der Entfaltung der Restlunge. Weiter mit Einlungenventilation, Kontrolle auf Bluttrockenheit.

Dissektion der Lymphknotenprädilektionsstellen nach IASLC für links (Stationen 5, 6, 7, 9, 10, 11). Im Bereich des aortopulmonalen Fensters wird sorgsam auf den Verlauf des N. laryngeus recurrens geachtet, hier werden anstatt Koagulationen zur Blutstillung vorsichtshalber auch Ligaturen gesetzt, für 7 wird das Mediastinum nach zentral gerichtet auf die Bifurkation orientierend teils stumpf, teils scharf eröffnet. Vorsichtige, aber sorgfältige Blutstillung hinterlässt nach wiederholter Kontrolle bluttrockene Verhältnisse, bronchoskopisch bestätigt sich ein glatter Absetzungsrand ohne die Ausbildung einer Tasche oder eines Sackes.

Das Perikard wird angehoben und quer verlaufend eröffnet, es wird ein ca. 1,5×5 cm langer gestielter Patch mobilisiert, der in Richtung Hilus seinen Stiel hat. Der N. phrenicus mit Begleitgefäßen wird kurzstreckig stumpf vom Perikard mobilisiert, der Patch wird unter diesem entlang in Richtung Bronchusstumpf gelegt, er kommt spannungsfrei zum Liegen. Mit der glatten Seite des Perikards wird dieser nun also um 180° torquiert auf dem Stumpf mit 2 Einzelknopfnähten (4/0 resorbierbar, monofil) mützenartig fixiert. Kleinere Blutungen an der Hebestelle des Perikards werden mit der bipolaren Pinzette gestillt, der Hebedefekt ist so klein, dass er offen belassen werden kann, eine Luxatio cordis ist nicht zu befürchten.

Einlage einer Thoraxdrainage mit paravertebraler Lage mit gerichtetem Ende nach apikal, Fixierung der Drainage mit Annaht (U-Naht, Knoten vorgelegt), Vorlegen von 2 Perikostalnähten im Abstand von etwa 10 cm mit jeweils Umgreifen der 4. und 5. Rippe, abschließende Lavage des Thorax mit vorgewärmter physiologischer Kochsalzlösung.

Nach Rücksprache mit dem Team der Anästhesiologie Ventilation der Lunge. Unter Sicht gute Entfaltung der Restpulmo, keine Fistel detektierbar, im Moment des Thoraxverschlusses sind keine Atelektasen oder Dystelektasen erkennbar, es herrschen bluttrockene Verhältnisse, die Restpulmo füllt die Thoraxhöhle gut aus.

Partielles Aufgeben des Knicks im Op-Tisch. Kraftvoller Verschluss der beiden perikostalen Nähte, fortlaufende Naht des M. serratus anterior mit geflochtenem, resorbierbarem Nahtmaterial in 1er Stärke, Reluxierung des M. lat. dorsi, fortlaufende Naht der Subkutis mit geflochtenem, resorbierbarem Nahtmaterial in 2/0er Stärke, Reinigung und Desinfektion des Op-

Gebietes, intrakutane Naht zum Wundverschluss, Desinfektion und steriler Verband, Anschluss der Thoraxdrainage an geeignetes Drainagesystem mit Soghöhe nach den Vorgaben des Operateurs, Team-Time-out und Übergabeprotokollierung für Intensivstation.

- ■ **Weiteres Prozedere**

Postoperativ Röntgen Thorax. Intensive Physiotherapie und Atemtraining, 3-mal täglich Inhalation mit NaCl 0,9%, 3-mal täglich EzPAP, mindestens 8-mal täglich TriFlo 10-mal/h. Schmerztherapie. 24-h-Bilanz der Sekretmenge über Thoraxdrainage mit Sog -14 cmH$_2$O, bei rückläufiger Sekretmenge in der 24-h-Bilanz und fehlender Fistel Entfernung der Thoraxdrainage nach erneuter Röntgen-Kontrolle (vorliegender Faden zum Verschluss der Drainagestelle, Faden ex 10 Tage nach Drainageentfernung).

N.N., FA Thoraxchirurgie

21.17 Anterolaterale Thorakotomie mit anatomischer Trisegmentresektion 1–3 linker Oberlappen

Op-Bericht, Klinik für Viszeral-, Transplantations-, Thorax- und Gefäßchirurgie

Pat.-Nr.:	Fall-Nr.:
Aktuelle Klinik:	Station:
Pat.-Name:	Geb.-Dat.:
	Geschlecht/Alter: w, 69 J.
Op-Datum:	
Op-Dauer (Schnitt/Naht): 130 min	
Saal:	
Personal:	
Operateur:	Anästhesist:
1. Assistent:	Anästhesieschw./pfl.:
2. Assistent:	Op-Schwester/-pfl.:
	Op-Springer:

- **Vorgeschichte/Indikation**

Nach CT-gestützter Punktion gesichertes, peripheres NSCLC (Adenokarzinom) im linken Lungenoberlappen, Staging leitliniengerecht komplett – cT1, cN0, cM0 – gegebene onkologische Operabilität bei eingeschränkter funktioneller Operabilität (FEV1 ~1,3 l). Nach perfusionsszintigrafischer Kalkulation ist eine Trisegmentresektion des Oberlappens unter Erhalt der Segmente S4 und S5 gut möglich. Aufklärung über operativen Eingriff, Prozedere, Risiken und onkologische Situation erfolgt. Tumorboardentscheidung im Konsens zum operativen Vorgehen.

- **Diagnose**

Peripheres NSCLC (Adenokarzinom) im linken Lungenoberlappen – cT1, cN0, cM0.

- **Operation**

Anterolaterale muskelsparende Thorakotomie – links, anatomische Trisegmentresektion S1–3, systematische Lymphadenektomie, Thoraxdrainage.

- **Vorgehen**

Nach Freigabe durch das anästhesiologische Team erfolgt die Lagerung des Patienten in Seitenlage – rechts. Knicken des Op-Tisches konvex zum Patienten, der Knick erreicht etwa auf Höhe der Skapulaspitze seinen höchsten Punkt. Stabilisierung des Patienten mit Seitenstützen im unteren Lendenwirbelbereich und am Abdomen. Lagerung der Beine zwischen einem U-Kissen, Polsterung von druckgefährdeten Stellen, Auslagerung des oberen Armes in leicht elevierter Position in gepolsterter Armschale und Polsterung von druckgefährdeten Stellen beider Arme. Op-Feldvorbereitung mit sterilem Abwaschen von Oberarm nach Axilla bis paravertebral, parasternal bis über den unteren Rippenbogen mit (intern) festgelegtem, geeignetem Desinfektionsmittel. Abdecken des Op-Gebietes von axillär über paravertebral (Cave: Periduralkatheter), mamillär bis zum Rippenbogen. Team-Time-out mit gesamtem Op-Team/perioperative Antibiotikaprophylaxe überprüft.

Ca. 15 cm langer Hautschnitt von der Skapulaspitze in Richtung auf die submammäre Falte, unter Nutzung des Elektrokauters Präparation durch das subkutane Fettgewebe auf die Faszie des M. latissimus dorsi, die Faszie bleibt intakt. Entlang des Muskelverlaufs erfolgt eine partielle Mobilisation dessen, ventral des Muskel wird stumpf eingegangen, nach digitaler Mobilisation der tiefen Muskelanteile kann der gesamte Muskel in seiner erhaltenen Integrität nach dorsal mit dem Brunner-Haken abgedrängt werden. Mit Blick auf den M. serratus anterior wird auf Höhe der 5. Rippe der Muskel entlang des Faserverlaufs mit dem Elektroskalpell gespalten, Ansatz, Ursprung und Gefäß-/Nervenanteile bleiben dabei intakt. Einsetzen des Brunner-Hakens in die nun freiwerdende tiefere Schicht. Mit dem Elektrokauter wird nun von dorsal kommend die interkostale Muskelschicht im Bett der 4. Rippe direkt an der Oberkante der 5. Rippe partiell eröffnet, mit einem Kantenraspatorium werden verbleibende Muskelanteile mit einem Zug des Raspatoriums von dorsal nach ventral stumpf ausgelöst. Der Blick ist nun frei auf die intakte Pleura parietalis in der Schicht der Fascia endothoracica. Nun nach Rücksprache mit dem anästhesiologischen Team Ausschalten der rechten Pulmo, Beginn der Einlungenventilation.

Scharfes Eröffnen der Pleura und digitales Austasten der Pleurahöhle auf Verwachsungen, stumpfes Lösen der Pleura mit der Handkante nach dorsal und ventral, ggf. unter Zuhilfenahme des Kauters. Weitere Mobilisation des Interkostalraums nach dorsal, um ein freies und spannungsfreies Einsetzen des Sperrers zu ermöglichen. Umlegung der Wunde mit Einbeziehung der Rippenränder, Einsetzen eines Rippenspreizers und langsames und behutsames Öffnen des Sperrers. Falls Spannungen im Gewebe des Interkostalraums auftreten, werden diese noch gelöst, um eine Dislokation in den Kostovertebralgelenken zu vermeiden. Pleuraspalt ist frei, die Lunge ist gut entlüftet.

Beginn der intrathorakalen Präparation mit Auslösung der Pulmo aus dem Ligamentum pulmonale, hierzu Anspannen der Pulmo mit Luxation dieser nach apikal, nach lungennaher Koagulation und Inzision der pleura-pleuralen Umschlagfalte kann mit einem gestielten Präparationstupfer die Lunge stumpf nach oben ziehend mobilisiert werden. Nach kurzer Distanz ergibt sich der Blick auf den unteren Rand der V. pulmonalis inferior. In der Mobilisationsschicht sind vereinzelte Lymphknoten der Region 9 nach IASLC zu erkennen, diese werden als Teil einer systematischen Lymphadenektomie reseziert.

Von ventral beginnend wird der hilusnahe Pleuraumschlag parenchymnah scharf eröffnet und nach kaudal und an der oberen Umführung nach dorsal kommend umschnitten. Die sich darstellende Marchand'sche Faszie wird teils stumpf, teils scharf unter nur moderater Nutzung von Koagulationen von den sich darstellenden Gefäßen abpräpariert. Im Verlauf der gesamten hilären Präparation stellen sich immer wieder Lymphknoten dar, die entsprechend reseziert werden. Zunächst stellt sich ventral eineindeutig die obere Pulmonalvene dar, hier kann nach kurzer Präparation nach peripher ein gemeinsamer Abgangsast von den Segmenten 1, 2 und 3 kommend detektiert werden. Sicher erkannt wird der venöse Abfluss der Lingula, dieser bleibt konsequent erhalten. Zirkulär wird das genannte Gefäß der apikalen Segmente über eine Länge von etwa 1,5 cm dargestellt und mit einer Ligatur (geflochten, resorbierbar) nach zentral (Stärke 0) und nach peripher (Stärke 2/0) unterbunden, nach zentral erfolgt eine Durchstichligatur (geflochten, resorbierbar, 2/0) mit Umführung des Fadens um das gesamte Gefäß vor Durchtrennung. Sicherung der Stumpfligatur mit einem weiteren Überstich des nadelführenden Fadens. Nun wird der Blick auf den Stamm der Pulmonalarterie frei. Nach zirkulärer Umfahrung dieser und einem Anschlingen des Gefäßes mit einem Tourniquet zur präventiven Blutungskontrolle werden nun die einzeln austretenden Äste (A1, A2 und A3) im Verlauf präpariert und mit Ligaturen (geflochten, resorbierbar) nach zentral (Stärke 2/0) und nach peripher (Stärke 2/0) unterbunden, nach zentral erfolgt eine Durchstichligatur (monofil, resorbierbar, 4/0) mit Umführung des Fadens um das gesamte Gefäß vor Durchtrennung. Sicherung der Stumpfligatur mit einem weiteren Überstich des nadelführenden Fadens. Bei Verfolgung der A. pulmonalis nach peripher über den oberen Umschlag des Hilus gelangt man von dorsal in das Interlobium, hier kommt nach kurzem Verlauf die Arterie zum Segment 6 (A6) zur Darstellung, diese bleibt erhalten und dient als weitere Landmarke. Von ventral kann hinter der Arterie liegend der linke Hauptbronchus palpiert werden, unter digitaler Kontrolle ist der Oberlappenbronchus mit seiner Aufteilung in Lingula und B1–B3 erkennbar. Stumpf erfolgt hier die Dissektion und Umfahrung des Bronchus für die apikalen Segmente. Ausklemmen und bronchoskopische Kontrolle und Sekretevakuation, scharfes Absetzen des Bronchus mit einer 11er Klinge, Reinigung des Bronchus und 2-läufige, allschichte Naht fortlaufend mit 4/0 resorbierbarem, monofilem Nahtmaterial. Lavage der Thoraxhöhle, die nicht ausgebildeten Segmentgrenzen werden entlang des Interlobiums zur Lingula werden mit mehreren Schlägen eines linearen Klammernahtgerätes durchtrennt.

Entfernung des Präparates, mehrfache Lavage der Thoraxhöhle mit vorgewärmter physiologischer Kochsalzlösung, Überprüfen der primären Dichtigkeit des Stumpfes unter Ventilation und Kontrolle der Entfaltung der Restlunge. Weiter mit Einlungenventilation, Kontrolle auf Bluttrockenheit.

Dissektion der Lymphknotenprädilektionsstellen nach IASLC für links (Stationen 5, 6, 7, 9, 10, 11). Im Bereich des aortopulmonalen Fensters wird sorgsam auf den Verlauf des N. laryngeus recurrens geachtet, hier werden anstatt Koagulationen zur Blutstillung vorsichtshalber auch Ligaturen gesetzt, für 7 wird das Mediastinum nach zentral gerichtet auf die Bifurkation orientierend teils stumpf, teils scharf eröffnet. Vorsichtige, aber sorgfältige Blutstillung hinterlässt nach wiederholter Kontrolle bluttrockene Verhältnisse, bronchoskopisch bestätigt sich ein glatter Absetzungsrand ohne die Ausbildung einer Tasche oder eines Sackes.

[Optional Bronchusstumpfdeckung: Das Perikard wird angehoben und quer verlaufend eröffnet, es wird ein ca. 1,5×5 cm langer gestielter Patch mobilisiert, der in Richtung Hilus seinen Stiel hat, der N. phrenicus mit Begleitgefäßen wird kurzstreckig stumpf vom Perikard mobilisiert, der Patch wird unter diesem entlang in Richtung Bronchusstumpf gelegt, er kommt spannungsfrei zum Liegen, mit der glatten Seite des Perikards wird dieser nun also um 180° torquiert auf dem Stumpf mit 2 Einzelknopfnähten (4/0 resorbierbar, monofil) mützenartig fixiert, kleinere Blutungen an der Hebestelle des Perikards werden mit der bipolaren Pinzette gestillt, der Hebedefekt ist so klein, dass er offen belassen werden kann, eine Luxatio cordis ist nicht zu befürchten.]

Einlage einer Thoraxdrainage mit paravertebraler Lage mit gerichtetem Ende nach apikal, Fixierung der Drainage mit Annaht (U-Naht, Knoten vorgelegt), Vorlegen von 2 Perikostalnähten im Abstand von etwa 10 cm mit jeweils Umgreifen der 4. und 5. Rippe, abschließende Lavage des Thorax mit vorgewärmter physiologischer Kochsalzlösung.

Nach Rücksprache mit dem Team der Anästhesiologie Ventilation der Lunge. Unter Sicht gute Entfaltung der Restpulmo, keine Fistel detektierbar, im Moment des Thoraxverschlusses sind keine Atelektasen oder Dystelektasen erkennbar, es herrschen bluttrockene Verhältnisse, die Restpulmo fühlt die Thoraxhöhle gut aus.

Partielles Aufgeben des Knicks im Op-Tisch. Kraftvoller Verschluss der beiden perikostalen Nähte, fortlaufende Naht des M. serratus anterior mit geflochtenem, resorbierbarem Nahtmaterial in 1er Stärke, Reluxierung des M. lat. dorsi, fortlaufende Naht der Subkutis mit geflochtenem, resorbierbarem Nahtmaterial in 2/0er Stärke. Reinigung und Desinfektion des Op-Gebietes, intrakutane Naht zum Wundverschluss, Desinfektion und steriler Verband. Anschluss der Thoraxdrainage an geeignetes Drainagesystem mit Soghöhe nach den Vorgaben des Operateurs, Team-Time-out und Übergabeprotokollierung für Intensivstation.

- **Weiteres Prozedere**

Postoperativ Röntgen Thorax. Intensive Physiotherapie und Atemtraining, 3-mal täglich Inhalation mit NaCl 0,9%, 3-mal täglich EzPAP, mindestens 8-mal täglich TriFlo 10-mal/h. Schmerztherapie. 24-h-Bilanz der Sekretmenge über Thoraxdrainage mit Sog $-14\,\mathrm{cmH_2O}$, bei rückläufiger Sekretmenge in der 24-h-Bilanz und fehlender Fistel Entfernung der Thoraxdrainage nach erneuter Röntgen-Kontrolle (vorliegender Faden zum Verschluss der Drainagestelle, Faden ex 10 Tage nach Drainageentfernung).

N.N., FA Thoraxchirurgie

21.18 Anterolaterale Thorakotomie mit anatomischer Lobektomie Oberlappen rechts

Op-Bericht, Klinik für Viszeral-, Transplantations-, Thorax- und Gefäßchirurgie

Pat.-Nr.:	Fall-Nr.:
Aktuelle Klinik:	Station:
Pat.-Name:	Geb.-Dat.:
	Geschlecht/Alter: m, 69 J.
Op-Datum:	
Op-Dauer (Schnitt/Naht): 130 min	
Saal:	
Personal:	
Operateur:	Anästhesist:
1. Assistent:	Anästhesieschw./pfl.:
2. Assistent:	Op-Schwester/-pfl.:
	Op-Springer:

- **Vorgeschichte/Indikation**

Nach CT-gestützter Punktion gesichertes, peripheres NSCLC (Adenokarzinom) im rechten Lungenoberlappen, Staging leitliniengerecht komplett – cT2a, cN0, cM0. Gegebene onkologische und funktionelle Operabilität (FEV1 ~1,9 l). Aufklärung über operativen Eingriff, Prozedere, Risiken und onkologische Situation erfolgt. Tumorboardentscheidung im Konsens zum operativen Vorgehen.

- **Diagnose**

Peripheres NSCLC (Adenokarzinom) im rechten Lungenoberlappen – cT2a, cN0, cM0.

- **Operation**

Anterolaterale muskelsparende Thorakotomie – rechts, Oberlappenresektion rechts, systematische Lymphadenektomie, Thoraxdrainage.

- **Vorgehen**

Nach Freigabe durch das anästhesiologische Team erfolgt die Lagerung des Patienten in Seitenlage – links. Knicken des Op-Tisches konvex zum Patienten, der Knick erreicht etwa auf Höhe der Skapulaspitze seinen höchsten Punkt. Stabilisierung des Patienten mit Seitenstützen im unteren Lendenwirbelbereich und am Abdomen. Lagerung der Beine zwischen einem U-Kissen, Polsterung von druckgefährdeten Stellen. Auslagerung des oberen Armes in leicht elevierter Position in gepolsterter Armschale und Polsterung von druckgefährdeten Stellen beider Arme. Op-Feldvorbereitung mit sterilem Abwaschen von Oberarm nach Axilla bis paravertebral, parasternal bis über den unteren Rippenbogen mit (intern) festgelegtem, geeignetem Desinfektionsmittel. Abdecken des Op-Gebietes von axillär über paravertebral (Cave: Periduralkatheter), mamillär bis zum Rippenbogen. Team-Time-out mit gesamtem Op-Team/perioperative Antibiotikaprophylaxe überprüft.

Ca. 15 cm langer Hautschnitt von der Skapulaspitze in Richtung auf die submammäre Falte. Unter Nutzung des Elektrokauters Präparation durch das subkutane Fettgewebe auf die Faszie des M. latissimus dorsi, die Faszie bleibt intakt. Entlang des Muskelverlaufs erfolgt eine partielle Mobilisation dessen, ventral des Muskel wird stumpf eingegangen, nach digitaler Mobilisation der tiefen Muskelanteile kann der gesamte Muskel in seiner erhaltenen Integrität nach dorsal mit dem Brunner-Haken abgedrängt werden. Mit Blick auf den M. serratus anterior wird auf Höhe der 5. Rippe der Muskel entlang des Faserverlaufs mit dem Elektroskalpell gespalten, Ansatz, Ursprung und Gefäß-/Nervenanteile bleiben dabei intakt. Einsetzen des Brunner-Hakens in die nun freiwerdende tiefere Schicht. Mit dem Elektrokauter wird nun von dorsal kommend die interkostale Muskelschicht im Bett der 4. Rippe direkt an der Oberkante der 5. Rippe partiell eröffnet, mit einem Kantenraspatorium werden verbleibende Muskelanteile mit einem Zug des Raspatoriums von dorsal nach ventral stumpf ausgelöst. Der Blick ist nun frei auf die intakte Pleura parietalis in der Schicht der Fascia endothoracica. Nun nach Rücksprache mit dem anästhesiologischen Team Ausschalten der rechten Pulmo, Beginn der Einlungenventilation.

Scharfes Eröffnen der Pleura und digitales Austasten der Pleurahöhle auf Verwachsungen, stumpfes Lösen der Pleura mit der Handkante nach dorsal und ventral, ggf. unter Zuhilfenahme des Kauters. Weitere Mobilisation des Interkostalraums nach dorsal, um ein freies und spannungsfreies Einsetzen des Sperrers zu ermöglichen. Umlegung der Wunde mit Einbeziehung der Rippenränder, Einsetzen eines Rippenspreizers und langsames und behutsames Öffnen des Sperrers. Falls Spannungen im Gewebe des Interkostalraums auftreten, werden diese noch gelöst, um eine Dislokation in den Kostovertebralgelenken zu vermeiden. Pleuraspalt ist frei, die Lunge ist gut entlüftet.

Beginn der intrathorakalen Präparation mit Auslösung der Pulmo aus dem Ligamentum pulmonale, hierzu Anspannen der Pulmo mit Luxation dieser nach apikal. Nach lungennaher Koagulation und Inzision der pleura-pleuralen Umschlagfalte kann mit einem gestielten Präparationstupfer die Lunge stumpf nach oben ziehend mobilisiert werden. Nach kurzer Distanz ergibt sich der Blick auf den unteren Rand der V. pulmonalis inferior, in der Mobilisationsschicht sind vereinzelte Lymphknoten der Region 9 nach IASLC zu erkennen, diese werden als Teil einer systematischen Lymphadenektomie reseziert.

Von ventral beginnend wird der hilusnahe Pleuraumschlag parenchymnah scharf eröffnet und nach kaudal und an der oberen Umführung nach dorsal kommend umschnitten. Die sich darstellende Marchand'sche Faszie wird teils stumpf, teils scharf unter nur moderater Nutzung von Koagulationen von den sich darstellenden Gefäßen abpräpariert. Im Verlauf der gesamten hilären Präparation stellen sich immer wieder Lymphknoten dar, die entsprechend reseziert werden. Zunächst stellt sich ventral eineindeutig die obere Pulmonalvene dar, hier kann nach kurzer Präparation nach peripher die Abgangsstruktur vom Oberlappen kommend detektiert werden. Zirkulär wird das genannte Gefäß über eine Länge von etwa 1,5–2 cm dargestellt und mit einer Ligatur (geflochten, resorbierbar) nach zentral (Stärke 0) und nach peripher (Stärke 2/0) unterbunden, nach zentral erfolgt eine Durchstichligatur (geflochten, resorbierbar, 2/0) mit Umführung des Fadens um das gesamte Gefäß vor Durchtrennung. Sicherung der Stumpfligatur mit einem weiteren Überstich des nadelführenden Fadens. Nun wird der Blick auf den Stamm der Pulmonalarterie frei. Nach zirkulärer Umfahrung dieser und einem Anschlingen des Gefäßes mit einem Tourniquet zur präventiven Blutungskontrolle wird nun der Truncus anterior im Verlauf präpariert und mit Ligaturen (geflochten, resorbierbar) nach zentral (Stärke 0) und nach peripher (Stärke 2/0) unterbunden. Nach zentral erfolgt eine Durchstichligatur (monofil, resorbierbar, 4/0) mit Umführung des Fadens um das gesamte Gefäß vor Durchtrennung. Sicherung der Stumpfligatur mit einem weiteren Überstich des nadelführenden Fadens. Bei Verfolgung der A. pulmonalis nach peripher kommt nach kurzem Verlauf die Arterie zum Segment 2 (A2) zur Darstellung. Versorgung dieser mit Ligaturen (geflochten, resorbierbar) nach zentral (Stärke 0) und nach peripher (Stärke 2/0) unterbunden, nach zentral erfolgt eine Durchstichligatur (monofil, resorbierbar, 4/0) mit Umführung des Fadens um das gesamte Gefäß vor Durchtrennung. Sicherung der Stumpfligatur mit einem weiteren Überstich des nadelführenden Fadens.

Entlang des Interlobiums zum Mittellappen und zum 6. Segment werden der Fissura horizontalis folgend Parenchymbrücken mit mehreren Schlägen eines linearen Klammernahtgerätes durchtrennt.

Nach eher stumpfer Dissektion von Paragewebe um den Bronchus unter Vermeidung von Koagulation zur Schonung der bronchialen Vaskularisation tritt der Oberlappenbronchus zu Tage. Lymphknoten und Paragewebe werden nach peripher abgeschoben. Der Bronchus zum Oberlappen kann nun nach erfolgter bronchoskopischer Kontrolle und Sekretevakuation mit einem geeigneten Klammernahtgerät linear abgestapelt und scharf abgesetzt werden. Es wurde beim Absetzen auf die Führung der Klammernaht parallel zum Bronchus intermedius geachtet.

Entfernung des Präparates, mehrfache Lavage der Thoraxhöhle mit vorgewärmter physiologischer Kochsalzlösung. Überprüfen der primären Dichtigkeit des Stumpfes unter Ventilation und Kontrolle der Entfaltung der Restlunge. Weiter mit Einlungenventilation, Kontrolle auf Bluttrockenheit.

Dissektion der Lymphknotenprädilektionsstellen nach IASLC für rechts (Stationen 2, 4, 7, 8, 9, 10, 11). Für 2 und 4 wird die Pleura mediastinalis zwischen V. cava und dem Azygoswinkel eröffnet und gespalten, für 7 wird das Mediastinum nach zentral gerichtet auf die Bifurkation orientierend teils stumpf, teils scharf eröffnet. Vorsichtige, aber sorgfältige Blutstillung hinterlässt nach wiederholter Kontrolle bluttrockene Verhältnisse, bronchoskopisch bestätigt sich ein glatter Absetzungsrand ohne die Ausbildung einer Tasche oder eines Sackes.

Das Perikard wird angehoben und quer verlaufend eröffnet. Es wird ein ca. 1,5×5 cm langer gestielter Patch mobilisiert, der in Richtung Hilus seinen Stiel hat, der N. phrenicus mit Begleitgefäßen wird kurzstreckig stumpf vom Perikard mobilisiert, der Patch wird unter diesem entlang in Richtung Bronchusstumpf gelegt, er kommt spannungsfrei zum Liegen. Mit der glatten Seite des Perikards wird dieser nun also um 180° torquiert auf dem Stumpf mit 2 Einzelknopfnähten (4/0 resorbierbar, monofil) mützenartig fixiert. Kleinere Blutungen an der Hebestelle des Perikards werden mit der bipolaren Pinzette gestillt, der Hebedefekt ist so klein, dass er offen belassen werden kann, eine Luxatio cordis ist nicht zu befürchten.

Einlage einer Thoraxdrainage mit paravertebraler Lage mit gerichtetem Ende nach apikal, Fixierung der Drainage mit Annaht (U-Naht, Knoten vorgelegt), Vorlegen von 2 Perikostalnähten im Abstand von etwa 10 cm mit jeweils Umgreifen der 4. und 5. Rippe, abschließende Lavage des Thorax mit vorgewärmter physiologischer Kochsalzlösung.

Nach Rücksprache mit dem Team der Anästhesiologie Ventilation der Lunge. Unter Sicht gute Entfaltung der Restpulmo. Keine Fistel detektierbar, im Moment des Thoraxverschlusses sind keine Atelektasen oder Dystelektasen erkennbar, es herrschen bluttrockene Verhältnisse. Die Restpulmo füllt die Thoraxhöhle gut aus.

Partielles Aufgeben des Knicks im Op-Tisch. Kraftvoller Verschluss der beiden perikostalen Nähte, fortlaufende Naht des M. serratus anterior mit geflochtenem, resorbierbarem Nahtmaterial in 1er Stärke, Reluxierung des M. lat. dorsi, fortlaufende Naht der Subkutis mit geflochtenem, resorbierbarem Nahtmaterial in 2/0er Stärke. Reinigung und Desinfektion des Op-Gebietes, intrakutane Naht zum Wundverschluss, Desinfektion und steriler Verband. Anschluss der Thoraxdrainage an geeignetes Drainagesystem mit Soghöhe nach den Vorgaben des Operateurs. Team-Time-Out und Übergabeprotokollierung für Intensivstation.

■ **Weiteres Prozedere**

Postoperativ Röntgen Thorax. Intensive Physiotherapie und Atemtraining, 3-mal täglich Inhalation mit NaCl 0,9%, 3-mal täglich EzPAP, mindestens 8-mal täglich TriFlo 10-mal/h. Schmerztherapie. 24-h-Bilanz der Sekretmenge über Thoraxdrainage mit Sog −14 cmH$_2$O, bei rückläufiger Sekretmenge in der 24-h-Bilanz und fehlender Fistel Entfernung der Thoraxdrainage nach erneuter Röntgen-Kontrolle (vorliegender Faden zum Verschluss der Drainagestelle, Faden ex 10 Tage nach Drainageentfernung).

N.N., FA Thoraxchirurgie

21.19 Anterolaterale Thorakotomie mit anatomischer Lobektomie Mittellappen

Op-Bericht, Klinik für Viszeral-, Transplantations-, Thorax- und Gefäßchirurgie

Pat.-Nr.:	Fall-Nr.:
Aktuelle Klinik:	Station:
Pat.-Name:	Geb.-Dat.:
	Geschlecht/Alter: w, 75 J.

Op-Datum:	
Op-Dauer (Schnitt/Naht): 140 min	
Saal:	
Personal:	
Operateur:	Anästhesist:
1. Assistent:	Anästhesieschw./pfl.:
2. Assistent:	Op-Schwester/-pfl.:
	Op-Springer:

- **Vorgeschichte/Indikation**

Nach CT-gestützter Punktion gesicherte, solitäre, den Mittellappen einnehmende Metastase eines kolorektalen Adenokarzinoms (vor 3 Jahren kurativ versorgt). Staging leitliniengerecht komplett – keine weitere Metastasierung detektierbar. Gegebene onkologische und funktionelle Operabilität (FEV1 ~2,1 l). Aufklärung über operativen Eingriff, Prozedere, Risiken und onkologische Situation erfolgt. Tumorboardentscheidung im Konsens zum operativen Vorgehen.

- **Diagnose**

Solitäre pulmonale Metastase im Mittellappen der rechten Lunge.

- **Operation**

Anterolaterale muskelsparende Thorakotomie – rechts, Mittellappenresektion rechts, systematische Lymphadenektomie, Thoraxdrainage.

- **Vorgehen**

Nach Freigabe durch das anästhesiologische Team erfolgt die Lagerung des Patienten in Seitenlage – links. Knicken des Op-Tisches konvex zum Patienten, der Knick erreicht etwa auf Höhe der Skapulaspitze seinen höchsten Punkt. Stabilisierung des Patienten mit Seitenstützen im unteren Lendenwirbelbereich und am Abdomen. Lagerung der Beine zwischen einem U-Kissen, Polsterung von druckgefährdeten Stellen. Auslagerung des oberen Armes in leicht elevierter Position in gepolsterter Armschale und Polsterung von druckgefährdeten Stellen beider Arme. Op-Feldvorbereitung mit sterilem Abwaschen von Oberarm nach Axilla bis paravertebral, parasternal bis über den unteren Rippenbogen mit (intern) festgelegtem, geeignetem Desinfektionsmittel. Abdecken des Op-Gebietes von axillär über paravertebral (Cave: Periduralkatheter), mamillär bis zum Rippenbogen. Team-Time-out mit gesamtem Op-Team/perioperative Antibiotikaprophylaxe überprüft.

Ca. 15 cm langer Hautschnitt von der Skapulaspitze in Richtung auf die submammäre Falte. Unter Nutzung des Elektrokauters Präparation durch das subkutane Fettgewebe auf die Faszie des M. latissimus dorsi, die Faszie bleibt intakt. Entlang des Muskelverlaufs erfolgt eine partielle Mobilisation dessen, ventral des Muskel wird stumpf eingegangen. Nach digitaler Mobilisation der tiefen Muskelanteile kann der gesamte Muskel in seiner erhaltenen Integrität nach dorsal mit dem Brunner-Haken abgedrängt werden. Mit Blick auf den M. serratus anterior wird auf Höhe der 5. Rippe der Muskel entlang des Faserverlaufs mit dem Elektroskalpell gespalten, Ansatz, Ursprung und Gefäß-/Nervenanteile bleiben dabei intakt. Einsetzen des Brunner-Hakens in die nun freiwerdende tiefere Schicht. Mit dem Elektrokauter wird nun von dorsal kommend die interkostale Muskelschicht im Bett der 4. Rippe direkt an der Oberkante der 5. Rippe partiell eröffnet. Mit einem Kantenraspatorium werden verbleibende Muskelanteile mit einem Zug des Raspatoriums von dorsal nach ventral stumpf ausgelöst. Der Blick ist nun frei auf die intakte Pleura parietalis in der Schicht der Fascia endothoracica. Nun nach Rücksprache mit dem anästhesiologischen Team Ausschalten der rechten Pulmo, Beginn der Einlungenventilation.

Scharfes Eröffnen der Pleura und digitales Austasten der Pleurahöhle auf Verwachsungen. Stumpfes Lösen der Pleura mit der Handkante nach dorsal und ventral, ggf. unter Zuhilfenahme des Kauters, weitere Mobilisation des Interkostalraums nach dorsal, um ein freies und spannungsfreies Einsetzen des Sperrers zu ermöglichen. Umlegung der Wunde mit Einbeziehung der Rippenränder. Einsetzen eines Rippenspreizers und langsames und behutsames Öffnen des Sperrers. Falls Spannungen im Gewebe des Interkostalraums auftreten, werden diese noch gelöst, um eine Dislokation in den Kostovertebralgelenken zu vermeiden. Pleuraspalt ist frei, die Lunge ist gut entlüftet. In der ausgiebigen manuellen Palpation des gesamten rechtspulmonalen Parenchyms findet sich ausschließlich die im CT-vorbeschriebene solitäre Metastase. Eine atypische Resektion dieser ist aufgrund der ungünstigen Lagebedingung im Lappen in Zusammenschau mit der Größe nicht möglich. Die Indikation zur Lobektomie ist gegeben.

Beginn der intrathorakalen Präparation mit Auslösung der Pulmo aus dem Ligamentum pulmonale. Hierzu Anspannen der Pulmo mit Luxation dieser nach apikal. Nach lungennaher Koagulation und Inzision der pleura-pleuralen Umschlagfalte kann mit einem gestielten Präparationstupfer die Lunge stumpf nach oben dosiert ziehend mobilisiert werden. Nach kurzer Distanz ergibt sich der Blick auf den unteren Rand der V. pulmonalis inferior. In der Mobilisationsschicht sind vereinzelte Lymphknoten der Region 9 nach IASLC zu erkennen, diese werden als Teil einer systematischen Lymphadenektomie reseziert.

Von ventral beginnend wird der hilusnahe Pleuraumschlag parenchymnah scharf eröffnet und nach kaudal und an der oberen Umführung nach dorsal kommend umschnitten. Die sich darstellende Marchand'sche Faszie wird teils stumpf, teils scharf unter nur moderater Nutzung von Koagulationen von den sich darstellenden Gefäßen abpräpariert. Im Verlauf der gesamten hilären Präparation stellen sich immer wieder Lymphknoten dar, die entsprechend reseziert werden. Zunächst stellt sich ventral eineindeutig die obere Pulmonalvene dar, hier kann nach kurzer Präparation nach peripher die Abgangsstruktur vom Mittellappen kommend detektiert werden. Zirkulär wird das genannte Gefäß über eine Länge von etwa 1,5–2 cm dargestellt und mit einer Ligatur (geflochten, resorbierbar) nach zentral (Stärke 0) und nach peripher (Stärke 2/0) unterbunden, nach zentral erfolgt eine Durchstichligatur (geflochten, resorbierbar, 2/0) mit Umführung des Fadens um das gesamte Gefäß vor Durchtrennung. Sicherung der Stumpfligatur mit einem weiteren Überstich des nadelführenden Fadens. Nun wird der Blick auf den Stamm der Pulmonalarterie frei. Nach zirkulärer Präparation und Umfahrung wird der Stamm der A. pulmonalis mit einem Tourniquet zur präventiven Blutungskontrolle versorgt. Im Interlobium wird in der Vereinigung der beiden Fissuren bzw. der 3 Lappen der verlaufende periphere Stamm der A. pulmonalis aufgesucht. Nach vorsichtiger Eröffnung der perivaskulären Scheide gelingt die Identifikation der Mittellappenarterie als gemeinsamer Strunk für Segment 4 und 5 (A4 und A5). Dieser wird nun im Verlauf kurzstreckig präpariert und mit Ligaturen (geflochten, resorbierbar) nach zentral (Stärke 0) und nach peripher (Stärke 2/0) unterbunden, nach zentral erfolgt eine Durchstichligatur (monofil, resorbierbar, 4/0) mit Umführung des Fadens um das gesamte Gefäß vor Durchtrennung. Sicherung der Stumpfligatur mit einem weiteren Überstich des nadelführenden Fadens. Bei weiterer Verfolgung der A. pulmonalis nach peripher kommt nach kurzem Verlauf gegenüber der Absetzung der Mittellappenarterie die Arterie zum Segment 6 (A6) zur Darstellung und bleibt erhalten.

Entlang des Interlobiums zum Oberlappen und zum Unterlappen werden der Fissura horizontalis und obliqua folgend Parenchymbrücken mit mehreren Schlägen eines linearen Klammernahtgerätes durchtrennt.

Nach eher stumpfer Dissektion von Paragewebe um den von ventral auftauchenden Bronchus unter Vermeidung von Koagulation zur Schonung der bronchialen Vaskularisation tritt der Mittellappenbronchus zu Tage. Lymphknoten und Paragewebe werden nach peripher abgeschoben. Der Bronchus zum Oberlappen kann nun nach erfolgter bronchoskopischer Kontrolle und Sekretevakuation mit einem geeigneten Klammernahtgerät linear abgestapelt und scharf abgesetzt werden. Es wurde beim Absetzen auf die Führung der Klammernaht parallel zum Bronchus intermedius geachtet.

Entfernung des Präparates, mehrfache Lavage der Thoraxhöhle mit vorgewärmter physiologischer Kochsalzlösung. Überprüfen der primären Dichtigkeit des Stumpfes unter Ventilation und Kontrolle der Entfaltung der Restlunge. Weiter mit Einlungenventilation, Kontrolle auf Bluttrockenheit.

Dissektion der Lymphknotenprädilektionsstellen nach IASLC für rechts (Stationen 2, 4, 7, 8, 9, 10, 11), für 2 und 4 wird die Pleura mediastinalis zwischen V. cava und dem Azygoswinkel eröffnet und gespalten, für 7 wird das Mediastinum nach zentral gerichtet auf die Bifurkation orientierend teils stumpf, teils scharf eröffnet. Vorsichtige, aber sorgfältige Blutstillung hinterlässt nach wiederholter Kontrolle bluttrockene Verhältnisse. Bronchoskopisch bestätigt sich ein glatter Absetzungsrand ohne die Ausbildung einer Tasche oder eines Sackes. Nach mehrfachem Durchtasten der Pulmo finden sich keine weiteren Rundherde. Es kann nach den chirurgischen Kriterien von einer R0-Situation ausgegangen werden.

Das Perikard wird angehoben und quer verlaufend eröffnet, es wird ein ca. 1,5×5 cm langer gestielter Patch mobilisiert, der in Richtung Hilus seinen Stiel hat, der N. phrenicus mit Begleitgefäßen wird kurzstreckig stumpf vom Perikard mobilisiert, der Patch wird unter diesem entlang in Richtung Bronchusstumpf gelegt, er kommt spannungsfrei zum Liegen. Mit der glatten Seite des Perikards wird dieser nun also um 180° torquiert auf dem Stumpf mit 2 Einzelknopfnähten (4/0 resorbierbar, monofil) mützenartig fixiert. Kleinere Blutungen an der Hebestelle des Perikards werden mit der bipolaren Pinzette gestillt, der Hebedefekt ist so klein, dass er offen belassen werden kann, eine Luxatio cordis ist nicht zu befürchten.

Einlage einer Thoraxdrainage mit paravertebraler Lage mit gerichtetem Ende nach apikal. Fixierung der Drainage mit Annaht (U-Naht, Knoten vorgelegt), Vorlegen von 2 Perikostalnähten im Abstand von etwa 10 cm mit jeweils Umgreifen der 4. und 5. Rippe. Abschließende Lavage des Thorax mit vorgewärmter physiologischer Kochsalzlösung.

Nach Rücksprache mit dem Team der Anästhesiologie Ventilation der Lunge. Unter Sicht gute Entfaltung der Restpulmo, keine Fistel detektierbar, im Moment des Thoraxverschlusses sind keine Atelektasen oder Dystelektasen erkennbar. Es herrschen bluttrockene Verhältnisse, die Restpulmo fühlt die Thoraxhöhle gut aus.

Partielles Aufgeben des Knicks im Op-Tisch. Kraftvoller Verschluss der beiden perikostalen Nähte, fortlaufende Naht des M. serratus anterior mit geflochtenem, resorbierbarem Nahtmaterial in 1er Stärke, Reluxierung des M. lat. dorsi, fortlaufende

Naht der Subkutis mit geflochtenem, resorbierbarem Nahtmaterial in 2/0er Stärke. Reinigung und Desinfektion des Op-Gebietes, intrakutane Naht zum Wundverschluss, Desinfektion und steriler Verband. Anschluss der Thoraxdrainage an geeignetes Drainagesystem mit Soghöhe nach den Vorgaben des Operateurs, Team-Time-out und Übergabeprotokollierung für Intensivstation.

- **Weiteres Prozedere**

Postoperativ Röntgen Thorax. Intensive Physiotherapie und Atemtraining, 3-mal täglich Inhalation mit NaCl 0,9%, 3-mal täglich EzPAP, mindestens 8-mal täglich TriFlo 10-mal/h. Schmerztherapie. 24-h-Bilanz der Sekretmenge über Thoraxdrainage mit Sog $-14\,\mathrm{cmH_2O}$, bei rückläufiger Sekretmenge in der 24-h-Bilanz und fehlender Fistel Entfernung der Thoraxdrainage nach erneuter Röntgen-Kontrolle (vorliegender Faden zum Verschluss der Drainagestelle, Faden ex 10 Tage nach Drainageentfernung).

N.N., FA Thoraxchirurgie

21.20 Anterolaterale Thorakotomie mit anatomischer Lobektomie Oberlappen links

Op-Bericht, Klinik für Viszeral-, Transplantations-, Thorax- und Gefäßchirurgie

Pat.-Nr.:	**Fall-Nr.:**
Aktuelle Klinik:	**Station:**
Pat.-Name:	**Geb.-Dat.:**
	Geschlecht/Alter: m, 72 J.
Op-Datum:	
Op-Dauer (Schnitt/Naht): 150 min	
Saal:	
Personal:	
Operateur:	**Anästhesist:**
1. Assistent:	**Anästhesieschw./pfl.:**
2. Assistent:	**Op-Schwester/-pfl.:**
	Op-Springer:

- **Vorgeschichte/Indikation**

Nach CT-gestützter Punktion gesichertes, peripheres NSCLC (Adenokarzinom) im linken Lungenoberlappen. Staging leitliniengerecht komplett – cT2a, cN0, cM0. Gegebene onkologische und funktionelle Operabilität (FEV1 ~1,9 l). Aufklärung über operativen Eingriff, Prozedere, Risiken und onkologische Situation erfolgt. Tumorboardentscheidung im Konsens zum operativen Vorgehen.

- **Diagnose**

Peripheres NSCLC (Adenokarzinom) im linken Lungenoberlappen – cT2a, cN0, cM0.

- **Operation**

Anterolaterale muskelsparende Thorakotomie – links, Oberlappenresektion links, systematische Lymphadenektomie, Thoraxdrainage.

- **Vorgehen**

Nach Freigabe durch das anästhesiologische Team erfolgt die Lagerung des Patienten in Seitenlage – rechts. Knicken des Op-Tisches konvex zum Patienten, der Knick erreicht etwa auf Höhe der Skapulaspitze seinen höchsten Punkt, Stabilisierung des Patienten mit Seitenstützen im unteren Lendenwirbelbereich und am Abdomen. Lagerung der Beine zwischen einem U-Kissen, Polsterung von druckgefährdeten Stellen. Auslagerung des oberen Armes in leicht elevierter Position in gepolsterter Armschale und Polsterung von druckgefährdeten Stellen beider Arme. Op-Feldvorbereitung mit sterilem Abwaschen von Oberarm nach Axilla bis paravertebral, parasternal bis über den unteren Rippenbogen mit (intern) festgelegtem, geeignetem Desinfektionsmittel. Abdecken des Op-Gebietes von axillär über paravertrebral (Cave: Periduralkatheter), mamillär bis zum Rippenbogen. Team-Time-out mit gesamtem Op-Team/perioperioperative Antibiotikaprophylaxe überprüft.

Ca. 15 cm langer Hautschnitt von der Skapulaspitze in Richtung auf die submammäre Falte. Unter Nutzung des Elektrokauters Präparation durch das subkutane Fettgewebe auf die Faszie des M. latissimus dorsi, die Faszie bleibt intakt. Entlang des Muskelverlaufs erfolgt eine partielle Mobilisation dessen, ventral des Muskel wird stumpf eingegangen. Nach digitaler Mobilisation der tiefen Muskelanteile kann der gesamte Muskel in seiner erhaltenen Integrität nach dorsal mit dem Brunner-Haken abgedrängt werden. Mit Blick auf den M. serratus anterior wird auf Höhe der 5. Rippe der Muskel entlang des Faserverlaufs mit dem Elektroskalpell gespalten, Ansatz, Ursprung und Gefäß-/Nervenanteile bleiben dabei intakt. Einsetzen des Brunner-Hakens in die nun freiwerdende tiefere Schicht. Mit dem Elektrokauter wird nun von dorsal kommend die interkostale Muskelschicht im Bett der 4. Rippe direkt an der Oberkante der 5. Rippe partiell eröffnet. Mit einem Kantenraspatorium werden verbleibende Muskelanteile mit einem Zug des Raspatoriums von dorsal nach ventral stumpf ausgelöst. Der Blick ist nun frei auf die intakte Pleura parietalis in der Schicht der Fascia endothoracica. Nun nach Rücksprache mit dem anästhesiologischen Team Ausschalten der rechten Pulmo, Beginn der Einlungenventilation.

Scharfes Eröffnen der Pleura und digitales Austasten der Pleurahöhle auf Verwachsungen, stumpfes Lösen der Pleura mit der Handkante nach dorsal und ventral, ggf. unter Zuhilfenahme des Kauters. Weitere Mobilisation des Interkostalraums nach dorsal, um ein freies und spannungsfreies Einsetzen des Sperrers zu ermöglichen. Umlegung der Wunde mit Einbeziehung der Rippenränder, Einsetzen eines Rippenspreizers und langsames und behutsames Öffnen des Sperrers. Falls Spannungen

21

im Gewebe des Intercostalraums auftreten, werden diese noch gelöst, um eine Dislokation in den Kostovertebralgelenken zu vermeiden. Pleuraspalt ist frei, die Lunge ist gut entlüftet.

Beginn der intrathorakalen Präparation mit Auslösung der Pulmo aus dem Ligamentum pulmonale. Hierzu Anspannen der Pulmo mit Luxation dieser nach apikal. Nach lungennaher Koagulation und Inzision der pleura-pleuralen Umschlagfalte kann mit einem gestielten Präparationstupfer die Lunge stumpf nach oben ziehend mobilisiert werden. Nach kurzer Distanz ergibt sich der Blick auf den unteren Rand der V. pulmonalis inferior. In der Mobilisationsschicht sind vereinzelte Lymphknoten der Region 9 nach IASLC zu erkennen, diese werden als Teil einer systematischen Lymphadenektomie reseziert.

Von ventral beginnend wird der hilusnahe Pleuraumschlag parenchymnah scharf eröffnet und nach kaudal und an der oberen Umführung nach dorsal kommend umschnitten. Die sich darstellende Marchand'sche Faszie wird teils stumpf, teils scharf unter nur moderater Nutzung von Koagulationen von den sich darstellenden Gefäßen abpräpariert. Im Verlauf der gesamten hilären Präparation stellen sich immer wieder Lymphknoten dar, die entsprechend reseziert werden. Zunächst stellt sich ventral eineindeutig die obere Pulmonalvene dar, hier kann nach kurzer Präparation nach peripher ein gemeinsamer Abgangsast von den Segmenten 1,2 und 3 kommend sowie der venöse Abfluss der Lingula detektiert werden. Zirkulär wird das gesamte Gefäß der oberen Pulmonalvene über eine Länge von etwa 1,5 cm dargestellt und mit einer Ligatur (geflochten, resorbierbar) nach zentral (Stärke 0) und nach peripher (Stärke 2/0) unterbunden, nach zentral erfolgt eine Durchstichligatur (geflochten, resorbierbar, 2/0) mit Umführung des Fadens um das gesamte Gefäß vor Durchtrennung. Sicherung der Stumpfligatur mit einem weiteren Überstich des nadelführenden Fadens.

Nun wird der Blick auf den Stamm der Pulmonalarterie frei. Nach zirkulärer Umfahrung dieser und einem Anschlingen des Gefäßes mit einem Tourniquet zur präventiven Blutungskontrolle werden nun von ventral nach dorsal verfolgend die einzeln austretenden Äste (A1, A2 und A3) im Verlauf präpariert und mit Ligaturen (geflochten, resorbierbar) nach zentral (Stärke 2/0) und nach peripher (Stärke 2/0) unterbunden, nach zentral erfolgt eine Durchstichligatur (monofil, resorbierbar, 4/0) mit Umführung des Fadens um das gesamte Gefäß vor Durchtrennung. Sicherung der Stumpfligatur mit einem weiteren Überstich des nadelführenden Fadens. Bei Verfolgung der A. pulmonalis nach peripher über den oberen Umschlag des Hilus gelangt man von dorsal in das Interlobium, hier kommt nach kurzem Verlauf die Arterie zum Segment 6 (A6) zur Darstellung. Diese bleibt erhalten und dient als weitere Landmarke. Dem interlobären Verlauf der A. pulmonalis folgend gelangt man an 2 Äste, die in Richtung der Lingula in diese eindringen. Beide Äste, als A4 und A5 benennbar, werden in der genannten Art und Weise mit Ligaturen (geflochten, resorbierbar) nach zentral (Stärke 2/0) und nach peripher (Stärke 2/0) unterbunden, nach zentral erfolgt eine Durchstichligatur (monofil, resorbierbar, 4/0) mit Umführung des Fadens um das gesamte Gefäß vor Durchtrennung. Sicherung der Stumpfligatur mit einem weiteren Überstich des nadelführenden Fadens.

Von ventral kann schräg hinter der Arterie liegend der linke Hauptbronchus palpiert werden. Unter digitaler Kontrolle ist der Oberlappenbronchus mit seiner Aufteilung in Lingula und B1–B3 erkennbar, nach weiterer stumpfer Dissektion von Paragewebe unter Vermeidung von Koagulation zur Schonung der bronchialen Vaskularisation tritt der Oberlappenbronchus sichtbar hervor. Lymphknoten und Paragewebe werden nach peripher abgeschoben. Der Bronchus zum Oberlappen kann nun nach erfolgter bronchoskopischer Kontrolle und Sekretevakuation mit einem geeigneten Klammernahtgerät linear abgestapelt und scharf abgesetzt werden. Es wurde beim Absetzen auf die Führung der Klammernaht geachtet, sodass ein glatter Übergang des linken Hauptbronchus in den linken Unterlappenbronchus ermöglicht wird.

Entfernung des Präparates, mehrfache Lavage der Thoraxhöhle mit vorgewärmter physiologischer Kochsalzlösung, Überprüfen der primären Dichtigkeit des Stumpfes unter Ventilation und Kontrolle der Entfaltung der Restlunge. Weiter mit Einlungenventilation, Kontrolle auf Bluttrockenheit.

Dissektion der Lymphknotenprädilektionsstellen nach IASLC für links (Stationen 5, 6, 7, 9, 10, 11), im Bereich des aortopulmonalen Fensters wird sorgsam auf den Verlauf des N. laryngeus recurrens geachtet. Hier werden anstatt Koagulationen zur Blutstillung vorsichtshalber auch Ligaturen gesetzt. Für 7 wird das Mediastinum nach zentral gerichtet auf die Bifurkation orientierend teils stumpf, teils scharf eröffnet. Vorsichtige, aber sorgfältige Blutstillung hinterlässt nach wiederholter Kontrolle bluttrockene Verhältnisse.

Einlage einer Thoraxdrainage mit paravertebraler Lage mit gerichtetem Ende nach apikal, Fixierung der Drainage mit Annaht (U-Naht, Knoten vorgelegt), Vorlegen von 2 Perikostalnähten im Abstand von etwa 10 cm mit jeweils Umgreifen der 4. und 5. Rippe. Abschließende Lavage des Thorax mit vorgewärmter physiologischer Kochsalzlösung.

Nach Rücksprache mit dem Team der Anästhesiologie Ventilation der Lunge. Unter Sicht gute Entfaltung der Restpulmo, keine Fistel detektierbar, im Moment des Thoraxverschlusses sind keine Atelektasen oder Dystelektasen erkennbar, es herrschen bluttrockene Verhältnisse, die Restpulmo füllt die Thoraxhöhle gut aus. Partielles Aufgeben des Knicks im Op-Tisch. Kraftvoller Verschluss der beiden perikostalen Nähte, fortlaufende Naht des M. serratus anterior mit geflochtenem, resorbierbarem Nahtmaterial in 1er Stärke, Reluxierung des M. lat. dorsi, fortlaufende Naht der Subkutis mit geflochtenem, resorbierbarem Nahtmaterial in 2/0er Stärke. Reinigung und Desinfektion des Op-Gebietes, intrakutane Naht zum Wundverschluss, Desinfektion und steriler Verband. Anschluss der Thoraxdrainage an geeignetes Drainagesystem mit Soghöhe nach den Vorgaben des Operateurs. Team-Time-out und Übergabeprotokollierung für Intensivstation.

■ **Weiteres Prozedere**

Postoperativ Röntgen Thorax. Intensive Physiotherapie und Atemtraining, 3-mal täglich Inhalation mit NaCl 0,9%, 3-mal täglich EzPAP, mindestens 8-mal täglich TriFlo 10-mal/h. Schmerztherapie. 24-h-Bilanz der Sekretmenge über Thoraxdrainage mit Sog -14 cmH_2O, bei rückläufiger Sekretmenge in der 24-h-Bilanz und fehlender Fistel Entfernung der Thoraxdrainage nach erneuter Röntgen-Kontrolle (vorliegender Faden zum Verschluss der Drainagestelle, Faden ex 10 Tage nach Drainageentfernung).

N.N., FA Thoraxchirurgie

21.21 Anterolaterale Thorakotomie mit anatomischer Bilobektomie Ober- und Mittellappen

Op-Bericht, Klinik für Viszeral-, Transplantations-, Thorax- und Gefäßchirurgie

Pat.-Nr.:	Fall-Nr.:
Aktuelle Klinik:	Station:
Pat.-Name:	Geb.-Dat.:
	Geschlecht/Alter: m, 74 J.

Op-Datum:	
Op-Dauer (Schnitt/Naht): 180 min	
Saal:	
Personal:	
Operateur:	Anästhesist:
1. Assistent:	Anästhesieschw./pfl.:
2. Assistent:	Op-Schwester/-pfl.:
	Op-Springer:

- **Vorgeschichte/Indikation**

Nach CT-gestützter Punktion gesichertes NSCLC (Adenokarzinom) im rechten Lungenoberlappen mit Einbeziehung des Interlobiums zum Mittellappen, per continuitatem großflächiger Übergang des Tumors in die Pleura viszeralis des Mittellappens. Staging leitliniengerecht komplett – cT3, cN0, cM0. Gegebene onkologische und funktionelle Operabilität (FEV1 ~2,4 l). Aufklärung über operativen Eingriff, Prozedere, Risiken und onkologische Situation erfolgt. Tumorboardentscheidung im Konsens zum operativen Vorgehen.

- **Diagnose**

NSCLC (Adenokarzinom) im rechten Lungenoberlappen mit Einwachsen über das Interlobium zum Mittellappen, cT3, cN0, cM0.

- **Operation**

Anterolaterale muskelsparende Thorakotomie – rechts, obere Bilobektomie, systematische Lymphadenektomie, Thoraxdrainage.

- **Vorgehen**

Nach Freigabe durch das anästhesiologische Team erfolgt die Lagerung des Patienten in Seitenlage – links. Knicken des Op-Tisches konvex zum Patienten, der Knick erreicht etwa auf Höhe der Skapulaspitze seinen höchsten Punkt. Stabilisierung des Patienten mit Seitenstützen im unteren Lendenwirbelbereich und am Abdomen. Lagerung der Beine zwischen einem U-Kissen, Polsterung von druckgefährdeten Stellen. Auslagerung des oberen Armes in leicht elevierter Position in gepolsterter Armschale und Polsterung von druckgefährdeten Stellen beider Arme. Op-Feldvorbereitung mit sterilem Abwaschen von Oberarm nach Axilla bis paravertebral, parasternal bis über den unteren Rippenbogen mit (intern) festgelegtem, geeignetem Desinfektionsmittel. Abdecken des Op-Gebietes von axillär über paravertebral (Cave: Periduralkatheter), mamillär bis zum Rippenbogen. Team-Time-out mit gesamtem Op-Team/perioperative Antibiotikaprophylaxe überprüft.

Ca. 15 cm langer Hautschnitt von der Skapulaspitze in Richtung auf die submammäre Falte. Unter Nutzung des Elektrokauters Präparation durch das subkutane Fettgewebe auf die Faszie des M. latissimus dorsi, die Faszie bleibt intakt. Entlang des Muskelverlaufs erfolgt eine partielle Mobilisation dessen, ventral des Muskel wird stumpf eingegangen. Nach digitaler Mobilisation der tiefen Muskelanteile kann der gesamte Muskel in seiner erhaltenen Integrität nach dorsal mit dem Brunner-Haken abgedrängt werden. Mit Blick auf den M. serratus anterior wird auf Höhe der 5. Rippe der Muskel entlang des Faserverlaufs mit dem Elektroskalpell gespalten, Ansatz, Ursprung und Gefäß-/Nervenanteile bleiben dabei intakt. Einsetzen des Brunner-Hakens in die nun freiwerdende tiefere Schicht. Mit dem Elektrokauter wird nun von dorsal kommend die interkostale Muskelschicht im Bett der 4. Rippe direkt an der Oberkante der 5. Rippe partiell eröffnet. Mit einem Kantenraspatorium werden verbleibende Muskelanteile mit einem Zug des Raspatoriums von dorsal nach ventral stumpf ausgelöst. Der Blick ist nun frei auf die intakte Pleura parietalis in der Schicht der Fascia endothoracica. Nun nach Rücksprache mit dem anästhesiologischen Team Ausschalten der rechten Pulmo, Beginn der Einlungenventilation.

Scharfes Eröffnen der Pleura und digitales Austasten der Pleurahöhle auf Verwachsungen. Stumpfes Lösen der Pleura mit der Handkante nach dorsal und ventral, ggf. unter Zuhilfenahme des Kauters. Weitere Mobilisation des Interkostalraums nach dorsal, um ein freies und spannungsfreies Einsetzen des Sperrers zu ermöglichen Umlegung der Wunde mit Einbeziehung der

Rippenränder. Einsetzen eines Rippenspreizers und langsames und behutsames Öffnen des Sperrers. Falls Spannungen im Gewebe des Interkostalraums auftreten, werden diese noch gelöst, um eine Dislokation in den Kostovertebralgelenken zu vermeiden. Pleuraspalt ist frei, die Lunge ist gut entlüftet.

Beginn der intrathorakalen Präparation mit Auslösung der Pulmo aus dem Ligamentum pulmonale, hierzu Anspannen der Pulmo mit Luxation dieser nach apikal. Nach lungennaher Koagulation und Inzision der pleura-pleuralen Umschlagfalte kann mit einem gestielten Präparationstupfer die Lunge stumpf nach oben ziehend mobilisiert werden. Nach kurzer Distanz ergibt sich der Blick auf den unteren Rand der V. pulmonalis inferior. In der Mobilisationsschicht sind vereinzelte Lymphknoten der Region 9 nach IASLC zu erkennen, diese werden als Teil einer systematischen Lymphadenektomie reseziert.

Von ventral beginnend wird der hilusnahe Pleuraumschlag parenchymnah scharf eröffnet und nach kaudal und an der oberen Umführung nach dorsal kommend umschnitten. Die sich darstellende Marchand'sche Faszie wird teils stumpf, teils scharf unter nur moderater Nutzung von Koagulationen von den sich darstellenden Gefäßen abpräpariert. Im Verlauf der gesamten hilären Präparation stellen sich immer wieder Lymphknoten dar, die entsprechend reseziert werden. Zunächst stellt sich ventral eineindeutig die obere Pulmonalvene dar. Hier können nach kurzer Präparation nach peripher die Abgangsstrukturen vom Ober- und Mittellappen kommend detektiert werden. Zirkulär wird das gesamte Gefäß über eine Länge von etwa 1,5–2 cm dargestellt und mit einer Ligatur (geflochten, resorbierbar) nach zentral (Stärke 0) und nach peripher (Stärke 2/0) unterbunden, nach zentral erfolgt eine Durchstichligatur (geflochten, resorbierbar, 2/0) mit Umführung des Fadens um das gesamte Gefäß vor Durchtrennung. Sicherung der Stumpfligatur mit einem weiteren Überstich des nadelführenden Fadens. Nun wird der Blick auf den Stamm der Pulmonalarterie frei. Nach zirkulärer Umfahrung dieser und einem Anschlingen des Gefäßes mit einem Tourniquet zur präventiven Blutungskontrolle wird nun der Truncus anterior im Verlauf präpariert und mit Ligaturen (geflochten, resorbierbar) nach zentral (Stärke 0) und nach peripher (Stärke 2/0) unterbunden, nach zentral erfolgt eine Durchstichligatur (monofil, resorbierbar, 4/0) mit Umführung des Fadens um das gesamte Gefäß vor Durchtrennung. Sicherung der Stumpfligatur mit einem weiteren Überstich des nadelführenden Fadens. Bei Verfolgung der A. pulmonalis nach peripher kommt nach kurzem Verlauf die Arterie zum Segment 2 (A2) zur Darstellung. Versorgung dieser mit Ligaturen (geflochten, resorbierbar) nach zentral (Stärke 0) und nach peripher (Stärke 2/0) unterbunden, nach zentral erfolgt eine Durchstichligatur (monofil, resorbierbar, 4/0) mit Umführung des Fadens um das gesamte Gefäß vor Durchtrennung. Sicherung der Stumpfligatur mit einem weiteren Überstich des nadelführenden Fadens.

Nach Verfolgung der A. pulmonalis entlang der perivaskulären Scheide im Interlobium zwischen Unterlappen und Mittellappen gelingt die sichere Identifikation der Mittellappenarterie als gemeinsamer Strunk für Segment 4 und 5 (A4 und A5). Dieser wird nun im Verlauf kurzstreckig präpariert und mit Ligaturen (geflochten, resorbierbar) nach zentral (Stärke 0) und nach peripher (Stärke 2/0) unterbunden, nach zentral erfolgt eine Durchstichligatur (monofil, resorbierbar, 4/0) mit Umführung des Fadens um das gesamte Gefäß vor Durchtrennung, Sicherung der Stumpfligatur mit einem weiteren Überstich des nadelführenden Fadens. Bei weiterer Verfolgung der A. pulmonalis nach peripher kommt nach kurzem Verlauf gegenüber der Absetzung der Mittellappenarterie die Arterie zum Segment 6 (A6) zur Darstellung und bleibt erhalten.

Entlang des Interlobiums zum Unterlappen und zum 6. Segment werden der Fissura obliqua folgend Parenchymbrücken mit mehreren Schlägen eines linearen Klammernahtgerätes durchtrennt.

Nach eher stumpfer Dissektion von Paragewebe um den Bronchus unter Vermeidung von Koagulation zur Schonung der bronchialen Vaskularisation tritt der Oberlappenbronchus zu Tage. Lymphknoten und Paragewebe werden nach peripher abgeschoben. Der Bronchus zum Oberlappen kann nun nach erfolgter bronchoskopischer Kontrolle und Sekretevakuation mit einem geeigneten Klammernahtgerät mit kurzem Stumpf linear abgestapelt und scharf abgesetzt werden. Es wurde beim Absetzen auf die Führung der Klammernaht parallel zum Bronchus intermedius geachtet. Von ventral gelingt die Identifikation des Mittellappenbronchus. Er stellt sich eher zierlich im Vergleich zum Oberlappenbronchus dar und wird nach zirkulärer Umfahrung ebenfalls mit dem Bronchusstapler verschlossen und scharf abgesetzt. Bei beiden Stümpfen wurde auf die Führung der Klammernaht und auf kurze Absetzungen geachtet.

Entfernung des Präparates, mehrfache Lavage der Thoraxhöhle mit vorgewärmter physiologischer Kochsalzlösung, Überprüfen der primären Dichtigkeit des Stumpfes unter Ventilation und Kontrolle der Entfaltung der Restlunge. Weiter mit Einlungenventilation, Kontrolle auf Bluttrockenheit.

Dissektion der Lymphknotenprädilektionsstellen nach IASLC für rechts (Stationen 2, 4, 7, 8, 9, 10, 11), für 2 und 4 wird die Pleura mediastinalis zwischen V. cava und dem Azygoswinkel eröffnet und gespalten, für 7 wird das Mediastinum nach zentral gerichtet auf die Bifurkation orientierend teils stumpf, teils scharf eröffnet. Vorsichtige, aber sorgfältige Blutstillung hinterlässt nach wiederholter Kontrolle bluttrockene Verhältnisse. Bronchoskopisch bestätigen sich glatte Absetzungsränder ohne die Ausbildung von Taschen oder Säcken.

(Optional Bronchusstumpfdeckung: Das Perikard wird angehoben und quer verlaufend eröffnet, es werden 2 je ca. 1,5×5 cm langer, parallel gestielte Patches mobilisiert, die in Richtung Hilus ihren Stiel halten. Der N. phrenicus mit Begleitgefäßen wird kurzstreckig stumpf vom Perikard mobilisiert, die Patches werden unter diesem entlang in Richtung Bronchusstumpf gelegt und kommen spannungsfrei zum Liegen. Mit der glatten Seite des Perikards werden diese nun also um 180° torquiert auf dem Stumpf mit je 2 Einzelknopfnähten (4/0 resorbierbar, monofil) mützenartig fixiert. Kleinere Blutungen an der Hebestelle des Perikards werden mit der bipolaren Pinzette gestillt, der Hebedefekt ist so klein, dass er offen belassen werden kann, eine Luxatio cordis ist nicht zu befürchten.)

Einlage einer Thoraxdrainage mit paravertebraler Lage mit gerichtetem Ende nach apikal. Fixierung der Drainage mit Annaht (U-Naht, Knoten vorgelegt), Vorlegen von 2 Perikostalnähten im Abstand von etwa 10 cm mit jeweils Umgreifen der 4. und 5. Rippe. Abschließende Lavage des Thorax mit vorgewärmter physiologischer Kochsalzlösung.

Nach Rücksprache mit dem Team der Anästhesiologie Ventilation der Lunge. Unter Sicht gute Entfaltung der Restpulmo, keine Fistel detektierbar, im Moment des Thoraxverschlusses sind keine Atelektasen oder Dystelektasen erkennbar, es herrschen bluttrockene Verhältnisse, die Restpulmo füllt die Thoraxhöhle gut aus.

Partielles Aufgeben des Knicks im Op-Tisch. Kraftvoller Verschluss der beiden perikostalen Nähte, fortlaufende Naht des M. serratus anterior mit geflochtenem, resorbierbarem Nahtmaterial in 1er Stärke, Reluxierung des M. lat. dorsi, fortlaufende Naht der Subkutis mit geflochtenem, resorbierbarem Nahtmaterial in 2/0er Stärke. Reinigung und Desinfektion des Op-Gebietes, intrakutane Naht zum Wundverschluss, Desinfektion und steriler Verband. Anschluss der Thoraxdrainage an geeignetes Drainagesystem mit Soghöhe nach den Vorgaben des Operateurs. Team-Time-out und Übergabeprotokollierung für Intensivstation.

- ■ **Weiteres Prozedere**

Postoperativ Röntgen Thorax. Intensive Physiotherapie und Atemtraining, 3-mal täglich Inhalation mit NaCl 0,9%, 3-mal täglich EzPAP, mindestens 8-mal täglich TriFlo 10-mal/h. Schmerztherapie. 24-h-Bilanz der Sekretmenge über Thoraxdrainage mit Sog $-14\,cmH_2O$, bei rückläufiger Sekretmenge in der 24-h-Bilanz und fehlender Fistel Entfernung der Thoraxdrainage nach erneuter Röntgen-Kontrolle (vorliegender Faden zum Verschluss der Drainagestelle, Faden ex 10 Tage nach Drainageentfernung).

N.N., FA Thoraxchirurgie

21.22 Anterolaterale Thorakotomie mit anatomischer Bilobektomie Unter- und Mittellappen

Op-Bericht, Klinik für Viszeral-, Transplantations-, Thorax- und Gefäßchirurgie

Pat.-Nr.:	Fall-Nr.:
Aktuelle Klinik:	Station:
Pat.-Name:	Geb.-Dat.:
	Geschlecht/Alter: w, 72 J.
Op-Datum:	
Op-Dauer (Schnitt/Naht): 170 min	
Saal:	
Personal:	
Operateur:	Anästhesist:
1. Assistent:	Anästhesieschw./pfl.:
2. Assistent:	Op-Schwester/-pfl.:
	Op-Springer:

- **Vorgeschichte/Indikation**

Nach bronchoskopischer Biopsie gesichertes NSCLC (Plattenepithelkarzinom) im rechten Lungenunterlappen mit Vorwachsen und Einbeziehen des Bronchus intermedius. Staging leitliniengerecht komplett – cT3, cN0, cM0. Gegebene onkologische und funktionelle Operabilität (FEV1 ~2,4 l). Aufklärung über operativen Eingriff, Prozedere, Risiken und onkologische Situation erfolgt. Tumorboardentscheidung im Konsens zum operativen Vorgehen im Sinne einer unteren Bilobektomie.

- **Diagnose**

NSCLC (Plattenepithelkarzinom) im rechten Lungenunterlappen mit Vorwachsen in den Bronchus intermedius – cT3, cN0, cM0.

- **Operation**

Anterolaterale muskelsparende Thorakotomie – rechts, untere Bilobektomie, systematische Lymphadenektomie, Thoraxdrainage.

- **Vorgehen**

Nach Freigabe durch das anästhesiologische Team erfolgt die Lagerung des Patienten in Seitenlage – links. Knicken des Op-Tisches konvex zum Patienten, der Knick erreicht etwa auf Höhe der Skapulaspitze seinen höchsten Punkt. Stabilisierung des Patienten mit Seitenstützen im unteren Lendenwirbelbereich und am Abdomen. Lagerung der Beine zwischen einem U-Kissen, Polsterung von druckgefährdeten Stellen, Auslagerung des oberen Armes in leicht elevierter Position in gepolsterter Armschale und Polsterung von druckgefährdeten Stellen beider Arme. Op-Feldvorbereitung mit sterilem Abwaschen von Oberarm nach Axilla bis paravertebral, parasternal bis über den unteren Rippenbogen mit (intern) festgelegtem, geeignetem Desinfektionsmittel. Abdecken des Op-Gebietes von axillär über paravertrebral (Cave: Periduralkatheter), mamillär bis zum Rippenbogen. Team-Time-out mit gesamtem Op-Team/perioperative Antibiotikaprophylaxe überprüft.

Ca. 15 cm langer Hautschnitt von der Skapulaspitze in Richtung auf die submammäre Falte, unter Nutzung des Elektrokauters Präparation durch das subkutane Fettgewebe auf die Faszie des M. latissimus dorsi, die Faszie bleibt intakt. Entlang des Muskelverlaufs erfolgt eine partielle Mobilisation dessen, ventral des Muskel wird stumpf eingegangen. Nach digitaler Mobilisation der tiefen Muskelanteile kann der gesamte Muskel in seiner erhaltenen Integrität nach dorsal mit dem Brunner-Haken abgedrängt werden. Mit Blick auf den M. serratus anterior wird auf Höhe der 5. Rippe der Muskel entlang des Faserverlaufs mit dem Elektroskalpell gespalten, Ansatz, Ursprung und Gefäß-/Nervenanteile bleiben dabei intakt. Einsetzen des Brunner-Hakens in die nun freiwerdende tiefere Schicht. Mit dem Elektrokauter wird nun von dorsal kommend die interkostale Muskelschicht im Bett der 4. Rippe direkt an der Oberkante der 5. Rippe partiell eröffnet. Mit einem Kantenraspatorium werden verbleibende Muskelanteile mit einem Zug des Raspatoriums von dorsal nach ventral stumpf ausgelöst. Der Blick ist nun frei auf die intakte Pleura parietalis in der Schicht der Fascia endothoracica. Nun nach Rücksprache mit dem anästhesiologischen Team Ausschalten der rechten Pulmo, Beginn der Einlungenventilation.

Scharfes Eröffnen der Pleura und digitales Austasten der Pleurahöhle auf Verwachsungen. Stumpfes Lösen der Pleura mit der Handkante nach dorsal und ventral, ggf. unter Zuhilfenahme des Kauters. Weitere Mobilisation des Interkostalraums nach dorsal, um ein freies und spannungsfreies Einsetzen des Sperrers zu ermöglichen. Umlegung der Wunde mit Einbeziehung der Rippenränder, Einsetzen eines Rippenspreizers und langsames und behutsames Öffnen des Sperrers. Falls Spannungen im Gewebe des Interkostalraums auftreten, werden diese noch gelöst, um eine Dislokation in den Kostovertebralgelenken zu vermeiden, Pleuraspalt ist frei, die Lunge ist gut entlüftet.

Beginn der intrathorakalen Präparation mit Auslösung der Pulmo aus dem Ligamentum pulmonale, hierzu Anspannen der Pulmo mit Luxation dieser nach apikal. Nach lungennaher Koagulation und Inzision der pleura-pleuralen Umschlagfalte kann mit einem gestielten Präparationstupfer die Lunge stumpf nach oben dosiert ziehend mobilisiert werden. Nach kurzer Distanz ergibt sich der Blick auf den unteren Rand der V. pulmonalis inferior. In der Mobilisationsschicht sind vereinzelte Lymphknoten der Region 9 nach IASLC zu erkennen, diese werden als Teil einer systematischen Lymphadenektomie reseziert.

Von ventral beginnend wird der hilusnahe Pleuraumschlag parenchymnah scharf eröffnet und nach kaudal und an der oberen Umführung nach dorsal kommend umschnitten. Die sich darstellende Marchand'sche Faszie wird teils stumpf, teils scharf unter Vermeidung von Koagulationen von den sich darstellenden Gefäßen abpräpariert. Im Verlauf der gesamten hilären Präparation stellen sich immer wieder Lymphknoten dar, die entsprechend reseziert werden. Zunächst stellt sich ventral eineindeutig die obere Pulmonalvene dar, hier kann nach kurzer Präparation nach peripher die Abgangsstruktur vom Mittellappen kommend detektiert werden. Zirkulär wird das genannte Gefäß über eine Länge von etwa 1,5–2 cm dargestellt und mit einer Ligatur (geflochten, resorbierbar) nach zentral (Stärke 0) und nach peripher (Stärke 2/0) unterbunden, nach zentral erfolgt eine Durchstichligatur (geflochten, resorbierbar, 2/0) mit Umführung des Fadens um das gesamte Gefäß vor Durchtrennung. Sicherung der Stumpfligatur mit einem weiteren Überstich des nadelführenden Fadens. Nun wird der Blick auf den Stamm der Pulmonalarterie frei. Nach zirkulärer Umfahrung wird dieser mit einem Anschlingen des Gefäßes mit einem Tourniquet zur präventiven Blutungskontrolle versorgt.

Die bereits in den ersten Präparationsschritten erkannte untere Pulmonalvene wird in der eben für die Mittellappenvene beschriebenen Art und Weise umfahren, versorgt und abgesetzt.

Im Interlobium wird in der Vereinigung der beiden Fissuren bzw. der 3 Lappen der verlaufende periphere Stamm der A. pulmonalis aufgesucht. Nach vorsichtiger Eröffnung der perivaskulären Scheide gelingt die Identifikation der Mittellappenarterie als gemeinsamer Strunk für Segment 4 und 5 (A4 und A5). Bei weiterer Verfolgung der A. pulmonalis nach peripher kommt nach kurzem Verlauf etwa gegenüber der Mittellappenarterie die Arterie zum Segment 6 (A6) zur Darstellung. Nach sicherer Identifikation des peripheren Stamms der A. pulmonalis kann dieser somit nun gemeinsam versorgt werden. Dieser wird im Verlauf kurzstreckig präpariert und mit Ligaturen (geflochten, resorbierbar) nach zentral (Stärke 0) und nach peripher (Stärke 2/0) unterbunden, nach zentral erfolgt eine Durchstichligatur (monofil, resorbierbar, 4/0) mit Umführung des Fadens um das gesamte Gefäß vor Durchtrennung. Sicherung der Stumpfligatur mit einem weiteren Überstich des nadelführenden Fadens.

Entlang des Interlobiums zum Oberlappen werden der Fissura horizontalis folgend Parenchymbrücken mit mehreren Schlägen eines linearen Klammernahtgerätes durchtrennt.

Nach eher stumpfer Dissektion von Paragewebe tritt der von ventral und dorsal sicher zu erkennenden Bronchus intermedius unter Vermeidung von Koagulation zur Schonung der bronchialen Vaskularisation zu Tage. Lymphknoten und Paragewebe werden nach peripher abgeschoben. Der Bronchus intermedius kann nun kurz zum Oberlappen nach erfolgter bronchoskopischer Kontrolle und Sekretevakuation mit einem geeigneten Klammernahtgerät linear abgestapelt und scharf abgesetzt werden. Es wurde beim Absetzen auf die Führung der Klammernaht senkrecht zum Bronchus intermedius geachtet.

Entfernung des Präparates, mehrfache Lavage der Thoraxhöhle mit vorgewärmter physiologischer Kochsalzlösung, Überprüfen der primären Dichtigkeit des Stumpfes unter Ventilation und Kontrolle der Entfaltung der Restlunge. Weiter mit Einlungenventilation, Kontrolle auf Bluttrockenheit. Bronchoskopisch bestätigt sich ein glatter Absetzungsrand ohne die Ausbildung einer Tasche oder eines Sackes. Das Präparat wird zur Schnellschnittuntersuchung versandt. Es bestätigt sich nach telefonischer Durchsage ein tumorfreier Absetzungsrand an Bronchus und Gefäßen.

Dissektion der Lymphknotenprädilektionsstellen nach IASLC für rechts (Stationen 2, 4, 7, 8, 9, 10, 11), für 2 und 4 wird die Pleura mediastinalis zwischen V. cava und dem Azygoswinkel eröffnet und gespalten, für 7 wird das Mediastinum nach zentral gerichtet auf die Bifurkation orientierend teils stumpf, teils scharf eröffnet. Vorsichtige, aber sorgfältige Blutstillung hinterlässt nach wiederholter Kontrolle bluttrockene Verhältnisse.

Das Perikard wird angehoben und quer verlaufend eröffnet. Es wird ein ca. 1,5×5 cm langer gestielter Patch mobilisiert, der in Richtung Hilus seinen Stiel hat. Der N. phrenicus mit Begleitgefäßen wird kurzstreckig stumpf vom Perikard mobilisiert, der Patch wird unter diesem entlang in Richtung Bronchusstumpf gelegt, er kommt spannungsfrei zum Liegen. Mit der glatten Seite des Perikards wird dieser nun also um 180° torquiert auf dem Stumpf mit 2 Einzelknopfnähten (4/0 resorbierbar, monofil) mützenartig fixiert, kleinere Blutungen an der Hebestelle des Perikards werden mit der bipolaren Pinzette gestillt.

Einlage einer Thoraxdrainage mit paravertebraler Lage mit gerichtetem Ende nach apikal. Fixierung der Drainage mit Annaht (U-Naht, Knoten vorgelegt), Vorlegen von 2 Perikostalnähten im Abstand von etwa 10 cm mit jeweils Umgreifen der 4. und 5. Rippe. Abschließende Lavage des Thorax mit vorgewärmter physiologischer Kochsalzlösung.

Nach Rücksprache mit dem Team der Anästhesiologie Ventilation der Lunge. Unter Sicht gute Entfaltung der Restpulmo, keine Fistel detektierbar, im Moment des Thoraxverschlusses sind keine Atelektasen oder Dystelektasen erkennbar, es herrschen bluttrockene Verhältnisse, die Restpulmo fühlt die Thoraxhöhle gut aus.

Partielles Aufgeben des Knicks im Op-Tisch. Kraftvoller Verschluss der beiden perikostalen Nähte, fortlaufende Naht des M. serratus anterior mit geflochtenem, resorbierbarem Nahtmaterial in 1er Stärke, Reluxierung des M. lat. dorsi, fortlaufende Naht der Subkutis mit geflochtenem, resorbierbarem Nahtmaterial in 2/0er Stärke. Reinigung und Desinfektion des Op-Gebietes, intrakutane Naht zum Wundverschluss, Desinfektion und steriler Verband. Anschluss der Thoraxdrainage an geeignetes Drainagesystem mit Soghöhe nach den Vorgaben des Operateurs. Team-Time-out und Übergabeprotokollierung für Intensivstation.

■ **Weiteres Prozedere**

Postoperativ Röntgen Thorax. Intensive Physiotherapie und Atemtraining, 3-mal täglich Inhalation mit NaCl 0,9%, 3-mal täglich EzPAP, mindestens 8-mal täglich TriFlo 10-mal/h. Schmerztherapie. 24-h-Bilanz der Sekretmenge über Thoraxdrainage mit Sog -14 cmH$_2$O, bei rückläufiger Sekretmenge in der 24-h-Bilanz und fehlender Fistel Entfernung der Thoraxdrainage nach erneuter Röntgen-Kontrolle (vorliegender Faden zum Verschluss der Drainagestelle, Faden ex 10 Tage nach Drainageentfernung).

N.N., FA Thoraxchirurgie

21

21.23 Pneumonektomie rechts

Op-Bericht, Klinik für Viszeral-, Transplantations-, Thorax- und Gefäßchirurgie

Pat.-Nr.:	Fall-Nr.:
Aktuelle Klinik:	Station:
Pat.-Name:	Geb.-Dat.:
	Geschlecht/Alter: m, 55 J.

Op-Datum:	
Op-Dauer (Schnitt/Naht): 150 min	
Saal:	
Personal:	
Operateur:	Anästhesist:
1. Assistent:	Anästhesieschw./pfl.:
2. Assistent:	Op-Schwester/-pfl.:
	Op-Springer:

- **Vorgeschichte/Indikation**

Bronchoskopisch gesichertes, zentrales NSCLC (Plattenepithelkarzinom) im rechten Lungenoberlappen mit Einbeziehung des Bronchus intermedius, tumorbedingte Stenose mit therapierefraktärer Pneumonie im Unterlappen, eine Option für einen bronchoplastischen Eingriff ergibt sich nicht. Staging leitliniengerecht komplett – cT3, cN0-1, cM0. Gegebene onkologische und funktionelle Operabilität (FEV1 ~2,5 l). Aufklärung über operativen Eingriff, Prozedere, Risiken und onkologische Situation erfolgt. Tumorboardentscheidung im Konsens zum operativen Vorgehen.

- **Diagnose**

Zentrales NSCLC (Plattenepithelkarzinom) im rechten Lungenoberlappen mit Einbeziehung des Bronchus intermedius, cT3, cN0-1, cM0.

- **Operation**

Anterolaterale muskelsparende Thorakotomie – rechts, rechtsseitige Pneumonektomie, systematische Lymphadenektomie, Thoraxdrainage.

- **Vorgehen**

Nach Freigabe durch das anästhesiologische Team erfolgt die Lagerung des Patienten in Seitenlage – links. Knicken des Op-Tisches konvex zum Patienten, der Knick erreicht etwa auf Höhe der Skapulaspitze seinen höchsten Punkt. Stabilisierung des Patienten mit Seitenstützen im unteren Lendenwirbelbereich und am Abdomen. Lagerung der Beine zwischen einem U-Kissen, Polsterung von druckgefährdeten Stellen, Auslagerung des oberen Armes in leicht elevierter Position in gepolsterter Armschale und Polsterung von druckgefährdeten Stellen beider Arme. Op-Feldvorbereitung mit sterilem Abwaschen von Oberarm nach Axilla bis paravertebral, parasternal bis über den unteren Rippenbogen mit (intern) festgelegtem, geeignetem Desinfektionsmittel. Abdecken des Op-Gebietes von axillär über paravertebral (Cave: Periduralkatheter), mamillär bis zum Rippenbogen. Team-Time-out mit gesamtem Op-Team/perioperative Antibiotikaprophylaxe überprüft.

Ca. 15 cm langer Hautschnitt von der Skapulaspitze in Richtung auf die submammäre Falte. Unter Nutzung des Elektrokauters Präparation durch das subkutane Fettgewebe auf die Faszie des M. latissimus dorsi, die Faszie bleibt intakt. Entlang des Muskelverlaufs erfolgt eine partielle Mobilisation dessen, ventral des Muskel wird stumpf eingegangen. Nach digitaler Mobilisation der tiefen Muskelanteile kann der gesamte Muskel in seiner erhaltenen Integrität nach dorsal mit dem Brunner-Haken abgedrängt werden. Mit Blick auf den M. serratus anterior wird auf Höhe der 5. Rippe der Muskel entlang des Faserverlaufs mit dem Elektroskalpell gespalten, Ansatz, Ursprung und Gefäß-/Nervenanteile bleiben dabei intakt. Einsetzen des Brunner-Hakens in die nun freiwerdende tiefere Schicht. Mit dem Elektrokauter wird nun von dorsal kommend die interkostale Muskelschicht im Bett der 4. Rippe direkt an der Oberkante der 5. Rippe partiell eröffnet. Mit einem Kantenraspatorium werden verbleibende Muskelanteile mit einem Zug des Raspatoriums von dorsal nach ventral stumpf ausgelöst. Der Blick ist nun frei auf die intakte Pleura parietalis in der Schicht der Fascia endothoracica. Nun nach Rücksprache mit dem anästhesiologischen Team Ausschalten der rechten Pulmo, Beginn der Einlungenventilation.

Scharfes Eröffnen der Pleura und digitales Austasten der Pleurahöhle auf Verwachsungen, stumpfes Lösen der Pleura mit der Handkante nach dorsal und ventral, ggf. unter Zuhilfenahme des Kauters. Weitere Mobilisation des Interkostalraums nach dorsal, um ein freies und spannungsfreies Einsetzen des Sperrers zu ermöglichen. Umlegung der Wunde mit Einbeziehung der Rippenränder, Einsetzen eines Rippenspreizers und langsames und behutsames Öffnen des Sperrers. Falls Spannungen im Gewebe des Interkostalraums auftreten, werden diese noch gelöst, um eine Dislokation in den Kostovertebralgelenken zu vermeiden. Pleuraspalt ist frei, die Lunge ist gut entlüftet.

Beginn der intrathorakalen Präparation mit Auslösung der Pulmo aus dem Ligamentum pulmonale. Hierzu Anspannen der Pulmo mit Luxation dieser nach apikal. Nach lungennaher Koagulation und Inzision der pleura-pleuralen Umschlagfalte kann mit einem gestielten Präparationstupfer die Lungen stumpf nach oben ziehend mobilisiert werden. Nach kurzer Distanz ergibt sich der Blick auf den unteren Rand der V. pulmonalis inferior. In der Mobilisationsschicht sind vereinzelte Lymphknoten der Region 9 nach IASLC zu erkennen, diese werden als Teil einer systematischen Lymphadenektomie reseziert.

Von ventral beginnend wird der hilusnahe Pleuraumschlag parenchymnah scharf eröffnet und nach kaudal und an der oberen Umführung nach dorsal kommend umschnitten. Die sich darstellende Marchand'sche Faszie wird teils stumpf, teils scharf unter Vermeidung von Koagulationen von den sich darstellenden Gefäßen abpräpariert. Im Verlauf der gesamten hilären Präparation stellen sich immer wieder Lymphknoten dar, die entsprechend reseziert werden. Zunächst kommt ventral eineindeutig die obere Pulmonalvene zur Darstellung. Zirkulär wird das genannte Gefäß über eine Länge von etwa 1,5–2 cm dargestellt und mit einer Ligatur (geflochten, resorbierbar) nach zentral (Stärke 0) und nach peripher (Stärke 2/0) unterbunden, nach zentral erfolgt eine Durchstichligatur (geflochten, resorbierbar, 2/0) mit Umführung des Fadens um das gesamte Gefäß vor Durchtrennung. Sicherung der Stumpfligatur mit einem weiteren Überstich des nadelführenden Fadens.

Die bereits in den ersten Präparationsschritten erkannte untere Pulmonalvene wird in der eben für die obere Pulmonalvene beschriebenen Art und Weise umfahren, versorgt und abgesetzt.

Nun wird der Blick auf den Stamm der Pulmonalarterie frei. Nach zirkulärer Umfahrung und moderater, stumpfer Freilegung nach zentral und einem Anschlingen des zentralen Gefäßes mit Ligaturen (geflochten, resorbierbar) nach zentral (Stärke 0) und nach peripher (Stärke 2/0) wird diese peripher beginnend unterbunden, nach zentral erfolgt eine weitere Durchstichligatur (monofil, resorbierbar, 2/0) mit Umführung des Fadens um das gesamte Gefäß vor Durchtrennung. Sicherung der Stumpfligatur mit zwei weiteren Überstichen des nadelführenden Fadens.

Nach eher stumpfer Dissektion von Paragewebe um den Bronchus unter Vermeidung von Koagulation zur Schonung der bronchialen Vaskularisation kommt klar der Hauptbronchus aus der Trachea austretend hervor. Lymphknoten und Paragewebe werden nach peripher abgeschoben. Der Bronchus wird nun nach erfolgter bronchoskopischer Kontrolle und Sekretevakuation mit einem geeigneten Klammernahtgerät linear abgestapelt und scharf abgesetzt. Es wurde beim Absetzen auf die Führung der Klammernaht nahe zur Bifurkation geachtet.

Entfernung des Präparates. Mehrfache Lavage der Thoraxhöhle mit vorgewärmter physiologischer Kochsalzlösung, Überprüfen der primären Dichtigkeit des Stumpfes unter Ventilation und Kontrolle der Entfaltung der Restlunge. Weiter mit Einlungenventilation. Kontrolle auf Bluttrockenheit. Bronchoskopisch bestätigt sich ein glatter Absetzungsrand ohne die Ausbildung einer Tasche oder eines Sackes. Der Übergang in das linke Bronchialsystem ist ohne Einengungen erkennbar. Das Präparat wird zur Schnellschnittuntersuchung versandt. Es bestätigt sich nach telefonischer Durchsage ein tumorfreier Absetzungsrand an Bronchus und Gefäßen.

Dissektion der Lymphknotenprädilektionsstellen nach IASLC für rechts (Stationen 2, 4, 7, 8, 9, 10, 11), für 2 und 4 wird die Pleura mediastinalis zwischen V. cava und dem Azygoswinkel eröffnet und gespalten, für 7 wird das Mediastinum nach zentral gerichtet auf die Bifurkation orientierend teils stumpf, teils scharf eröffnet. Vorsichtige, aber sorgfältige Blutstillung hinterlässt nach wiederholter Kontrolle bluttrockene Verhältnisse.

Das Perikard wird angehoben und quer verlaufend eröffnet, es wird ein ca. 1,5×5 cm langer gestielter Patch mobilisiert, der in Richtung Hilus seinen Stiel hat. Der N. phrenicus mit Begleitgefäßen wird kurzstreckig stumpf vom Perikard mobilisiert, der Patch wird unter diesem entlang in Richtung Bronchusstumpf gelegt, er kommt spannungsfrei zum Liegen. Mit der glatten Seite des Perikards wird dieser nun also um 180° torquiert auf dem Stumpf mit 2 Einzelknopfnähten (4/0 resorbierbar, monofil) mützenartig fixiert. Kleinere Blutungen an der Hebestelle des Perikards werden mit der bipolaren Pinzette gestillt, der Hebedefekt ist so klein, dass er offen belassen werden kann, eine Luxatio cordis ist nicht zu befürchten.

Einlage einer Thoraxdrainage mit paravertebraler Lage mit gerichtetem Ende nach apikal, Fixierung der Drainage mit Annaht (U-Naht, Knoten vorgelegt), abschließende Lavage des Thorax mit vorgewärmter physiologischer Kochsalzlösung.

Partielles Aufgeben des Knicks im Op-Tisch. Vorlegen von 2 Perikostalnähten im Abstand von etwa 10 cm mit jeweils Umgreifen der 4. und 5. Rippe. Abschließende Lavage des Thorax mit vorgewärmter physiologischer Kochsalzlösung. Fortlaufende Naht des M. serratus anterior mit geflochtenem, resorbierbarem Nahtmaterial in 1er Stärke. Einlage einer Redon-Drainage auf den M. serratus anterior, Reluxierung des M. lat. dorsi. Fortlaufende Naht der Subkutis mit geflochtenem, resorbierbarem Nahtmaterial in 2/0er Stärke. Reinigung und Desinfektion des Op-Gebietes, intrakutane Naht zum Wundverschluss, Desinfektion und steriler Verband. Anschluss der Thoraxdrainage an geeignetes Drainagesystem ohne Sog (nur Schwerkraft). Team-Time-out und Übergabeprotokollierung für Intensivstation.

■ Weiteres Prozedere

Postoperativ Röntgen Thorax. Intensive Physiotherapie und Atemtraining, 3-mal täglich Inhalation mit NaCl 0,9%, 3-mal täglich EzPAP, mindestens 8-mal täglich TriFlo 10-mal/h. Schmerztherapie. 24-h-Bilanz der Sekretmenge über Thoraxdrainage **ohne** Sog. Entfernung der Thoraxdrainage nach erneuter Röntgen-Kontrolle ab 3. Tag (vorliegender Faden zum Verschluss der Drainagestelle, Faden ex 10 Tage nach Drainageentfernung).

N.N., FA Thoraxchirurgie

21.24 Erweiterte Lobektomie mit Gefäßmanschette, linker Oberlappen

Op-Bericht, Klinik für Viszeral-, Transplantations-, Thorax- und Gefäßchirurgie

Pat.-Nr.:	Fall-Nr.:
Aktuelle Klinik:	Station:
Pat.-Name:	Geb.-Dat.:
	Geschlecht/Alter: w, 57 J.
Op-Datum:	
Op-Dauer (Schnitt/Naht): 220 min	
Saal:	
Personal:	
Operateur:	Anästhesist:
1. Assistent:	Anästhesieschw./pfl.:
2. Assistent:	Op-Schwester/-pfl.:
	Op-Springer:

- **Vorgeschichte/Indikation**

Bronchoskopisch gesichertes, zentrales NSCLC (Plattenepithelkarzinom) des linken Lungenoberlappens mit Einbeziehung der A. pulmonalis, Staging leitliniengerecht komplett – cT3, cN0-1, cM0. Gegebene onkologische und funktionelle Operabilität (FEV1 ~2,5 l). Aufklärung über operativen Eingriff, Prozedere, Risiken und onkologische Situation erfolgt. Tumorboardentscheidung im Konsens zum operativen Vorgehen mit Option einer Gefäßmanschettenresektion.

- **Diagnose**

NSCLC (Plattenepithelkarzinom) des linken Lungenoberlappens mit Einbeziehung der peripheren A. pulmonalis – cT3, cN0-1, cM0.

- **Operation**

Anterolaterale muskelsparende Thorakotomie – links, erweiterte Oberlappenresektion mit Gefäßmanschette, systematische Lymphadenektomie, Thoraxdrainage.

- **Vorgehen**

Nach Freigabe durch das anästhesiologische Team erfolgt die Lagerung des Patienten in Seitenlage – rechts. Knicken des Op-Tisches konvex zum Patienten, der Knick erreicht etwa auf Höhe der Skapulaspitze seinen höchsten Punkt. Stabilisierung des Patienten mit Seitenstützen im unteren Lendenwirbelbereich und am Abdomen. Lagerung der Beine zwischen einem U-Kissen, Polsterung von druckgefährdeten Stellen. Auslagerung des oberen Armes in leicht elevierter Position in gepolsterter Armschale und Polsterung von druckgefährdeten Stellen beider Arme. Op-Feldvorbereitung mit sterilem Abwaschen von Oberarm nach Axilla bis paravertebral, parasternal bis über den unteren Rippenbogen mit (intern) festgelegtem, geeignetem Desinfektionsmittel. Abdecken des Op-Gebietes von axillär über paravertebral (Cave: Periduralkatheter), mamillär bis zum Rippenbogen. Team-Time-out mit gesamtem Op-Team/perioperative Antibiotikaprophylaxe überprüft.

Ca. 15 cm langer Hautschnitt von der Skapulaspitze in Richtung auf die submammäre Falte, unter Nutzung des Elektrokauters Präparation durch das subkutane Fettgewebe auf die Faszie des M. latissimus dorsi, die Faszie bleibt intakt. Entlang des Muskelverlaufs erfolgt eine partielle Mobilisation dessen, ventral des Muskels wird stumpf eingegangen. Nach digitaler Mobilisation der tiefen Muskelanteile kann der gesamte Muskel in seiner erhaltenen Integrität nach dorsal mit dem Brunner-Haken abgedrängt werden. Mit Blick auf den M. serratus anterior wird auf Höhe der 5. Rippe der Muskel entlang des Faserverlaufs mit dem Elektroskalpell gespalten, Ansatz, Ursprung und Gefäß-/Nervenanteile bleiben dabei intakt. Einsetzen des Brunner-Hakens in die nun freiwerdende tiefere Schicht. Mit dem Elektrokauter wird nun von dorsal kommend die interkostale Muskelschicht im Bett der 4. Rippe direkt an der Oberkante der 5. Rippe partiell eröffnet. Mit einem Kantenraspatorium werden verbleibende Muskelanteile mit einem Zug des Raspatoriums von dorsal nach ventral stumpf ausgelöst. Der Blick ist nun frei auf die intakte Pleura parietalis in der Schicht der Fascia endothoracica. Nun nach Rücksprache mit dem anästhesiologischen Team Ausschalten der rechten Pulmo, Beginn der Einlungenventilation.

Scharfes Eröffnen der Pleura und digitales Austasten der Pleurahöhle auf Verwachsungen, stumpfes Lösen der Pleura mit der Handkante nach dorsal und ventral, ggf. unter Zuhilfenahme des Kauters. Weitere Mobilisation des Interkostalraums nach dorsal, um ein freies und spannungsfreies Einsetzen des Sperrers zu ermöglichen. Umlegung der Wunde mit Einbeziehung der Rippenränder, Einsetzen eines Rippenspreizers und langsames und behutsames Öffnen des Sperrers. Falls Spannungen im Gewebe des Interkostalraums auftreten, werden diese noch gelöst, um eine Dislokation in den Kostovertebralgelenken zu vermeiden. Pleuraspalt ist frei, die Lunge ist gut entlüftet.

Beginn der intrathorakalen Präparation mit Auslösung der Pulmo aus dem Ligamentum pulmonale, hierzu Anspannen der Pulmo mit Luxation dieser nach apikal. Nach lungennaher Koagulation und Inzision der pleura-pleuralen Umschlagfalte kann mit einem gestielten Präparationstupfer die Lunge stumpf nach oben ziehend mobilisiert werden. Nach kurzer Distanz ergibt sich der Blick auf den unteren Rand der V. pulmonalis inferior. In der Mobilisationsschicht sind vereinzelte Lymphknoten der Region 9 nach IASLC zu erkennen, diese werden als Teil einer systematischen Lymphadenektomie reseziert.

Von ventral beginnend wird der hilusnahe Pleuraumschlag parenchymnah scharf eröffnet und nach kaudal und an der oberen Umführung nach dorsal kommend umschnitten. Die sich darstellende Marchand'sche Faszie wird teils stumpf, teils scharf unter nur moderater Nutzung von Koagulationen von den sich darstellenden Gefäßen abpräpariert. Im Verlauf der gesamten hilären Präparation stellen sich immer wieder Lymphknoten dar, die entsprechend reseziert werden. Zunächst stellt sich ventral eineindeutig die obere Pulmonalvene dar, hier kann nach kurzer Präparation nach peripher ein gemeinsamer Abgangsast von den Segmenten 1, 2 und 3 kommend sowie der venöse Abfluss der Lingula detektiert werden. Zirkulär wird das gesamte Gefäß der oberen Pulmonalvene über eine Länge von etwa 1,5 cm dargestellt und mit einer Ligatur (geflochten, resorbierbar) nach zentral (Stärke 0) und nach peripher (Stärke 2/0) unterbunden, nach zentral erfolgt eine Durchstichligatur (geflochten, resorbierbar, 2/0) mit Umführung des Fadens um das gesamte Gefäß vor Durchtrennung. Sicherung der Stumpfligatur mit einem weiteren Überstich des nadelführenden Fadens.

Nun wird der Blick auf den Stamm der Pulmonalarterie frei. Zirkuläre Umfahrung dieser und Anschlingen des Gefäßes mit einem Tourniquet zur präventiven Blutungskontrolle. Im Rahmen der präoperativen Op-Planung bestätigt sich auch intraoperativ der Verdacht auf eine Infiltration der linken Pulmonalarterie unmittelbar im Bereich der Abgangsäste von A1 und A2. Somit ergibt sich zur Wahrung der onkologisch korrekten Resektion die Notwendigkeit der Gefäßmanschettenresektion bis etwa einen knappen Zentimeter zentral des Abgangs der A6.

Systemische Heparinisierung vor Ausklemmen mit Heparinbolus i.v. Der Stamm der A. pulmonalis wird perikard-/vorhofnah mit einer geraden Gefäßklemme ausgeklemmt, ebenso der sicher tumorfreie distale Teil der A. pulmonalis auf Höhe der A6. Jetzt Resektion des tumorinfiltrierten Gefäßanteils mit Belassen eines sicher tumorfreien Gefäßanteils jeweils distal bzw. proximal der Klemmen. Versand zur histologischen Schnellschnittuntersuchung.

Von ventral kann schräg hinter der Arterie liegend der linke Hauptbronchus palpiert werden, unter digitaler Kontrolle ist der Oberlappenbronchus mit seiner Aufteilung in Lingula und B1–B3 erkennbar. Nach weiterer stumpfer Dissektion von Paragewebe unter Vermeidung von Koagulation zur Schonung der bronchialen Vaskularisation tritt der Oberlappenbronchus sichtbar hervor. Lymphknoten und Paragewebe werden nach peripher abgeschoben. Der Bronchus zum Oberlappen kann nun nach erfolgter bronchoskopischer Kontrolle und Sekretevakuation mit einem geeigneten Klammernahtgerät linear abgestapelt und scharf abgesetzt werden. Es wurde beim Absetzen auf die Führung der Klammernaht geachtet, sodass ein glatter Übergang des linken Hauptbronchus in den linken Unterlappenbronchus ermöglicht wird.

Mit doppelarmierter, fortlaufend zirkulärer Gefäßnaht mit nichtresorbierbarer, monofiler Naht 6/0 wird von medial nach lateral (dorsal nach ventral) eine spannungsfreie Adaption der Gefäßenden ermöglicht, nach Entlüften des betroffenen Gefäßabschnittes (1. langsames Eröffnen des Rückstromes, 2. langsames Eröffnen des arteriellen Flusses) wird die Anastomose im lateralen (dem Operateur zugewandten Anteil) geknüpft. Überprüfen auf Bluttrockenheit.

Entfernung des Präparates. Mehrfache Lavage der Thoraxhöhle mit vorgewärmter physiologischer Kochsalzlösung, Überprüfen der primären Dichtigkeit des Stumpfes unter Ventilation und Kontrolle der Entfaltung der Restlunge. Weiter mit Einlungenventilation, Kontrolle auf Bluttrockenheit.

Dissektion der Lymphknotenprädilektionsstellen nach IASLC für links (Stationen 5, 6, 7, 9, 10, 11), im Bereich des aortopulmonalen Fensters wird sorgsam auf den Verlauf des N. laryngeus recurrens geachtet. Hier werden anstatt Koagulationen zur Blutstillung vorsichtshalber auch Ligaturen gesetzt, für 7 wird das Mediastinum nach zentral gerichtet auf die Bifurkation orientierend teils stumpf, teils scharf eröffnet. Vorsichtige, aber sorgfältige Blutstillung hinterlässt nach wiederholter Kontrolle bluttrockene Verhältnisse.

Das Perikard wird angehoben und quer verlaufend eröffnet, es wird ein ca. 1,5×5 cm langer gestielter Patch mobilisiert, der in Richtung Hilus seinen Stiel hat. Der N. phrenicus mit Begleitgefäßen wird kurzstreckig stumpf vom Perikard mobilisiert, der Patch wird unter diesem entlang in Richtung Bronchusstumpf gelegt, er kommt spannungsfrei zum Liegen. Mit der glatten Seite des Perikards wird dieser nun also um 180° torquiert auf dem Stumpf mit 2 Einzelknopfnähten (4/0 resorbierbar, monofil) mützenartig fixiert. Kleinere Blutungen an der Hebestelle des Perikards werden mit der bipolaren Pinzette gestillt, der Hebedefekt ist so klein, dass er offen belassen werden kann, eine Luxatio cordis ist nicht zu befürchten.

Einlage einer Thoraxdrainage mit paravertebraler Lage mit gerichtetem Ende nach apikal. Fixierung der Drainage mit Annaht (U-Naht, Knoten vorgelegt), Vorlegen von 2 Perikostalnähten im Abstand von etwa 10 cm mit jeweils Umgreifen der 4. und 5. Rippe. Abschließende Lavage des Thorax mit vorgewärmter physiologischer Kochsalzlösung.

Nach Rücksprache mit dem Team der Anästhesiologie Ventilation der Lunge. Unter Sicht gute Entfaltung der Restpulmo, keine Fistel detektierbar, im Moment des Thoraxverschlusses sind keine Atelektasen oder Dystelektasen erkennbar. Es herrschen bluttrockene Verhältnisse, die Restpulmo fühlt die Thoraxhöhle gut aus.

Partielles Aufgeben des Knicks im Op-Tisch. Kraftvoller Verschluss der beiden perikostalen Nähte, fortlaufende Naht des M. serratus anterior mit geflochtenem, resorbierbarem Nahtmaterial in 1er Stärke, Reluxierung des M. lat. dorsi, fortlaufende Naht der Subkutis mit geflochtenem, resorbierbarem Nahtmaterial in 2/0er Stärke. Reinigung und Desinfektion des Op-Gebietes, intrakutane Naht zum Wundverschluss, Desinfektion und steriler Verband. Anschluss der Thoraxdrainage an geeignetes Drainagesystem mit Soghöhe nach den Vorgaben des Operateurs. Team-Time-out und Übergabeprotokollierung für Intensivstation.

- **Weiteres Prozedere**

Postoperativ Röntgen Thorax. Intensive Physiotherapie und Atemtraining, 3-mal täglich Inhalation mit NaCl 0,9%, 3-mal täglich EzPAP, mindestens 8-mal täglich TriFlo 10-mal/h. Schmerztherapie. 24-h-Bilanz der Sekretmenge über Thoraxdrainage mit Sog $-14 \, cmH_2O$, bei rückläufiger Sekretmenge in der 24-h-Bilanz und fehlender Fistel Entfernung der Thoraxdrainage nach erneuter Röntgen-Kontrolle (vorliegender Faden zum Verschluss der Drainagestelle, Faden ex 10 Tage nach Drainageentfernung).

N.N., FA Thoraxchirurgie

21.25 Erweiterte Lobektomie mit Bronchusmanschette, rechter Oberlappen

Op-Bericht, Klinik für Viszeral-, Transplantations-, Thorax- und Gefäßchirurgie

Pat.-Nr.:	Fall-Nr.:
Aktuelle Klinik:	Station:
Pat.-Name:	Geb.-Dat.:
	Geschlecht/Alter: m, 56 J.
Op-Datum:	
Op-Dauer (Schnitt/Naht): 210 min	
Saal:	
Personal:	
Operateur:	Anästhesist:
1. Assistent:	Anästhesieschw./pfl.:
2. Assistent:	Op-Schwester/-pfl.:
	Op-Springer:

- **Vorgeschichte/Indikation**

Bronchoskopisch gesichertes, zentrales NSCLC (Plattenepithelkarzinom) des rechten Lungenoberlappens mit exophytisch/ endobronchialem Wachstum aus dem rechten Oberlappenbronchus in Richtung des rechten Hauptbronchus, Staging leitliniengerecht komplett – cT3, cN0, cM0. Gegebene onkologische und funktionellen Operabilität (FEV1 ~2,5 l). Aufklärung über operativen Eingriff, Prozedere, Risiken und onkologische Situation erfolgt. Tumorboardentscheidung im Konsens zum operativen Vorgehen mit Option einer Bronchusmanschettenresektion.

- **Diagnose**

NSCLC (Plattenepithelkarzinom) des rechten Lungenoberlappens mit exophytisch/endobronchialem Wachstum aus dem rechten Oberlappenbronchus – cT3, cN0, cM0.

- **Operation**

Anterolaterale muskelsparende Thorakotomie – rechts, erweiterte Oberlappenresektion mit Bronchusmanschette, systematische Lymphadenektomie, Thoraxdrainage.

- **Vorgehen**

Nach Freigabe durch das anästhesiologische Team erfolgt die Lagerung des Patienten in Seitenlage – links. Knicken des Op-Tisches konvex zum Patienten, der Knick erreicht etwa auf Höhe der Skapulaspitze seinen höchsten Punkt. Stabilisierung des Patienten mit Seitenstützen im unteren Lendenwirbelbereich und am Abdomen. Lagerung der Beine zwischen einem U-Kissen, Polsterung von druckgefährdeten Stellen. Auslagerung des oberen Armes in leicht elevierter Position in gepolsterter Armschale und Polsterung von druckgefährdeten Stellen beider Arme. Op-Feldvorbereitung mit sterilem Abwaschen von Oberarm nach Axilla bis paravertebral, parasternal bis über den unteren Rippenbogen mit (intern) festgelegtem, geeignetem Desinfektionsmittel. Abdecken des Op-Gebietes von axillär über paravertebral (Cave: Periduralkatheter), mamillär bis zum Rippenbogen. Team-Time-out mit gesamtem Op-Team/perioperative Antibiotikaprophylaxe überprüft.

Ca. 15 cm langer Hautschnitt von der Skapulaspitze in Richtung auf die submammäre Falte. Unter Nutzung des Elektrokauters Präparation durch das subkutane Fettgewebe auf die Faszie des M. latissimus dorsi, die Faszie bleibt intakt. Entlang des Muskelverlaufs erfolgt eine partielle Mobilisation dessen, ventral des Muskel wird stumpf eingegangen. Nach digitaler Mobilisation der tiefen Muskelanteile kann der gesamte Muskel in seiner erhaltenen Integrität nach dorsal mit dem Brunner-Haken abgedrängt werden. Mit Blick auf den M. serratus anterior wird auf Höhe der 5. Rippe der Muskel entlang des Faserverlaufs mit dem Elektroskalpell gespalten, Ansatz, Ursprung und Gefäß-/Nervenanteile bleiben dabei intakt. Einsetzen des Brunner-Hakens in die nun freiwerdende tiefere Schicht. Mit dem Elektrokauter wird nun von dorsal kommend die interkostale Muskelschicht im Bett der 4. Rippe direkt an der Oberkante der 5. Rippe partiell eröffnet. Mit einem Kantenraspatorium werden verbleibende Muskelanteile mit einem Zug des Raspatoriums von dorsal nach ventral stumpf ausgelöst. Der Blick ist nun frei auf die intakte Pleura parietalis in der Schicht der Fascia endothoracica. Nun nach Rücksprache mit dem anästhesiologischen Team Ausschalten der rechten Pulmo, Beginn der Einlungenventilation.

Scharfes Eröffnen der Pleura und digitales Austasten der Pleurahöhle auf Verwachsungen, stumpfes Lösen der Pleura mit der Handkante nach dorsal und ventral, ggf. unter Zuhilfenahme des Kauters. Weitere Mobilisation des Interkostalraums nach dorsal, um ein freies und spannungsfreies Einsetzen des Sperrers zu ermöglichen. Umlegung der Wunde mit Einbeziehung der Rippenränder, Einsetzen eines Rippenspreizers und langsames und behutsames Öffnen des Sperrers. Falls Spannungen im Gewebe des Interkostalraums auftreten, werden diese noch gelöst, um eine Dislokation in den Kostovertebralgelenken zu vermeiden. Pleuraspalt ist frei, die Lunge ist gut entlüftet.

Beginn der intrathorakalen Präparation mit Auslösung der Pulmo aus dem Ligamentum pulmonale, hierzu Anspannen der Pulmo mit Luxation dieser nach apikal. Nach lungennaher Koagulation und Inzision der pleura-pleuralen Umschlagfalte kann mit einem gestielten Präparationstupfer die Lunge stumpf nach oben ziehend mobilisiert werden. Nach kurzer Distanz ergibt sich der Blick auf den unteren Rand der V. pulmonalis inferior. In der Mobilisationsschicht sind vereinzelte Lymphknoten der Region 9 nach IASLC zu erkennen, diese werden als Teil einer systematischen Lymphadenektomie reseziert.

Von ventral beginnend wird der hilusnahe Pleuraumschlag parenchymnah scharf eröffnet und nach kaudal und an der oberen Umführung nach dorsal kommend umschnitten. Die sich darstellende Marchand'sche Faszie wird teils stumpf, teils scharf unter nur moderater Nutzung von Koagulationen von den sich darstellenden Gefäßen abpräpariert. Im Verlauf der gesamten hilären Präparation stellen sich immer wieder Lymphknoten dar, die entsprechend reseziert werden. Zunächst stellt sich ventral eineindeutig die obere Pulmonalvene dar, hier kann nach kurzer Präparation nach peripher die Abgangsstruktur vom Oberlappen kommend detektiert werden. Zirkulär wird das genannte Gefäß über eine Länge von etwa 1,5–2 cm dargestellt und mit einer Ligatur (geflochten, resorbierbar) nach zentral (Stärke 0) und nach peripher (Stärke 2/0) unterbunden, nach zentral erfolgt eine Durchstichligatur (geflochten, resorbierbar, 2/0) mit Umführung des Fadens um das gesamte Gefäß vor Durchtrennung. Sicherung der Stumpfligatur mit einem weiteren Überstich des nadelführenden Fadens. Nun wird der Blick auf den Stamm der Pulmonalarterie frei. Nach zirkulärer Umfahrung dieser und einem Anschlingen des Gefäßes mit einem Tourniquet zur präventiven Blutungskontrolle wird nun der Truncus anterior im Verlauf präpariert und mit Ligaturen (geflochten, resorbierbar) nach zentral (Stärke 0) und nach peripher (Stärke 2/0) unterbunden, nach zentral erfolgt eine Durchstichligatur (monofil, resorbierbar, 4/0) mit Umführung des Fadens um das gesamte Gefäß vor Durchtrennung. Sicherung der Stumpfligatur mit einem weiteren Überstich des nadelführenden Fadens. Bei Verfolgung der A. pulmonalis nach peripher kommt nach kurzem Verlauf die Arterie zum Segment 2 (A2) zur Darstellung. Versorgung dieser mit Ligaturen (geflochten, resorbierbar) nach zentral (Stärke 0) und nach peripher (Stärke 2/0) unterbunden, nach zentral erfolgt eine Durchstichligatur (monofil, resorbierbar, 4/0) mit Umführung des Fadens um das gesamte Gefäß vor Durchtrennung. Sicherung der Stumpfligatur mit einem weiteren Überstich des nadelführenden Fadens.

Entlang des Interlobiums zum Mittellappen und zum 6. Segment werden der Fissura horizontalis folgend Parenchymbrücken mit mehreren Schlägen eines linearen Klammernahtgerätes durchtrennt.

Nach eher stumpfer Dissektion von Paragewebe um den Bronchus unter Vermeidung von Koagulation zur Schonung der bronchialen Vaskularisation tritt der Oberlappenbronchus zu Tage, Lymphknoten und Paragewebe wird nach peripher abpräpariert.

Im Rahmen der präoperativen Op-Planung und anhand der bronchoskopischen Befunde bei Malignom des rechten Oberlappens bestätigt sich auch intraoperativ bronchoskopisch der Verdacht auf eine Tumorinfiltration des Abgangs des rechten Oberlappens aus dem rechten Hauptbronchus. Präparation des entsprechenden Bronchusabschnittes nach zentral und um den Bronchus intermedius. Der zu resezierende zentrale Bronchusanteil liegt nun zirkulär mit einem Abstand nach zentral von etwa einem 0,5 cm und nach ebenso peripher unter Schonung des Paragewebes frei freipräpariert, die Absetzung erfolgt scharf mit dem 11er Stilett in einem 90°Winkel zum Hauptbronchus und zum Bronchus intermedius. Die Reanastomosierung der Bronchusstümpfe kann zugleich zugfrei, aber eben auch ohne eine zu lasche Platzierung erfolgen.

Entfernung des Präparates, Markierung der entsprechenden Resektionsschnittränder und Einsenden zur Schnellschnittuntersuchung. Bei Vorliegen von Tumorfreiheit erfolgt nun beginnend die Naht der Pars membranacea mit 4/0 monofiler, resorbierbarer Naht in fortlaufender Technik mit allschichtigem Fassen der gesamten Wand. Naht der knorpeligen Anteile der Bronchusvorder- und seitenwand ebenfalls mit 4/0 monofiler, resorbierbarer Naht in fortlaufender Technik mit allschichtigem Fassen der gesamten Wand. Durch sorgfältige Variation der Stiche kann ein Ausgleichen der Kaliber gut erreicht werden. Die Ränder kommen Stoß auf Stoß zueinander, der Faden wird über die gesamte Anastomosierung straff geführt, eine Teleskopeffekt wird gezielt vermieden. Lavage des Thorax mit temperierter Kochsalzlösung, bronchoskopische Kontrolle der Durchgängigkeit, Anblähen der Lunge. Kontrolle der Entfaltung der Restlunge, Kontrolle auf Bluttrockenheit.

Dissektion der Lymphknotenprädilektionsstellen nach IASLC für rechts (Stationen 2, 4, 7, 8, 9, 10, 11), für 2 und 4 wird die Pleura mediastinalis zwischen V. cava und dem Azygoswinkel eröffnet und gespalten, für 7 wird das Mediastinum nach zentral gerichtet auf die Bifurkation orientierend teils stumpf, teils scharf eröffnet. Vorsichtige, aber sorgfältige Blutstillung hinterlässt nach wiederholter Kontrolle bluttrockene Verhältnisse. Bronchoskopisch bestätigt sich ein glatter Durchgang der Anastomose ohne die Ausbildung von Stenosen oder den Nachweis von Undichtigkeiten.

Das Perikard wird angehoben und quer verlaufend eröffnet, es wird ein ca. 1,5×7 cm langer gestielter Patch mobilisiert, der in Richtung Hilus seinen Stiel hat. Der N. phrenicus mit Begleitgefäßen wird kurzstreckig stumpf vom Perikard mobilisiert, der Patch wird unter diesem und unter der A. pulmonlis führend entlang in Richtung der Bronchusanastomose gelegt, er kommt spannungsfrei zum Liegen. Mit der glatten Seite des Perikards wird dieser nun also um 360° auf die Anastomose mit 4 Einzelknopfnähten (4/0 resorbierbar, monofil) schalartig fixiert. Kleinere Blutungen an der Hebestelle des Perikards werden mit der bipolaren Pinzette gestillt, der Hebedefekt ist so klein, dass er offen belassen werden kann, eine Luxatio cordis ist nicht zu befürchten.

Einlage einer Thoraxdrainage mit paravertebraler Lage mit gerichtetem Ende nach apikal, Fixierung der Drainage mit Annaht (U-Naht, Knoten vorgelegt). Vorlegen von 2 Perikostalnähten im Abstand von etwa 10 cm mit jeweils Umgreifen der 4. und 5. Rippe. Abschließende Lavage des Thorax mit vorgewärmter physiologischer Kochsalzlösung.

Nach Rücksprache mit dem Team der Anästhesiologie Ventilation der Lunge. Unter Sicht gute Entfaltung der Restpulmo, keine Fistel detektierbar, im Moment des Thoraxverschlusses sind keine Atelektasen oder Dystelektasen erkennbar. Es herrschen bluttrockene Verhältnisse, die Restpulmo füllt die Thoraxhöhle gut aus.

Partielles Aufgeben des Knicks im Op-Tisch. Kraftvoller Verschluss der beiden perikostalen Nähte, fortlaufende Naht des M. serratus anterior mit geflochtenem, resorbierbarem Nahtmaterial in 1er Stärke, Reluxierung des M. lat. dorsi, fortlaufende Naht der Subkutis mit geflochtenem, resorbierbarem Nahtmaterial in 2/0er Stärke. Reinigung und Desinfektion des Op-Gebietes, intrakutane Naht zum Wundverschluss, Desinfektion und steriler Verband. Anschluss der Thoraxdrainage an geeignetes Drainagesystem mit Soghöhe nach den Vorgaben des Operateurs. Team-Time-out und Übergabeprotokollierung für Intensivstation.

■ **Weiteres Prozedere**

Postoperativ Röntgen Thorax. Intensive Physiotherapie und Atemtraining, 3-mal täglich Inhalation mit NaCl 0,9%, 3-mal täglich EzPAP, mindestens 8-mal täglich TriFlo 10-mal/h. Schmerztherapie. 24-h-Bilanz der Sekretmenge über Thoraxdrainage mit Sog $-14\,cmH_2O$, bei rückläufiger Sekretmenge in der 24-h-Bilanz und fehlender Fistel Entfernung der Thoraxdrainage nach erneuter Röntgen-Kontrolle (vorliegender Faden zum Verschluss der Drainagestelle, Faden ex 10 Tage nach Drainageentfernung).

N.N., FA Thoraxchirurgie

21

21.26 Erweiterte Lobektomie mit intraperikardialer Gefäßversorgung, rechter Unterlappen

Op-Bericht, Klinik für Viszeral-, Transplantations-, Thorax- und Gefäßchirurgie

Pat.-Nr.:	**Fall-Nr.:**
Aktuelle Klinik:	**Station:**
Pat.-Name:	**Geb.-Dat.:**
	Geschlecht/Alter: m, 73 J.

Op-Datum:	
Op-Dauer (Schnitt/Naht): 220 min	
Saal:	
Personal:	
Operateur:	**Anästhesist:**
1. Assistent:	**Anästhesieschw./pfl.:**
2. Assistent:	**Op-Schwester/-pfl.:**
	Op-Springer:

- **Vorgeschichte/Indikation**

Bronchoskopisch gesichertes, zentrales NSCLC (Plattenepithelkarzinom) des rechten Lungenunterlappens mit, Staging leitliniengerecht komplett – cT3, cN0, cM0. Gegebene onkologische und funktionelle Operabilität (FEV1 ~2,5 l). Aufklärung über operativen Eingriff, Prozedere, Risiken und onkologische Situation erfolgt. Tumorboardentscheidung im Konsens zum operativen Vorgehen mit Option einer intraperikardialen Gefäßversorgung.

- **Diagnose**

Zentrales NSCLC (Plattenepithelkarzinom) des rechten Lungenunterlappens – cT3, cN0, cM0.

- **Operation**

Anterolaterale muskelsparende Thorakotomie – rechts, erweiterte Oberlappenresektion mit intraperikardialer Gefäßversorgung, systematische Lymphadenektomie, Thoraxdrainage.

- **Vorgehen**

Nach Freigabe durch das anästhesiologische Team erfolgt die Lagerung des Patienten in Seitenlage – links. Knicken des Op-Tisches konvex zum Patienten, der Knick erreicht etwa auf Höhe der Skapulaspitze seinen höchsten Punkt. Stabilisierung des Patienten mit Seitenstützen im unteren Lendenwirbelbereich und am Abdomen. Lagerung der Beine zwischen einem U-Kissen, Polsterung von druckgefährdeten Stellen, Auslagerung des oberen Armes in leicht elevierter Position in gepolsterter Armschale und Polsterung von druckgefährdeten Stellen beider Arme. Op-Feldvorbereitung mit sterilem Abwaschen von Oberarm nach Axilla bis paravertebral, parasternal bis über den unteren Rippenbogen mit (intern) festgelegtem, geeignetem Desinfektionsmittel. Abdecken des Op-Gebietes von axillär über paravertebral (Cave: Periduralkatheter), mamillär bis zum Rippenbogen. Team-Time-out mit gesamtem Op-Team/perioperative Antibiotikaprophylaxe überprüft.

Ca. 15 cm langer Hautschnitt von der Skapulaspitze in Richtung auf die submammäre Falte. Unter Nutzung des Elektrokauters Präparation durch das subkutane Fettgewebe auf die Faszie des M. latissimus dorsi, die Faszie bleibt intakt. Entlang des Muskelverlaufs erfolgt eine partielle Mobilisation dessen, ventral des Muskel wird stumpf eingegangen. Nach digitaler Mobilisation der tiefen Muskelanteile kann der gesamte Muskel in seiner erhaltenen Integrität nach dorsal mit dem Brunner-Haken abgedrängt werden. Mit Blick auf den M. serratus anterior wird auf Höhe der 5. Rippe der Muskel entlang des Faserverlaufs mit dem Elektroskalpell gespalten, Ansatz, Ursprung und Gefäß-/Nervenanteile bleiben dabei intakt. Einsetzen des Brunner-Hakens in die nun freiwerdende tiefere Schicht, mit dem Elektrokauter wird nun von dorsal kommend die interkostale Muskelschicht im Bett der 4. Rippe direkt an der Oberkante der 5. Rippe partiell eröffnet. Mit einem Kantenraspatorium werden verbleibende Muskelanteile mit einem Zug des Raspatoriums von dorsal nach ventral stumpf ausgelöst. Der Blick ist nun frei auf die intakte Pleura parietalis in der Schicht der Fascia endothoracica, nun nach Rücksprache mit dem anästhesiologischen Team Ausschalten der rechten Pulmo, Beginn der Einlungenventilation.

Scharfes Eröffnen der Pleura und digitales Austasten der Pleurahöhle auf Verwachsungen, stumpfes Lösen der Pleura mit der Handkante nach dorsal und ventral, ggf. unter Zuhilfenahme des Kauters. Weitere Mobilisation des Interkostalraums nach dorsal, um ein freies und spannungsfreies Einsetzen des Sperrers zu ermöglichen. Umlegung der Wunde mit Einbeziehung der Rippenränder, Einsetzen eines Rippenspreizers und langsames und behutsames Öffnen des Sperrers. Falls Spannungen im Gewebe des Interkostalraums auftreten, werden diese noch gelöst, um eine Dislokation in den Kostovertebralgelenken zu vermeiden. Pleuraspalt ist frei, die Lunge ist gut entlüftet.

Beginn der intrathorakalen Präparation mit Auslösung der Pulmo aus dem Ligamentum pulmonale, hierzu Anspannen der Pulmo mit Luxation dieser nach apikal. Nach lungennaher Koagulation und Inzision der pleura-pleuralen Umschlagfalte kann mit einem gestielten Präparationstupfer die Lunge stumpf nach oben ziehend mobilisiert werden. Nach kurzer Distanz ergibt sich der Blick auf den unteren Rand der V. pulmonalis inferior. In der Mobilisationsschicht sind vereinzelte Lymphknoten der Region 9 nach IASLC zu erkennen, diese werden als Teil einer systematischen Lymphadenektomie reseziert. Die V. pulmonalis inferior ist nur kurzstreckig darstellbar und zeigt sich durch eine, wie bereits CT-morphologisch vermutet, Tumorinfiltration in Richtung auf das Perikard verbacken. Es muss nach Inspektion und Einschätzung der restlichen Resektionsstrukturen die Indikation zur intraperikardialen Venenversorgung gestellt werden. Hierzu wird zwischen Hilus und dem Leitungsbündel des N. phrenicus das Perikard eröffnet und entlang des Verlaufs auf Länge der Venen dargestellt. Nach Einblick in die intraperikardiale Anatomie wird klar, dass eine Infiltration hier nach makroskopischen Kriterien nicht zu anzunehmen ist. Die untere Vene kann nach Inzision der perikardialen Umschlagfalten zur oberen Vene umfahren und mit Ligaturen versorgt werden (geflochten, resorbierbar) nach zentral (Stärke 0). Nach peripher (Stärke 2/0) wird diese peripher beginnend unterbunden, nach zentral erfolgt eine weitere Durchstichligatur (monofil, resorbierbar, 2/0) mit Umführung des Fadens um das gesamte Gefäß. Eine zentrale Satinsky-Klemme sichert den zentralen Stumpf vor Durchtrennung, Sicherung der Stumpfligatur mit fortlaufenden Überstichen des nadelführenden Fadens.

Nach ventral fortführend wird der hilusnahe Pleuraumschlag parenchymnah scharf eröffnet und nach kaudal und an der oberen Umführung nach dorsal kommend umschnitten. Die sich darstellende Marchand'sche Faszie wird teils stumpf, teils scharf unter nur moderater Nutzung von Koagulationen von den sich darstellenden Gefäßen abpräpariert. Im Verlauf der gesamten hilären Präparation stellen sich immer wieder Lymphknoten dar, die entsprechend reseziert werden. Zunächst stellt sich ventral eineindeutig die obere Pulmonalvene dar, hier zeigen sich keine Zeichen einer potenziellen Infiltration.

Nach zirkulärer Umfahrung und einem Anschlingen der zentralen rechten A. pulmonalis mit einem Tourniquet zur präventiven Blutungskontrolle erfolgt im Weiteren die Eröffnung der viszeralen Pleura im Interlobium (3-Länder-Eck) nach Palpation auf den peripheren Stamm der Pulmonalarterie. Diese zeigt sich nach stumpfer Dissektion mit Abgängen zum Mittellappen und zum 6. Segment. Der periphere Ast in Richtung auf die Unterlappensegmente wird umfahren und mit Ligaturen (geflochten, resorbierbar) nach zentral (Stärke 2/0) und nach peripher (Stärke 2/0) unterbunden, nach zentral erfolgt eine Durchstichligatur (monofil, resorbierbar, 4/0) mit Umführung des Fadens um das gesamte Gefäß vor Durchtrennung. Sicherung der Stumpfligatur mit einem weiteren Überstich des nadelführenden Fadens.

Unter digitaler Kontrolle ist der Unterlappenbronchus gut erkennbar. Stumpf erfolgt hier die Dissektion und Umfahrung der Stammbronchus für die Unterlappensegmente. B6 ist gut mit in die Resektionsebene einzubeziehen, Ausklemmen und bronchoskopische Kontrolle und Sekretevakuation. Scharfes Absetzen des Bronchus nach Verschluss mit einem geeigneten Klammernahtgerät. Bronchoskopische Kontrolle und Reinigung des Bronchusstumpfes. Der Mittellappenbronchus ist nicht eingeengt. Lavage der Thoraxhöhle. Entlang der ausgebildeten Lappengrenzen werden mit mehreren Schlägen eines linearen Klammernahtgerätes zum Mittellappen und zum 2. Segment hin stehende Parenchymbrücken durchtrennt.

Entfernung des Präparates, mehrfache Lavage der Thoraxhöhle mit vorgewärmter physiologischer Kochsalzlösung, Überprüfen der primären Dichtigkeit des Stumpfes unter Ventilation und Kontrolle der Entfaltung der Restlunge. Weiter mit Einlungenventilation, Kontrolle auf Bluttrockenheit.

Schnellschnittuntersuchung der Absetzungsränder, Verschluss des Perikards mit einem Netz aus resorbierbarem und geflochtenem Material und Fixierung dessen mit Einzelknöpfnähten (2/0, resorbierbar, geflochten), ohne die Perikardhöhle respektive das Herz selbst einzuengen.

Dissektion der Lymphknotenprädilektionsstellen nach IASLC für rechts (Stationen 2, 4, 7, 8, 9, 10, 11), für 2 und 4 wird die Pleura mediastinalis zwischen V. cava und dem Azygoswinkel eröffnet und gespalten, für 7 wird das Mediastinum nach zentral gerichtet auf die Bifurkation orientierend teils stumpf, teils scharf eröffnet. Vorsichtige, aber sorgfältige Blutstillung hinterlässt nach wiederholter Kontrolle bluttrockene Verhältnisse. Bronchoskopisch bestätigt sich ein glatter Absetzungsrand ohne die Ausbildung einer Tasche oder eines Sackes.

Das Perikard wird angehoben und quer verlaufend eröffnet, es wird ein ca. 1,5×5 cm langer gestielter Patch mobilisiert, der in Richtung Hilus seinen Stiel hat, der N. phrenicus mit Begleitgefäßen wird kurzstreckig stumpf vom Perikard mobilisiert, der Patch wird unter diesem entlang in Richtung Bronchusstumpf gelegt, er kommt spannungsfrei zum Liegen. Mit der glatten Seite des Perikards wird dieser nun also um 180° torquiert auf dem Stumpf mit 2 Einzelknopfnähten (4/0 resorbierbar, monofil) mützenartig fixiert. Kleinere Blutungen an der Hebestelle des Perikards werden mit der bipolaren Pinzette gestillt, der Hebedefekt ist so klein, dass er offen belassen werden kann, eine Luxatio cordis ist nicht zu befürchten.

Einlage einer Thoraxdrainage mit paravertebraler Lage mit gerichtetem Ende nach apikal, Fixierung der Drainage mit Annaht (U-Naht, Knoten vorgelegt), Vorlegen von 2 Perikostalnähten im Abstand von etwa 10 cm mit jeweils Umgreifen der 4. und 5. Rippe, abschließende Lavage des Thorax mit vorgewärmter physiologischer Kochsalzlösung.

Nach Rücksprache mit dem Team der Anästhesiologie Ventilation der Lunge. Unter Sicht gute Entfaltung der Restpulmo, keine Fistel detektierbar, im Moment des Thoraxverschlusses sind keine Atelektasen oder Dystelektasen erkennbar. Es herrschen bluttrockene Verhältnisse, die Restpulmo füllt die Thoraxhöhle gut aus.

Partielles Aufgeben des Knicks im Op-Tisch. Kraftvoller Verschluss der beiden perikostalen Nähte, fortlaufende Naht des M. serratus anterior mit geflochtenem, resorbierbarem Nahtmaterial in 1er Stärke, Reluxierung des M. lat. dorsi, fortlaufende Naht der Subkutis mit geflochtenem, resorbierbarem Nahtmaterial in 2/0er Stärke. Reinigung und Desinfektion des Op-Gebietes, intrakutane Naht zum Wundverschluss, Desinfektion und steriler Verband. Anschluss der Thoraxdrainage an geeignetes Drainagesystem mit Soghöhe nach den Vorgaben des Operateurs. Team-Time-out und Übergabeprotokollierung für Intensivstation.

- ## Weiteres Prozedere

Postoperativ Röntgen Thorax. Intensive Physiotherapie und Atemtraining, 3-mal täglich Inhalation mit NaCl 0,9%, 3-mal täglich EzPAP, mindestens 8-mal täglich TriFlo 10-mal/h. Schmerztherapie. 24-h-Bilanz der Sekretmenge über Thoraxdrainage mit Sog $-14\,\text{cmH}_2\text{O}$, bei rückläufiger Sekretmenge in der 24-h-Bilanz und fehlender Fistel Entfernung der Thoraxdrainage nach erneuter Röntgen-Kontrolle (vorliegender Faden zum Verschluss der Drainagestelle, Faden ex 10 Tage nach Drainageentfernung).

N.N., FA Thoraxchirurgie

21.27 Erweiterte Pneumonektomie mit intraperikardialer Gefäßversorgung

Op-Bericht, Klinik für Viszeral-, Transplantations-, Thorax- und Gefäßchirurgie

Pat.-Nr.:	Fall-Nr.:
Aktuelle Klinik:	Station:
Pat.-Name:	Geb.-Dat.:
	Geschlecht/Alter: m, 78 J.

Op-Datum:
Op-Dauer (Schnitt/Naht): 200 min
Saal:
Personal:

Operateur:	Anästhesist:
1. Assistent:	Anästhesieschw./pfl.:
2. Assistent:	Op-Schwester/-pfl.:
	Op-Springer:

- **Vorgeschichte/Indikation**

Bronchoskopisch gesichertes, zentrales NSCLC (Plattenepithelkarzinom) des linken Lungenunterlappens, Staging leitlinien-gerecht komplett – cT3, cN0, cM0. Gegebene onkologische und funktionelle Operabilität (FEV1 ~2,5 l). Aufklärung über operativen Eingriff, Prozedere, Risiken und onkologische Situation erfolgt. Tumorboardentscheidung im Konsens zum operativen Vorgehen mit Option einer intraperikardialen Gefäßversorgung.

- **Diagnose**

Zentrales NSCLC (Plattenepithelkarzinom) des linken Lungenunterlappens, cT3, cN0, cM0.

- **Operation**

Anterolaterale muskelsparende Thorakotomie – links, erweiterte Pneumonektomie mit intraperikardialer Gefäßversorgung, systematische Lymphadenektomie, Thoraxdrainage.

- **Vorgehen**

Nach Freigabe durch das anästhesiologische Team erfolgt die Lagerung des Patienten in Seitenlage – rechts. Knicken des Op-Tisches konvex zum Patienten, der Knick erreicht etwa auf Höhe der Skapulaspitze seinen höchsten Punkt. Stabilisierung des Patienten mit Seitenstützen im unteren Lendenwirbelbereich und am Abdomen, Lagerung der Beine zwischen einem U-Kissen, Polsterung von druckgefährdeten Stellen. Auslagerung des oberen Armes in leicht elevierter Position in gepolsterter Armschale und Polsterung von druckgefährdeten Stellen beider Arme. Op-Feldvorbereitung mit sterilem Abwaschen von Oberarm nach Axilla bis paravertebral, parasternal bis über den unteren Rippenbogen mit (intern) festgelegtem, geeignetem Desinfektionsmittel. Abdecken des Op-Gebietes von axillär über paravertrebral (Cave: Periduralkatheter), mamillär bis zum Rippenbogen. Team-Time-out mit gesamtem Op-Team/perioperative Antibiotikaprophylaxe überprüft.

Ca. 15 cm langer Hautschnitt von der Skapulaspitze in Richtung auf die submammäre Falte. Unter Nutzung des Elektrokauters Präparation durch das subkutane Fettgewebe auf die Faszie des M. latissimus dorsi, die Faszie bleibt intakt. Entlang des Muskelverlaufs erfolgt eine partielle Mobilisation dessen, ventral des Muskel wird stumpf eingegangen. Nach digitaler Mobilisation der tiefen Muskelanteile kann der gesamte Muskel in seiner erhaltenen Integrität nach dorsal mit dem Brunner-Haken abgedrängt werden. Mit Blick auf den M. serratus anterior wird auf Höhe der 5. Rippe der Muskel entlang des Faser-verlaufs mit dem Elektroskalpell gespalten, Ansatz, Ursprung und Gefäß-/Nervenanteile bleiben dabei intakt. Einsetzen des Brunner-Hakens in die nun freiwerdende tiefere Schicht. Mit dem Elektrokauter wird nun von dorsal kommend die interkostale Muskelschicht im Bett der 4. Rippe direkt an der Oberkante der 5. Rippe partiell eröffnet. Mit einem Kantenraspatorium werden verbleibende Muskelanteile mit einem Zug des Raspatoriums von dorsal nach ventral stumpf ausgelöst. Der Blick ist nun frei auf die intakte Pleura parietalis in der Schicht der Fascia endothoracica. Nun nach Rücksprache mit dem anästhesiologischen Team Ausschalten der rechten Pulmo, Beginn der Einlungenventilation.

Scharfes Eröffnen der Pleura und digitales Austasten der Pleurahöhle auf Verwachsungen, stumpfes Lösen der Pleura mit der Handkante nach dorsal und ventral, ggf. unter Zuhilfenahme des Kauters. Weitere Mobilisation des Interkostalraums nach dorsal, um ein freies und spannungsfreies Einsetzen des Sperrers zu ermöglichen. Umlegung der Wunde mit Einbeziehung der Rippenränder, Einsetzen eines Rippensspreizers und langsames und behutsames Öffnen des Sperrers. Falls Spannungen im Gewebe des Interkostalraums auftreten, werden diese noch gelöst, um eine Dislokation in den Kostovertebralgelenken zu vermeiden. Pleuraspalt ist frei, die Lunge ist gut entlüftet.

Beginn der intrathorakalen Präparation mit Auslösung der Pulmo aus dem Ligamentum pulmonale, hierzu Anspannen der Pulmo mit Luxation dieser nach apikal. Nach lungennaher Koagulation und Inzision der pleura-pleuralen Umschlagfalte kann mit einem gestielten Präparationstupfer die Lunge stumpf nach oben ziehend mobilisiert werden. Nach kurzer Distanz ergibt sich der Blick auf den unteren Rand der V. pulmonalis inferior. In der Mobilisationsschicht sind vereinzelte Lymphknoten der Region 9 nach IASLC zu erkennen, diese werden als Teil einer systematischen Lymphadenektomie reseziert.

Von ventral beginnend wird der hilusnahe Pleuraumschlag parenchymnah scharf eröffnet und nach kaudal und an der oberen Umführung nach dorsal kommend umschnitten. Die sich darstellende Marchand'sche Faszie wird teils stumpf, teils scharf unter Vermeidung von Koagulationen von den sich darstellenden Gefäßen abpräpariert. Im Verlauf der gesamten hilären Präparation stellen sich immer wieder Lymphknoten dar, die entsprechend reseziert werden. Zunächst kommt ventral eineindeutig die obere Pulmonalvene zur Darstellung, diese zeigt sich durch den zentralen Tumor eher verdrängt als infiltriert. Nach Sichtung und Einschätzung der weiteren Resektionsstrukturen ist die Pneumonektomie, wie bereits CT-morphologisch vermutet, bei anzunehmender Infiltration der A. pulmonalis in Richtung auf das Perikard, unumgänglich. Es muss nach Inspektion und Einschätzung der restlichen Resektionsstrukturen die Indikation zur intraperikardialen Versorgung der Arterie gestellt werden.

Das Perikard wird zwischen Hilus und dem Leitungsbündel des N. phrenicus eröffnet und entlang des Verlaufs auf Länge der Venen bis zur Pulmonalarterie dargestellt, nach Einblick auf die intraperikardiale Anatomie kann eine kurative Resektion angenommen werden,

Die beiden Pulmonalvenen werden in ihrer intraperikardialen Länge dargestellt, der Verlauf erlaubt die gemeinsame Versorgung ohne Durchtrennung der sie trennenden perikardialen Umschlagfalte. Beide Venen werden mit nach peripher (Stärke 2/0) unterbunden, nach zentral erfolgt eine Sicherung nach zentral/vorhofnah mit einer Satinsky-Klemme. Es werden zunächst seitliche Nähte als Fixation gesetzt. Scharfe Durchtrennung der Venen, anschließend erfolgt eine zweireihige fortlaufende Naht der Gefäßabsetzungstrecke (monofil, resorbierbar, 3/0), langsames Öffnen der Klemme.

Nun wird oberhalb der Blick auf den Stamm der Pulmonalarterie direkt aus dem Abgang des Truncus pulmonalis frei. Nach ausgesprochen sorgsamer, zirkulärer Umfahrung und moderater, stumpfer Freilegung nach zentral (Cave: Perikardfalten) und einem Anschlingen des zentralen Gefäßes mit Ligaturen (geflochten, resorbierbar) nach zentral (Stärke 0) und nach peripher (Stärke 2/0) wird diese peripher beginnend unterbunden. Nach zentral erfolgt eine weitere Durchstichligatur (monofil, resorbierbar, 2/0) mit Umführung des Fadens um das gesamte Gefäß vor Durchtrennung. Sicherung der Stumpfligatur mit weiterer Überstichen des nadelführenden Fadens.

Nach eher stumpfer Dissektion von Paragewebe um den Bronchus unter Vermeidung von Koagulation zur Schonung der bronchialen Vaskularisation kommt klar der Hauptbronchus aus der Trachea austretend hervor. Lymphknoten und Paragewebe werden nach peripher abgeschoben. Der lange linke Hauptbronchus wird bis zur Bifurkation hervorluxiert, sodass nach erfolgter bronchoskopischer Kontrolle und Sekretevakuation mit einem geeigneten Klammernahtgerät dieser linear im 90° Winkel abgestapelt und scharf abgesetzt werden kann. Es wurde beim Absetzen auf die Führung der Klammernaht nahe zur Bifurkation geachtet. Bei Verwendung eines rechtsläufigen Doppellumentubus musste keine Tubusvariation erfolgen.

Entfernung des Präparates zur Schnellschnittuntersuchung der Absetzungsränder. Mehrfache Lavage der Thoraxhöhle mit vorgewärmter physiologischer Kochsalzlösung, Überprüfen der primären Dichtigkeit des Stumpfes unter Ventilation. Weiter mit Einlumenventilation, Kontrolle auf Bluttrockenheit. Bronchoskopisch bestätigt sich ein glatter Absetzungsrand ohne die Ausbildung einer Tasche oder eines Sackes, der Übergang in das rechte Bronchialsystem ist ohne Einengungen erkennbar.

Dissektion der Lymphknotenprädilektionsstellen nach IASLC für links (Stationen 5, 6, 7, 9, 10, 11). Im Bereich des aortopulmonalen Fensters wird sorgsam auf den Verlauf des N. laryngeus recurrens geachtet, hier werden anstatt Koagulationen zur Blutstillung vorsichtshalber auch Ligaturen gesetzt. Für 7 wird das Mediastinum nach zentral gerichtet auf die Bifurkation orientierend teils stumpf, teils scharf eröffnet. Vorsichtige, aber sorgfältige Blutstillung hinterlässt nach wiederholter Kontrolle bluttrockene Verhältnisse.

Das Perikard wird angehoben und quer verlaufend eröffnet, es wird ein ca. 1,5×5 cm langer gestielter Patch mobilisiert, der in Richtung Hilus seinen Stiel hat. Der N. phrenicus mit Begleitgefäßen wird kurzstreckig stumpf vom Perikard mobilisiert, der Patch wird unter diesem entlang in Richtung Bronchusstumpf gelegt, er kommt spannungsfrei zum Liegen. Mit der glatten Seite des Perikards wird dieser nun also um 180° torquiert auf dem Stumpf mit 2 Einzelknopfnähten (4/0 resorbierbar, monofil) mützenartig fixiert. Kleinere Blutungen an der Hebestelle des Perikards werden mit der bipolaren Pinzette gestillt. Verschluss des Perikards mit einem Netz aus resorbierbarem und geflochtenem Material und Fixierung dessen mit Einzelknopfnähten (2/0, resorbierbar, geflochten), ohne die Perikardhöhle respektive das Herz selbst einzuengen.

Einlage einer Thoraxdrainage mit paravertebraler Lage mit gerichtetem Ende nach apikal, Fixierung der Drainage mit Annaht (U-Naht, Knoten vorgelegt). Abschließende Lavage des Thorax mit vorgewärmter physiologischer Kochsalzlösung.

Partielles Aufgeben des Knicks im Op-Tisch. Vorlegen von 2 Perikostalnähten im Abstand von etwa 10 cm mit jeweils Umgreifen der 4. und 5. Rippe. Abschließende Lavage des Thorax mit vorgewärmter physiologischer Kochsalzlösung. Fortlaufende Naht des M. serratus anterior mit geflochtenem, resorbierbarem Nahtmaterial in 1er Stärke, Einlage einer Redon-Drainage auf den M. serratus anterior, Reluxierung des M. lat. dorsi, fortlaufende Naht der Subkutis mit geflochtenem, resorbierbarem Nahtmaterial in 2/0er Stärke. Reinigung und Desinfektion des Op-Gebietes, intrakutane Naht zum Wundverschluss, Desinfektion und steriler Verband. Anschluss der Thoraxdrainage an geeignetes Drainagesystem ohne Sog (nur Schwerkraft). Team-Time-out und Übergabeprotokollierung für Intensivstation.

- ▪ **Weiteres Prozedere**

Postoperativ Röntgen Thorax. Intensive Physiotherapie und Atemtraining, 3-mal täglich Inhalation mit NaCl 0,9%, 3-mal täglich EzPAP, mindestens 8-mal täglich TriFlo 10-mal/h. Schmerztherapie. 24-h-Bilanz der Sekretmenge über Thoraxdrainage **ohne** Sog. Entfernung der Thoraxdrainage nach erneuter Röntgen-Kontrolle ab 3. Tag (vorliegender Faden zum Verschluss der Drainagestelle, Faden ex 10 Tage nach Drainageentfernung).

N.N., FA Thoraxchirurgie

21

21.28 Erweiterte Pneumonektomie mit Bifurkationsresektion rechts

Op-Bericht, Klinik für Viszeral-, Transplantations-, Thorax- und Gefäßchirurgie

Pat.-Nr.:	**Fall-Nr.:**
Aktuelle Klinik:	**Station:**
Pat.-Name:	**Geb.-Dat.:**
	Geschlecht/Alter: w, 59 J.
Op-Datum:	
Op-Dauer (Schnitt/Naht): 280 min	
Saal:	
Personal:	
Operateur:	**Anästhesist:**
1. Assistent:	**Anästhesieschw./pfl.:**
2. Assistent:	**Op-Schwester/-pfl.:**
	Op-Springer:

- **Vorgeschichte/Indikation**

Bronchoskopisch gesichertes, zentrales NSCLC (Plattenepithelkarzinom) im rechten Lungenoberlappen mit Vorwachsen des Oberlappenmalignoms aus dem Oberlappenabgang in den rechten tracheobronchialen Winkel. Weiteres Vorwachsen des Tumors in den Bronchus intermedius. Staging leitliniengerecht komplett – cT4 (Trachea), cN1-2, cM0. Gegebene onkologische Operabilität bei ebenso funktioneller Operabilität (FEV1 ~3,0 l). Nach perfusionsszintigrafischer Kalkulation ist eine erweiterte Pneumonektomie mit Bifurkationsrekonstruktion möglich. Aufklärung über operativen Eingriff, Prozedere, erhöhte Risikosituation und onkologische Situation erfolgt. Tumorboardentscheidung im Konsens zum operativen Vorgehen.

- **Diagnose**

Zentrales NSCLC (Plattenepithelkarzinom) im rechten Lungenoberlappen mit Vorwachsen des Oberlappenmalignoms aus dem Oberlappenabgang in den rechten tracheobronchialen Winkel, cT4 (Trachea), cN1-2, cM0.

- **Operation**

Anterolaterale muskelsparende Thorakotomie – rechts, erweiterte Pneumonektomie mit Bifurkationsresektion, systematische Lymphadenektomie, Thoraxdrainage.

- **Vorgehen**

Nach Freigabe durch das anästhesiologische Team mit primärer Intubation mit langem Spiraltubus Ch6 erfolgt die Lagerung des Patienten in Seitenlage – links. Knicken des Op-Tisches konvex zum Patienten – der Knick erreicht etwa auf Höhe der Skapulaspitze seinen höchsten Punkt. Stabilisierung des Patienten mit Seitenstützen im unteren Lendenwirbelbereich und am Abdomen. Lagerung der Beine zwischen einem U-Kissen. Polsterung von druckgefährdeten Stellen. Auslagerung des oberen Armes in leicht elevierter Position in gepolsterter Armschale und Polsterung von druckgefährdeten Stellen beider Arme. Op-Feldvorbereitung mit sterilem Abwaschen von Oberarm nach Axilla bis paravertebral, parasternal bis über den unteren Rippenbogen mit (intern) festgelegtem, geeignetem Desinfektionsmittel. Abdecken des Op-Gebietes von axillär über paravertrebral (Cave: Periduralkatheter), mamillär bis zum Rippenbogen. Team-Time-out mit gesamtem Op-Team/perioperative Antibiotikaprophylaxe überprüft.

Ca. 25 cm langer Hautschnitt um die Skapulaspitze in Richtung auf die submammäre Falte. Unter Nutzung des Elektrokauters Präparation durch das subkutane Fettgewebe auf die Faszie des M. latissimus dorsi – die Faszie bleibt intakt. Im Muskelverlauf erfolgt eine Längsspaltung dessen. Der Muskel wird stumpf mobilisiert. Nach weiterer digitaler Mobilisation der Muskelanteile können die beiden Muskelanteile in ihrer Integrität nach ventral und dorsal abgedrängt werden. Mit Blick auf den M. serratus anterior wird auf Höhe der 4. Rippe der Muskel entlang des Faserverlaufs mit dem Elektroskalpell gespalten – Ansatz, Ursprung und Gefäß-/Nervenanteile bleiben dabei intakt. Einsetzen des Brunner-Hakens in die nun freiwerdende tiefere Schicht. Mit dem Elektrokauter wird nun von dorsal kommend die interkostale Muskelschicht im Bett an der Oberkante der 4. Rippe partiell eröffnet. Mit einem Kantenraspatorium werden verbleibende Muskelanteile mit einem Zug des Raspatoriums von dorsal nach ventral stumpf ausgelöst. Der Blick ist nun frei auf die intakte Pleura parietalis in der Schicht der Fascia endothoracica. Nun nach Rücksprache mit dem anästhesiologischen Team Vorschieben des Tubus unter bronchoskopischer Sicht in den linken Hauptbronchus. Somit Ausschalten der rechten Pulmo. Beginn der Einlungenventilation.

Scharfes Eröffnen der Pleura und digitales Austasten der Pleurahöhle auf Verwachsungen. Stumpfes Lösen der Pleura mit der Handkante nach dorsal und ventral. Weitere Mobilisation des Interkostalraums nach dorsal, um ein freies und spannungsfreies Einsetzen des Sperrers zu ermöglichen. Umlegung der Wunde mit Einbeziehung der Rippenränder. Einsetzen eines Rippenspreizers und langsames und behutsames Öffnen des Sperrers. Pleuraspalt ist frei, die Lunge ist gut entlüftet.

Beginn der intrathorakalen Präparation mit Auslösung der Pulmo aus dem Ligamentum pulmonale. Hierzu Anspannen der Pulmo mit Luxation dieser nach apikal. Nach lungennaher Koagulation und Inzision der pleura-pleuralen Umschlagfalte kann mit einem gestielten Präparationstupfer die Lunge stumpf nach oben ziehend mobilisiert werden. Nach kurzer Distanz ergibt sich der Blick auf den unteren Rand der V. pulmonalis inferior. In der Mobilisationsschicht sind vereinzelte Lymphknoten der Region 9 und 8 nach IASLC zu erkennen. Diese werden als Teil einer systematischen Lymphadenektomie reseziert.

Von ventral beginnend wird der hilusnahe Pleuraumschlag parenchymnah scharf eröffnet und nach kaudal und an der oberen Umführung nach dorsal kommend umschnitten. Die sich darstellende Marchand'sche Faszie wird teils stumpf, teils scharf unter Vermeidung von Koagulationen von den sich darstellenden Gefäßen abpräpariert. Im Verlauf der gesamten hilären Präparation stellen sich immer wieder Lymphknotenformationen dar, die entsprechend reseziert werden. Zunächst kommt ventral eineindeutig die obere Pulmonalvene zur Darstellung. Eine Infiltration der Gefäße war in der CT-Darstellung nicht erkennbar und bestätigt sich auch intraoperativ nicht. Zirkulär wird das genannte Gefäß über eine Länge von etwa 1,5–2 cm dargestellt und mit einer Ligatur (geflochten, resorbierbar) nach zentral (Stärke 0) und nach peripher (Stärke 2/0) unterbunden. Nach zentral erfolgt eine Durchstichligatur (geflochten, resorbierbar, 2/0) mit Umführung des Fadens um das gesamte Gefäß vor Durchtrennung. Sicherung der Stumpfligatur mit einem weiteren Überstich des nadelführenden Fadens.

Die bereits in den ersten Präparationsschritten erkannte untere Pulmonalvene wird in der eben für die obere Pulmonalvene beschriebenen Art und Weise umfahren, versorgt und abgesetzt.

Nun wird der Blick auf den Stamm der Pulmonalarterie frei. Nach zirkulärer Umfahrung und moderater, stumpfer Freilegung weit nach zentral und einem Anschlingen des zentralen Gefäßes mit Ligaturen (geflochten, resorbierbar) nach zentral (Stärke 0) und nach peripher (Stärke 2/0) wird diese peripher beginnend unterbunden. Nach zentral erfolgt eine weitere Durchstichligatur (monofil, resorbierbar, 2/0) mit Umführung des Fadens um das gesamte Gefäß vor Durchtrennung. Sicherung der Stumpfligatur mit zwei weiteren Überstichen des nadelführenden Fadens. In den weiteren Präparationsschritten wird systematisch die Dissektion der Lymphknotenprädilektionsstellen nach IASLC für rechts (Stationen 2, 4, 7, 8, 9, 10, 11) durchgeführt. Für 2 und 4 wird die Pleura mediastinalis zwischen V. cava und dem Azygoswinkel eröffnet und gespalten. Für Station 7 wird das Mediastinum nach zentral gerichtet auf die Bifurkation orientierend teils stumpf, teils scharf eröffnet. Die vorsichtige, aber sorgfältige Blutstillung hinterlässt nach wiederholter Kontrolle bluttrockene Verhältnisse.

Nach nun eher stumpfer Dissektion von Paragewebe um den Bronchus unter Vermeidung von Koagulation kommt klar der Hauptbronchus aus der Trachea austretend hervor. Hier wird nun auch in Richtung Trachea mobilisiert. Hier ventral und seitlich gute Mobilisation möglich. Die Hinterwand der Trachea wird eher geschont und kurzstreckig mobilisiert. Lymphknoten und Paragewebe werden nach peripher abgeschoben. Lymphknoten in der Region 7 nach IASLC werden ausgiebig disseziert. Der linke Hauptbronchus wird nach peripher verfolgt. Die Hauptkarina mit mobilisiertem rechten Hauptbronchus, teilmobilisierter Trachea und teilmobilisiertem linken Hauptbronchus liegen in Situs zur Resektion parat. Nach erfolgter bronchoskopischer Kontrolle und Sekretevakuation wird die Trachea etwa 1 cm vor der karinalen Aufteilungsstelle quer mit einer 11er Klinge unter Schutz eines Spatels durchtrennt. Die Durchtrennung am linken Hauptbronchus erfolgt unmittelbar distal der Trachea. Entfernung des Präparates. Mehrfache Lavage der Thoraxhöhle mit vorgewärmter physiologischer Kochsalzlösung. Versenden zur Schnellschnittuntersuchung nach vorab markierten Resektionsrändern. Die Ventilation lässt sich regelhaft durchführen (Cuff intakt). Fassen der Resektionsränder im Situs mit je zwei seitlichen Fixationsnähten. Die Lage der beiden Enden ist ideal zueinander. Die vorab durchgeführte Mobilisation lässt eine freie Anastomosierung mit leichtem Zug zu. Nun wird aufgrund der engen Platzverhältnisse über den Tubus ein Jet-Katheter in die linke Pulmo vorgeschoben. Der Tubus wird nach tracheal zurückgezogen. Die weitere Oxygenierung erfolgt nun über eine Jet-Ventilation. Im Zeitraum der Naht wurde einmal die Pausierung der Jet-Ventilation notwendig. Hierbei wurde der Tubus unter Sicht erneut nach links vorschoben. Nach Konsolidierung der Parameter wurde wieder auf Jet-Ventilation gewechselt.

Für die Anastomosierung wurde zunächst eine einreihige fortlaufende Naht (4/0 monofil, resorbierbar) der Hinterwand mit Fassen der knorpeligen Ränder gesetzt. Die Fixationsnähte wurden dabei gekreuzt, um die Naht ohne Zug durchzuführen. Die Seiten- und Vorderwand der tracheobronchialen Anastomose wird ebenfalls mit einer fortlaufenden Naht von links beginnend nach rechts führend adaptiert. Hier wird in üblicher Weise darauf geachtet, dass durch Variation der Stichbreite eine direkte Anastomosierung gelingt. Ein Teleskopeffekt wurde vermieden. Es handelt sich nach Straffen der Naht um eine direkte End-zu-End-Anastomose. Bronchoskopisch bestätigt sich eine glatte Anastomisierung ohne die Ausbildung einer Tasche. Der Übergang in das linke Bronchialsystem ist ohne Einengungen erkennbar.

Falten, Tasche oder Lücken finden sich nicht. Die Überführung der Ventilation in eine klassische Positiv-Druck-Ventilation zeigt keine Leckage auch unter erhöhten Drücken. Erneute ausgiebige Lavage des Thorax mit vorgewärmter Kochsalzlösung. Kontrolle auf Bluttrockenheit. Es bestätigte sich nach telefonischer Durchsage ein tumorfreier Absetzungsrand an Bronchus und Gefäßen durch den Pathologen.

Der präkardiale Thymusfettkörper wird von kaudal nach kranial mobilisiert, sodass die Gefäßversorgung erhalten bleibt, der Fettkörper wird somit also gestielt nach oben um die Anastomose geschlagen und mit wenigen Fixationsnähten adaptiert. Die Nn. phrenici bleiben bei diesem Präparationsschritt intakt und erhalten.

Wiederum erfolgt die mehrfache Lavage des Situs vor Einlage einer Thoraxdrainage mit paravertebraler Lage mit gerichtetem Ende nach apikal. Fixierung der Drainage mit Annaht (U-Naht, Knoten vorgelegt). Abschließende Lavage des Thorax mit vorgewärmter physiologischer Kochsalzlösung.

Partielles Aufgeben des Knicks im Op-Tisch. Vorlegen von 2 Perikostalnähten im Abstand von etwa 10 cm mit jeweils Umgreifen der 4. und 5. Rippe. Einknüpfen dieser. Fortlaufende Naht des M. serratus anterior mit geflochtenem, resorbierbarem Nahtmaterial in 1er Stärke. Einlage einer Redon-Drainage auf den M. serratus anterior. Reluxierung des M. lat. dorsi. Fortlaufende Naht der Subkutis mit geflochtenem, resorbierbarem Nahtmaterial in 2/0er Stärke. Reinigung und Desinfektion des Op-Gebietes. Intrakutane Naht zum Wundverschluss. Desinfektion und steriler Verband. Anschluss der Thoraxdrainage an geeignetes Drainagesystem ohne Sog (nur Schwerkraft). Team-Time-out und Übergabeprotokollierung für Intensivstation.

- **Weiteres Prozedere**

Postoperativ Röntgen Thorax. Intensive Physiotherapie und Atemtraining, 3-mal täglich Inhalation mit NaCl 0,9%, 3-mal täglich EzPAP, mindestens 8-mal täglich TriFlo 10-mal/h. Schmerztherapie. 24-h-Bilanz der Sekretmenge über Thoraxdrainage **ohne** Sog. Entfernung der Thoraxdrainage nach erneuter Röntgen-Kontrolle ab 3. Tag (vorliegender Faden zum Verschluss der Drainagestelle, Faden ex 10 Tage nach Drainageentfernung).

N.N., FA Thoraxchirurgie

21.29 Erweiterte Pneumonektomie mit Thoraxwandresektion rechts

Op-Bericht, Klinik für Viszeral-, Transplantations-, Thorax- und Gefäßchirurgie

Pat.-Nr.:	Fall-Nr.:
Aktuelle Klinik:	Station:
Pat.-Name:	Geb.-Dat.:
	Geschlecht/Alter: m, 63 J.

Op-Datum:
Op-Dauer (Schnitt/Naht): 200 min
Saal:
Personal:
Operateur: Anästhesist:
1. Assistent: Anästhesieschw./pfl.:
2. Assistent: Op-Schwester/-pfl.:
                                                     Op-Springer:

- **Vorgeschichte/Indikation**

Gesichertes NSCLC (Adenokarzinom) des rechten Lungenoberlappens mit Einbeziehung aller Lappen und der Brustwand rechts/Infiltration der Rippen C6 und angrenzender Weichteilstrukturen, Staging leitliniengerecht komplett – cT3, cNx, cM0. Gegebene funktionelle Operabilität (FEV1 ~2,5 l). Aufklärung über operativen Eingriff, Prozedere, Risiken und onkologische Situation erfolgt. Tumorboardentscheidung im Konsens zum operativen Vorgehen mit Option einer erweiterten Pneumonektomie.

- **Diagnose**

NSCLC (Adenokarzinom) des rechten Lungenoberlappens mit Einbeziehung aller Lappen und der Brustwand rechts/Infiltration der Rippen C6 und angrenzender Weichteilstrukturen – cT3, cNx, cM0.

- **Operation**

Anterolaterale muskelsparende Thorakotomie – rechts, erweiterte Pneumonektomie mit Brustwandteilresektion und Thoraxwandrekonstruktion, systematische Lymphadenektomie, Thoraxdrainage.

- **Vorgehen**

Nach Freigabe durch das anästhesiologische Team erfolgt die Lagerung des Patienten in Seitenlage – links. Knicken des Op-Tisches konvex zum Patienten, der Knick erreicht etwa auf Höhe der Skapulaspitze seinen höchsten Punkt. Stabilisierung des Patienten mit Seitenstützen im unteren Lendenwirbelbereich und am Abdomen. Lagerung der Beine zwischen einem U-Kissen, Polsterung von druckgefährdeten Stellen. Auslagerung des oberen Armes in leicht elevierter Position in gepolsterter Armschale und Polsterung von druckgefährdeten Stellen beider Arme. Op-Feldvorbereitung mit sterilem Abwaschen von Oberarm nach Axilla bis paravertebral, parasternal bis über den unteren Rippenbogen mit (intern) festgelegtem, geeignetem Desinfektionsmittel. Abdecken des Op-Gebietes von axillär über paravertebral (Cave: Periduralkatheter), mamillär bis zum Rippenbogen. Team-Time-out mit gesamtem Op-Team/perioperative Antibiotikaprophylaxe überprüft.

Der Zugang zur Thoraxhöhle richtet sich adaptiert nach den CT-morphologischen Darstellungen der brustwandständigen, peripheren Tumorinfiltration an der 6. Rippe (C6).

Ca. 25 cm langer Hautschnitt kurz um die Skapulaspitze führend in Richtung auf die submammäre Falte. Unter Nutzung des Elektrokauters Präparation durch das subkutane Fettgewebe auf die Faszie des M. latissimus dorsi, die Faszie bleibt intakt. Entlang des Muskelverlaufs erfolgt eine partielle Mobilisation dessen, ventral des Muskel wird stumpf eingegangen. Nach digitaler Mobilisation der tiefen Muskelanteile kann der gesamte Muskel in seiner erhaltenen Integrität nach dorsal mit dem Brunner-Haken abgedrängt werden. Mit Blick auf den M. serratus anterior wird auf Höhe der 5. Rippe der Muskel entlang des Faserverlaufs mit dem Elektroskalpell gespalten, Ansatz, Ursprung und Gefäß-/Nervenanteile bleiben dabei intakt. Einsetzen des Brunner-Hakens in die nun freiwerdende tiefere Schicht. Mit dem Elektrokauter wird nun von dorsal kommend die interkostale Muskelschicht im Bett der 4. Rippe direkt an der Oberkante der 5. Rippe partiell eröffnet. Mit einem Kantenraspatorium werden verbleibende Muskelanteile mit einem Zug des Raspatoriums von dorsal nach ventral stumpf ausgelöst. Der Blick ist nun frei auf die intakte Pleura parietalis in der Schicht der Fascia endothoracica. Hier erfolgt nach apikal ein stumpfes Auslösen, ein weiterer Zugang erfolgt in gleicher Art und Weise auf Höhe der 7. Rippe. Nun nach Rücksprache mit dem anästhesiologischen Team Ausschalten der rechten Pulmo, Beginn der Einlungenventilation. Scharfes Eröffnen der Pleura und digitales Austasten der Pleurahöhle auf Verwachsungen. Eine sichere Entfernung zum Tumor wird durch die kalkulierte, teilweise Mitnahme der jeweils oberhalb und unterhalb der Infiltration liegenden Rippen erreicht. Der Tumor selbst zeigt zwar einen großen die Pulmo einnehmenden Anteil, drängt sich aber mehr nach peripher als nach zentral.

Stumpfes Lösen der Pleura mit der Handkante nach dorsal und ventral, ggf. unter Zuhilfenahme des Kauters. Weitere Mobilisation des Interkostalraums nach dorsal, um ein freies und spannungsfreies Einsetzen des Sperrers zu ermöglichen. Mit Abstand zum Tumor werden die Rippen C5, C6 und C7 nach dorsal und nach ventral über eine Strecke von etwa 10 cm mit dem Dissektor umfahren. Mit dem Rippenraspatorium nach Doyen wird Weichteilgewebe vom knöchernen abgeschoben. Nach beidseitigem Einsetzen des Doyen-Raspatoriums kann eine kurzstreckige, umseitige Freilegung erreicht werden. Absetzen der Rippen mit der Brunner-Rippenschere und Ausklemmen der interkostalen Bündel. Umstechungsligatur hier mit 2/0 geflochtener und resorbierbarer Naht. Die Resektionsinsel der Brustwand ist nun frei, die Lunge ist gut kollabiert. Umlegung der Wunde mit Einbeziehung der Rippenränder, Einsetzen eines Rippenspreizers und langsames und behutsames Öffnen des Sperrers. Falls Spannungen im Gewebe des Interkostalraums auftreten, werden diese noch gelöst, um eine Dislokation in den Kostovertebralgelenken zu vermeiden. Pleuraspalt ist frei.

Beginn der intrathorakalen Präparation mit Auslösung der Pulmo aus dem Ligamentum pulmonale. Hierzu Anspannen der Pulmo mit Luxation dieser nach apikal. Nach lungennaher Koagulation und Inzision der pleura-pleuralen Umschlagfalte kann mit einem gestielten Präparationstupfer die Lunge stumpf nach oben ziehend mobilisiert werden. Nach kurzer Distanz ergibt sich der Blick auf den unteren Rand der V. pulmonalis inferior. In der Mobilisationsschicht sind vereinzelte Lymphknoten der Region 9 nach IASLC zu erkennen, diese werden als Teil einer systematischen Lymphadenektomie reseziert.

Von ventral beginnend wird der hilusnahe Pleuraumschlag parenchymnah scharf eröffnet und nach kaudal und an der oberen Umführung nach dorsal kommend umschnitten. Die sich darstellende Marchand'sche Faszie wird teils stumpf, teils scharf unter Vermeidung von Koagulationen von den sich darstellenden Gefäßen abpräpariert. Im Verlauf der gesamten hilären Präparation stellen sich immer wieder Lymphknoten dar, die entsprechend reseziert werden. Zunächst kommt ventral eineindeutig die obere Pulmonalvene zur Darstellung, zirkulär wird das genannte Gefäß über eine Länge von etwa 1,5–2 cm dargestellt und mit einer Ligatur (geflochten, resorbierbar) nach zentral (Stärke 0) und nach peripher (Stärke 2/0) unterbunden. Nach zentral erfolgt eine Durchstichligatur (geflochten, resorbierbar, 2/0) mit Umführung des Fadens um das gesamte Gefäß vor Durchtrennung. Sicherung der Stumpfligatur mit einem weiteren Überstich des nadelführenden Fadens.

Die bereits in den ersten Präparationsschritten erkannte untere Pulmonalvene wird in der eben für die obere Pulmonalvene beschriebenen Art und Weise umfahren, versorgt und abgesetzt.

Nun wird der Blick auf den Stamm der Pulmonalarterie frei. Nach zirkulärer Umfahrung und moderater, stumpfer Freilegung nach zentral und einem Anschlingen des zentralen Gefäßes mit Ligaturen (geflochten, resorbierbar) nach zentral (Stärke 0) und nach peripher (Stärke 2/0) wird diese peripher beginnend unterbunden. Nach zentral erfolgt eine weitere Durchstichligatur (monofil, resorbierbar, 2/0) mit Umführung des Fadens um das gesamte Gefäß vor Durchtrennung. Sicherung der Stumpfligatur mit zwei weiteren Überstichen des nadelführenden Fadens.

Nach eher stumpfer Dissektion von Paragewebe um den Bronchus unter Vermeidung von Koagulation zur Schonung der bronchialen Vaskularisation kommt klar der Hauptbronchus aus der Trachea austretend hervor. Lymphknoten und Paragewebe werden nach peripher abgeschoben. Der Bronchus kann nach erfolgter bronchoskopischer Kontrolle und Sekretevakuation mit einem geeigneten Klammernahtgerät linear abgestapelt und scharf mit dem Stilett abgesetzt werden. Es wurde beim Absetzen auf die Führung der Klammernaht nahe zur Bifurkation geachtet.

Entfernung des Präparates, Markierung der Resektionsränder/Fotodokumentation. Mehrfache Lavage der Thoraxhöhle mit vorgewärmter physiologischer Kochsalzlösung, Überprüfen der primären Dichtigkeit des Stumpfes unter Ventilation und Kontrolle der Entfaltung der Restlunge. Weiter mit Einlungenventilation, Kontrolle auf Bluttrockenheit. Bronchoskopisch bestätigt sich ein glatter Absetzungsrand ohne die Ausbildung einer Tasche oder eines Sackes, der Übergang in das linke Bronchialsystem ist ohne Einengungen erkennbar.

Dissektion der Lymphknotenprädilektionsstellen nach IASLC für rechts (Stationen 2, 4, 7, 8, 9, 10, 11), für 2 und 4 wird die Pleura mediastinalis zwischen V. cava und dem Azygoswinkel eröffnet und gespalten, für 7 wird das Mediastinum nach zentral gerichtet auf die Bifurkation orientierend teils stumpf, teils scharf eröffnet. Vorsichtige, aber sorgfältige Blutstillung hinterlässt nach wiederholter Kontrolle bluttrockene Verhältnisse.

Das Perikard wird angehoben und quer verlaufend eröffnet. Es wird ein ca. 1,5×5 cm langer gestielter Patch mobilisiert, der in Richtung Hilus seinen Stiel hat. Der N. phrenicus mit Begleitgefäßen wird kurzstreckig stumpf vom Perikard mobilisiert, der Patch wird unter diesem entlang in Richtung Bronchusstumpf gelegt, er kommt spannungsfrei zum Liegen. Mit der glatten Seite des Perikards wird dieser nun also um 180° torquiert auf dem Stumpf mit 2 Einzelknopfnähten (4/0 resorbierbar, monofil) mützenartig fixiert. Kleinere Blutungen an der Hebestelle des Perikards werden mit der bipolaren Pinzette gestillt, der Hebedefekt ist so klein, dass er offen belassen werden kann, eine Luxatio cordis ist nicht zu befürchten.

Einlage einer Thoraxdrainage mit paravertebraler Lage mit gerichtetem Ende nach apikal, Fixierung der Drainage mit Annaht (U-Naht, Knoten vorgelegt). abschließende Lavage des Thorax mit vorgewärmter physiologischer Kochsalzlösung.

Partielles Aufgeben des Knicks im Op-Tisch. Der handflächengroße Defekt in der Brustwand wird mit einem geeigneten Material im Stile eines Mesh/Patch stabilisiert. Der Patch wird mit unter leichter Zugspannung durch die Rippen umfahrenden

Einzelknopfnähten (1, geflochten, resorbierbar) in der Brustwand aufgespannt und nach ventral und lateral durch Fixations-nähte an den Rippenstümpfen fixiert. Fortlaufende Naht des M. serratus anterior mit geflochtenem, resorbierbarem Naht-material in 1er Stärke. Einlage einer Redon-Drainage auf den M. serratus anterior. Relaxierung des M. lat. dorsi. Fortlaufende Naht der Subkutis mit geflochtenem, resorbierbarem Nahtmaterial in 2/0er Stärke. Reinigung und Desinfektion des Op-Gebietes, intrakutane Naht zum Wundverschluss, Desinfektion und steriler Verband. Anschluss der Thoraxdrainage an geeignetes Drainagesystem ohne Sog (nur Schwerkraft). Team-Time-out und Übergabeprotokollierung für Intensivstation.

- **Weiteres Prozedere**

Postoperativ Röntgen Thorax. Intensive Physiotherapie und Atemtraining, 3-mal täglich Inhalation mit NaCl 0,9%, 3-mal täglich EzPAP, mindestens 8-mal täglich TriFlo 10-mal/h. Schmerztherapie. 24-h-Bilanz der Sekretmenge über Thorax-drainage **ohne** Sog. Entfernung der Thoraxdrainage nach erneuter Röntgen-Kontrolle ab 3. Tag (vorliegender Faden zum Verschluss der Drainagestelle, Faden ex 10 Tage nach Drainageentfernung).

N.N., FA Thoraxchirurgie

Chirurgie des Mediastinums

M. Grallert, S. Krämer, D. Uhlmann

22.1 **Mediastinale Lymphadenektomie via VATS rechts
Station 2/4/7/8/9 – 290**

22.2 **Mediastinale Lymphadenektomie via VATS links
Station 5/6/7/8/9 – 292**

22.3 **Mediastinale Lymphadenektomie via Mediastinoskopie/
VAMLA – 294**

22.4 **Resektion einer mediastinalen Zyste via VATS rechts – 295**

22.5 **Thymektomie via VATS links – 297**

22.6 **Thymektomie via Thorakotomie rechts – 299**

22.7 **Thymektomie via Sternotomie – 301**

22.8 **Parasternale Minithorakotomie mit partieller
Tumorresektion zur histologischen Sicherung –
anteriore Mediastinotomie – 303**

22.9 **VATS mit partieller Lungenresektion zur histologischen
Sicherung beidseits – 304**

22.10 **VATS links mit Perikardiotomie bei Hämatoperikard – 306**

22.11 **VATS links mit partieller Perikardiotomie
bei Perikarderguss – 308**

22.12 **Perikardiotomie subxiphoidal – 310**

© Springer-Verlag GmbH Deutschland, ein Teil von Springer Nature 2018
O. Richter, D. Uhlmann (Hrsg.), *Operationsberichte Allgemein-, Viszeral-, Gefäß- und Thoraxchirurgie*, Operationsberichte
https://doi.org/10.1007/978-3-662-57283-2_22

22.1 Mediastinale Lymphadenektomie via VATS rechts Station 2/4/7/8/9

Op-Bericht, Klinik für Viszeral-, Transplantations-, Thorax- und Gefäßchirurgie

Pat.-Nr.:	**Fall-Nr.:**
Aktuelle Klinik:	**Station:**
Pat.-Name:	**Geb.-Dat.:**
	Geschlecht/Alter: m, 63 J.
Op-Datum:	
Op-Dauer (Schnitt/Naht): 43 min	
Saal:	
Personal:	
Operateur:	**Anästhesist:**
1. Assistent:	**Anästhesieschw./pfl.:**
2. Assistent:	**Op-Schwester/-pfl.:**
	Op-Springer:

- **Vorgeschichte/Indikation**

Mediastinale Lymphadenopathie bei Adenokarzinom des gastroösophagealen Übergangs (AEG). PET-Positivität bei fehlendem Nachweis von Malignität in EBUS-Punktion. Indikation zur mediastinalen Lymphadenopathie zur Einschätzung des kurativen Fensters des AEG.

- **Diagnose**

Mediastinale Lymphadenopathie von unklarer Genese und Dignität.

- **Operation**

Videoassistierte Thorakoskopie (VATS) mit rechtsseitiger mediastinaler Lymphadenektomie, Thoraxdrainage.

- **Vorgehen**

Nach Freigabe durch das anästhesiologische Team erfolgt die Lagerung des Patienten in Seitenlage – links. Knicken des Op-Tisches konvex zum Patienten, der Knick erreicht etwa auf Höhe der Skapulaspitze seinen höchsten Punkt. Stabilisierung des Patienten mit Seitenstützen im unteren Lendenwirbelbereich und am Abdomen. Lagerung der Beine zwischen einem U-Kissen, Polsterung von druckgefährdeten Stellen. Auslagerung des oberen Armes in leicht elevierter Position in gepolsterter Armschale und Polsterung von druckgefährdeten Stellen beider Arme. Op-Feldvorbereitung mit sterilem Abwaschen von Oberarm nach Axilla bis paravertebral, parasternal bis über den unteren Rippenbogen mit (intern) festgelegtem, geeignetem Desinfektionsmittel. Abdecken des Op-Gebietes von axillär über paravertrebral (Cave: Periduralkatheter), mamillär bis zum Rippenbogen. Team-Time-out mit gesamten Op-Team/perioperative Antibiotikaprophylaxe überprüft.

Beginn der Einlungenventilation, etwa 3–4 cm langer Hautschnitt über der 4. Rippe in Höhe der vorderen Axillarlinie. Teils stumpfe, teils scharfe Präparation auf die Rippe und stumpfes Eröffnen der Pleurahöhle. Digitales Austasten auf eventuelle Verwachsungen, der Pleuraspalt ist frei, die Lunge ist gut kollabiert. Einsetzen eines Ringwundretraktors. Unter Kamerasicht wird in der vorderen Axillarlinie und über der 7. Rippe ein weiterer Zugang für die Kamera (30°-Optik) geschaffen, ein weiterer Zugang wird in der hinteren Axillarlinie auf gleicher Höhe geschaffen.

Beginn der intrathorakalen Präparation mit Auslösung der Pulmo aus dem Ligamentum pulmonale. Hierzu Anspannen der Pulmo mit der endoskopischen Lungenfasszange mit Luxation des Parenchyms nach apikal. Nach lungennaher Koagulation mit dem Stromhäkchen und Inzision der pleura-pleuralen Umschlagfalte kann mit einem gestielten Präparationstupfer die Lunge stumpf nach oben ziehend mobilisiert werden. Nach kurzer Distanz ergibt sich der Blick auf den unteren Rand der V. pulmonalis inferior, in der Mobilisationsschicht sind vereinzelte Lymphknoten der Region 9 nach IASLC zu erkennen, diese werden als erster Teil der Lymphadenektomie reseziert.

Nun Aufsuchen der Lymphknotenprädilektionsstellen 2 und 4 nach IASLC. Hierzu wird die Lunge „fallengelassen" und der Blick wird frei auf die Pleura mediastinalis im oberen Mediastinalbereich. Anspannen der Pleura über der V. azygos (Cava-Azygos-Winkel) und mit moderatem Abstand zur V. cava superior wird diese längs gespalten. Mit stumpfer Dissektion des nun frei werdenden Paragewebes gelingt es, dieses von der V. cava und der trachealen Seitenwand abzulösen. Die Station 2 kann somit unter Nutzung weniger elektrochirurgischer Maßnahmen nahezu en bloc entfernt werden. Die Pleura wird nun auch unterhalb der V. azygos eröffnet und mit ähnlichen Präparationschritten kann von unterhalb der Vene und von oberhalb stumpf das Fettlymphknotenkonglomerat der Station 4 disseziert werden.

22

Für die Station 7 wird der Patient auf dem Op-Tisch moderat bäuchlings gelagert und die Pulmo mit einer endoskopischen Lungenfasszange nach ventral luxiert. Das hintere Mediastinum wird nach Eröffnen der mediastinalen Pleura nach zentral gerichtet mit Orientierung auf die Bifurkation teils stumpf, teils scharf aufgesucht. Nun gelingt hier nach vorsichtiger, teils stumpfer Präparation der Lymphknoten unter der Bifurkation eine Mobilisation derselben en bloc. Die Nutzung von elektrothermischen Maßnahmen zur Blutstillung bleibt reduziert. Sich darstellende Gefäße oder vermeintliche Lymphbahnen werden mit Clips unterbunden und abgesetzt. Die Fasern des N. vagus bleiben erhalten. Nach kaudal fortführend stellt sich der Ösophagus dorsal liegend dar. Hier stellen sich nur wenige Lymphknoten dar, diese können stumpf ausgelöst werden. Nach wiederholter Kontrolle und einer Lavage der Resektionshöhlen liegen überall bluttrockene Verhältnisse vor.

Einlage einer Thoraxdrainage über den Kameratrokar mit paravertebraler Lage mit gerichtetem Ende nach apikal. Fixierung der Drainage mit Annaht (U-Naht, Knoten vorgelegt). Abschließende Lavage des Thorax mit vorgewärmter physiologischer Kochsalzlösung.

Nach Rücksprache mit dem Team der Anästhesiologie Ventilation der Lunge. Unter Kamerasicht gute Entfaltung der Restpulmo. Keine Fistel detektierbar, im Moment des Thoraxverschlusses sind keine Atelektasen oder Dystelektasen erkennbar. Es herrschen bluttrockene Verhältnisse, die Pulmo fühlt die Thoraxhöhle gut aus.

Partielles Aufgeben des Knicks im Op-Tisch. Entfernung des Ringretraktors. Verschluss der Trokarzugänge mit Z-Naht des M. serratus anterior mit geflochtenem, resorbierbarem Nahtmaterial in 1er Stärke. Z-Naht der Subkutis mit geflochtenem, resorbierbarem Nahtmaterial in 2/0er Stärke. Reinigung und Desinfektion des Op-Gebietes, intrakutane Naht zum Wundverschluss, Desinfektion und steriler Verband. Anschluss der Thoraxdrainage an geeignetes Drainagesystem mit Soghöhe nach den Vorgaben des Operateurs. Team-Time-out und Übergabeprotokollierung.

- **Weiteres Prozedere**

Postoperativ Röntgen Thorax. Intensive Physiotherapie und Atemtraining, 3-mal täglich Inhalation mit NaCl 0,9%, 3-mal täglich EzPAP, mindestens 8-mal täglich TriFlo 10-mal/h. Schmerztherapie. 24-h-Bilanz der Sekretmenge über Thoraxdrainage mit Sog -14 cmH$_2$O, bei rückläufiger Sekretmenge in der 24-h-Bilanz und fehlender Fistel Entfernung der Thoraxdrainage nach erneuter Röntgen-Kontrolle (vorliegender Faden zum Verschluss der Drainagestelle, Faden ex 10 Tage nach Drainageentfernung).

N.N, FA Thoraxchirurgie

22.2 Mediastinale Lymphadenektomie via VATS links Station 5/6/7/8/9

Op-Bericht, Klinik für Viszeral-, Transplantations-, Thorax- und Gefäßchirurgie

Pat.-Nr.:	Fall-Nr.:
Aktuelle Klinik:	Station:
Pat.-Name:	Geb.-Dat.:
	Geschlecht/Alter: w, 48 J.
Op-Datum:	
Op-Dauer (Schnitt/Naht): 62 min	
Saal:	
Personal:	
Operateur:	Anästhesist:
1. Assistent:	Anästhesieschw./pfl.:
2. Assistent:	Op-Schwester/-pfl.:
	Op-Springer:

- **Vorgeschichte/Indikation**

Im Intervall neuaufgetretene mediastinale Lymphadenopathie bei Adenokarzinom der Mamma links. Primum initial kurativ saniert. PET-Positivität bei fehlendem Nachweis von Malignität in EBUS-Punktion. Indikation zur mediastinalen Lymphadenopathie zur Sicherung der Dignität.

- **Diagnose**

Mediastinale Lymphadenopathie von unklarer Genese und Dignität.

- **Operation**

Videoassistierte Thorakoskopie mit linksseitig mediastinaler Lymphadenektomie, Thoraxdrainage.

- **Vorgehen**

Nach Freigabe durch das anästhesiologische Team erfolgt die Lagerung des Patienten in Seitenlage – rechts. Knicken des Op-Tisches konvex zum Patienten, der Knick erreicht etwa auf Höhe der Skapulaspitze seinen höchsten Punkt. Stabilisierung des Patienten mit Seitenstützen im unteren Lendenwirbelbereich und am Abdomen, Lagerung der Beine zwischen einem U-Kissen, Polsterung von druckgefährdeten Stellen. Auslagerung des oberen Armes in leicht elevierter Position in gepolsterter Armschale und Polsterung von druckgefährdeten Stellen beider Arme. Op-Feldvorbereitung mit sterilem Abwaschen von Oberarm nach Axilla bis paravertebral, parasternal bis über den unteren Rippenbogen mit (intern) festgelegtem, geeignetem Desinfektionsmittel. Abdecken des Op-Gebietes von axillär über paravertrebral (Cave: Periduralkatheter), mamillär bis zum Rippenbogen. Team-Time-out mit gesamtem Op-Team/perioperative Antibiotikaprophylaxe überprüft.

Beginn der Einlungenventilation, etwa 3–4 cm langer Hautschnitt über der 4. Rippe in Höhe der vorderen Axillarlinie. Teils stumpfe, teils scharfe Präparation auf die Rippe und stumpfes Eröffnen der Pleurahöhle. Digitales Austasten auf eventuelle Verwachsungen. Der Pleuraspalt ist frei, die Lunge ist gut kollabiert. Einsetzen eines Ringwundretraktors, unter Kamerasicht wird in der vorderen Axillarlinie und über der 7. Rippe ein weiterer Zugang für die Kamera (30°-Optik) geschaffen, ein weiterer Zugang wird in der hinteren Axillarlinie auf gleicher Höhe geschaffen,

Beginn der intrathorakalen Präparation mit Auslösung der Pulmo aus dem Ligamentum pulmonale. Hierzu Anspannen der Pulmo mit der endoskopischen Lungenfasszange mit Luxation des Parenchyms nach apikal. Nach lungennaher Koagulation mit dem Stromhäkchen und Inzision der pleura-pleuralen Umschlagfalte kann mit einem gestielten Präparationstupfer die Lunge stumpf nach oben ziehend mobilisiert werden. Nach kurzer Distanz ergibt sich der Blick auf den unteren Rand der V. pulmonalis inferior. In der Mobilisationsschicht sind vereinzelte Lymphknoten der Region 9 nach IASLC zu erkennen, diese werden als erster Teil der Lymphadenektomie reseziert.

Nun Aufsuchen der Lymphknotenprädilektionsstellen 5 und 6 nach IASLC. Hierzu wird die Lunge „fallengelassen" und der Blick wird frei auf die Pleura medistinalis im oberen Mediastinalbereich. Anspannen der Pleura über den oberen Umschlagspunkt des Hilus und mit respektierendem Abstand zur A. pulmonalis und zum Aortenbogen wird diese längs gespalten, mit stumpfer Dissektion des nun frei werdenden Paragewebes gelingt es, dieses im aortopulmonalen Fenster von der Aorta und vom Rand der A. pulmonalis zu lösen. Die Station 5 kann somit unter Nutzung weniger Clips (Cave: N. laryngeus recurrens) nahezu en bloc entfernt werden. Entlang der Pars descendens der Aorta thoraclais finden sich nur wenige Lymphknoten, diese können nach pleuraler Dissektion stumpf abgetragen werden. Für die Station 7 wird der Patient auf dem Op-Tisch moderat bäuchlings gelagert und die Pulmo mit einer endoskopischen Lungenfasszange nach ventral luxiert. Das hintere Mediastinum wird nach Eröffnen der mediastinalen Pleura nach zentral gerichtet mit Orientierung auf die Bifurkation teils stumpf, teils scharf aufgesucht. Nun gelingt hier nach vorsichtiger Auslösung der Lymphknoten unter der Bifurkation eine Mobilisation derselben. Die Nutzung von elektrothermischen Maßnahmen zur Blutstillung bleibt reduziert. Sich darstellende Gefäße oder vermeintlich Lymphbahnen werden mit Clips unterbunden und abgesetzt. Die Fasern des N. vagus bleiben erhalten. Nach wiederholter Kontrolle und einer Lavage der Resektionshöhlen liegen überall bluttrockene Verhältnisse vor.

Einlage einer Thoraxdrainage über den Kameratrokar mit paravertebraler Lage mit gerichtetem Ende nach apikal, Fixierung der Drainage mit Annaht (U-Naht, Knoten vorgelegt). Abschließende Lavage des Thorax mit vorgewärmter physiologischer Kochsalzlösung.

Nach Rücksprache mit dem Team der Anästhesiologie Ventilation der Lunge. Unter Kamerasicht gute Entfaltung der Pulmo, keine Fistel detektierbar, im Moment des Thoraxverschlusses sind keine Atelektasen oder Dystelektasen erkennbar. Es herrschen bluttrockene Verhältnisse, die Restpulmo füllt die Thoraxhöhle gut aus.

Partielles Aufgeben des Knicks im Op-Tisch. Entfernung des Ringretraktors, Verschluss der Trokarzugänge mit Z-Naht des M. serratus anterior mit geflochtenem, resorbierbarem Nahtmaterial in 1er Stärke. Z-Naht der Subkutis mit geflochtenem, resorbierbarem Nahtmaterial in 2/0er Stärke. Reinigung und Desinfektion des Op-Gebietes, intrakutane Naht zum Wundverschluss, Desinfektion und steriler Verband. Anschluss der Thoraxdrainage an geeignetes Drainagesystem mit Soghöhe nach den Vorgaben des Operateurs. Team-Time-out und Übergabeprotokollierung.

- **Weiteres Prozedere**

Postoperativ Röntgen Thorax. Intensive Physiotherapie und Atemtraining, 3-mal täglich Inhalation mit NaCl 0,9%, 3-mal täglich EzPAP, mindestens 8-mal täglich TriFlo 10-mal/h. Schmerztherapie. 24-h-Bilanz der Sekretmenge über Thoraxdrainage mit Sog -14 cmH$_2$O, bei rückläufiger Sekretmenge in der 24-h-Bilanz und fehlender Fistel Entfernung der Thoraxdrainage nach erneuter Röntgen-Kontrolle (vorliegender Faden zum Verschluss der Drainagestelle, Faden ex 10 Tage nach Drainageentfernung).

N.N, FA Thoraxchirurgie

22.3   Mediastinale Lymphadenektomie via Mediastinoskopie/VAMLA

Op-Bericht, Klinik für Viszeral-, Transplantations-, Thorax- und Gefäßchirurgie

Pat.-Nr.:	**Fall-Nr.:**
Aktuelle Klinik:	**Station:**
Pat.-Name:	**Geb.-Dat.:**
	Geschlecht/Alter: w, 45 J.
Op-Datum:	
Op-Dauer (Schnitt/Naht): 40 min	
Saal:	
Personal:	
Operateur:	**Anästhesist:**
1. Assistent:	**Anästhesieschw./pfl.:**
2. Assistent:	**Op-Schwester/-pfl.:**
	Op-Springer:

- **Vorgeschichte/Indikation**

Ausgedehnte mediastinale Lymphadenopathie bei Verdacht auch Sarkoidose, EBUS-Punktion ohne diagnostische Sicherheit.

- **Diagnose**

Mediastinale Lymphadenopathie von unklarer Genese und Dignität.

- **Operation**

Videoassistierte Mediastinoskopie mit mediastinaler Lymphadenektomie.

- **Vorgehen**

Nach Freigabe durch das anästhesiologische Team erfolgt die Lagerung des Patienten in Rückenlage. Platzierung einer Halbrolle unter die Schultern. Leichtes Knicken des Op-Tisches konkav zum Patienten. Stabilisierung des Kopfes des Patienten in reklinierter Position in einem Gelring. Polsterung von druckgefährdeten Stellen. Auslagerung eines Armes in gepolsterter Armschale und Polsterung von druckgefährdeten Stellen beider Arme. Op-Feldvorbereitung mit sterilem Abwaschen von subxiphoidal nach paramamillär bis zum Kinn mit (intern) festgelegtem, geeignetem Desinfektionsmittel. Abdecken des Op-Gebietes von von subxiphoidal nach paramamillär bis zum Kinn, Team-Time-out mit gesamtem Op-Team/perioperative Antibiotikaprophylaxe überprüft.

Hautschnitt etwa 2 Querfinger über der Manubrium von etwa 3 cm Länge. Präparation durch die Linea alba auf die prätracheale Faszie. Dabei kann der Isthmus der Schilddrüse leicht nach kranial abgedrängt werden, eine Resektion dessen ist nicht notwendig. Nach Eröffnung der Faszie stumpfes Vordringen entlang der Tracheavorderwand mit dem Mittelfinger und Schaffung des Arbeitsbereichs. Einsetzen des auf Lichtqualität, Kamera und Einstellungen überprüften Videomediastinoskops im geschlossenen Zustand. Das Einführen gelingt komplett atraumatisch. Mit stabilen und sorgfältigen Bewegungen kann das prätracheale Gewebe jeweils zur Anspannung gebracht werden und mit stumpfen Präparationsbewegungen des Stromsaugers mobilisiert werden. Nach den Landmarken der IASLC werden nach und nach die Positionen 2L, 2R, 4L, 4R und 7 aufgesucht. Hier wir das Mediastinoskop zwar geöffnet und gewinkelt, bei Vorwärtsbewegungen bleibt es jedoch stets geschlossen. Lymphknoten in den Bereichen paratracheal und infrakarinal werden stumpf disseziert und in toto mit Paragewebe entfernt. Gelegentlich auftauchende Gefäßstrukturen an den Lymphknoten werden mit dem Stromdissektor vor Durchtrennung koaguliert. Hier wird besonders linksläufig eher zurückhaltend mit Strom gearbeitet, um eine Läsion des N. laryngeus recurrens der linken Seite zu vermeiden.

In der Tiefe des Mediastinums gelingt rechts dem Hauptbronchus aufliegend die Dissektion von Lymphknoten der Station 10R. Im gesamten Präparationsverlauf wird wiederholt mit Spüllösung der Situs gespült. Eine abschließende Exploration zeigt bluttrockene Verhältnisse. Rückzug des geschlossenen Mediastinoskops. Abschließende Spülung des Situs. Fixierung der vorderen geraden Halsmuskulatur in der Linea alba mit Einzelknopfnähten (geflochten, resorbierbar, 3/0). Subkutane Einzelknopfnähte und Intrakutannaht nach Reinigung und Desinfektion, steriler Verband.

- **Weiteres Prozedere**

Postoperative Röntgenkontrolle des Thorax im Aufwachraum.

N.N, FA Thoraxchirurgie

22.4 Resektion einer mediastinalen Zyste via VATS rechts

Op-Bericht, Klinik für Viszeral-, Transplantations-, Thorax- und Gefäßchirurgie

Pat.-Nr.:	Fall-Nr.:
Aktuelle Klinik:	Station:
Pat.-Name:	Geb.-Dat.:
	Geschlecht/Alter: m, 30 J.

Op-Datum:
Op-Dauer (Schnitt/Naht): 55 min
Saal:
Personal:

Operateur:	Anästhesist:
1. Assistent:	Anästhesieschw./pfl.:
2. Assistent:	Op-Schwester/-pfl.:
	Op-Springer:

- **Vorgeschichte/Indikation**

Ausgedehnte mediastinale Zyste nach rechts-thorakal gerichtet ohne eindeutige Organkompression, an Größe zunehmend im Intervall von 12 Monaten.

- **Diagnose**

Mediastinale Zyste von unklarer Genese.

- **Operation**

Videoassistierte Thorakoskopie mit mediastinaler Zystenresektion, Thoraxdrainage.

- **Vorgehen**

Nach Freigabe durch das anästhesiologische Team erfolgt die Lagerung des Patienten in Seitenlage – links. Knicken des Op-Tisches konvex zum Patienten, der Knick erreicht etwa auf Höhe der Skapulaspitze seinen höchsten Punkt. Stabilisierung des Patienten mit Seitenstützen im unteren Lendenwirbelbereich und am Abdomen. Lagerung der Beine zwischen einem U-Kissen, Polsterung von druckgefährdeten Stellen. Auslagerung des oberen Armes in leicht elevierter Position in gepolsterter Armschale und Polsterung von druckgefährdeten Stellen beider Arme. Op-Feldvorbereitung mit sterilem Abwaschen von Oberarm nach Axilla bis paravertebral, parasternal bis über den unteren Rippenbogen mit (intern) festgelegtem, geeignetem Desinfektionsmittel. Abdecken des Op-Gebietes von axillär über paravertrebral (Cave: Periduralkatheter), mamillär bis zum Rippenbogen. Team-Time-out mit gesamtem Op-Team/perioperative Antibiotikaprophylaxe überprüft.

Beginn der Einlungenventilation. Etwa 3 cm langer Hautschnitt über der 4. Rippe in Höhe der vorderen Axillarlinie. Teils stumpfe, teils scharfe Präparation auf die Rippe und stumpfes Eröffnen der Pleurahöhle. Digitales Austasten auf eventuelle Verwachsungen. Der Pleuraspalt ist frei, die Lunge ist gut kollabiert. Einsetzen eines Ringwundretraktors. Unter Kamerasicht wird in der vorderen Axillarlinie und über der 7. Rippe ein weiterer Zugang für die Kamera (30°-Optik) geschaffen, ein weiterer Zugang wird in der hinteren Axillarlinie auf gleicher Höhe geschaffen. Lagerung des Patienten mit leichter Schrägstellung des Op-Tisches.

Beginn der intrathorakalen Präparation. Die Zyste bestätigt sich in der Lage nah der Trachea paratracheal rechts. Mit dem Stromhäkchen gelingt es, um die Zyste herum mit einem Abstand von etwa 3–4 mm mit Pleura zirkulär zu eröffnen. Mit einem endoskopisch-gestielten Tupfer kann die Zyste in ihren Dimensionen vom mediastinalen Gewebe abgeschoben werden, teils werden hier scharfe Schritte mit der Stromschere nötig. In Richtung auf die tracheale Seitenwand zeigen sich zwar derbere Verwachsungen, aber auch diese werden vorwiegend stumpf gelöst. Die Zyste eröffnet sich während der Operation, hier kann ausreichend Sekretinhalt für eine zytologische Untersuchung gewonnen werden. Weitestgehend kann die Zystenkapsel in toto entfernt werden, auf einen Bergebeutel wird bei Nutzung des Ringretraktors verzichtet. Lavage des Situs und Kontrolle auf Bluttrockenheit, keine weiteren Pathologien in der Exploration erkennbar.

Einlage einer Thoraxdrainage über den Kameratrokar mit paravertebraler Lage mit gerichtetem Ende nach apikal. Fixierung der Drainage mit Annaht (U-Naht, Knoten vorgelegt). Abschließende Lavage des Thorax mit vorgewärmter physiologischer Kochsalzlösung.

Nach Rücksprache mit dem Team der Anästhesiologie Ventilation der Lunge. Unter Kamerasicht gute Entfaltung der Restpulmo, keine Fistel detektierbar, im Moment des Thoraxverschlusses sind keine Atelektasen oder Dystelektasen erkennbar. Es herrschen bluttrockene Verhältnisse, die Pulmo fühlt die Thoraxhöhle gut aus.

Partielles Aufgeben des Knicks im Op-Tisch. Entfernung des Ringretraktors. Verschluss der Trokarzugänge mit Z-Naht des M. serratus anterior mit geflochtenem, resorbierbarem Nahtmaterial in 1er Stärke, Z-Naht der Subkutis mit geflochtenem, resorbierbarem Nahtmaterial in 2/0er Stärke. Reinigung und Desinfektion des Op-Gebietes, intrakutane Naht zum Wundverschluss, Desinfektion und steriler Verband. Anschluss der Thoraxdrainage an geeignetes Drainagesystem mit Soghöhe nach den Vorgaben des Operateurs. Team-Time-out und Übergabeprotokollierung.

■ Weiteres Prozedere

Postoperativ Röntgen Thorax. Intensive Physiotherapie und Atemtraining, 3-mal täglich Inhalation mit NaCl 0,9%, 3-mal täglich EzPAP, mindestens 8-mal täglich TriFlo 10-mal/h. Schmerztherapie. 24-h-Bilanz der Sekretmenge über Thoraxdrainage mit Sog -14 cmH$_2$O, bei rückläufiger Sekretmenge in der 24-h-Bilanz und fehlender Fistel Entfernung der Thoraxdrainage nach erneuter Röntgen-Kontrolle (vorliegender Faden zum Verschluss der Drainagestelle, Faden ex 10 Tage nach Drainageentfernung).

N.N, FA Thoraxchirurgie

22.5 Thymektomie via VATS links

Op-Bericht, Klinik für Viszeral-, Transplantations-, Thorax- und Gefäßchirurgie

Pat.-Nr.:	**Fall-Nr.:**
Aktuelle Klinik:	**Station:**
Pat.-Name:	**Geb.-Dat.:**
	Geschlecht/Alter: m, 45 J.
Op-Datum:	
Op-Dauer (Schnitt/Naht): 110 min	
Saal:	
Personal:	
Operateur:	**Anästhesist:**
1. Assistent:	**Anästhesieschw./pfl.:**
2. Assistent:	**Op-Schwester/-pfl.:**
	Op-Springer:

- **Vorgeschichte/Indikation**

CT-morphologisch diagnostiziertes und bioptisch gesichertes Thymom A nach WHO-Kriterien, keine weiteren thorakalen oder extrathorakalen (vermeintlichen) Tumormanifestationen, kein Nachweis von myasthener Symptomatik (neurologisch abgeklärt), primäre Indikation zur VATS-Thymektomie.

- **Diagnose**

Raumforderung des Thymus – Thymom A.

- **Operation**

Videoassistierte thorakoskopische Thymektomie von links thorakal, Thoraxdrainage.

- **Vorgehen**

Nach Freigabe durch das anästhesiologische Team erfolgt die Lagerung des Patienten in Halbseitenlage – rechts. Knicken des Op-Tisches konvex zum Patienten, der Knick erreicht etwa auf Höhe der Skapulaspitze seinen höchsten Punkt. Stabilisierung des Patienten mit Seitenstützen im unteren Lendenwirbelbereich und am Abdomen. Lagerung der Beine zwischen einem U-Kissen, Polsterung von druckgefährdeten Stellen. Auslagerung des oberen Armes in elevierter Position in gepolsterter Arm-fixierung am Bügel und Polsterung von druckgefährdeten Stellen beider Arme. Op-Feldvorbereitung mit sterilem Abwaschen von Oberarm nach Axilla bis paravertebral, parasternal bis über den unteren Rippenbogen mit (intern) festgelegtem, geeignetem Desinfektionsmittel. Abdecken des Op-Gebietes von axillär über paravertrebral (Cave: Periduralkatheter), mamillär bis zum Rippenbogen. Team-Time-out mit gesamtem Op-Team/perioperative Antibiotikaprophylaxe überprüft.

Beginn der Einlungenventilation. Etwa 3–4 cm langer Hautschnitt über der 4. Rippe etwas vor der vorderen Axillarlinie. Teils stumpfe, teils scharfe Präparation auf die Rippe und stumpfes Eröffnen der Pleurahöhle. Digitales Austasten auf eventuelle Verwachsungen. Der Pleuraspalt ist frei, die Lunge ist gut kollabiert. Einsetzen eines Ringwundretraktors. Unter Kamera-sicht wird in der vorderen Axillarlinie und über der 5. Rippe ein weiterer Zugang für die Kamera (30°-Optik) geschaffen, ein weiterer Zugang wird in der mittleren Axillarlinie auf Höhe der 7. Rippe geschaffen.

Oberhalb der Leitungsstrukturen des N. phrenicus wird das präkardiale Konglomerat aus Fettgewebe mit dem Thymus-restkörper über den Verlauf des Perikards mobilisiert. Hierzu wird die Pleura mediastinalis mit dem Stromhäkchen längs inzidiert. Stumpf gelingt ein Abdrängen des Gewebes von der perikardialen Schicht, das Gewebe wird mit einer endoskopi-schen Fasszange dabei immer moderat angespannt und mit gestielten Präparationstupfer abgeschoben. Dies gelingt nicht nur nach lateral, der Prozess der Präparation kann auch nun nach kaudal fortgesetzt werden. Der retrosternale Raum lässt sich gut einsehen, sodass auf eine sternale Hebung oder eine Gasinsufflation verzichtet werden kann. Beide kaudalen Hornanteile werden en bloc mobilisiert. Die kranialen Anteile des Thymus verlagern sich erwartungsgemäß deutlich in Richtung der oberen Thoraxapertur. Auch hier kann durch stumpfe Präparation unter teilweiser Nutzung des Stromhäkchens zunächst das linke Horn im Ganzen luxiert werden. Wie erwartet stellen sich im oberen Präparationsbereich deutlich Venen dar, die kräftig ausgebildet sind und in die V. brachicephalica drainieren. Diese werden mit verschließbaren, größenadaptierten Clips aus resorbierbarem Material geclipt (2 nach zentral, 1 nach peripher) und dann durchtrennt.

In der beschriebenen Art und Weise wird nun das rechte Horn hervorpräpariert. Der Thymuskörper liegt nun in toto mit verbleibender pleuraler Fixation an der rechten Seite im Situs. Diese wird nun folglich ebenfalls inzidiert, das Präparat wird über einen Bergebeutel geborgen und auf einer laminierten mediastinalen Karte nach den ITMIG-Empfehlungen fixiert, fotodokumentiert und zur histopathologischen Aufarbeitung versandt.

Es findet sich in der Exploration kein verbleibendes Material des Thymus/Fettkörpers.

Nach wiederholter Kontrolle auf Blutungen und einer Lavage der Resektionshöhlen liegen überall bluttrockene Verhältnisse vor.

Einlage einer Thoraxdrainage über den Kameratrokar mit paravertebraler Lage mit gerichtetem Ende nach apikal, Fixierung der Drainage mit Annaht (U-Naht, Knoten vorgelegt). Abschließende Lavage des Thorax mit vorgewärmter physiologischer Kochsalzlösung.

Nach Rücksprache mit dem Team der Anästhesiologie Ventilation der Lunge. Unter Kamerasicht gute Entfaltung der Restpulmo, keine Fistel detektierbar, im Moment des Thoraxverschlusses sind keine Atelektasen oder Dystelektasen erkennbar. Es herrschen bluttrockene Verhältnisse, die Pulmo füllt die Thoraxhöhle gut aus.

Partielles Aufgeben des Knicks im Op-Tisch. Entfernung des Ringretraktors. Verschluss der Trokarzugänge mit Z-Naht des M. serratus anterior mit geflochtenem, resorbierbarem Nahtmaterial in 1er Stärke, Z-Naht der Subkutis mit geflochtenem, resorbierbarem Nahtmaterial in 2/0er Stärke. Reinigung und Desinfektion des Op-Gebietes, intrakutane Naht zum Wundverschluss, Desinfektion und steriler Verband. Anschluss der Thoraxdrainage an geeignetes Drainagesystem mit Soghöhe nach den Vorgaben des Operateurs. Team-Time-Out und Übergabeprotokollierung.

- **Weiteres Prozedere**

Postoperativ Röntgen Thorax. Intensive Physiotherapie und Atemtraining, 3-mal täglich Inhalation mit NaCl 0,9%, 3-mal täglich EzPAP, mindestens 8-mal täglich TriFlo 10-mal/h. Schmerztherapie. 24-h-Bilanz der Sekretmenge über Thoraxdrainage mit Sog $-14\,cmH_2O$, bei rückläufiger Sekretmenge in der 24-h-Bilanz und fehlender Fistel Entfernung der Thoraxdrainage nach erneuter Röntgen-Kontrolle (vorliegender Faden zum Verschluss der Drainagestelle, Faden ex 10 Tage nach Drainageentfernung).

N.N, FA Thoraxchirurgie

22.6   Thymektomie via Thorakotomie rechts

Op-Bericht, Klinik für Viszeral-, Transplantations-, Thorax- und Gefäßchirurgie

Pat.-Nr.:	**Fall-Nr.:**
Aktuelle Klinik:	**Station:**
Pat.-Name:	**Geb.-Dat.:**
	Geschlecht/Alter: m, 53 J.
Op-Datum:	
Op-Dauer (Schnitt/Naht): 130 min	
Saal:	
Personal:	
Operateur:	**Anästhesist:**
1. Assistent:	**Anästhesieschw./pfl.:**
2. Assistent:	**Op-Schwester/-pfl.:**
	Op-Springer:

- **Vorgeschichte/Indikation**

CT-morphologisch diagnostiziertes und bioptisch gesichertes Thymom B2 nach WHO-Kriterien. Keine weiteren thorakalen oder extrathorakalen (vermeintlichen) Tumormanifestationen, kein Nachweis von myasthener Symptomatik (neurologisch abgeklärt). Indikation zur offenen Thymektomie bei Verdacht auf Kapseldurchbruch in Richtung auf das Perikard, geplante Mitresektion des angrenzenden Perikardanteils.

- **Diagnose**

Raumforderung des Thymus als Thymom B2.

- **Operation**

Laterale muskelsparende Thorakotomie mit totaler Thymektomie und Perikardteilresektion, Thoraxdrainage.

- **Vorgehen**

Nach Freigabe durch das anästhesiologische Team erfolgt die Lagerung des Patienten in Seitenlage – links. Knicken des Op-Tisches konvex zum Patienten, der Knick erreicht etwa auf Höhe der Skapulaspitze seinen höchsten Punkt. Stabilisierung des Patienten mit Seitenstützen im unteren Lendenwirbelbereich und am Abdomen. Lagerung der Beine zwischen einem U-Kissen, Polsterung von druckgefährdeten Stellen. Auslagerung des oberen Armes in leicht elevierter Position in gepolsterter Armschale und Polsterung von druckgefährdeten Stellen beider Arme. Op-Feldvorbereitung mit sterilem Abwaschen von Oberarm nach Axilla bis paravertebral, parasternal bis über den unteren Rippenbogen mit (intern) festgelegtem, geeignetem Desinfektionsmittel. Abdecken des Op-Gebietes von axillär über paravertebral (Cave: Periduralkatheter), mamillär bis zum Rippenbogen. Team-Time-out mit gesamtem Op-Team/perioperative Antibiotikaprophylaxe überprüft.

  Ca. 15 cm langer Hautschnitt von der Skapulaspitze in Richtung auf die submammäre Falte. Unter Nutzung des Elektrokauters Präparation durch das subkutane Fettgewebe auf die Faszie des M. latissimus dorsi, die Faszie bleibt intakt. Entlang des Muskelverlaufs erfolgt eine partielle Mobilisation dessen, ventral des Muskel wird stumpf eingegangen. Nach digitaler Mobilisation der tiefen Muskelanteile kann der gesamte Muskel in seiner erhaltenen Integrität nach dorsal mit dem Brunner-Haken abgedrängt werden. Mit Blick auf den M. serratus anterior wird auf Höhe der 5. Rippe der Muskel entlang des Faserverlaufs mit dem Elektroskalpell gespalten, Ansatz, Ursprung und Gefäß-/Nervenanteile bleiben dabei intakt. Einsetzen des Brunner-Hakens in die nun freiwerdende tiefere Schicht. Mit dem Elektrokauter wird nun von dorsal kommend die interkostale Muskelschicht im Bett der 4. Rippe direkt an der Oberkante der 5. Rippe partiell eröffnet. Mit einem Kantenraspatorium werden verbleibende Muskelanteile mit einem Zug des Raspatoriums von dorsal nach ventral stumpf ausgelöst. Der Blick ist nun frei auf die intakte Pleura parietalis in der Schicht der Fascia endothoracica. Nun nach Rücksprache mit dem anästhesiologischen Team Ausschalten der rechten Pulmo, Beginn der Einlungenventilation.

  Scharfes Eröffnen der Pleura und digitales Austasten der Pleurahöhle auf Verwachsungen. Stumpfes Lösen der Pleura mit der Handkante nach dorsal und ventral, ggf. unter Zuhilfenahme des Kauters. Weitere Mobilisation des Interkostalraums nach dorsal, um ein freies und spannungsfreies Einsetzen des Sperrers zu ermöglichen. Umlegung der Wunde mit Einbeziehung der Rippenränder. Einsetzen eines Rippensperrers und langsames und behutsames Öffnen des Sperrers. Falls Spannungen im Gewebe des Interkostalraums auftreten, werden diese noch gelöst, um eine Dislokation in den Kostovertebralgelenken zu vermeiden. Pleuraspalt ist frei, die Lunge ist gut entlüftet.

Oberhalb des N. phrenicus wird die Pleura mediastinalis über die gesamte Länge eröffnet, hier wird auf eine Anwendung der Elektrochirurgie eher verzichtet, um das Risiko einer nervalen Schädigung zu minimieren. Von kaudal wird nun der präperikardiale Fettkörper mit dem Tumoranteil nur anteilig vom Perikard gelöst. Dies gelingt nach Erreichen der korrekten anatomischen Schicht weitestgehend stumpf durch ein Abschieben mit einem gestielten Präpariertupfer. Im Bereich des eigentlichen Thymoms wird das Perikard zirkulär umschnitten und mit einer Perikardinsel am Präparat von etwa 3×3 cm reseziert. Mit leichtem Zug auf das Präparat und einem sorgsamen Druck auf das Perikard ist es möglich, die linkslateralen Anteile zu mobilisieren, die Pleurahöhle des linken Hemithorax bleibt dabei intakt. Nun wird der V. cava superior folgend das Paket entwickelt und nach kranial verfolgt. Die beiden lateralen kranialen Thymushörner können mit leichtem Zug intakt teils stumpf, teils scharf gelöst werden. Sorgsam werden nun im Bereich der V. brachiocephalica nach links verfolgend die venösen Abflussäste des Thymus umfahren und nach Unterbindung mit Durchstichligaturen (polyfil, resorbierbar, 2/0) durchtrennt.

Das Präparat wird in toto geborgen und auf einer laminierten mediastinalen Karte nach den ITMIG-Empfehlungen fixiert, fotodokumentiert und zur histopathologischen Aufarbeitung mit Schnellschnittbeurteilung versandt.

Es findet sich in der Exploration kein verbleibendes Material des Thymus/Fettkörpers.

Nach wiederholter Kontrolle auf Blutungen und einer Lavage der Resektionshöhlen liegen überall bluttrockene Verhältnisse vor. der Schnellschnitt ergibt keinen Hinweis auf mögliches Thymomgewebe außerhalb der Resektionsränder.

Einlage einer Thoraxdrainage mit paravertebraler Lage mit gerichtetem Ende nach apikal, Fixierung der Drainage mit Annaht (U-Naht, Knoten vorgelegt). Vorlegen von 2 Perikostalnähten im Abstand von etwa 10 cm mit jeweils Umgreifen der 4. und 5. Rippe. Abschließende Lavage des Thorax mit vorgewärmter physiologischer Kochsalzlösung.

Nach Rücksprache mit dem Team der Anästhesiologie Ventilation der Lunge. Unter Sicht gute Entfaltung der Restpulmo, keine Fistel detektierbar, im Moment des Thoraxverschlusses sind keine Atelektasen oder Dystelektasen erkennbar. Es herrschen bluttrockene Verhältnisse, die Restpulmo füllt die Thoraxhöhle gut aus.

Partielles Aufgeben des Knicks im Op-Tisch. Kraftvoller Verschluss der beiden perikostalen Nähte, fortlaufende Naht des M. serratus anterior mit geflochtenem, resorbierbarem Nahtmaterial in 1er Stärke, Reluxierung des M. lat. dorsi, fortlaufende Naht der Subkutis mit geflochtenem, resorbierbarem Nahtmaterial in 2/0er Stärke. Reinigung und Desinfektion des Op-Gebietes, intrakutane Naht zum Wundverschluss, Desinfektion und steriler Verband. Anschluss der Thoraxdrainage an geeignetes Drainagesystem mit Soghöhe nach den Vorgaben des Operateurs. Team-Time-out und Übergabeprotokollierung für Intensivstation.

- **Weiteres Prozedere**

Postoperativ Röntgen Thorax. Intensive Physiotherapie und Atemtraining, 3-mal täglich Inhalation mit NaCl 0,9%, 3-mal täglich EzPAP, mindestens 8-mal täglich TriFlo 10-mal/h. Schmerztherapie. 24-h-Bilanz der Sekretmenge über Thoraxdrainage mit Sog −14 cmH$_2$O, bei rückläufiger Sekretmenge in der 24-h-Bilanz und fehlender Fistel Entfernung der Thoraxdrainage nach erneuter Röntgen-Kontrolle (vorliegender Faden zum Verschluss der Drainagestelle, Faden ex 10 Tage nach Drainageentfernung).

N.N, FA Thoraxchirurgie

22.7   Thymektomie via Sternotomie

Op-Bericht, Klinik für Viszeral-, Transplantations-, Thorax- und Gefäßchirurgie

Pat.-Nr.:	**Fall-Nr.:**
Aktuelle Klinik:	**Station:**
Pat.-Name:	**Geb.-Dat.:**
	Geschlecht/Alter: w, 60 J.
Op-Datum:	
Op-Dauer (Schnitt/Naht): 120 min	
Saal:	
Personal:	
Operateur:	**Anästhesist:**
1. Assistent:	**Anästhesieschw./pfl.:**
2. Assistent:	**Op-Schwester/-pfl.:**
	Op-Springer:

- **Vorgeschichte/Indikation**

CT-morphologisch diagnostiziertes und bioptisch gesichertes Thymom B1 nach WHO-Kriterien. Keine weiteren thorakalen oder extrathorakalen (vermeintlichen) Tumormanifestationen, kein Nachweis von myasthener Symptomatik (neurologisch abgeklärt). Indikation zur offenen Thymektomie via Sternotomie bei deutlicher Größe von 10 cm und Lokalisation nach rechts-thorakal mit Kompression des (prä)kardialen Raums.

- **Diagnose**

Mediastinale Raumforderung des Thymus (B1-Thymom).

- **Operation**

Mediane Sternotomie mit radikaler Thymektomie, Mediastinaldrainage.

- **Vorgehen**

Nach Freigabe durch das anästhesiologische Team erfolgt die Lagerung des Patienten in Rückenlage. Platzierung einer Halbrolle unter die Schultern. Leichtes Knicken des Op-Tisches konkav zum Patienten. Stabilisierung des Kopfes des Patienten in reklinierter Position in einem Gelring. Polsterung von druckgefährdeten Stellen. Auslagerung eines Armes in gepolsterter Armschale und Polsterung von druckgefährdeten Stellen beider Arme. Op-Feldvorbereitung mit sterilem Abwaschen von subxiphoidal nach paramamillär bis zum Kinn mit (intern) festgelegtem, geeignetem Desinfektionsmittel. Abdecken des Op-Gebietes von von subxiphoidal nach paramamillär bis zum Kinn. Team-Time-out mit gesamtem Op-Team/perioperative Antibiotikaprophylaxe überprüft.

Über die Länge des Sternums von der Jugulumgrube beginnend bis knapp über das Xiphoid erfolgt der Hautschnitt. Blutstillung mit bipolarer Pinzette. Unter Nutzung des Elektrokauters Präparation auf das Periost des Sternums. Von jugulär und von xiphoidal aus wird digital und stumpf der retrosternale Raum mobilisiert. Ein gestielter Präpariertupfer dient der retrosternalen Mobilisierung in der gesamten Länge. Einsetzen der Sternumsäge und Durchtrennen des Sternums in der Mittellinie (in kurzer Apnoephase). Die jeweilige sternale Hälfte wird mit Einzinkerhaken vorsichtig angehoben. Anhaftende Weichteile werden stumpf gelöst, beide Pleurahöhlen bleiben intakt. Umlegung der sternalen Ränder mit angefeuchteten Bauchtüchern. Einsetzen des Thoraxsperrers und vorsichtiges Aufdrehen. Es wird im Besonderen darauf geachtet, den Spreizer kurz unterhalb der Mitte des Sternums zu belassen und auftretende Spannungen im Gewebe werden sorgsam gelöst, um einer Luxatio oder Frakturierung in den kosto-/sternalen oder sternoclavikulären Gelenkanteilen entgegenzuwirken.

Der Thymusfettkörper kann nun im Ganzen von kaudal beginnend mit dem Ultraschalldissektor entwickelt und vom Perikard abgelöst werden. Über die Gefäßstrukturen der V. cava superior kommend gelingt bis weit nach zervikal die Auslösung des Präparats. Die venösen Abflussäste in Richtung der V. brachiocephalica werden zwischen Ligaturen unterbunden, überstochen und durchtrennt. Das Präparat wird in toto geborgen und auf einer laminierten mediastinalen Karte nach den ITMIG-Empfehlungen fixiert, fotodokumentiert und zur histopathologischen Aufarbeitung versandt.

Es findet sich in der Exploration kein verbleibendes Material des Thymus/Fettkörpers.

Nach wiederholter Kontrolle auf Blutungen und einer Lavage der Resektionshöhlen liegen überall bluttrockene Verhältnisse vor.

Einlage einer Medistinaldrainage von xiphoidal aus mit gerichtetem Ende nach apikal, Fixierung der Drainage mit Annaht (U-Naht, Knoten vorgelegt). Abschließende Lavage des Thorax mit vorgewärmter physiologischer Kochsalzlösung. Vorlegen von 3–4 doppelten Sternalcerclagen mit Draht, kraftvoller Verschluss dieser durch Verdrillen, Nachdrehen der Drähte und Versenken der Drahtenden.

Bei Verschluss des Thorax sind keine Ergüsse, Atelektasen oder Dystelektasen nachweisbar. Es herrschen bluttrockene Verhältnisse. Subkutannaht mit 2/0 polyfiler, resorbierbarer Naht in fortlaufender Technik, Desinfektion und intrakutane Naht mit 4/0 monofil, resorbierbarer Naht, Desinfektion und steriler Verband. Anschluss der Medistinaldrainage an ein Sogsystem mit Sogstärke von –10 cm H_2O.

■ **Weiteres Prozedere**

Postoperativ Röntgen Thorax. Intensive Physiotherapie und Atemtraining, 3-mal täglich Inhalation mit NaCl 0,9%, 3-mal täglich EzPAP, mindestens 8-mal täglich TriFlo 10-mal/h. Schmerztherapie. 24-h-Bilanz der Sekretmenge über Thorax-drainage mit Sog –10 cmH_2O, bei rückläufiger Sekretmenge in der 24-h-Bilanz und fehlender Fistel Entfernung der Thorax-drainage nach erneuter Röntgen-Kontrolle (vorliegender Faden zum Verschluss der Drainagestelle, Faden ex 10 Tage nach Drainageentfernung).

N.N, FA Thoraxchirurgie

22

22.8 Parasternale Minithorakotomie mit partieller Tumorresektion zur histologischen Sicherung – anteriore Mediastinotomie

Op-Bericht, Klinik für Viszeral-, Transplantations-, Thorax- und Gefäßchirurgie

Pat.-Nr.:	**Fall-Nr.:**
Aktuelle Klinik:	**Station:**
Pat.-Name:	**Geb.-Dat.:**
	Geschlecht/Alter: m, 33 J.
Op-Datum:	
Op-Dauer (Schnitt/Naht): 39 min	
Saal:	
Personal:	
Operateur:	**Anästhesist:**
1. Assistent:	**Anästhesieschw./pfl.:**
2. Assistent:	**Op-Schwester/-pfl.:**
	Op-Springer:

- **Vorgeschichte/Indikation**

Nach wiederholter transthorakaler Punktion nicht zu sichernder Tumor des vorderen Mediastinums mit Verdacht auf eine maligne Erkrankung des hämatoonkologischen Formenkreises, Indikation zur offenen Biopsie.

- **Diagnose**

Tumoröse Raumforderung des vorderen Mediastinums von unklarer Genese und Dignität.

- **Operation**

Anteriore Mediastinotomie nach Chamberlain und Tumor-Probeexzision.

- **Vorgehen**

Nach Freigabe durch das anästhesiologische Team erfolgt die Lagerung des Patienten in Rückenlage. Platzierung einer Halbrolle unter die Schultern. Leichtes Knicken des Op-Tisches konkav zum Patienten. Stabilisierung des Kopfes des Patienten in reklinierter Position in einem Gelring. Polsterung von druckgefährdeten Stellen. Auslagerung eines Armes in gepolsterter Armschale und Polsterung von druckgefährdeten Stellen beider Arme. Op-Feldvorbereitung mit sterilem Abwaschen von subxiphoidal nach paramamillär bis zum Kinn mit (intern) festgelegtem, geeignetem Desinfektionsmittel. Abdecken des Op-Gebietes von von subxiphoidal nach paramamillär bis zum Kinn. Team-Time-out mit gesamtem Op-Team/perioperative Antibiotikaprophylaxe überprüft.

Parasternal links erfolgt ein etwa 6 cm langer Hautschnitt etwa in einem Abstand von 5 cm von der Sternallinie, die Höhe des Schnittes projiziert sich etwa auf den 4–5. Rippenansatz (nach CT-Kriterien die Höhe des mediastinalen Tumors). Unter Nutzung des Elektrokauters erfolgt die Präparation auf die 4. Rippe. Einsetzen des Wundspreizers. Unter teils stumpfer, teils scharfer Präparation gelingt die Umfahrung der 4. Rippe mit Dissektor und schließlich der Rippenschere. Über eine Länge von etwa 2–3 cm wird ein kurzes Stück Rippe reseziert, das Gefäßnervenbündel der entsprechenden Rippe bleibt dabei intakt. Nun wird der Blick auf die Tumormasse frei. Es werden nun repräsentative Proben entnommen, das Ausmaß des Tumors erlaubt großzügige Probeentnahmen. Im Bereich der Probeentnahmen erfolgt Blutstillung und Lavage. Die Pleurahöhle zeigt sich intakt. Bei Ende der OP herrscht Bluttrockenheit. Einlage einer 8er Redon-Drainage, schichtweiser Wundverschluss mit abschließender Intrakutannaht. Reinigung und Desinfektion, steriler Verband.

- **Weiteres Prozedere**

Postoperative Röntgen-Thorax-Kontrolle im Aufwachraum, Redon-Drainage-Entfernung bei rückläufiger Sekretmenge ab 1. postoperativem Tag möglich.

N.N, FA Thoraxchirurgie

22.9 VATS mit partieller Lungenresektion zur histologischen Sicherung beidseits

Op-Bericht, Klinik für Viszeral-, Transplantations-, Thorax- und Gefäßchirurgie

Pat.-Nr.:	Fall-Nr.:
Aktuelle Klinik:	Station:
Pat.-Name:	Geb.-Dat.:
	Geschlecht/Alter: m, 42 J.
Op-Datum:	
Op-Dauer (Schnitt/Naht): 30 min	
Saal:	
Personal:	
Operateur:	Anästhesist:
1. Assistent:	Anästhesieschw./pfl.:
2. Assistent:	Op-Schwester/-pfl.:
	Op-Springer:

- **Vorgeschichte/Indikation**

Pulmonale Rundherde von unklarer Genese und Dignität zur histologischen Sicherung beidseits – VATS links geplant

- **Diagnose**

Pulmonale Rundherde von unklarer Genese und Dignität.

- **Operation**

Videoassistierte Thorakoskopie mit atypischer Keilresektion aus S5, Thoraxdrainage.

- **Vorgehen**

Nach Freigabe durch das anästhesiologische Team erfolgt die Lagerung des Patienten in Seitenlage – rechts. Knicken des Op-Tisches konvex zum Patienten, der Knick erreicht etwa auf Höhe der Skapulaspitze seinen höchsten Punkt. Stabilisierung des Patienten mit Seitenstützen im unteren Lendenwirbelbereich und am Abdomen. Lagerung der Beine zwischen einem U-Kissen. Polsterung von druckgefährdeten Stellen. Auslagerung des oberen Armes in leicht elevierter Position in gepolsterter Armschale und Polsterung von druckgefährdeten Stellen beider Arme. Op-Feldvorbereitung mit sterilem Abwaschen von Oberarm nach Axilla bis paravertebral, parasternal bis über den unteren Rippenbogen mit (intern) festgelegtem, geeignetem Desinfektionsmittel. Abdecken des Op-Gebietes von axillär über paravertrebral (Cave: Periduralkatheter), mamillär bis zum Rippenbogen. Team-Time-out mit gesamtem Op-Team/perioperative Antibiotikaprophylaxe überprüft.

Beginn der Einlungenventilation, etwa 3 cm langer Hautschnitt über der 4. Rippe in Höhe der vorderen Axillarlinie. Teils stumpfe, teils scharfe Präparation auf die Rippe und stumpfes Eröffnen der Pleurahöhle. Digitales Austasten auf eventuelle Verwachsungen. Der Pleuraspalt ist frei, die Lunge ist gut kollabiert. Einsetzen eines Ringwundretraktors, unter Kamerasicht wird in der vorderen Axillarlinie und über der 7. Rippe ein weiterer Zugang für die Kamera (30°-Optik) geschaffen, ein weiterer Zugang wird in der hinteren Axillarlinie auf gleicher Höhe geschaffen. Lagerung des Patienten mit leichter Schrägstellung des Op-Tisches.

Beginn der intrathorakalen Präparation. Digitale Palpation der Lunge auf einen der CT-morphologisch zahlreichen, pulmonalen Rundherde. Es lassen sich vielfach derbe Rundherde im Gewebe palpieren, als besonders für eine Resektion geeignet stellen sich zwei benachbarte Herde in der Lingula dar. Fassen der Lingula mit der endoskopischen Lungenfasszange und Abtragen des atypischen Keilresektats mit dem endoskopischen Linearstaplers. Die Klammernahtreihe zeigt sich dicht und bluttrocken. Entfernung des Präparats für die pathologische Aufarbeitung. Lavage des Situs und Kontrolle auf Bluttrockenheit. Neben den pulmonalen Rundherden finden sich keine weiteren Pathologien in der Exploration, explizit die Pleura ist frei von Auffälligkeiten.

Einlage einer Thoraxdrainage über den Kameratrokarzugang mit paravertebraler Lage mit gerichtetem Ende nach apikal. Fixierung der Drainage mit Annaht (U-Naht, Knoten vorgelegt). Abschließende Lavage des Thorax mit vorgewärmter physiologischer Kochsalzlösung.

Nach Rücksprache mit dem Team der Anästhesiologie Ventilation der Lunge. Unter Kamerasicht gute Entfaltung der Restpulmo, keine Fistel detektierbar, im Moment des Thoraxverschlusses sind keine Atelektasen oder Dystelektasen erkennbar. Es herrschen bluttrockene Verhältnisse, die Restpulmo fühlt die Thoraxhöhle gut aus.

22

Partielles Aufgeben des Knicks im Op-Tisch. Entfernung des Ringretraktors. Verschluss der Trokarzugänge mit Z-Naht des M. serratus anterior mit geflochtenem, resorbierbarem Nahtmaterial in 1er Stärke, Z-Naht der Subkutis mit geflochtenem, resorbierbarem Nahtmaterial in 2/0er Stärke. Reinigung und Desinfektion des Op-Gebietes, intrakutane Naht zum Wundverschluss, Desinfektion und steriler Verband. Anschluss der Thoraxdrainage an geeignetes Drainagesystem mit Soghöhe nach den Vorgaben des Operateurs. Team-Time-out und Übergabeprotokollierung.

- **Weiteres Prozedere**

Postoperativ Röntgen Thorax. Intensive Physiotherapie und Atemtraining, 3-mal täglich Inhalation mit NaCl 0,9%, 3-mal täglich EzPAP, mindestens 8-mal täglich TriFlo 10-mal/h. Schmerztherapie. 24-h-Bilanz der Sekretmenge über Thoraxdrainage mit Sog -14 cmH$_2$O, bei rückläufiger Sekretmenge in der 24-h-Bilanz und fehlender Fistel Entfernung der Thoraxdrainage nach erneuter Röntgen-Kontrolle (vorliegender Faden zum Verschluss der Drainagestelle, Faden ex 10 Tage nach Drainageentfernung).

N.N, FA Thoraxchirurgie

22.10 VATS links mit Perikardiotomie bei Hämatoperikard

Op-Bericht, Klinik für Viszeral-, Transplantations-, Thorax- und Gefäßchirurgie

Pat.-Nr.:	Fall-Nr.:
Aktuelle Klinik:	Station:
Pat.-Name:	Geb.-Dat.:
	Geschlecht/Alter: m, 28 J.
Op-Datum:	
Op-Dauer (Schnitt/Naht): 60 min	
Saal:	
Personal:	
Operateur:	Anästhesist:
1. Assistent:	Anästhesieschw./pfl.:
2. Assistent:	Op-Schwester/-pfl.:
	Op-Springer:

■ **Vorgeschichte/Indikation**

Spitzes Thoraxtrauma nach Stichverletzung von ventral. In Trauma-CT-Spirale Nachweis eines Hämatothorax und Hämatoperikards mit koagulierten Anteilen. Keine anzunehmende myokardiale Verletzung. Indikation zur Hämatomausräumung und Drainage.

■ **Diagnose**

Traumatisches Hämatoperikard und traumatischer Hämatothorax links.

■ **Operation**

Videoassistierte Thorakoskopie mit Perikardiotomie, Ausräumung Hämatoperikard und Hämatothorax links, Thoraxdrainage.

■ **Vorgehen**

Nach Freigabe durch das anästhesiologische Team erfolgt die Lagerung des Patienten in Seitenlage – links. Knicken des Op-Tisches konvex zum Patienten, der Knick erreicht etwa auf Höhe der Skapulaspitze seinen höchsten Punkt. Stabilisierung des Patienten mit Seitenstützen im unteren Lendenwirbelbereich und am Abdomen. Lagerung der Beine zwischen einem U-Kissen, Polsterung von druckgefährdeten Stellen. Auslagerung des oberen Armes in leicht elevierter Position in gepolsterter Armschale und Polsterung von druckgefährdeten Stellen beider Arme. Op-Feldvorbereitung mit sterilem Abwaschen von Oberarm nach Axilla bis paravertebral, parasternal bis über den unteren Rippenbogen mit (intern) festgelegtem, geeignetem Desinfektionsmittel. Abdecken des Op-Gebietes von axillär über paravertrebral (Cave: Periduralkatheter), mamillär bis zum Rippenbogen. Team-Time-out mit gesamtem Op-Team/perioperative Antibiotikaprophylaxe überprüft.

Beginn der Einlungenventilation. Etwa 3 cm langer Hautschnitt über der 4. Rippe in Höhe der vorderen Axillarlinie. Teils stumpfe, teils scharfe Präparation auf die Rippe und stumpfes Eröffnen der Pleurahöhle. Digitales Austasten auf eventuelle Verwachsungen. Der Pleuraspalt ist frei, die Lunge ist gut kollabiert. Einsetzen eines Ringwundretraktors. Unter Kamerasicht wird in der vorderen Axillarlinie und über der 7. Rippe ein weiterer Zugang für die Kamera (30°-Optik) geschaffen, ein weiterer Zugang wird in der hinteren Axillarlinie auf gleicher Höhe geschaffen. Lagerung des Patienten mit leichter Schrägstellung des Op-Tisches.

Beginn der intrathorakalen Präparation. Abdrängen der Pulmo nach dorsal, diese trägt leichte Zeichen von Kontusionen ohne Nachweis von eindeutigen Lazerationen oder fistelndem Parenchymdefekten. Der Blick auf das vordere Mediastinum wird frei. Das Perikard imponiert unterblutet und balloniert. Oberhalb der Leitungsstrukturen des N. phrenicus wird das Perikard zunächst mit einer endoskopischen Punktionskanüle punktiert, so kann ausreichend hämorrhagischer Erguss für Untersuchungen der Pathologie, der Mikrobiologie und der klinischen Chemie gewonnen werden. Nun Fassen des Punktionskanals mit dem endoskopischen Dissektor und Fensterung des Perikards mit der endoskopischen Schere auf ein Ausmaß von etwa 3×3 cm, Gewinnung des Fensters für die pathologische Aufarbeitung. Lavage der Perikardhöhle und Aussaugen von Koageln, eine aktive Blutungsquelle kann nicht erkannt werden. Auf die Einlage einer intraperikardialen Drainage wird verzichtet. Lavage des Situs und Kontrolle auf Bluttrockenheit. keine weiteren Pathologien in der Exploration erkennbar.

Einlage einer Thoraxdrainage über den Kameratrokarzugang mit paravertebraler Lage mit gerichtetem Ende nach apikal, Fixierung der Drainage mit Annaht (U-Naht, Knoten vorgelegt). Abschließende Lavage des Thorax mit vorgewärmter physiologischer Kochsalzlösung.

Nach Rücksprache mit dem Team der Anästhesiologie Ventilation der Lunge. Unter Kamerasicht gute Entfaltung der Restpulmo, keine Fistel detektierbar, im Moment des Thoraxverschlusses sind keine Atelektasen oder Dystelektasen erkennbar. Es herrschen bluttrockene Verhältnisse, die Restpulmo füllt die Thoraxhöhle gut aus.

Partielles Aufgeben des Knicks im Op-Tisch. Entfernung des Ringretraktors. Verschluss der Trokarzugänge mit Z-Naht des M. serratus anterior mit geflochtenem, resorbierbarem Nahtmaterial in 1er Stärke, Z-Naht der Subkutis mit geflochtenem, resorbierbarem Nahtmaterial in 2/0er Stärke. Reinigung und Desinfektion des Op-Gebietes, intrakutane Naht zum Wundverschluss, Desinfektion und steriler Verband. Anschluss der Thoraxdrainage an geeignetes Drainagesystem mit Soghöhe nach den Vorgaben des Operateurs. Team-Time-out und Übergabeprotokollierung.

- **Weiteres Prozedere**

Postoperativ Röntgen Thorax. Intensive Physiotherapie und Atemtraining, 3-mal täglich Inhalation mit NaCl 0,9%, 3-mal täglich EzPAP, mindestens 8-mal täglich TriFlo 10-mal/h. Schmerztherapie. 24-h-Bilanz der Sekretmenge über Thoraxdrainage mit Sog -14 cmH_2O, bei rückläufiger Sekretmenge in der 24-h-Bilanz und fehlender Fistel Entfernung der Thoraxdrainage nach erneuter Röntgen-Kontrolle (vorliegender Faden zum Verschluss der Drainagestelle, Faden ex 10 Tage nach Drainageentfernung). Kontrolle mittels Herz-Echo im stationären Verlauf.

N.N, FA Thoraxchirurgie

22.11 VATS links mit partieller Perikardiotomie bei Perikarderguss

Op-Bericht, Klinik für Viszeral-, Transplantations-, Thorax- und Gefäßchirurgie

Pat.-Nr.:	Fall-Nr.:
Aktuelle Klinik:	Station:
Pat.-Name:	Geb.-Dat.:
	Geschlecht/Alter: w, 53 J.
Op-Datum:	
Op-Dauer (Schnitt/Naht): 45 min	
Saal:	
Personal:	
Operateur:	Anästhesist:
1. Assistent:	Anästhesieschw./pfl.:
2. Assistent:	Op-Schwester/-pfl.:
	Op-Springer:

- **Vorgeschichte/Indikation**

Rheumatologische Grunderkrankung mit Ausbildung eines chronischen Perikardergusses mit zunehmender kardialer Belastung ohne akute Zeichen einer schweren Dekompensation.

- **Diagnose**

Seröser Perikarderguss – chronisch.

- **Operation**

Videoassistierte Thorakoskopie links mit Perikardfensterung, Thoraxdrainage.

- **Vorgehen**

Nach Freigabe durch das anästhesiologische Team erfolgt die Lagerung des Patienten in Seitenlage – links. Knicken des Op-Tisches konvex zum Patienten, der Knick erreicht etwa auf Höhe der Skapulaspitze seinen höchsten Punkt. Stabilisierung des Patienten mit Seitenstützen im unteren Lendenwirbelbereich und am Abdomen. Lagerung der Beine zwischen einem U-Kissen, Polsterung von druckgefährdeten Stellen. Auslagerung des oberen Armes in leicht elevierter Position in gepolsterter Armschale und Polsterung von druckgefährdeten Stellen beider Arme. Op-Feldvorbereitung mit sterilem Abwaschen von Oberarm nach Axilla bis paravertebral, parasternal bis über den unteren Rippenbogen mit (intern) festgelegtem, geeignetem Desinfektionsmittel. Abdecken des Op-Gebietes von axillär über paravertebral (Cave: Periduralkatheter), mamillär bis zum Rippenbogen. Team-Time-out mit gesamtem Op-Team/perioperative Antibiotikaprophylaxe überprüft.

Beginn der Einlungenventilation. Etwa 3 cm langer Hautschnitt über der 4. Rippe in Höhe der vorderen Axillarlinie. Teils stumpfe, teils scharfe Präparation auf die Rippe und stumpfes Eröffnen der Pleurahöhle. Digitales Austasten auf eventuelle Verwachsungen. Der Pleuraspalt ist frei, die Lunge ist gut kollabiert. Einsetzen eines Ringwundretraktors. Unter Kamerasicht wird in der vorderen Axillarlinie und über der 7. Rippe ein weiterer Zugang für die Kamera (30°-Optik) geschaffen, ein weiterer Zugang wird in der hinteren Axillarlinie auf gleicher Höhe geschaffen. Lagerung des Patienten mit leichter Schrägstellung des Op-Tisches.

Beginn der intrathorakalen Präparation. Abdrängen der Pulmo nach dorsal. Der Blick auf das vordere Mediastinum wird frei. Das Perikard imponiert balloniert. Oberhalb der Leitungsstrukturen des N. phrenicus wird das Perikard zunächst mit einer endoskopischen Punktionskanüle punktiert, so kann ausreichend bernsteinfarbener Erguss für Untersuchungen der Pathologie, der Mikrobiologie und der klinischen Chemie gewonnen werden. Nun Fassen des Punktionskanals mit dem endoskopischen Dissektor und Fensterung des Perikards mit der endoskopischen Schere auf ein Ausmaß von etwa 3×3 cm, Gewinnung des Fensters für die pathologische Aufarbeitung. Auf die Einlage einer intraperikardialen Drainage wird verzichtet. Der Erguss entleert sich komplett. Lavage des Situs und Kontrolle auf Bluttrockenheit, keine weiteren Pathologien in der Exploration erkennbar.

Einlage einer Thoraxdrainage über den Kameratrokar mit paravertebraler Lage mit gerichtetem Ende nach apikal, Fixierung der Drainage mit Annaht (U-Naht, Knoten vorgelegt). abschließende Lavage des Thorax mit vorgewärmter physiologischer Kochsalzlösung.

22

Nach Rücksprache mit dem Team der Anästhesiologie Ventilation der Lunge. Unter Kamerasicht gute Entfaltung der Restpulmo, keine Fistel detektierbar, im Moment des Thoraxverschlusses sind keine Atelektasen oder Dystelektasen erkennbar. Es herrschen bluttrockene Verhältnisse, die Restpulmo füllt die Thoraxhöhle gut aus.

Partielles Aufgeben des Knicks im Op-Tisch. Entfernung des Ringretraktors. Verschluss der Trokarzugänge mit Z-Naht des M. serratus anterior mit geflochtenem, resorbierbarem Nahtmaterial in 1er Stärke, Z-Naht der Subkutis mit geflochtenem, resorbierbarem Nahtmaterial in 2/0er Stärke. Reinigung und Desinfektion des Op-Gebietes, intrakutane Naht zum Wundverschluss, Desinfektion und steriler Verband. Anschluss der Thoraxdrainage an geeignetes Drainagesystem mit Soghöhe nach den Vorgaben des Operateurs. Team-Time-out und Übergabeprotokollierung.

- ▪ **Weiteres Prozedere**

Postoperativ Röntgen Thorax. Intensive Physiotherapie und Atemtraining, 3-mal täglich Inhalation mit NaCl 0,9%, 3-mal täglich EzPAP, mindestens 8-mal täglich TriFlo 10-mal/h. Schmerztherapie. 24-h-Bilanz der Sekretmenge über Thoraxdrainage mit Sog -14 cmH$_2$O, bei rückläufiger Sekretmenge in der 24-h-Bilanz und fehlender Fistel Entfernung der Thoraxdrainage nach erneuter Röntgen-Kontrolle (vorliegender Faden zum Verschluss der Drainagestelle, Faden ex 10 Tage nach Drainageentfernung). Kontrolle mittels Herz-Echo im stationären Verlauf.

N.N, FA Thoraxchirurgie

22.12 Perikardiotomie subxiphoidal

Op-Bericht, Klinik für Viszeral-, Transplantations-, Thorax- und Gefäßchirurgie

Pat.-Nr.:	**Fall-Nr.:**
Aktuelle Klinik:	**Station:**
Pat.-Name:	**Geb.-Dat.:**
	Geschlecht/Alter: m, 58 J.
Op-Datum:	
Op-Dauer (Schnitt/Naht): 60 min	
Saal:	
Personal:	
Operateur:	**Anästhesist:**
1. Assistent:	**Anästhesieschw./pfl.:**
2. Assistent:	**Op-Schwester/-pfl.:**
	Op-Springer:

- **Vorgeschichte/Indikation**

Ausbildung eines progredienten Perikardergusses mit zunehmender kardialer Belastung und akuten Zeichen einer schweren Dekompensation.

- **Diagnose**

Seröser Perikarderguss.

- **Operation**

Subxiphoidale Perikardiotomie mit Perikarddrainage.

- **Vorgehen**

Nach Freigabe durch das anästhesiologische Team erfolgt die Lagerung des Patienten in Rückenlage. Platzierung einer Halbrolle unter die Schultern. Leichtes Knicken des Op-Tisches konvex zum Patienten. Stabilisierung des Kopfes des Patienten in reklinierter Position in einem Gelring. Polsterung von druckgefährdeten Stellen. Auslagerung eines Armes in gepolsterter Armschale und Polsterung von druckgefährdeten Stellen beider Arme. Op-Feldvorbereitung mit großzügigem, sterilem Abwaschen von subxiphoidal nach paramamillär bis zum Bauchnabel mit (intern) festgelegtem, geeignetem Desinfektionsmittel. Abdecken des Op-Gebietes von vom Nabel nach paramamillär bis Höhe der Mamillen. Team-Time-out mit gesamtem Op-Team/perioperative Antibiotikaprophylaxe überprüft.

Von subxiphoidal erfolgt ein Schnitt dem Rippenbogen nach links folgend mit einem Abstand vom Rippenbogen von etwa 2 cm nach kaudal. Unter Nutzung des Elektrokauters erfolgt die Präparation auf die Rektusscheide, diese bleibt intakt. Einsetzen des Wundspreizers. Einsetzen stumpfer Haken unter dem Rippenbogen und Zug derer nach oben. Nun unter teils stumpfer, teils scharfer Präparation gelingt unter dem Rippenbogen und unter Palpation des Herzschlags der Zugang zum Perikard. Mit einer Punktionskanüle erfolgt eine Vorpunktion des hämorrhagischen Perikardergusses. Nun Fassen des derben Perikards mit einer chirurgischen Pinzette und Eröffnen des Perikards über etwa 1–2 cm. Es entleert sich schwallartig hämorrhagischer Erguss, Probegewinnung für Untersuchungen der Pathologie, der Mikrobiologie und der klinischen Chemie. Austasten der Perikardhöhle auf Koagel und Lavage mit gewärmter Spüllösung. Einlage einer Silikonrohrdrainage (Ch24), Blutstillung und Lavage. Die Pleurahöhle zeigt sich intakt, bei Ende der OP herrscht Bluttrockenheit. Schichtweiser Wundverschluss mit abschließender Klammernaht der Haut. Reinigung und Desinfektion, steriler Verband.

- **Weiteres Prozedere**

Postoperativ Röntgen Thorax. Intensive Physiotherapie und Atemtraining, 3-mal täglich Inhalation mit NaCl 0,9%, 3-mal täglich EzPAP, mindestens 8-mal täglich TriFlo 10-mal/h. Schmerztherapie. 24-h-Bilanz der Sekretmenge über Thoraxdrainage mit Sog −10 cmH$_2$O, bei rückläufiger Sekretmenge in der 24-h-Bilanz und fehlender Fistel Entfernung der Thoraxdrainage nach erneuter Röntgen-Kontrolle (vorliegender Faden zum Verschluss der Drainagestelle, Faden ex 10 Tage nach Drainageentfernung). Kontrolle mittels Herz-Echo im stationären Verlauf.

N.N, FA Thoraxchirurgie

Chirurgie der Thoraxwand

M. Grallert, S. Krämer, D. Uhlmann

23.1   VATS-Sympathektomie beidseits (daVinci-Si-System)   – 312

23.2   Sympathektomie bei primärer Hyperhidrose
        palmoaxillär   – 314

23.3   Resektion eines paravertebralen Thoraxwandtumors
        via VATS   – 316

23.4   Partielle Brustwandresektion mit Rekonstruktion   – 318

23.5   Partielle Pleurektomie zur histologischen Sicherung
        via VATS   – 320

23.6   VATS mit Talkum-Pleurodese   – 322

23.7   VATS mit Anlage eines PleurX-Katheters   – 324

23.8   VATS mit Pleurolyse bei Pleuraempyem im
        Stadium I–II   – 326

23.9   Thorakotomie mit Lungendekortikation
        bei Pleuraempyem im Stadium II–III   – 328

23.10   Thorakostoma-Anlage bei Pleuraempyem   – 330

© Springer-Verlag GmbH Deutschland, ein Teil von Springer Nature 2018
O. Richter, D. Uhlmann (Hrsg.), *Operationsberichte Allgemein-, Viszeral-, Gefäß- und Thoraxchirurgie*, Operationsberichte
https://doi.org/10.1007/978-3-662-57283-2_23

23.1   VATS-Sympathektomie beidseits (daVinci-Si-System)

Op-Bericht, Klinik für Viszeral-, Transplantations-, Thorax- und Gefäßchirurgie

Pat.-Nr.:	Fall-Nr.:
Aktuelle Klinik:	Station:
Pat.-Name:	Geb.-Dat.:
	Geschlecht/Alter: m, 27 J.
Op-Datum:	
Op-Dauer (Schnitt/Naht): 87 min	
Saal:	
Personal:	
Operateur:	Anästhesist:
1. Assistent:	Anästhesieschw./pfl.:
2. Assistent:	Op-Schwester/-pfl.:
	Op-Springer:

■ **Vorgeschichte/Indikation**

Die Indikation zur minimal-invasiven, roboterassistierten thorakalen Sympathektomie beidseits ergibt sich aufgrund einer therapierefraktären Hyperhidrosis palmo-axillär Grad II mit Einschränkung der Lebensqualität und des Selbstwertgefühls als Folge. Nach mehrjähriger konservativer Therapie mit 20%igen Aluminiumchlorid-Salben, psychogenem Training und gescheiterter Elektro-Iontophorese ergab sich vor allem aufgrund der palmaren Hyperhidrose Grad II mit deutlicher Einschränkung im Studentenleben (IT-Technik) sowie im Alltag die Indikation zur Sympathektomie beidseits als dauerhafte Lösung. Der Patient wurde ausführlich über die geplante Operation und den Einsatz des Op-Roboters (daVinci Si) sowie weitere operative Alternativen (Clipping etc.) und die möglichen Risiken und Nebenwirkungen (mögliches Horner-Syndrom, kompensatorisches Schwitzen etc.) der Sympathektomie aufgeklärt. Er erklärte nach ausreichender Bedenkzeit schriftlich sein Einverständnis.

■ **Diagnose**

Primäre fokale Hyperhidrose palmoaxillär beidseits Grad II.

■ **Operation**

Roboterassistierte Sympathektomie R3–R5 beidseits (daVinci-Si-System), Anlage jeweils einer 20-Ch-Thoraxsaugdrainage.

■ **Vorgehen**

Zunächst Linksseitenlagerung des Patienten mit angewinkeltem rechtem Arm und Anzeichnen der einzelnen Trokarplatzierungen für die jeweiligen Arme des Op-Roboters. Anschließend Op-Feldvorbereitung mit sterilem Abwaschen und Abdecken in üblicher Weise. Auf die Vermeidung lagerungsbedingter Druckschädigungen wird mittels Einsatz von Gelmatten und Lagerungspolstern geachtet. In Einlungenventilation links primäre Platzierung eines 12-mm-Kamera-Trokars im 7. ICR rechts in medianer Axillarlinie über eine 2-cm-Hautinzision. Anschluss der CO_2-Insufflation mit einem Spitzendruck zu Beginn von 15 mmHg, anschließend im weiteren operativen Verlauf mit 8 mmHg. Die sich anschließende sorgfältige Thorakoskopie zeigt eine vollständig kollabierte und makroskopisch intakte rechte Lunge. Unter Kamerasicht nun Einbringen der beiden 8 mm Arbeitstrokare über eine jeweils 10 mm große Hautinzision im Bereich des 6. ICR ventral in der Submammärfalte rechts sowie auch dorsal des lateralen Randes des Latissimus dorsi paravertebral im 8. ICR rechts. Sowohl der Kameratrokar als auch die Arbeitstrokare kommen in einer horizontalen Linie zum Liegen. Es folgt die Platzierung des Patientenwagens des daVinci-Si-Systems von kranial des Patienten und die Koppelung der jeweiligen Trokare an die einzelnen Roboterarme. Nach Kontrolle auf vollständige Funktionsfähigkeit des Robotersystems schließt sich unter Sicht das Einbringen einer monopolaren Schere über den Arm 1 und einer bipolaren Maryland-Fasszange über den Arm 2 an. Die Arbeitsinstrumente werden jeweils unter Sicht in situ eingeführt und in kranialer Ausrichtung vor der Kamera platziert.

Es schließt sich nun die roboterassistierte Operation von der Konsole aus in unmittelbarer Nähe im gleichen Op-Saal an. Unter 3D-Sicht erfolgt die sichere Identifikation des Sympathikusstranges paravertebral rechts in Orientierung der einzelnen Rippenköpfchen der 2.–5. Rippe, wo der Sympathikus in typischer Weise verläuft. Kranial der 2. Rippe Darstellung der angedeuteten 1. Rippe sowie des möglichen Ganglion stellatum. In Absprache mit dem Patienten im ausführlichen präoperativen Aufklärungsgespräch erfolgt nun die Sympathektomie R3 bis R5 (Ramus 3–5) zur Vermeidung eines möglicherweise stärker ausgeprägten kompensatorischen Schwitzen bei Resektion R2–R5. Nach Eröffnung und Mobilisation der Pleura parietalis

23

lateral des Sympathikus mittels Fasszange und Präparierschere schließt sich die schrittweise Freilegung dessen von R3 bis R5 komplikationslos unter Vermeidung von monopolarem Strom an. Darstellung mehrerer Seitenäste bei R3, R4 und R5. Nun zunächst kraniale Durchtrennung des Sympathikus oberhalb von R3 inklusive zweier Seitenäste mittels Präparierschere ohne Einsatz von monopolarem Strom zur Vermeidung eines möglichen Horner-Syndroms durch „Kriechstrom" als Folge. Anschließend kaudale Durchtrennung des Sympathikus unterhalb von R5 unter Mitnahme eines Seitenastes und vollständige Sympathektomie R3–R5 in toto unter Durchtrennung zweier weiterer Seitenäste bei R4. Bergung des Präparates über den Trokar des Arms 2 und Abgabe zur histologischen Aufarbeitung. Kontrolle auf Hämostase und lokale Blutstillung im Bereich der inzidierten Pleura parietalis mittels bipolarem Strom. Anschließend unter Sichtkontrolle Entfernung der beiden Arbeitsinstrumente über Arm 1 und Arm 2 sowie der beiden Trokare. Platzierung einer 20-Ch-Thoraxsaugdrainage über die ventrale Inzision. Entlastung des CO_2 aus der Thoraxhöhle und Beginn der Reventilation mit vollständiger Reexpansion der rechten Lunge. Rückzug der Kamera und Entfernung des Kameratrokars. Lokale Subkutannaht mit Vicryl 3/0, Annaht der Thoraxsaugdrainage und Vorlegen einer U-Naht mit nichtresorbierbarem Nahtmaterial der Stärke 1/0. Subkutannähte im Bereich der übrigen Inzision mit Vicryl 3/0 und Klammernähte der Haut. Aseptische Verbände. Die Thoraxsaugdrainage wird mit einem Sog von –12 cm H_2O eingestellt. Kein Anhalt einer Leckage.

Umlagerung des Patienten in eine Rechtsseitenlagerung mit angewinkeltem linken Arm und erneutes Anzeichnen der einzelnen Trokarplatzierungen. Anschließend erneut Op-Feldvorbereitung mit sterilem Abwaschen und Abdecken in üblicher Weise. Auf die Vermeidung lagerungsbedingter Druckschädigungen wird mittels Einsatz von Gelmatten und Lagerungspolstern geachtet. In Einlungenventilation rechts folgt die primäre Platzierung eines 12-mm-Kamera-Trokars im 7. ICR links in medianer Axillarlinie über eine 2-cm-Hautinzision. Anschluss der CO_2-Insufflation mit einem Spitzendruck zu Beginn von 15 mmHg, anschließend im weiteren operativen Verlauf mit 8 mmHg. Die sich anschließende sorgfältige Thorakoskopie zeigt eine vollständig kollabierte und makroskopisch intakte linke Lunge. Unter Kamerasicht nun Einbringen der beiden 8-mm-Arbeitstrokare über eine jeweils 10 mm große Hautinzision im Bereich des 6. ICR ventral in der Submammärfalte links sowie auch dorsal des lateralen Randes des Latissimus dorsi paravertebral im 8. ICR links. Sowohl der Kameratrokar als auch die Arbeitstrokare kommen in einer horizontalen Linie zum Liegen. Es folgt die Platzierung des Patientenwagens des daVinci-Si-Systems von kranial des Patienten und die Koppelung der jeweiligen Trokare an die einzelnen Roboterarme. Nach Kontrolle auf vollständige Funktionsfähigkeit des Robotersystems schließt sich unter Sicht erneut das Einbringen einer monopolaren Schere über den Arm 1 und einer bipolaren Maryland-Fasszange über den Arm 2 an. Die Arbeitsinstrumente werden jeweils unter Sicht in situ eingeführt und in kranialer Ausrichtung vor der Kamera platziert.

Es schließt sich die roboterassistierte Operation von der Konsole aus an. Unter 3D-Sicht erfolgt die sichere Identifikation des Sympathikusstranges paravertebral links in Orientierung der einzelnen Rippenköpfchen der 2.–5. Rippe. Kranial der 2. Rippe Darstellung der angedeuteten 1. Rippe sowie des möglichen Ganglion stellatum. Auch linksseitig erfolgt nun die Sympathektomie R3 bis R5. Nach Eröffnung und Mobilisation der Pleura parietalis lateral des Sympathikus mittels Maryland-Fasszange und Präparierschere schließt sich die schrittweise Freilegung dessen von R3 bis R5 komplikationslos unter strikter Vermeidung von monopolarem Strom an. Erneute Darstellung mehrerer Seitenäste bei R3, R4 und R5. Zunächst kraniale Durchtrennung des Sympathikus oberhalb von R3 inklusive zweier Seitenäste mittels Präparierschere ohne Einsatz von monopolarem Strom. Anschließend kaudale Durchtrennung des Sympathikus unterhalb von R5 unter Mitnahme zweier Seitenäste und vollständige Sympathektomie R3 bis R5 in toto unter Durchtrennung weiterer Seitenäste bei R4. Bergung des Präparates über den Trokar des Arms 2 und Abgabe zur histologischen Aufarbeitung. Subtile Blutstillung mittels bipolarem Strom und Kontrolle auf Hämostase. Anschließend unter Sicht Entfernung der beiden Arbeitsinstrumente des Arms 1 und Arms 2 sowie der beiden Trokare. Platzierung einer 20-Ch-Thoraxsaugdrainage über die ventrale Inzision. Entlastung des CO_2 aus der Thoraxhöhle und Beginn der Reventilation mit vollständiger Reexpansion der linken Lunge. Rückzug der Kamera und Entfernung des Kameratrokars. Lokale Subkutannaht mit Vicryl 3/0, Annaht der Thoraxsaugdrainage und Vorlegen einer U-Naht mit nichtresorbierbarem Nahtmaterial der Stärke 1/0. Subkutannähte im Bereich der übrigen Inzision mit Vicryl 3/0 und Klammernähte der Haut. Aseptische Verbände. Die Thoraxsaugdrainage wird mit einem Sog von –12 cm H_2O eingestellt. Kein Anhalt einer Leckage.

■ **Weiteres Prozedere**

Postoperativ erfolgt die Übergabe des extubierten und wachen Patienten an den Aufwachraum. Analgesie, Thromboseprophylaxe und Laborkontrollen nach kliniküblichem Schema. Klammern nach 8–10 Tagen entfernen.

N.N., FA Thoraxchirurgie

23.2 Sympathektomie bei primärer Hyperhidrose palmoaxillär

Op-Bericht, Klinik für Viszeral-, Transplantations-, Thorax- und Gefäßchirurgie

Pat.-Nr.:	**Fall-Nr.:**
Aktuelle Klinik:	**Station:**
Pat.-Name:	**Geb.-Dat.:**
	Geschlecht/Alter: m, 24 J.
Op-Datum:	
Op-Dauer (Schnitt/Naht): 37 min	
Saal:	
Personal:	
Operateur:	**Anästhesist:**
1. Assistent:	**Anästhesieschw./pfl.:**
2. Assistent:	**Op-Schwester/-pfl.:**
	Op-Springer:

- **Vorgeschichte/Indikation**

Die Indikation zur minimal-invasiven, videoassistierten thorakalen Sympathektomie ergibt sich aufgrund einer therapierefraktären Hyperhidrosis palmo-axillär Grad III mit deutlicher Einschränkung der Lebensqualität und des Selbstwertgefühls als Folge. Nach Überweisung aus der Klinik für Dermatologie bei gescheiterter konservativer Therapie mit 20%igen Aluminiumchlorid-Salben und vergeblichen Versuchen der Elektro-Iontophorese ergab sich vor allem aufgrund der alltäglichen Beeinträchtigungen die Indikation zur Sympathektomie als dauerhafte Lösung. Der Patient wurde ausführlich über die geplante VATS-Sympathektomie aufgeklärt sowie über weitere operative Alternativen (Clipping etc.) und die möglichen Risiken und Nebenwirkung (Horner-Syndrom, kompensatorisches Schwitzen etc.). Er erklärte nach ausreichender Bedenkzeit schriftlich sein Einverständnis.

- **Diagnose**

Primäre fokale Hyperhidrose palmoaxillär beidseits Grad III.

- **Operation**

Biportale videoassistierte Sympathektomie R3–R5 rechts, Anlage einer 20-Ch-Thoraxsaugdrainage.

- **Vorgehen**

Linksseitenlagerung des Patienten mit angewinkeltem rechten Arm und Op-Feldvorbereitung mit sterilem Abwaschen und Abdecken in üblicher Weise. Auf die Vermeidung lagerungsbedingter Druckschädigungen wird mittels Einsatz von Gelmatten und Lagerungspolstern geachtet. In Einlungenventilation links schließt sich der primäre Zugang über Hautinzision von 2 cm Länge axillär rechts am Oberrand der 5. Rippe im 4. ICR an. Die sich anschließende sorgfältige Thorakoskopie mittels 30°-Optik von 10 mm Durchmesser („Endo-Eye", Fa. Olympus) zeigt eine partiell kollabierte rechte Lunge ohne Verwachsungen. Die Lunge zeigt sich makroskopisch ohne pathologische Veränderungen. Einsetzen einer kleinen Wundschutz-Folie („Alexis", Fa. Applied Medical). Unter Sicht Einbringen eines 10-mm-Kameratrokars über eine weitere Hilfsinzision in hinterer Axillarlinie im 7. ICR rechts. Umsetzen der Kamera nach basal. Die Lunge ist inzwischen vollständig kollabiert. Der Op-Tisch wird nun weiter nach links und fußwärts gekippt, um die Lunge mehr nach ventral zu verlagern für eine bessere Exploration der dorsokranialen Hemithorax rechts. Im Anschluss sichere Identifikation des Sympathikusstranges paravertebral rechts in Orientierung der einzelnen Rippenköpfchen der 2.–5. Rippe, wo der Sympathikus in typischer Weise verläuft. Kranial der 2. Rippe Darstellung der angedeuteten 1. Rippe sowie des möglichen Ganglion stellatum. In Absprache des Patienten im ausführlichen präoperativen Aufklärungsgespräch erfolgt nun die Sympathektomie R3R5 (Ramus 35) zur Vermeidung eines möglicherweise stärker ausgeprägten kompensatorischen Schwitzens bei Resektion R2R5. Nach ventraler Fixierung des Lungenoberlappens mittels Präpariertupfer Eröffnung und Mobilisation der Pleura parietalis lateral des Sympathikus mittels monopolarem Haken und schrittweise Freilegung dessen von R3 bis R5 unter Vermeidung des unmittelbaren Kontaktes des monopolaren Hakens mit dem Sympathikus zur Vermeidung eines möglichen Horner-Syndroms durch „Kriechstrom" als Folge. Darstellung mehrerer Seitenäste bei R3, R4 und R5. Nun zunächst kraniale Durchtrennung des Sympathikus oberhalb von R3 inklusive der dargestellten Seitenäste mittels endoskopischer Präparierschere. Anschließend kaudale Durchtrennung des Sympathikus unterhalb von R5 mittels monopolarem Haken unter Mitnahme eines Seitenastes und vollständige Sympathektomie R3 bis R5 in toto unter Durchtrennung zweier weiterer Seitenäste bei R4. Bergung des Präparates über die

23

axilläre Inzision und Abgabe zur histologischen Aufarbeitung. Kontrolle auf Hämostase und subtile Blutstillung im Bereich der inzidierten Pleura parietalis mittels bipolarem Strom. Umsetzen der Kamera über die axilläre Inzision, unter Sicht Entfernung des Kameratrokars und Platzierung einer 20-Ch-Thoraxsaugdrainage mit dorsokranialer Ausrichtung über die dorso-basale Inzision. Fixierung der Drainage mit simultanem Wundverschluss mittels Einzelknopfnaht und Vorlegen einer U-Naht mit nichtresorbierbarem Nahtmaterial der Stärke 1/0. Abschließende Kontrolle auf Hämostase und Beginn der Reventilation mit vollständiger Reexpansion der rechten Lunge. Rückzug der Kamera und Entfernung der Wundschutzfolie. Faszien-Z-Naht und Einzelknopfnaht der Subkutis mit Vicryl 3/0, Klammernaht der Haut. Aseptische Verbände. Die Thoraxsaugdrainage wird mit einem Sog von -12 cm H_2O eingestellt. Kein Anhalt einer Leckage.

- **Weiteres Prozedere**

Postoperativ erfolgt die Übergabe des extubierten und wachen Patienten an den Aufwachraum. Analgesie, Thromboseprophylaxe und Laborkontrollen nach kliniküblichem Schema. Klammern nach 8–10 Tagen entfernen.

N.N., FA Thoraxchirurgie

23.3   Resektion eines paravertebralen Thoraxwandtumors via VATS

Op-Bericht, Klinik für Viszeral-, Transplantations-, Thorax- und Gefäßchirurgie

Pat.-Nr.:   Fall-Nr.:

Aktuelle Klinik: Station:

Pat.-Name: Geb.-Dat.:

                                                   Geschlecht/Alter: w, 48 J.

Op-Datum:

Op-Dauer (Schnitt/Naht): 59 min

Saal:

Personal:

Operateur: Anästhesist:

1. Assistent: Anästhesieschw./pfl.:

2. Assistent: Op-Schwester/-pfl.:

                                                   Op-Springer:

- **Vorgeschichte/Indikation**

Die Indikation zur rechtsseitigen VATS ergibt sich aufgrund eines unklaren Tumors der dorsolateralen Thoraxwand im Bereich des kostovertebralen Übergangs der 3. und 4. Rippe paravertebral rechts zur histologischen Sicherung und operativen Entfernung. Klinisch und CT-morphologisch imponiert der Befund am ehesten einem Neurinom/Schwannom, ausgehend vom Interkostalnerven. Der Befund wurde präoperativ in der interdisziplinären Tumorkonferenz diskutiert und das operative Konzept konsentiert. Die Patientin wurde ausführlich über die geplante Operation sowie das mögliche erweiterte Resektionsausmaß mit partieller Thoraxwandresektion bei intraoperativem Malignitätsnachweis aufgeklärt. Sie erklärte nach ausreichender Bedenkzeit schriftlich ihr Einverständnis für das geplante Vorgehen.

- **Diagnose**

Neurinom in Höhe der 4. Rippe paravertebral rechts, ausgehend vom 3. Interkostalnerven.

- **Operation**

VATS-gestützte, radikale Tumorresektion in Höhe der 3. und 4. Rippe rechts, intraoperativer histologischer Schnellschnitt, Einlage einer 24-Ch-Thoraxsaugdrainage.

- **Vorgehen**

Entsprechende Linksseitenlagerung der Patientin mit vorgelagertem Arm rechts und Op-Feldvorbereitung mit sterilem Abwaschen und Abdecken in üblicher Weise. Auf die Vermeidung lagerungsbedingter Druckschädigungen wird mittels Einsatz von Gelmatten und Lagerungspolstern geachtet. In Einlungenventilation links schließt sich die axilläre Inzision rechts von etwa 1,5 cm Länge mit Eingehen am Oberrand der 5. Rippe im 4. ICR komplikationslos an. Einbringen eines 10-mm-Kameratrokars. Die sich anschließende sorgfältige Thorakoskopie („Endo-Eye" 10 mm, 30°-Optik, Fa. Olympus) zeigt eine gut kollabierte rechte Lunge. Unter Sicht Einbringen zweier weiterer Hilfsinzisionen, sowohl in hinterer Axillarlinie im 8. ICR rechts als auch in vorderer Axillarlinie im 7. ICR rechts. Umsetzen des Kameratrokars von axillär in die basale Inzision in vorderer Axillarlinie. Umsetzen der Kamera. Die sich anschließende sorgfältige Thorakoskopie zeigt eine nahezu frei mobilisierte und kollabierte rechte Lunge. Im Bereich der apikodorsalen Thoraxwand zeigt sich der rechte Lungenoberlappen in Höhe des Segments 1/2 adhärent. Zunächst vollständige Pleurolyse des rechten Lungenoberlappens mittels monopolarem Haken im Bereich der apikalen Thoraxwand. Nach Adhäsiolyse des rechten Lungenoberlappens lässt sich dieser vollständig nach ventral mobilisieren, hierdurch Darstellung der dorsoapikalen Thoraxwand und des etwa 2,5 cm großen Thoraxwandtumors, in Höhe der 3. und 4. Rippe subpleural, den Rippenköpfchen aufliegend, gelegen. Unter Zuhilfenahme des monopolaren Hakens erfolgt zunächst die tumornahe Auftrennung der Pleura parietalis zirkulär mit einem Abstand von 1 cm um den Tumorbefund herum. Klinisch imponiert der Tumor einem benignen Neurinom, wohl ausgehend vom Interkostalnerven der 3. Rippe rechts. Unter zentraler Clipversorgung, mit einem Sicherheitsabstand von etwa 1 cm, des in den Tumor hineinziehenden interkostalen Gefäßnervenbündels gelingt schließlich schrittweise die vollständige Exstirpation in toto unter Einsatz des Präpariertupfers und des monopolaren Hakens. Kontrolle auf Hämostase. Bergung mittels kleinem Bergebeutel über die axilläre Inzision und Abgabe zur histologischen Schnellschnittuntersuchung. Nach abschließender Kontrolle auf Hämostase Einlage eines Tabotamp Fibrillar im Bereich der Resektionsfläche.

23

Rückruf des Pathologen: Vollständig umkapselter, mesenchymaler Tumor der Thoraxwand, am ehesten vereinbar im Sinne eines Neurinoms, ausgehend vom Interkostalnerven. Kein Anhalt für Malignität.

Es erfolgt die Beendigung der Operation unter Einlage einer 24-Ch-Thoraxsaugdrainage über die dorsobasale Inzision mit dorsokranialer Ausrichtung. Faszien-Z-Naht im Bereich der Thoraxdrainage mit Vicryl 3/0. Fixierungsnaht an der Haut mit Vorlegen einer U-Naht mit nichtresorbierbarem Nahtmaterial der Stärke 0. Unter abschließender Sichtkontrolle erfolgt die Reventilation der rechten Lunge. Diese zeigt sich spontan mit vollständiger Wiederanlegung an die Thoraxwand ohne Anhalt einer Luftleckage nach Pleurolyse. Rückzug der Kamera und Verschluss der 2. Hilfsinzision mittels Faszien-Z-Naht mit Vicryl 3/0 und Klammernaht der Haut. Verschluss der axillären Inzision mittels zweier Einzelknopf-Z-Nähte mit Vicryl der Stärke 3/0 zur Adaptation sowohl der Serratusmuskulatur als auch der Subkutis. Klammernaht der Haut. Aseptische Verbände.

- **Weiteres Prozedere**

Die Patientin wird wach, extubiert und in einem hämodynamisch stabilen Allgemeinzustand, bei suffizienter Thoraxsaugdrainage mit einem Sog von -12 cm H_2O, ohne Leckage, der chirurgischen IMC übergeben. Röntgen-Thorax-Kontrolle 2 h postoperativ. Analgesie, Thromboseprophylaxe und Laborkontrollen erfolgen nach kliniküblichem Schema. Klammern nach 8–10 Tagen entfernen.

N.N., FA Thoraxchirurgie

23.4 Partielle Brustwandresektion mit Rekonstruktion

Op-Bericht, Klinik für Viszeral-, Transplantations-, Thorax- und Gefäßchirurgie

Pat.-Nr.:	Fall-Nr.:
Aktuelle Klinik:	Station:
Pat.-Name:	Geb.-Dat.:
	Geschlecht/Alter: w, 59 J.
Op-Datum:	
Op-Dauer (Schnitt/Naht): 43 min	
Saal:	
Personal:	
Operateur:	Anästhesist:
1. Assistent:	Anästhesieschw./pfl.:
2. Assistent:	Op-Schwester/-pfl.:
	Op-Springer:

- **Vorgeschichte/Indikation**

Die Indikation zur rechtsseitigen partiellen Osteotomie ergibt sich zur operativen Entfernung und histologischen Sicherung einer unklaren Osteolyse im lateralen Anteil der 5. Rippe rechts, entdeckt im Rahmen der onkologischen Nachsorge bei anamnestisch Zustand nach Mammakarzinom rechts vor etwa 4 Jahren. Das Staging mittels Knochenszintigrafie stellt den Verdacht einer solitären Rippenmetastase des ehemaligen Mammakarzinoms, ohne Hinweise für weitere Herdbefunde. Hinweise für ein mögliches Lokalrezidiv des bekannten Mammakarzinoms finden sich in der ausführlichen Diagnostik nicht. Die Befunde wurden präoperativ in der interdisziplinären Tumorkonferenz diskutiert und das operative Konzept unter Annahme einer möglichen solitären Metastase konsentiert. Die Patientin wurde ausführlich über das operative Vorgehen sowie das Behandlungskonzept im kurativen Ansatz aufgeklärt. Sie erklärte nach ausreichender Bedenkzeit schriftlich ihr Einverständnis für das geplante Vorgehen.

- **Diagnose**

Pathologische Osteolyse der 5. Rippe rechts von etwa 1,5 cm Länge bei Verdacht auf eine solitäre Metastasierung des zurückliegenden Mammakarzinoms rechts.

- **Operation**

Orientierende VATS rechts, partielle Osteotomie des mittleren Anteils der 5. Rippe rechts von etwa 8 cm Länge unter lokaler Resektion der angrenzenden Pleura parietalis, der Interkostalmuskulatur sowie von Anteilen des M. serratus anterior, intraoperativer histologischer Schnellschnitt, plastische Weichteilrekonstruktion durch Muskelplastik, Einlage einer 24-Ch-Thoraxsaugdrainage.

- **Vorgehen**

Entsprechende Linksseitenlagerung der Patientin mit vorgelagertem Arm rechts und Op-Feldvorbereitung mit sterilem Abwaschen und Abdecken in üblicher Weise. Auf die Vermeidung lagerungsbedingter Druckschädigungen wird mittels Einsatz von Gelmatten und Lagerungspolstern geachtet. In Einlungenventilation links schließt sich im 7. ICR in vorderer Axillarlinie die Kamerainzision rechts von etwa 1,5 cm Länge mit Eingehen am Oberrand der 8. Rippe komplikationslos an. Einbringen eines 10-mm-Kameratrokars. Die sich anschließende sorgfältige Thorakoskopie („Endo-Eye" 10 mm, 30°-Optik, Fa. Olympus) zeigt eine gut kollabierte rechte Lunge bei makroskopisch unauffälligem Lungen- und Pleurabefund. Im mittleren Anteil der 5. Rippe zeigt sich eine lokale Verdickung/Vorwölbung auf einer Länge von etwa 1 cm, dem CT-Befund entsprechend. Die Pleura parietalis zeigt sich an dieser Stelle ebenfalls unauffällig.

Unter intrathorakaler Sichtkontrolle schließt sich nunmehr der etwa 8 cm lange Hautschnitt an der lateralen Thoraxwand in Höhe der 5. Rippe in Orientierung zur Rippenveränderung an.

Teils stumpfe, teils scharfe Präparation und Durchtrennung der Subkutis und Einsetzen zweier Wundhaken nach Roux. Darstellung des ventralen Randes des M. latissimus dorsi, welcher unter schrittweiser, größtenteils stumpfer Mobilisation vollständig geschont werden kann. Einsetzen eines Wundhakens nach Langenbeck zur Retraktion des M. latissimus dorsi. In der Tiefe Darstellung der einzelnen Anteile des M. serratus anterior. Durch die dünne Muskelschicht hindurch lässt sich der Rippenbefund, unter simultaner Kameraorientierung, eindeutig identifizieren und palpieren. Die angrenzende Serratusmuskulatur zeigt sich gut verschieblich im Bereich der Rippe, ohne Hinweise für eine makroskopische Infiltration durch den

23

Rippentumor. Bei szintigrafisch maligomsuspektem Befund erfolgt dennoch im Rahmen der schrittweisen Osteotomie die lokale Mitnahme der anliegenden Serratusmuskulatur sowie der Interkostalmuskulatur. Zunächst Präparation mittels monopolarem Messer und Mobilisation des M. serratus anterior mit einem makroskopischen Abstand von 3–4 cm um den Rippentumor herum. Mit einem Sicherheitsabstand von etwa 4 cm zentral und distal des Rippentumors erfolgt die Freilegung und Unterbindung der einzelnen Interkostal-Gefäß-Nerven-Bündel im 4. und 5. ICR mittels Vicryl 3/0. Im Anschluss Entfernung des Periostschlauches mittels Raspatorium und Resektion des Rippenanteils von etwa 8 cm Länge mittels Rippenschere nach Brunner. Die angrenzende Pleura parietalis sowie Muskulatur wird „en bloc" mit dem Rippentumor reseziert. Abgabe zur histologischen Schnellschnittuntersuchung. Blutstillung mittels bipolarer Pinzette und unter Einsatz eines Titanclipsetzers (Fa. Ethicon). Sowohl die angrenzende 4. als auch die 6. Rippe zeigen sich makroskopisch unauffällig und unversehrt. Eine Thoraxwandrekonstruktion mittels Netzimplantation ist aufgrund des nur kleinen Defektes nicht notwendig. Stattdessen erfolgt eine Weichteildeckung durch Mobilisation und fortlaufende Naht des verbliebenen M. serratus anterior mit Vicryl 3/0 sowie zusätzlich durch dachziegelartige Überlappung des zu Beginn der Operation mobilisierten M. latissimus dorsi. In der folgenden Reventilation der rechten Lunge zeigt sich kein Anhalt für eine mögliche Lungenhernierung.

Rückruf der Pathologin: Nachweis einer etwa 1,5 cm großen, pathologischen Osteolyse ohne Hinweise für eine Mitbeteiligung bzw. Infiltration der angrenzenden Pleura und Muskulatur. Eine Zuordnung der Tumorentität kann erst die weitere Aufarbeitung der Rippenanteile bringen. Die Resektion erfolgte, soweit beurteilbar, allseits im Gesunden.

Es erfolgt die Beendigung der Operation unter Einlage einer 10er Redon-Wunddrainage im Bereich zwischen den beiden Muskelschichten mit kaudaler Ausleitung. Fixierungsnaht der Drainage mit nichtresorbierbarem Nahtmaterial der Stärke 0. Anschließend fortlaufende Naht der Subkutis mit Vicryl 3/0 sowie Klammernaht der Haut. Entfernung des Kameratrokars und Einlage einer 24-Ch-Thoraxsaugdrainage über die basale Inzision mit dorsokranialer Ausrichtung. Faszien-Z-Naht im Bereich der Thoraxdrainage mit Vicryl 3/0 und Fixierungsnaht an der Haut mit Vorlegen einer U-Naht mit nichtresorbierbarem Nahtmaterial der Stärke 0. Klammernaht der Haut. Aseptische Verbände. Anschluss der Redon-Drainage an eine Vakuum-Flasche. Die Drainage steht unter Sog und ist suffizient.

- **Weiteres Prozedere**

Die Patientin wird wach, extubiert und in einem hämodynamisch stabilen Allgemeinzustand, bei suffizienter Thoraxsaugdrainage mit einem Sog von -12 cm H_2O, ohne Leckage, dem Aufwachraum übergeben. Röntgen-Thorax-Kontrolle 2 h postoperativ vor der Rückverlegung auf Normalstation. Analgesie, Thromboseprophylaxe und Laborkontrollen erfolgen nach kliniküblichem Schema. Klammern nach 8 Tagen entfernen.

N.N., FA Thoraxchirurgie

23.5 Partielle Pleurektomie zur histologischen Sicherung via VATS

Op-Bericht, Klinik für Viszeral-, Transplantations-, Thorax- und Gefäßchirurgie

Pat.-Nr.:	**Fall-Nr.:**
Aktuelle Klinik:	**Station:**
Pat.-Name:	**Geb.-Dat.:**
	Geschlecht/Alter: m, 52 J.
Op-Datum:	
Op-Dauer (Schnitt/Naht): 24 min	
Saal:	
Personal:	
Operateur:	**Anästhesist:**
1. Assistent:	**Anästhesieschw./pfl.:**
2. Assistent:	**Op-Schwester/-pfl.:**
	Op-Springer:

- **Vorgeschichte/Indikation**

Die Indikation zur rechtsseitigen VATS ergibt sich zum Staging bei fraglich suspektem Pleurabefund im FDG-PET/CT in Höhe der 3. Rippe zur histologischen Sicherung bei bekanntem epitheloidzelligem Pleuramesotheliom linksseitig, ohne Hinweise für ein weiteres Metastasierungsgeschehen. Der rechtsseitige Befund wurde präoperativ in der interdisziplinären Tumorkonferenz diskutiert und das operative Konzept, auch im Hinblick einer zweitzeitigen ausgedehnten Operation linksseitig, konsentiert. Anamnestisch ist ein beruflicher Asbestkontakt vor 35 Jahren im Rahmen einer Ausbildung als Landschaftsgärtner bekannt. Der Patient wurde ausführlich über die geplante Staging-Operation sowie das weitere Behandlungskonzept aufgeklärt. Er erklärte nach ausreichender Bedenkzeit schriftlich sein Einverständnis für das geplante Vorgehen.

- **Diagnose**

Pleurafibrose rechts mit Pleuritis, gesichertes epitheloidzelliges Pleuramesotheliom links mit mäßigem Pleuraerguss links.

- **Operation**

VATS rechts, partielle Pleurektomie von 3×3 cm in Höhe der 3.–5. Rippe rechts, intraoperativer histologischer Schnellschnitt, Einlage einer 24-Ch-Thoraxsaugdrainage.

- **Vorgehen**

Entsprechende Linksseitenlagerung des Patienten mit vorgelagertem Arm rechts und Op-Feldvorbereitung mit sterilem Abwaschen und Abdecken in üblicher Weise. Auf die Vermeidung lagerungsbedingter Druckschädigungen wird mittels Einsatz von Gelmatten und Lagerungspolstern geachtet. In Einlungenventilation links schließt sich die axilläre Inzision rechts von etwa 1,5 cm Länge mit Eingehen am Oberrand der 5. Rippe im 4. ICR komplikationslos an. Einbringen eines 10-mm-Kameratrokars. Die sich anschließende sorgfältige Thorakoskopie („Endo-Eye" 10 mm, 30°-Optik, Fa. Olympus) zeigt eine gut kollabierte rechte Lunge bei makroskopisch verdickter Pleura parietalis in Höhe der 3.–5. Rippe rechts, dem FDG-PET/CT-Befund entsprechend. Unter Sicht Einbringen einer weiteren Hilfsinzision in vorderer Axillarlinie im 7. ICR rechts. Umsetzen des Kameratrokars von axillär in die basale Inzision in vorderer Axillarlinie. Umsetzen der Kamera. Die sich anschließende sorgfältige Thorakoskopie zeigt eine frei mobilisierte und kollabierte rechte Lunge. Im Bereich der apikodorsalen Thoraxwand zeigt sich der rechte Lungenoberlappen in Höhe des Segments 1/2 adhärent. Mittels Präpariertupfer lässt sich der rechten Lungenoberlappen nach ventral platzieren, hierdurch Darstellung der dorsoapikalen Thoraxwand und der suspekten Pleuraveränderung. Unter Zuhilfenahme des monopolaren Hakens erfolgt die zirkuläre Auftrennung der Pleura parietalis im Bereich des Pleurabefundes mit einem Sicherheitsabstand von etwa 5 mm. Anschließend größtenteils stumpfe Ablösung der Pleura parietalis mittels Präpariertupfer und atraumatischer, endoskopischer Fasszange. Kontrolle auf Hämostase. Bergung mittels kleinem Bergebeutel über die axilläre Inzision und Abgabe zur histologischen Schnellschnittuntersuchung. Nach Blutstillung mittels monopolarem Haken („spray-koagulation"), Kontrolle auf Hämostase und Einlage eines Tabotamp Fibrillar im Bereich der Resektionsfläche.

Rückruf der Pathologin: Nachweis einer ausgedehnten Pleurafibrose mit entzündlichen Anteilen, kein Anhalt für das vorbekannte, epitheloidzellige Pleuramestotheliom.

Es erfolgt die Beendigung der Operation unter Einlage einer 24-Ch-Thoraxsaugdrainage über die basale Inzision mit dorsokranialer Ausrichtung. Faszien-Z-Naht im Bereich der Thoraxdrainage mit Vicryl 3/0. Fixierungsnaht an der Haut mit

23

Vorlegen einer U-Naht mit nichtresorbierbarem Nahtmaterial der Stärke 0. Unter abschließender Sichtkontrolle erfolgt die Reventilation der rechten Lunge. Diese zeigt sich spontan mit vollständiger Wiederanlegung an die Thoraxwand. Rückzug der Kamera und Verschluss der axillären Inzision mittels zweier Einzelknopf-Z-Nähte mit Vicryl der Stärke 3/0 zur Adaptation sowohl der Serratusmuskulatur als auch der Subkutis. Klammernaht der Haut. Aseptische Verbände.

- **Weiteres Prozedere**

Der Patient wird wach, extubiert und in einem hämodynamisch stabilen Allgemeinzustand, bei suffizienter Thoraxsaugdrainage mit einem Sog von 12 cm H_2O, ohne Leckage, dem Aufwachraum übergeben. Röntgen-Thorax-Kontrolle 2 h postoperativ vor der Rückverlegung auf Normalstation. Analgesie, Thromboseprophylaxe und Laborkontrollen erfolgen nach kliniküblichem Schema. Klammern nach 8 Tagen entfernen.

N.N., FA Thoraxchirurgie

23.6   VATS mit Talkum-Pleurodese

Op-Bericht, Klinik für Viszeral-, Transplantations-, Thorax- und Gefäßchirurgie

Pat.-Nr.:   Fall-Nr.:

Aktuelle Klinik: Station:

Pat.-Name: Geb.-Dat.:

                                  Geschlecht/Alter: m, 74 J.

Op-Datum:

Op-Dauer (Schnitt/Naht): 21 min

Saal:

Personal:

Operateur: Anästhesist:

1. Assistent: Anästhesieschw./pfl.:

2. Assistent: Op-Schwester/-pfl.:

                                  Op-Springer:

- **Vorgeschichte/Indikation**

Die Indikation zur rechtsseitigen VATS ergibt sich aufgrund eines rezidivierenden Pleuraergusses rechtsseitig, bei klinischem Verdacht auf eine Pleurakarzinose bei bereits gesicherter Peritonealkarzinose bei Adeno-CUP. Anamnestisch besteht der Zustand nach mehrfachen Pleurapunktionen in den vergangenen 14 Tagen mit Entlastungsmengen zwischen jeweils 500 und 1500 ml. Geplant ist die histologische Sicherung im Rahmen einer partiellen Pleurektomie mit simultaner Talkum-Pleurodese. Der Patient wurde ausführlich über die geplante Operation sowie das palliative Behandlungskonzept aufgeklärt. Er erklärte nach ausreichender Bedenkzeit schriftlich sein Einverständnis für das geplante Vorgehen.

- **Diagnose**

Maligner Pleuraerguss rechts bei ausgedehnter Pleurakarzinose der Pleura parietalis bei unbekanntem Primum im Sinne eines Adeno-CUP.

- **Operation**

VATS rechts, partielle Pleurektomie, intraoperativer histologischer Schnellschnitt, Talkum-Pleurodese durch Poudrage (6 g) und Einlage einer 24-Ch-Thoraxsaugdrainage

- **Vorgehen**

Entsprechende Linksseitenlagerung des Patienten mit vorgelagertem Arm rechts und Op-Feldvorbereitung mit sterilem Abwaschen und Abdecken in üblicher Weise. Auf die Vermeidung lagerungsbedingter Druckschädigungen wird mittels Einsatz von Gelmatten und Lagerungspolstern geachtet. In Einlungenventilation links schließt sich die axilläre Inzision rechts von etwa 1,5 cm Länge mit Eingehen am Oberrand der 5. Rippe im 4. ICR komplikationslos an. Einbringen eines 10-mm-Kameratrokars. Die sich anschließende sorgfältige Thorakoskopie („Endo-Eye" 10 mm, 30°-Optik, Fa. Olympus) zeigt eine mäßig kollabierte rechte Lunge bei makroskopisch suspekter Veränderung der Pleura parietalis. Unter Sicht Einbringen einer weiteren Hilfsinzision in vorderer Axillarlinie im 7. ICR rechts. Umsetzen des Kameratrokars von axillär in die basale Inzision in vorderer Axillarlinie. Umsetzen der Kamera. Die sich anschließende sorgfältige Thorakoskopie zeigt eine zunehmend besser kollabierte, jedoch rigide rechte Lunge. Insgesamt lässt sich zusätzlich 650 ml klarer bis bernsteinfarbener Erguss absaugen. Entnahme einer Zytologie sowie Mikrobiologie. Im Anschluss partielle Pleurektomie eines repräsentativen Areals im Bereich der Pleura parietalis von etwa 3×3 cm Größe (siehe Fotodokumentation). Kontrolle auf Hämostase. Bergung mittels kleinem Bergebeutel über die axilläre Inzision und Abgabe zur histologischen Schnellschnittuntersuchung. Bei klinisch eindeutigem Befund einer ausgedehnten Pleurakarzinose mit unbekanntem Primum erfolgt bei aktuell vollständiger Reexpansionsfähigkeit der rechten Lunge unter Probe-Ventilation die Indikation zur Talkum-Pleurodese durch Poudrage. Hierzu Einbringen von insgesamt ca. 6–7 g Talkumpuder mit flächenhafter Verteilung im Bereich der gesamten Lungenoberfläche, im Bereich der dorsolateralen und basalen Thoraxwand sowie auch Verteilung über dem gesamten rechten Zwerchfellschenkel (siehe Fotodokumentation).

Rückruf der Pathologie: Nachweis einer lymphangischen Karzinose der Pleura parietalis. Die noch folgende immunhistologische Aufarbeitung für eine weiterführende Zuordnung sollte abgewartet werden.

Abschließende Kontrolle auf Hämostase und Einlage einer 24-Ch-Thoraxsaugdrainage über die basale Inzision mit dorsokranialer Ausrichtung. Faszien-Z-Naht im Bereich der Thoraxsaugdrainage mit Vicryl 3/0. Fixierungsnaht an der Haut mit

Vorlegen einer U-Naht mit nichtresorbierbarem Nahtmaterial der Stärke 0. Unter abschließender Sichtkontrolle erfolgt die Reventilation der rechten Lunge. Diese zeigt sich spontan mit vollständiger Wiederanlegung an die Thoraxwand. Rückzug der Kamera und Verschluss der axillären Inzision mittels zweier Einzelknopf-Z-Nähte mit Vicryl der Stärke 3/0 zur Adaptation sowohl der Serratusmuskulatur als auch der Subkutis. Klammernaht der Haut. Aseptische Verbände.

- **Weiteres Prozedere**

Der Patient wird wach, extubiert und in einem hämodynamisch stabilen Allgemeinzustand, bei suffizienter Thoraxsaugdrainage mit einem Sog von −12 cm H_2O, ohne Leckage, dem Aufwachraum übergeben. Röntgen-Thorax-Kontrolle 2 h postoperativ vor der Rückverlegung auf Normalstation. Analgesie, Thromboseprophylaxe und Laborkontrollen erfolgen nach kliniküblichem Schema. Klammern nach 8 Tagen entfernen.

N.N., FA Thoraxchirurgie

23.7   VATS mit Anlage eines PleurX-Katheters

Op-Bericht, Klinik für Viszeral-, Transplantations-, Thorax- und Gefäßchirurgie

Pat.-Nr.:	**Fall-Nr.:**
Aktuelle Klinik:	**Station:**
Pat.-Name:	**Geb.-Dat.:**
	Geschlecht/Alter: m, 78 J.
Op-Datum:	
Op-Dauer (Schnitt/Naht): 15 min	
Saal:	
Personal:	
Operateur:	**Anästhesist:**
1. Assistent:	**Anästhesieschw./pfl.:**
2. Assistent:	**Op-Schwester/-pfl.:**
	Op-Springer:

- **Vorgeschichte/Indikation**

Die Indikation zur rechtsseitigen orientierenden VATS mit Anlage einer PleurX-Drainage als dauerhaftes Verweilsystem ergibt sich aufgrund eines histologisch gesicherten Pleuramesothelioms beidseits mit chronisch rezidivierendem Pleuraerguss rechtsseitig sowie basalem Entfaltungsdefizit der rechten Lunge, zur dauerhaften Ergussentlastung im Rahmen der bestehenden palliativen Betreuung. Der Patient ist ausführlich über das operative Vorgehen sowie palliative Konzept mit Anlage der PleurX-Drainage aufgeklärt. Der Eingriff ist bei eingeschränktem Allgemeinzustand infolge des fortgeschrittenen Tumorleidens primär in Lokalanästhesie geplant. Er erklärte nach ausreichender Bedenkzeit schriftlich sein Einverständnis für das geplante Vorgehen.

- **Diagnose**

Rezidivierender, maligner Pleuraerguss rechts mit Entfaltungsdefizit des rechten Lungenunterlappens, bei gesichertem Pleuramesotheliom beidseits.

- **Operation**

Orientierende VATS rechts in Lokalanästhesie mit Implantation eines PleurX-Katheters als dauerhaftes Verweilsystem zur Ergussentlastung im 7. ICR rechts.

- **Vorgehen**

Rückenlagerung des Patienten mit ausgelagertem Arm rechts und Op-Feldvorbereitung mit sterilem Abwaschen und Abdecken in üblicher Weise. Auf die Vermeidung lagerungsbedingter Druckschädigung wird mittels Einsatz von Gelmatten und Lagerungspolstern geachtet. In Vorbereitung des operativen Eingriffes in Lokalanästhesie hat der Patient initial 2,5 mg Dormicum i.v. (Midazolam) erhalten, zu Beginn des Eingriffes erhält er nochmals 2,5 mg Dormicum i.v. zusätzlich. Es schließt sich daraufhin die Lokalanästhesie mit insgesamt 2-mal 10 ml 2%igem Xylonest in vorderer Axillarlinie in Höhe der 8. Rippe im 7. ICR rechts an schrittweise an. Zunächst Setzen eines kutanen und subkutanen Depots von 5 ml des 2%igen Xylonest, anschließend Gabe der restlichen 5 ml interkostal im 7. ICR im Bereich des Rippenperiosts der 8. Rippe und simultane Probepunktion von bernsteinfarbenem Pleuraerguss rechts als Lagekontrolle des korrekten Zuganges. Es folgt unter langsamem Rückzug der Kanüle die Gabe der zweiten 10 ml 2%igem Xylonest, hiervon 5 ml zur Infiltration des Interkostalnervs sowie 5 ml für die subkutane Infiltration auf einer Länge von etwa 8 cm kaudal der initialen Punktionsstelle, für eine spätere subkutane Tunnelierung des PleurX-Katheters. Nun folgt die Stichinzision von etwa 1–1,5 cm Länge im 7. ICR in vorderer Axillarlinie und Eingehen am Oberrand der 8. Rippe teils stumpf, teils scharf mittels Präparierschere. Es entleert sich nach Eröffnung des Cavum pleurae spontan bernsteinfarbener Pleuraerguss. Insgesamt können mittels Saugung etwa 1,2 l Pleuraflüssigkeit entlastet werden. Einbringen eines 10-mm-Kameratrokars. Die sich anschließende sorgfältige Thorakoskopie ("Endo-Eye" 10 mm, 30°-Optik, Fa. Olympus) zeigt eine gut kollabierte rechte Lunge bei makroskopisch malignomsuspekter Veränderung von Großteilen der Pleura parietalis. Die rechte Lunge, vor allem der rechte Lungenunterlappen, zeigt sich ebenfalls chronisch, am ehesten entzündlich bis fibrotisch verändert mit massivem Entfaltungsdefizit des Unterlappens. Eine Talkum-Pleurodese erscheint in diesem Falle nicht zielführend. Es schließt sich nach Entfernung der Kamera die Anlage des PleurX-Katheters unter subkutaner Tunnelung der Haut über eine zweite basale Stichinzision von 6 mm Größe von kaudal nach kranial auf einer Strecke von ca. 8 cm komplikationslos an. Durchzug des PleurX-Katheters über die initiale Inzision und Einbringen ins

23

Cavum pleurae im 7. ICR mit dorsobasaler Platzierung. Es wird auf die korrekte, unmittelbar subkutane Platzierung der Polyester-Verdickung zum optimalen Einheilen des Katheters in Hautniveau geachtet. Lagekontrolle mittels erneut im 7. ICR eingebrachter Kamera. Rückzug der Kamera nach lokaler Kontrolle auf Hämostase. Verschluss der primären Inzision mittels einengender Faszien-Z-Naht im Bereich des PleurX-Katheters mit Vicryl 3/0 sowie Einzelknopfnaht der Subkutis mit Vicryl 3/0 und Hautverschluss mit zwei Einzelknopfnähten mit nichtresorbierbarem, monofilem Nahtmaterial der Stärke 3/0. Haut-Fixierungsnaht des PleurX-Katheters mit nichtresorbierbarem Nahtmaterial der Stärke 0. Abschließend erfolgt kurzzeitig der kontrollierte Anschluss des PleurX-Katheters an eine Medela-Saugpumpe mit einem Sog von −10 cm Wassersäule. Aseptische Verbände.

- **Weiteres Prozedere**

Der Patient wird wach, ansprechbar und in einem stabilen Allgemeinzustand, bei suffizientem PleurX-Katheter, ohne Leckage, dem Aufwachraum übergeben. Röntgen-Thorax-Kontrolle 2 h postoperativ vor der Rückverlegung auf die Palliativstation. Anschluss des PleurX-Katheters an ein passives System nach der Röntgen-Kontrolle. Analgesie, Thromboseprophylaxe und Laborkontrollen erfolgen nach kliniküblichem Schema. Haut- und Fixierungsnahtmaterial nach 8 Tagen entfernen.

N.N., FA Thoraxchirurgie

23.8 VATS mit Pleurolyse bei Pleuraempyem im Stadium I–II

Op-Bericht, Klinik für Viszeral-, Transplantations-, Thorax- und Gefäßchirurgie

Pat.-Nr.:	**Fall-Nr.:**
Aktuelle Klinik:	**Station:**
Pat.-Name:	**Geb.-Dat.:**
	Geschlecht/Alter: w, 29 J.
Op-Datum:	
Op-Dauer (Schnitt/Naht): 98 min	
Saal:	
Personal:	
Operateur:	**Anästhesist:**
1. Assistent:	**Anästhesieschw./pfl.:**
2. Assistent:	**Op-Schwester/-pfl.:**
	Op-Springer:

- **Vorgeschichte/Indikation**

Die Indikation zur linksseitigen VATS bei der noch jungen Patientin ergibt sich augrund eines klinischen, röntgenologischen wie auch paraklinischen Bildes eines Pleuraempyems links dorsobasal. Es besteht der Zustand nach einem Tauchurlaub in Ägypten mit eigenanamnestischer Angabe einer Salzwasseraspiration im Rahmen einer Panikattacke. Die Patientin ist ausführlich sowohl über das minimal-invasive operative Vorgehen als auch eine mögliche Konvertierung in ein offen-chirurgisches Vorgehen, ggf. sogar zweizeitiges Vorgehen aufgeklärt. Nebenbefundlich zeigt sich im aktuellen CT-Thorax, dass sich der linke Lungenunterlappen infolge des Pleuraergusses/Pleuraempyems nahezu total-atelektatisch darstellt, mit zusätzlich partieller Atelektase der Lingulaspitze des Lungenoberlappens. Die Patientin erklärte nach ausreichender Bedenkzeit schriftlich ihr Einverständnis für das geplante Vorgehen.

- **Diagnose**

Pleuraempyem im Stadium II links bei Zustand nach Salzwasseraspiration im Rahmen eines Tauchurlaubes vor ca. 3 Wochen mit konsekutiver Totalatelektase des linken Lungenunterlappens und einer entzündlichen Atelektase der Lingulaspitze mit teilweiser Nekrotisierung.

- **Operation**

VATS links, ausgedehnte Pleurolyse, Entnahme zweier mikrobiologischer Abstriche, vollständige Dekortikation der linken Lunge, partielle Pleurektomie einer Pleuraschwarte, atypische Lungenteilresektion der Lingulaspitze (S5) mittels Tri-Stapler, ausgiebige Lavage zur Detoxikation (2,5 l Kochsalzlösung) und Einlage von zwei 24-Ch-Thoraxsaugdrainagen.

- **Vorgehen**

Entsprechende Rechtsseitenlagerung der Patientin mit vorgelagertem Arm links und Op-Feldvorbereitung mit sterilem Abwaschen und Abdecken in üblicher Weise. Auf die Vermeidung lagerungsbedingter Druckschädigungen wird mittels Einsatz von Gelmatten und Lagerungspolstern geachtet. Es schließt sich in Einlungenventilation rechts die primäre Kamera-Inzision links basal in vorderer Axillarlinie in etwa des 7. ICR an. Es zeigt sich in der vorsichtigen stumpf-digitalen Präparation eine ubiquitär adhärente linke Lunge. Nach stumpfer, digitaler Pleurolyse im Zugangsbereich gelingt schließlich das Einbringen eines 10-mm-Kameratrokars. Die sich anschließende sorgfältige Thorakoskopie („Endo-Eye" 10 mm 30°-Optik, Fa. Olympus) zeigt eine ubiquitär adhärente linke Lunge. Bei eingeschränkter Exploration des linken Cavum pleurae erfolgt zunächst das Einbringen eines zweiten Thorakoports axillär links im 4. ICR mit Eingehen ins Cavum pleurae am Oberrand der 5. Rippe. Anschließend zunächst stumpfe bidigitale Pleurolyse und Schaffung eines apikoventralen Hohlraumes durch schrittweises Aufeinanderzuarbeiten der beiden Zeigefinger. Erarbeitung und Erweiterung des Hohlraums nach ventrokaudal. Entnahme eines mikrobiologischen Abstriches. Es folgt die erneute lokale Thorakoskopie mit Fotodokumentation der ubiquitär adhärenten linken Lunge bei klinischem Bild eines Pleuraempyems im Stadium II. Neben teils blutig-entzündlichen bis bernsteinfarben-trüben Pleuraergussanteilen zeigen sich ausgedehnte gallertige bis fibrinöse Septen mit multiplen Kammerungen des Ergusses. Der atelektatische linke Lungenunterlappen zeigt sich vollständig von einem Fibrinüberzug „gefesselt" und fixiert. Die Pleura parietalis im dorsobasalen Hemithorax zeigt sich im Bereich des Recessus costodiaphragmaticus lateralis entzündlich verdickt und deutlich gefäßinjiziert im Sinne einer Schwartenbildung. Nach mühevoller, stumpfer Erarbeitung des lateralen Recessus mittels Präpariertupfer erfolgt unter Sicht die dritte Thorakozentese im 8. ICR links in hinterer Axillarlinie,

23

mit Eingehen am Oberrand der 9. Rippe. Anschließend weitere bimanuelle Pleurolyse der adhärenten linken Lunge mittels zweier Präpariertupfer, teils stumpf, teils scharf. Entnahme eines zweiten mikrobiologischen Abstriches. Nach erster erfolgreicher Pleurolyse ausgiebige Spülung des Hemithorax mit warmer Kochsalzlösung (ca. 1,5 l) und weitere schrittweise Pleurolyse mittels Präpariertupfern. Die Lingulaspitze zeigt sich nach Absaugung der Spülflüssigkeit entzündlich induriert und dystelektatisch, bei flächenhafter Adhärenz im Bereich des vorderen unteren Mediastinums, im Bereich des Perikards. Es gelingt in mühevoller schrittweiser Pleurolyse die vollständige Mobilisation der Lingula einschließlich des gesamten linken Lungenoberlappens. Es folgt die weitere Mobilisation der Unterlappenbasis, größtenteils stumpf, unter Zuhilfenahme zweier Präpariertupfer. Erneute Spülung des Hemithorax mit warmer Kochsalzlösung (500 ml) und Absaugung. Anschließend vollständige Wiedererarbeitung des entzündlich verklebten Interlobärspaltes, unter Entlastung eines interlobären Flüssigkeitsverhaltes. Es folgt mittels scharfem Löffel und Einsatz einer Kornzange die schrittweise Dekortikation des linken Lungenunterlappens unter vollständiger Resektion des Fibrinüberzuges (siehe Fotodokumentation). Hierdurch kann der gesamte Lungenunterlappen rekrutiert werden. Zusätzlich ausgedehnte Pleurektomie mit Resektion der dorsobasalen Pleuraschwarte im lateralen Rezessus. Anteile davon gelangen zur histologischen und mikrobiologischen Aufarbeitung. Aufgrund der entzündlichen, dystelektatischen, zum Teil nekrotischen Veränderungen der Lingulaspitze ist eine atypische Lungenteilresektion unausweichlich. Diese schließt sich mittels Tri-Stapler (1×60 mm Purple-Magazin, 1×45 mm Purple-Magazin) komplikationslos an. Bergung des Resektates mittels Bergebeutel über die axilläre Inzision, die auf etwa 2,5 cm Länge erweitert werden muss. Nach nochmaliger Spülung des Hemithorax mit 1 l Kochsalzlösung zur weiteren Detoxikation und Absaugung zeigt sich nunmehr eine vollständig mobilisierte und rekrutierte linke Lunge. Der Lungenunterlappen zeigt sich makroskopisch und palpatorisch ohne Nachweis eines entzündlichen Infiltrates. In der Probeventilation der linken Lunge zeigt sich erfreulich eine nahezu vollständige Reexpansion, vor allem des linken Lungenunterlappens. Abschließend erfolgt die Einlage von zwei 24-Ch-Thoraxsaugdrainagen über die beiden basalen Inzisionen, mit dorsokranialer sowie ventrokaudaler Platzierung. Die dorsale Thoraxsaugdrainage erhält zusätzliche Löcher bis zur Markierung „12 cm" für eine suffiziente und vollständige Drainierung des lateralen Rezessus. Fixierungsnähte beider Drainagen sowie jeweils Vorlegen einer U-Naht mit nichtresorbierbarem Nahtmaterial der Stärke 0. Unter Sicht erneute Reventilation der linken Lunge. Diese zeigt nach zusätzlicher, endobronchialer Sekretabsaugung eine sehr gute Reexpansion. Kein Anhalt einer Leckage nach ausgedehnter Pleurolyse und Dekortikation. Rückzug der Kamera und Verschluss der axillären Inzision mittels Einzelknopf-Z-Naht der Serratusmuskulatur und Einzelknopfnaht der Subkutis mit Vicryl 3/0 sowie Klammernaht der Haut. Aseptische Verbände.

- **Weiteres Prozedere**

Die Patientin wird wach, extubiert und in einem hämodynamisch stabilen Allgemeinzustand bei suffizienten Thoraxsaugdrainagen mit einem Sog von −12 cm H_2O, ohne Leckage, der anästhesiologischen ITS übergeben. Röntgen-Thorax-Kontrolle 2h postoperativ. Analgesie, Thromboseprophylaxe und Laborkontrollen erfolgen nach kliniküblichem Schema. Klammern nach 8–10 Tagen entfernen.

N.N., FA Thoraxchirurgie

23.9 Thorakotomie mit Lungendekortikation bei Pleuraempyem im Stadium II–III

Op-Bericht, Klinik für Viszeral-, Transplantations-, Thorax- und Gefäßchirurgie

Pat.-Nr.:	Fall-Nr.:
Aktuelle Klinik:	Station:
Pat.-Name:	Geb.-Dat.:
	Geschlecht/Alter: m, 31 J.
Op-Datum:	
Op-Dauer (Schnitt/Naht): 129 min	
Saal:	
Personal:	
Operateur:	Anästhesist:
1. Assistent:	Anästhesieschw./pfl.:
2. Assistent:	Op-Schwester/-pfl.:
	Op-Springer:

- **Vorgeschichte/Indikation**

Die Indikation zur rechtsseitigen Thorakotomie ergibt sich aufgrund eines parapneumonischen Pleuraempyems im Stadium II–III zur operativen Entlastung und Empyemektomie. Der Patient ist aus einem externen Klinikum zu uns verlegt worden und leidet unter einem „Cri-du-Chat-Syndrom" mit ausgeprägten Kontrakturen beider Arme und Beine. Laut Anamnese pflegt die Mutter ihren 31-jährigen Sohn allein und berichtet, dass er sich in den vergangenen Wochen vermehrt verschluckt beim Füttern sowie bei der Gabe der Hausmedikation, sodass der Verdacht auf ein konsekutives Pleuraempyem infolge einer chronischen Aspirationspneumonie besteht. Aufgrund der massiven Kontrakturen besteht anatomisch bedingt zudem eine eingeschränkte Belüftungssituation, vorrangig den rechten Hemithorax betreffend. Die Mutter ist die Betreuerin und gesetzlicher Vormund und wurde ausführlich über das operative Vorgehen sowie die Notwendigkeit des Eingriffes aufgeklärt. Sie erklärte nach ausreichender Bedenkzeit schriftlich ihr Einverständnis für das geplante Vorgehen.

- **Diagnose**

Parapneumonisches Pleuraempyem rechts im Stadium II–III infolge eines perforierten Lungenabszesses im Bereich der Lungenunterlappenbasis, V. a. eine chronische Aspirationspneumonie, bekanntes Cri-du-Chat-Syndrom.

- **Operation**

Anterolaterale Thorakotomie rechts, insgesamt Entnahme zweier mikrobiologischer Abstriche, ausgedehnte Pleurolyse, Dekortikation und Feindekortikation der Lunge, atypische Lungenteilresektion im Bereich der Lungenunterlappenbasis, Lymphadenektomie, Lavage mit warmer Kochsalzlösung (5 l) zur Detoxikation, Pleurektomie der Pleuraschwarte und Einlage von zwei 24-Ch-Thoraxsaugdrainagen.

- **Vorgehen**

Entsprechende Linksseitenlagerung des Patienten mit vorgelagertem Arm rechts und Op-Feldvorbereitung mit sterilem Abwaschen und Abdecken in üblicher Weise. Auf die Vermeidung lagerungsbedingter Druckschädigungen wird mittels Einsatz von Gelmatten und Lagerungspolstern geachtet. In Einlungenventilation links schließt sich über einen ca. 18 cm langen, bogenförmigen Hautschnitt die anterolaterale Thorakotomie rechts schrittweise mittels monopolarem Messer sowie später unter Einsatz der bipolaren Schere mit Eingehen ins Cavum pleurae am Oberrand der 6. Rippe im 5. ICR komplikationslos an. Sowohl der muskuläre als auch der knöcherne Anteil der Thoraxwand zeigen sich chronisch deformiert infolge des Cri-du-Chat-Syndroms mit lebenslanger Bettlägerigkeit. Unter subtilster Präparation interkostal mittels feiner Präparierschere lässt sich letztendlich die Lunge im Zugangsbereich mobilisieren und vorsichtig die Rippensperre (Fa. Fehling) einsetzen. Nach Eröffnung des Cavum pleurae im 5. ICR entleert sich spontan reichlich fibrinös-seröser Erguss. Entnahme eines ersten mikrobiologischen Abstriches. Klinisch stellt sich ein Pleuraempyem im Stadium II–III rechts dar. Die rechte Lunge scheint durch einen flächenhaften fibrinös-entzündlichen Überzug fixiert und gefesselt. Unter probatorischer Belüftung zeigt sich aktuell keinerlei Reexpansionsfähigkeit der Lunge. Es schließt sich die mühevolle, teils stumpfe, teils scharfe Pleurolyse zunächst des Lungenoberlappens an. Nun weitere Mobilisation und Pleurolyse des Lungenunterlappens, dorsal am Segment 6 beginnend. Entnahme eines zweiten mikrobiologischen Abstriches im Bereich der dorsobasalen Thoraxwand nach Eröffnung einer mit putrider Flüssigkeit gefüllten Kammer. Unter schrittweiser Erarbeitung des großen Interlobärspaltes lässt sich der Lungenunterlappen weiter in seiner Anatomie abgrenzen. Zwischendurch reichlich Spülung des Cavum pleurae mit warmer Kochsalz-

23

lösung zur Auflösung der fibrinösen Schichten sowie zur Detoxikation. Der Unterlappen zeigt sich vor allem im Recessus costodiaphragmaticus lateralis mit einer Pleuraschwiele mit der Thoraxwand verschmolzen. Es gelingt schließlich unter weiterem Spülen des Hemithorax mit warmer Kochsalzlösung sowie Einsatz der bipolaren Schere und groben Präparierschere, die vollständige Mobilisation des Lungenunterlappens und auch der Unterlappenbasis. Nach Durchtrennung des massiv entzündlich verdickten Ligamentum pulmonale inferior zur weiteren Mobilisation des Unterlappens, unter Darstellung der unteren Lungenvene, lässt sich ein perforierter Lungenabszess im Bereich der Pars diaphragmatica des Unterlappes darstellen. Hier lässt sich eine etwa 3 cm große, rundliche Herdstruktur im Lungenparenchym palpieren, mit ca. 1 cm großer Perforationsstelle im Bereich der Pleura viszeralis. Resektion eines Lymphknotens im Bereich des Ligamentum pulmonale inferior. Es folgt die weitere Mobilisation des Lungenunterlappens im dorsalen Hilusanteil mittels bipolarer Schere, um eine spätere atypische und parenchymsparende Lungenteilresektion des ausgedehnten Abszessareals zu gewährleisten.

Die restlichen Lungenabschnitte zeigen sich makroskopisch und palpatorisch unauffällig. Es schließt sich die vollständige Dekortikation und Feindekortikation des Lungenoberlappens sowie des Lungenunterlappens an, unter Entfernung des kompletten fibrinösen Überzugs. Die Lunge lässt sich schrittweise und in mühevoller Arbeit dekortizieren, zum Teil unter partieller Belüftung der rechten Lunge für ein besseres Widerlager. Nach vollständiger Dekortikation schließt sich die atypische Lungenteilresektion im Bereich des Unterlappens unter kompletter Resektion der Abszessformation mittels Tri-Stapler (2×60 mm Black-Magazin, 1×45 mm Black-Magazin, Fa. Covidien) spannungsfrei an. Bergung des Präparates und Abgabe zur histologischen Aufarbeitung. Aufgrund einer ausgedehnten Pleuraschwiele, vor allem im Bereich der dorsolateralen Thoraxwand, schließt sich hier die subtotale Pleurektomie der entzündlich verdickten Pleura parietalis mittels bipolarer Schere an. Hierdurch soll ein frühzeitiges Rezidiv-Empyem vermieden werden. Subtile Blutstillung mittels bipolarer Pinzette und Einlage von 4 in heiße Kochsalzlösung getränkten Bauchtüchern zur Tamponade. Anteile der Pleuraschwiele gelangen zur histologischen sowie mikrobiologischen Aufarbeitung. Unter nochmals mehrmaliger Spülung des Hemithorax mit warmer Kochsalzlösung zur weiteren Detoxikation zeigt sich nach Entfernung der 4 Bauchtücher zunehmend Hämostase. Insgesamt lässt sich dennoch eine diffuse Blutungsneigung seitens des Patienten, bei vorbekannter Eisenmangelanämie sowie unklarer Quick-Depression mit einem aktuellen Wert von 49% verzeichnen. Durch die Anästhesie erfolgt im Konsens die intraoperative Gabe von PPSB gewichtsadaptiert (20 IE/kg Körpergewicht) für einen Zielwert von 70–80%. Unter erneuter Einlage von 3 heißen Bauchtüchern lässt sich letztendlich eine vollständige Hämostase erzielen. Abschließend Einlage von zwei 24-Ch-Thoraxsaugdrainagen über zwei basale Stichinzisionen in Höhe des 9. ICR von jeweils 1 cm, mit dorsokranialer sowie ventrokranialer Platzierung. Fixierungsnähte an der Haut und jeweils Vorlegen einer U-Naht mit nichtresorbierbarem Nahtmaterial der Stärke 0. Erneute Einlage von 4 Bauchtüchern zur Blutungskontrolle. Nach Entfernung aller Bauchtücher abschließende Kontrolle auf Hämostase und schichtweiser Verschluss des Hemithorax mittels zweier Rippenflaschenzugnähte mit Vicryl der Stärke 1. Diese werden zunächst nur vorgelegt. Anschließend behutsame Reventilation der rechten Lunge. Diese zeigt, nach zusätzlicher endobronchialer Absaugung via Bronchoskopie, eine sehr gute Reexpansionsfähigkeit mit Wiederanlegung an die Thoraxwand, ohne Anhalt einer Leckage. Verschluss der Thorakotomie mittels der beiden vorgelegten Rippenflaschenzugnähte sowie zweier fortlaufender Nähte mit Vicryl 3/0 zur Adaptation des M. serratus anterior und der Subkutis. Klammernaht der Haut. Aseptische Verbände.

■ Weiteres Prozedere

Der Patient wird wach, extubiert und in einem hämodynamisch stabilen Allgemeinzustand, bei suffizienten Thoraxsaugdrainagen mit einem Sog von −12 cm H_2O, ohne Leckage, der anästhesiologischen ITS übergeben. Röntgen-Thorax-Kontrolle 2 h postoperativ. Analgesie, Thromboseprophylaxe und Laborkontrollen erfolgen nach kliniküblichem Schema. Hautklammern nach 10 Tagen entfernen.

N.N., FA Thoraxchirurgie

23.10 Thorakostoma-Anlage bei Pleuraempyem

Op-Bericht, Klinik für Viszeral-, Transplantations-, Thorax- und Gefäßchirurgie

Pat.-Nr.:	**Fall-Nr.:**
Aktuelle Klinik:	**Station:**
Pat.-Name:	**Geb.-Dat.:**
	Geschlecht/Alter: m, 78 J.
Op-Datum:	
Op-Dauer (Schnitt/Naht): 17 min	
Saal:	
Personal:	
Operateur:	**Anästhesist:**
1. Assistent:	**Anästhesieschw./pfl.:**
2. Assistent:	**Op-Schwester/-pfl.:**
	Op-Springer:

- **Vorgeschichte/Indikation**

Die Indikation zur rechtsseitigen Anlage eines Thorakostomas ergibt sich aufgrund eines chronifizierten Rezidiv-Pleura-empyems im Stadium III mit persistierendem, basalem Hohlraum infolge eines Entfaltungsdefizites der Restlunge, bei Zustand nach Empyemektomie mit Unterlappenresektion bei Abszedierung infolge einer Tuberkulose. Der 78-jährige Patient sowie dessen Familienangehörige, wurden ausführlich über das operative Vorgehen sowie die Notwendigkeit des Eingriffes aufge-klärt. Der Patient wie auch die Familienangehörigen erklärten nach ausreichender Bedenkzeit schriftlich ihr Einverständnis für das geplante Vorgehen.

- **Diagnose**

Rezidiv-Pleuraempyem rechts im Stadium III infolge eines basalen Resthohlraumes bei Zustand nach Empyemektomie mit Unterlappenresektion bei Lungenabszedierung mit Nachweis einer Tuberkulose vor 3 Monaten.

- **Operation**

Anlage basales Thorakostoma rechts, partielle Osteotomie der 8. und 9. Rippe, Entnahme eines mikrobiologischen Abstriches, Lavage mit warmer Kochsalzlösung (2 l) und verdünnter antiseptischer Betaisodona-Lösung (500 ml) zur Detoxikation, Ein-lage von 3 in Serasept-Lösung getränkten Bauchtüchern zur Tamponade.

- **Vorgehen**

Entsprechende Linksseitenlagerung des Patienten mit vorgelagertem Arm rechts und Op-Feldvorbereitung mit sterilem Ab-waschen und Abdecken in üblicher Weise. Auf die Vermeidung lagerungsbedingter Druckschädigungen wird mittels Einsatz von Gelmatten und Lagerungspolstern geachtet. In Einlungenventilation links schließt sich über einen ca. 12 cm langen Hautschnitt in Höhe des 8. ICR rechts (in Orientierung und Visualisierung des CT-Thorax), die basale Thorakotomie schritt-weise unter Einsatz des monopolaren Messers mit Freilegung der 8. und 9. Rippe an. Der Hautschnitt läuft an den beiden Enden V-förmig aus, für eine bessere und spannungsfreie Adaption der Hautränder an den verbliebenen Rippen. Der knö-cherne Anteil der Thoraxwand zeigt sich chronisch deformiert, mit massiv verengten Interkostalräumen. Nach Durchtren-nung der die Rippen bedeckenden Weichteile wird das Periost mit einem Skalpell inzidiert und anschließend mit einem Raspatorium nach Semb abgeschoben. Innerhalb des Periostschlauches werden nun die beiden Rippen mittels Raspatorium nach Doyen auf einer Länge von ca. 10 cm freigelegt und mobilisiert. Hierbei bleiben die interkostalen Gefäß-Nerven-Bündel vollständig erhalten. Durchtrennung der 8. und 9. Rippe mittels Rippenschere nach Brunner. Entlastung und Ausräumung der basalen Empyemhöhle. Die Restlunge rechts zeigt sich vollkommen in der Pleurahöhle fixiert und fibrosiert. Entnahme eines mikrobiologischen Abstriches. Spülung der Empyemhöhle mit warmer Kochsalzlösung (2 l) sowie verdünnter, anti-septischer Betaisodona-Lösung (0,5 l). Abschließend zirkuläre Adaption der Haut kranial an der 7. Rippe, kaudal an der 10. Rippe sowie ventral und lateral an den Rippenstümpfen der 8. und 9. Rippe jeweils mit insgesamt 10 Einzelknopf-Rück-stichnähten mit PDS der Stärke 0. Einlage von 3 in Serasept-Lösung getränkten Bauchtüchern zur antiseptischen Tamponade. Obenauf Platzierung eines 4. trockenen Bauchtuches und abschließend steriler Fixomull-Pflasterverband.

- **Weiteres Prozedere**

Der Patient wird wach, extubiert und in einem hämodynamisch stabilen Allgemeinzustand der anästhesiologischen IMC übergeben. Röntgen-Thorax-Kontrolle 2 h postoperativ. Analgesie, Thromboseprophylaxe und Laborkontrollen erfolgen nach kliniküblichem Schema. Hautnahtmaterial nach 12 Tagen entfernen.

N.N., FA Thoraxchirurgie

Operationsberichte Gefäßchirurgie

Inhaltsverzeichnis

Kapitel 24 **Embolektomie** – 333
O. Richter

Kapitel 25 **Shunt-Chirurgie** – 337
S. Rohm

Kapitel 26 **Varizenchirurgie** – 347
H. Staab

Kapitel 27 **Amputationschirurgie** – 353
H. Siekmann, L. Brückner, L. Becherer

Kapitel 28 **Aneurysmachirurgie** – 367
O. Richter

Kapitel 29 **Endarteriektomie** – 379
O. Richter

Kapitel 30 **Bypass-Chirurgie** – 387
O. Richter

Embolektomie

O. Richter

24.1 **Embolektomie brachial** **– 334**

24.2 **Embolektomie femoral** **– 335**

24.1   Embolektomie brachial

Op-Bericht, Klinik für Gefäßchirurgie

Pat.-Nr.:	Fall-Nr.:
Aktuelle Klinik:	Station:
Pat.-Name:	Geb.-Dat.:
	Geschlecht/Alter: w, 82 J.
Op-Datum:	
Op-Dauer (Schnitt/Naht): 20 min	
Saal:	
Personal:	
1. Operateur:	Anästhesist:
2. Operateur:	Anästhesieschw./pfl.:
3. Operateur:	Op-Schwester/-pfl.:

- **Vorgeschichte/Indikation**

Die Op-Indikation ergibt sich als notfallmäßige OP bei einem akuten Verschluss am rechten Arm mit Pulslosigkeit unterhalb der Axilla. Die akute Symptomatik mit Kältegefühl und Taubheit setzte vor 90 min ein, die Motorik ist noch intakt. Durch den Notarzt wurden 5000 IE Heparin i.v. verabreicht. In der FKDS wurde der arterielle Verschluss bestätigt. Anamnestisch ist eine absolute Arrhythmie mit VH-Flimmern bekannt, eine Medikation wurde von der Patientin selbstständig abgesetzt. Eine Notfall-Op-Aufklärung bezüglich der Operation liegt vor. Ein Team-Time-out wurde ohne Auffälligkeiten durchgeführt und dokumentiert.

- **Diagnose**

Arterielle Embolie rechter Arm.

- **Operation**

Embolektomie rechts kubital.

- **Vorgehen**

In Lokalanästhesie (10 ml Xylonest 1%) erfolgt im Bereich der rechten Ellenbeuge beginnend über ca. 4 cm nach distal eine Längsinzision der Haut. Darstellen und Anzügeln der verschlossenen A. brachialis inkl. der Aufteilung Aa. radialis et ulnaris. Querinzision der A. brachialis. Embolektomie mittels 4er Fogarty-Katheter selektiv in beide Unterarmarterien, die jeweils über 25 cm sondierbar waren. Hauptsächlich aus der A. radialis werden reichlich frische Thromben entfernt, der Rückstrom aus beiden Arterien ist gut, die Instillation von Heparin-Kochsalz-Lösung gelingt unproblematisch. Nach erneutem Ausklemmen der Gefäße wird die A. brachialis nach zentral über 50 cm sondiert und thrombektomiert, auch hier wird reichlich thrombotisches Material geborgen. Instillation von Heparin-Kochsalz-Lösung. Verschluss der Arteriotomie mittels Prolene 5/0 fortlaufend. Nach Freigabe der Perfusion kann eine gute Pulsation auf allen Gefäßen abgeleitet werden. Subkutannaht. Einzelknopfhautnaht. Verband.

- **Weiteres Prozedere**

Aktuell Vollheparinisierung mittels Heparin-Perfusor mit Ziel-PTT 6070 s, Embolie-Umfelddiagnostik und möglichst Wiedereinstellung auf Falithrom.

N.N., CA/Facharzt für Chirurgie/Gefäßchirurgie

24.2 Embolektomie femoral

Op-Bericht, Klinik für Gefäßchirurgie

Pat.-Nr.:	Fall-Nr.:
Aktuelle Klinik:	Station:
Pat.-Name:	Geb.-Dat.:
	Geschlecht/Alter: m, 82 J.

Op-Datum:
Op-Dauer (Schnitt/Naht): 52 min
Saal:
Personal:

1. Operateur:	Anästhesist:
2. Operateur:	Anästhesieschw./pfl.:
3. Operateur:	Op-Schwester/-pfl.:

- **Vorgeschichte/Indikation**

Die Op-Indikation ergibt sich aus einer inkompletten Ischämie am linken Bein mit prolongierter Symptomatik. Mitternacht (vor ca. 8 h) verspürte der Patient einen akuten Schmerz im linken Bein, nachfolgend trat nach Massage im Bett wohl eine leichte Linderung ein, jedoch verschlechterte sich der Zustand in den Morgenstunden, sodass der Patient in die Notaufnahme gebracht wurde. Dort FKDS mit Darstellung eines arteriellen Verschlusses im linken Bein. Gabe von 5.000 IE Heparin i.v. Eine Risikoaufklärung bezüglich der Operation liegt vor. Ein Team-Time-out wurde ohne Auffälligkeiten durchgeführt und dokumentiert.

- **Diagnose**

Akute arterielle Embolie am linken Bein.

- **Operation**

Embolektomie links femoral.

- **Vorgehen**

In Lokalanästhesie (15 ml Xylonest 1%) und Rückenlage erfolgt nach entsprechender Desinfektion und Abdeckung die Längsinzision in der linken Leiste. Nach medial Abpräparieren der Lymphbahnen, Darstellen, Anzügeln und Ausklemmen der Leistengefäße. Die AFC pulsiert schwach, die AFP und AFS sind verschlossen. Querinzision der AFC, Thrombektomie mittels 4er Fogarty-Katheter der AFP (über 20 cm) mit Bergung von wenig frischem Thrombus, der AFS (über 70 cm) mit reichlich thrombotischen Material. Die AFS und AP sind nur mäßig arteriosklerotisch verändert, es resultiert ein passabler Rückstrom. Die Instillation von Heparin-Kochsalz-Lösung gelingt unproblematisch. Nachfolgend Thrombektomie der AFC nach zentral, dies gelingt unproblematisch, der arterielle Ausstrom ist sehr gut. Instillation von Heparin-Kochsalz-Lösung und fortlaufender Verschluss der A. femoralis communis mittels Prolene 5/0 fortlaufend. Vor Beenden der Naht erfolgt ein Flushen aller Gefäße. Nach Freigabe der Perfusion kann eine gute Pulsation über dem gesamten Gefäßsystem abgeleitet werden. Einlegen heißer Kochsalz-Kompressen. Bei Bluttrockenheit erfolgt die Einlage einer 14er Robinson-Drainage. Schichtweiser Wundverschluss. Einzelknopfhautnaht. Verband.

- **Weiteres Prozedere**

Der Patient wird postoperativ über den Aufwachraum auf die gefäßchirurgische Normalstation zurückverlegt. Vollheparinisierung mit Heparin-Perfusor mit Ziel-PTT von 60–70 s, Embolie-Umfelddiagnostik im Verlauf. Auf eine Fasziotomie am Unterschenkel konnte trotz der längeren Ischämiezeit bei aktuell weicher Wade verzichtet werden, eine Kontrolle hat kurzfristig durch den Stationsarzt zu erfolgen.

N.N., CA/Facharzt für Chirurgie/Gefäßchirurgie

Shunt-Chirurgie

S. Rohm

25.1   Anlage einer Cimino-Fistel am distalen Unterarm   – 338

25.2   Anlage einer Ellenbeugenfistel   – 339

25.3   Anlage eines axilloaxillären Loop-Oberarm-Prothesen-
Shunts   – 340

25.4   Anlage eines subklaviosubklavialen Prothesen-Shunts   – 341

25.5   Thrombektomie einer Cimino-Fistel   – 342

25.6   Thrombektomie eines Oberarm-Prothesen-Shunts   – 343

25.7   Implantation eines intrakardialen HERO-Grafts
mit brachialem Prothesen-Composite   – 344

25.8   Anlage einer Ellenbeugenfistel mit VasQ-System   – 346

25.1   Anlage einer Cimino-Fistel am distalen Unterarm

Op-Bericht, Klinik für Gefäßchirurgie

Pat.-Nr.:	Fall-Nr.:
Aktuelle Klinik:	Station:
Pat.-Name:	Geb.-Dat.:
	Geschlecht/Alter: m, 60 J.
Op-Datum:	
Op-Dauer (Schnitt/Naht): 55 min	
Saal:	
Personal:	
Operateur:	Anästhesist:
1. Assistent:	Anästhesieschw./pfl.:
	Op-Schwester/-pfl.:

- **Vorgeschichte/Indikation**

Die Op-Indikation ergibt sich aus unten genanntem Diagnosemuster. Im Rahmen des präoperativen Venenmappings zeigt sich eine ausreichend große, perfundierte V. cephalica antebrachii am nichthändigen, linken Unterarm bei normal entwickelter A. radialis und A. ulnaris, sodass die Indikation zur distalen Cephalikafistel links gegeben ist. Eine präoperative Op-Aufklärung ist erfolgt.

- **Diagnose**

Präterminale Niereninsuffizienz an der Grenze zur Dialysepflicht mit chronischer Progression.

- **Operation**

Anlage einer Cimino-Fistel am distalen Unterarm.

- **Vorgehen**

Operation in Rückenlagerung und Plexusanästhesie. Desinfektion und sterile Abdeckung. Kleiner, schräg gestellter Hautschnitt oberhalb des linken Handgelenks. Präparation in die Tiefe. Darstellen der V. cephalica antebrachii, die angeschlungen wird. Weitere Präparation nach zentral und nach peripher. Distales Absetzen der Vene unter Overholt-Ligatur.

Nachfolgend hydrodynamische Dilatation des zentralen Anteils mittels Heparin-Kochsalz-Lösung. Darüber resultiert eine sehr gut Volumen aufnehmende V. cephalica mit freiem Abfluss nach zentral. Okklusion der Vene mittels Venen-Bulldog. Nachfolgend Darstellung der A. radialis unter sicherer Schonung des Ramus superficialis des N. radialis und der venösen Begleitstrukturen. Anschlingen der Arterie nach zentral und nach peripher. Okklusion mittels Tourniquets.

Nachfolgend Stichinzision und Längsarteriotomie über 8 mm. Längenadaptation der Vene und Realisierung der arteriovenösen Anastomose in fortlaufender Nahttechnik mit Prolene 6/0. Vor Fertigstellen der Anastomose nochmaliges retrogrades und orthogrades Flush-Manöver.

Nachfolgend komplette Freigabe des Blutstroms und offenes Knoten der Anastomose. Es findet sich primär eine intakte Shunt-Funktion. Nochmalige subtile Blutstillung. Desinfektion und schichtweiser Wundverschluss. Steriler Verband.

Der Patient wird postoperativ bei adäquater Shunt-Funktion über den Aufwachraum auf die Normalstation zurückverlegt.

- **Weiteres Prozedere**

Fortführen des präoperativ begonnenen Shunt-Trainings ab 2. postoperativen Tag, Entfernung der Hautfäden am 7. postoperativen Tag, Nutzung der Fistel ab der 5. postoperativen Woche möglich.

N.N., Leitender OA/FA für Chirurgie/Gefäßchirurgie/Viszeralchirurgie

25.2   Anlage einer Ellenbeugenfistel

Op-Bericht, Klinik für Gefäßchirurgie

Pat.-Nr.:	**Fall-Nr.:**
Aktuelle Klinik:	**Station:**
Pat.-Name:	**Geb.-Dat.:**
	Geschlecht/Alter: m, 41 J.
Op-Datum:	
Op-Dauer (Schnitt/Naht): 53 min	
Saal:	
Personal:	
Operateur:	**Anästhesist:**
1. Assistent:	**Anästhesieschw./pfl.:**
	Op-Schwester/-pfl.:

- **Vorgeschichte/Indikation**

Die Op-Indikation ergibt sich bei unten genanntem Diagnosemuster aufgrund einer raschen Progression der präterminalen Niereninsuffizienz. Eine präoperative Op-Aufklärung ist erfolgt.

- **Diagnose**

Präterminale Niereninsuffizienz mit rascher Progression an der Grenze zur Dialysepflicht.

- **Operation**

Anlage einer Ellenbeugenfistel links.

- **Vorgehen**

Operation in Rückenlagerung und Plexusanästhesie. Desinfektion und sterile Abdeckung.

Suprakubitaler Hautschnitt mit nachfolgender Präparation in die Tiefe. Darstellen der V. cephalica brachii, die nach zentral und nach peripher präpariert wird. Anschlingen der Vene. Absetzen nach distal und weitere Präparation nach zentral.

Nachfolgend hydrodynamische Dilatation der Vene mit Heparin-Kochsalz-Lösung. Daraus resultiert eine sehr gut Volumen aufnehmende V. cephalica brachii, die für eine Fistelanlage geeignet ist. Okklusion der Vene mittels Venen-Bulldog.

Nun Zuwendung zur A. brachialis. Nach partieller Längsspaltung des Lacertus fibrosus des M. biceps brachii wird diese unmittelbar suprakubital dargestellt. Sichere Schonung der nervalen und venösen Begleitstrukturen. Anschlingen nach zentral und nach peripher. Okklusion der Arterie mittels Mini-Bulldogs. Nachfolgend Stichinzision und Längsarteriotomie über 6 mm. Längenadaptation der Vene und Realisierung der arteriovenösen Anastomose in fortlaufender Nahttechnik mit Prolene 6/0 in End-zu-Seit-Technik. Vor Fertigstellen der Anastomose nochmaliges retrogrades und orthogrades Flush-Manöver mit adäquatem Ein- und Ausstrom.

Nachfolgend Lösen der Klemmen und offenes Knoten der Anastomose. Bei gefälliger Lage der arteriovenösen Fistel erfolgt nun eine nochmalige subtile Blutstillung im Situs. Nachfolgend Desinfektion und subtiler schichtweiser Wundverschluss. Abschließende Hautnaht und steriler Verband.

Der Patient wird postoperativ bei intakter Shunt-Funktion über den Aufwachraum auf die Normalstation zurückverlegt.

- **Weiteres Prozedere**

Fortführen des präoperativ begonnenen Shunt-Trainings ab 2. postoperativem Tag, Entfernung der Hautfäden am 7. postoperativen Tag, Nutzung der Fistel ab der 5. postoperativen Woche möglich.

N.N., Leitender OA/FA für Chirurgie/Gefäßchirurgie/Viszeralchirurgie

25.3 Anlage eines axilloaxillären Loop-Oberarm-Prothesen-Shunts

Op-Bericht, Klinik für Gefäßchirurgie

Pat.-Nr.:	Fall-Nr.:
Aktuelle Klinik:	Station:
Pat.-Name:	Geb.-Dat.:
	Geschlecht/Alter: w, 59 J.
Op-Datum:	
Op-Dauer (Schnitt/Naht): 85 min	
Saal:	
Personal:	
Operateur:	Anästhesist:
1. Assistent:	Anästhesieschw./pfl.:
	Op-Schwester/-pfl.:

- **Vorgeschichte/Indikation**

Die Op-Indikation zur Anlage eines alloplastischen Oberarm-Prothesen-Shunts ergibt sich bei fehlender autologer Rekonstruktionsmöglichkeit nach ausführlichem präoperativen duplexsonografischen Venenmapping. Eine Risikoaufklärung bezüglich der Operation liegt vor. Ein Team-Time-out wurde ohne Auffälligkeiten durchgeführt und dokumentiert.

- **Diagnose**

Terminale Niereninsuffizienz mit Dialysepflicht.

- **Operation**

Anlage eines axilloaxillären Loop-Oberarm-Prothesen-Shunts mittels 6-mm-Prothese.

- **Vorgehen**

Operation in Rückenlagerung und Allgemeinanästhesie. Desinfektion und sterile Abdeckung. Perioperative Antibiotikaprophylaxe mit einem Cephalosporin der 3. Generation.

Kleiner längsgestellter axillärer Hautschnitt im proximalen Sulcus bicipitalis brachii. Präparation in die Tiefe unter sicherer Schonung der nervalen Strukturen. Darstellen der V. axillaris, die nach zentral und nach peripher angeschlungen wird. Okklusion der Vene mittels Tourniquets. Nachfolgend Längsvenotomie über 3 cm. Wahl einer 6-mm-Venafloprothese mit Prothesenschuh, die in subtiler fortlaufender Nahttechnik mit Prolene 6/0 zunächst venös anastomosiert wird. Vor Fertigstellung der Anastomose nochmaliges Flush-Manöver. Realisieren der Anastomose mit nachfolgender Okklusion der Prothese und Wiederfreigabe des venösen Abflusses nach zentral. Nachfolgend erfolgt unter Einsatz einer Hilfsinzision suprakubital der subkutane medialseitige Durchzug der Prothese zunächst nach suprakubital, dann schleifenförmig nach lateral und von dort nach zentral axillär, sodass die Prothese im Subkutangewebe epifaszial zu liegen kommt.

Dann erfolgt unter sicherer Schonung der nervalen Strukturen die Darstellung der A. axillaris am Übergang zur A. brachialis. Diese wird nach zentral und nach peripher angeschlungen.

Nachfolgend Okklusion der Arterie mittels Bulldog-Klemmen. Stichinzision und Längsarteriotomie über 6 mm. Längenadaptation der Prothese und Realisierung der prothetoarteriellen Anastomose in Distanznahttechnik (End-zu-Seit-Technik), zunächst der Rückwand, dann der Vorderwand, mit Prolene 6/0. Vor Fertigstellen der Anastomose nochmaliges Flush-Manöver mit sehr gutem Ein- und Abstrom. Freigabe des Blutstroms nach retrograder Füllung über die venöse Anastomose mit sofort intakter Shunt-Funktion. Nochmalige subtile Blutstillung im Bereich der Zugänge. Einlage einer 8er Mini-Redon-Drainage axillär mit nachfolgend subtilem schichtweisem Wundverschluss. Desinfektion. Abschließende Hautnaht und steriler Verband. Leichte elastische Wickelung.

Die Patientin wird postoperativ über den Aufwachraum auf die gefäßchirurgische Normalstation zurückverlegt.

- **Weiteres Prozedere**

Schonung des operierten Arms in der 1. postoperativen Woche, Hochlagerung, moderate Kryotherapie im Bedarfsfall, Entfernung der Hautfäden am 10. postoperativen Tag, Nutzung des Shunts ab der 5. postoperativen Woche möglich.

N.N., Leitender OA/FA für Chirurgie/Gefäßchirurgie/Viszeralchirurgie

25.4 Anlage eines subklaviosubklavialen Prothesen-Shunts

Op-Bericht, Klinik für Gefäßchirurgie

Pat.-Nr.:	**Fall-Nr.:**
Aktuelle Klinik:	**Station:**
Pat.-Name:	**Geb.-Dat.:**
	Geschlecht/Alter: m, 51 J.
Op-Datum:	
Op-Dauer (Schnitt/Naht): 85 min	
Saal:	
Personal:	
Operateur:	**Anästhesist:**
1. Assistent:	**Anästhesieschw./pfl.:**
	Op-Schwester/-pfl.:

- **Vorgeschichte/Indikation**

Die Op-Indikation ergibt sich bei unten genanntem Diagnosemuster. Aufgrund fehlender autologer Rekonstruktions- und aufgebrauchter alloplastischer Möglichkeiten im Bereich der beiden oberen Extremitäten besteht die Indikation zur Anlage eines subklaviosubklavialen Prothesen-Shunts bei adäquater Perfusion der A. subclavia und gutem zentralem Abfluss über die V. subclavia linksseitig.

Eine Risikoaufklärung bezüglich der Operation liegt vor. Ein Team-Time-out wurde ohne Auffälligkeiten durchgeführt und dokumentiert.

- **Diagnose**

Terminale Niereninsuffizienz mit Dialysepflicht.

- **Operation**

Anlage eines subklaviosubklavialen Loop-Prothesen-Shunts mittels 6-mm-Prothese.

- **Vorgehen**

Operation in Rückenlagerung und Allgemeinanästhesie. Desinfektion und sterile Abdeckung. Perioperative Antibiotika-prophylaxe mit einem Cephalosporin der 3. Generation.

Im Bereich der Mohrenheim-Grube, direkt infraklavikulär, quergestellter Hautschnitt. Präparation in die Tiefe. Auseinanderdrängen der Muskulatur und Darstellen sowohl der V. subclavia als auch der A. subclavia am Übergang zur A. und V. axillaris. Anschlingen nach zentral und nach peripher. Zunächst Okklusion der Vene mittels Tourniquets. Stichinzision und Längsvenotomie über 2,5–3 cm. Wahl einer beschuhten 6-mm-Shunt-Prothese, die zunächst venös anastomosiert wird. Realisierung der prothetovenösen Anastomose mit Prolene-6/0 in fortlaufender Nahttechnik. Vor Fertigstellen der Anastomose nochmaliges Flush-Manöver. Realisieren der Anastomose und Okklusion der Prothese.

Nachfolgend komplette Freigabe des zentralvenösen Abflusses. Primäre Dichtigkeit der Anastomose.

Nachfolgend erfolgt unter Zuhilfenahme von 2 pektoralen Hilfsinzisionen die schleifenförmige subkutane, epifasziale Tunnelierung der Prothese. Nachfolgend Längenadaptation der Prothese, Anschlingen der Arterie. Okklusion der Arterie mit Castaneda-Klemmen. Stichinzision und Längsarteriotomie über 6 mm sowie Realisierung der prothetoarteriellen Anastomose mit Prolene 6/0 in Distanztechnik, wobei zunächst die Hinterwand, dann die Vorderwand genäht wird. Vor Fertigstellen der Anastomose nochmaliges Flush-Manöver, retro- und orthograd, mit gutem Ein- und Abstrom. Flushen der Prothese retrograd über die Vene nach deren Freigabe. Nach Realisierung der prothetoarteriellen Anastomose Freigabe des Blutstroms mit sofort intakter Shunt-Funktion. Nochmalige subtile Blutstillung. Einlage einer 8er Mini-Redon-Drainage. Nachfolgend subtiler schichtweiser Wundverschluss. Desinfektion. Abschließende Hautnaht und steriler Verband.

Der Patient wird postoperativ über den Aufwachraum auf die gefäßchirurgische Normalstation zurückverlegt.

- **Weiteres Prozedere**

Moderate Kryotherapie im Bedarfsfall, Entfernung der Hautfäden am 10. postoperativen Tag, Nutzung des Shunts ab der 5. postoperativen Woche möglich.

N.N., Leitender OA/FA für Chirurgie/Gefäßchirurgie/Viszeralchirurgie

25

25.5 Thrombektomie einer Cimino-Fistel

Op-Bericht, Klinik für Gefäßchirurgie

Pat.-Nr.:	Fall-Nr.:
Aktuelle Klinik:	Station:
Pat.-Name:	Geb.-Dat.:
	Geschlecht/Alter: w, 31 J.
Op-Datum:	
Op-Dauer (Schnitt/Naht): 52 min	
Saal:	
Personal:	
Operateur:	Anästhesist:
1. Assistent:	Anästhesieschw./pfl.:
	Op-Schwester/-pfl.:

- **Vorgeschichte/Indikation**

Die Op-Indikation ergibt sich bei thrombotischem Shunt-Verschluss mit der Unmöglichkeit zur Hämodialyse. Eine präoperative Op-Aufklärung der Patientin ist erfolgt. Ein Team-Time-out wurde ohne Auffälligkeiten durchgeführt und dokumentiert.

- **Diagnose**

Akuter thrombotischer Shunt-Verschluss.

- **Operation**

Shunt-Thrombektomie.

- **Vorgehen**

Operation in Rückenlagerung und Lokalanästhesie. Desinfektion und sterile Abdeckung.

Unmittelbar oberhalb der handgelenksnahen Anastomose erfolgt ein kleiner schräg gestellter Hautschnitt. Präparation in die Tiefe. Darstellen der Shunt-Vene im anastomosennahen Bereich. Anschlingen nach zentral und nach peripher. Die Vene ist kaliberadäquat.

Nachfolgend quere Venotomie mit problemlosem Thrombektomie-Manöver mittels 3er Fogarty-Katheter. Dieser wird zunächst in die V. cephalica eingeführt. Dieses wird zweimalig wiederholt. Guter retrograder Fluss.

Nachfolgend Instillation von Heparin-Kochsalz-Lösung und Okklusion der Vene mittels Venen-Bulldog. Anschließend ebenfalls problemlose Thrombektomie der arteriovenösen Anastomose mit zweifachem Fogarty-Manöver, wobei sich ein sehr guter orthograder arterieller Einstrom erzielen lässt. Auch hier Instillation von Heparin-Kochsalz-Lösung und Okklusion mit Mini-Bulldog.

Verschluss der queren Venotomie mit Prolene 6/0. Vor Fertigstellung nochmaliges Flush-Manöver. Realisieren der Anastomose und Freigabe des Blutstroms mit nachfolgend intakter Shunt-Funktion mit dem typisch arteriovenösen Shunt-Schwirren. Nochmalige subtile Blutstillung im Bereich des Zugangs. Desinfektion und schichtweiser Wundverschluss, steriler Wundverband.

Die Patientin wird postoperativ über den Aufwachraum auf die gefäßchirurgische Normalstation zurückverlegt. Die Dialyse ist sofort wieder möglich.

- **Weiteres Prozedere**

Entfernung der Hautfäden am 7. postoperativen Tag.

N.N., Leitender OA/FA für Chirurgie/Gefäßchirurgie/Viszeralchirurgie

25.6   Thrombektomie eines Oberarm-Prothesen-Shunts

Op-Bericht, Klinik für Gefäßchirurgie

Pat.-Nr.:	**Fall-Nr.:**
Aktuelle Klinik:	**Station:**
Pat.-Name:	**Geb.-Dat.:**
	Geschlecht/Alter: m, 40 J.
Op-Datum:	
Op-Dauer (Schnitt/Naht): 55 min	
Saal:	
Personal:	
Operateur:	**Anästhesist:**
1. Assistent:	**Anästhesieschw./pfl.:**
	Op-Schwester/-pfl.:

- **Vorgeschichte/Indikation**

Die Op-Indikation ergibt sich bei unten genanntem Diagnosemuster. Eine präoperative Op-Aufklärung des Patienten ist erfolgt. Ein Team-Time-out wurde ohne Auffälligkeiten durchgeführt und dokumentiert.

- **Diagnose**

Thrombotischer Shunt-Verschluss eines liegenden axilloaxillären Loop-Oberarm-Prothesen-Shunts.

- **Operation**

Shunt-Thrombektomie in Lokalanästhesie.

- **Vorgehen**

Operation in Rückenlagerung und Lokalanästhesie. Desinfektion und sterile Abdeckung. Perioperative Antibiotikaprophylaxe mit einem Cephalosporin der 3. Generation.

Unmittelbar im Bereich des distalen Scheitelpunkts der Prothese erfolgt ein längsgestellter Hautschnitt über etwa 3 cm. Präparation in die Tiefe. Darstellen des Prothesen-Shunts am Umschlagpunkt zwischen arteriellem und venösem Schenkel. Dieser wird nach zentral und nach peripher angeschlungen. Nachfolgend quere Prothetotomie. Dabei zeigt sich reichlich thrombotisches Material im Lumen der Prothese. Zunächst Thrombektomie-Manöver des venösen Abflussschenkels. Unter Wahl eines 4er Fogarty-Katheters gelingt ein müheloses Thrombektomieren des venösen Abflusses.

Nach Thrombenfreiheit resultiert ein guter retrograder Fluss. Instillation von Heparin-Kochsalz-Lösung. Okklusion der Prothese mittels Castaneda-Klemme. Nachfolgend Zuwendung zum arteriellen Schenkel. Auch hier problemloses Thrombektomie-Manöver mit nachfolgend pulsatilem thrombenfreien Einstrom über den arteriellen Schenkel. Auch hier Instillation von Heparin-Kochsalz-Lösung. Okklusion des Prothesenschenkels mit einer Castaneda-Klemme.

Nachfolgend erfolgt die Reanastomosierung der Prothese mit Prolene 5/0. Vor Fertigstellen der Anastomose nochmaliges Flush-Manöver, retro- und orthograd, mit gutem Ein- und Abstrom. Realisieren der Anastomose und Freigabe des Blutstroms mit sofort intakter Shunt-Funktion. Nachfolgend subtile Blutstillung im Bereich des Zugangs. Desinfektion und subtiler schichtweiser Wundverschluss. Desinfektion, abschließende Hautnaht und steriler Verband.

Der Patient wird postoperativ über den Aufwachraum auf die gefäßchirurgische Normalstation zurückverlegt. Die Dialyse über den bestehenden Shunt ist sofort wieder möglich.

- **Weiteres Prozedere**

Entfernung der Hautfäden am 10. postoperativen Tag.

N.N., Leitender OA/FA für Chirurgie/Gefäßchirurgie/Viszeralchirurgie

25.7   Implantation eines intrakardialen HERO-Grafts mit brachialem Prothesen-Composite

Op-Bericht, Klinik für Gefäßchirurgie

Pat.-Nr.:	Fall-Nr.:
Aktuelle Klinik:	Station:
Pat.-Name:	Geb.-Dat.:
	Geschlecht/Alter: m, 58 J.

Op-Datum:	
Op-Dauer (Schnitt/Naht): 75 min	
Saal:	
Personal:	
Operateur:	Anästhesist:
1. Assistent:	Anästhesieschw./pfl.:
	Op-Schwester/-pfl.:

- **Vorgeschichte/Indikation**

Die Op-Indikation ergibt sich bei oben genanntem Patienten wegen einer Unmöglichkeit zur Hämodialyse infolge einer shuntchirurgisch austherapierten Gesamtsituation aufgrund von bilateralen zentralvenösen Verschlüssen als Ultima-Ratio-Therapie. Eine Risikoaufklärung bezüglich der Operation liegt vor. Ein Team-Time-out wurde ohne Auffälligkeiten durchgeführt und dokumentiert.

- **Diagnose**

Terminale Niereninsuffizienz bei „ausgeshunteter" Gesamtsituation und bilateralen zentralvenösen Verschlüssen.

- **Operation**

Implantation eines intrakardialen HERO-Grafts mit brachialem Prothesen-Composite (6 mm, Acuseal, primär punktabel).

- **Vorgehen**

Die Operation erfolgt in Rückenlagerung mit moderater Reklination und Linksseitenlage des Kopfes in Intubationsnarkose auf dem Carbontisch. Desinfektion und sterile Abdeckung. Perioperative Antibiotikaprophylaxe (Cefuroxim). Punktion der peripher noch restperfundierten V. jugularis interna rechts. Unter Bildverstärker(BV)-Kontrolle Einführen eines Seldinger-Drahtes, mit dem die zentralvenöse Verschluss-Strecke passiert werden kann. Intraoperative BV-Kontrolle mit Nachweis einer adäquaten, rechts-intraatrialen Lage. Kleine kutane Stichinzision an der Drahteintrittsstelle und Einführen einer 6F-Schleuse. Sondieren und Vordilatation der Verschluss-Strecke mit Bougie. Wechsel auf einen steifen Draht bei noch liegender Schleuse, die dann entfernt wird, gefolgt von wiederholten Dilatationsmanövern mit Dilatatoren in aufsteigender Größe. Letztlich Einführen des Implantationsbestecks mit Mandrin und Tubus. BV-Kontrolle mit adäquater intraatrialer Lage der Mandrin-Spitze. Nach Entfernen des Mandrins Implantation des HERO-Stentgraft-Systems über den Tubus bis nach streng intrakardial, tief in den rechten Vorhof. Nochmalige BV-Kontrolle. Entfernen des Tubus mit gleichzeitiger optimaler Positionierung der Graftspitze direkt in der Vorhofmitte. Lagefixation und Aufsetzen des mitgelieferten Verschluss-Stopfens auf das Endograft, um Blutverluste zu vermeiden. Nachfolgend Hilfsinzision im Bereich des Sulcus deltoideopectoralis rechts. Mittels Kornzange erfolgt die Tunnelierung des Stentgrafts von kollar nach lateral. Nun erfolgt eine angiografische Kontrolle der exakten Stent-graft-Lage. Einkürzen des Stent-Systems und Konnektieren desselben mit der Shunt-Prothese (Acuseal, 6 mm). Nachfolgend kurze suprakubitale Inzision der Haut, direkt oberhalb der Ellenbeuge. Darstellen der A. brachialis nach partieller Durchtrennung des Lacertus fibrosus des M. biceps brachii unter sicherer Schonung der nervalen und venösen Strukturen. Anschlingen der Arterie nach zentral und nach peripher. Subkutane epifasziale Tunnelierung der Prothese vom Sulcus deltoideopectoralis nach suprakubital medial. Längenadaptation der Prothese. Systemische Heparin-Gabe in Form von 5000 IE, Abwarten der Kreislaufzeit und Okklusion der Arterie mittels Bulldog-Klemmen. Stichinzion und Längsarteriotomie über 6 mm. Nun Realisieren einer subtilen prothetoarteriellen End-zu-Seit-Anastomose in Form einer Distanznaht. Vor Fertigstellung der Anastomose retrogrades und orthogrades Flush-Manöver mit gutem Ein- und Abstrom. Realisieren der Anastomose nach Entfernung der Bulldog-Klemmen im Sinne eines offenen Knotens, um Stenosen zu vermeiden. Letztlich Freigabe des Blut-stroms mit sofort intakter Shunt-Funktion. Subtile Blutstillung in allen Lokalisationen. Antagonisieren des Heparins mittels Protamin. Nachfolgend nochmalige subtile Blutstillung. Bei Bluttrockenheit und intakter HERO-Graft-Funktion Subkutan-naht, Desinfektion, abschließende Hautnaht und Verband.

- **Weiteres Prozedere**

Der Patient wird postoperativ über den Aufwachraum auf die gefäßchirurgische Normalstation verlegt. Adäquate Shunt-Funktion unmittelbar postoperativ. Die Punktion des Shunts ist sofort möglich. Die Punktionsstrecke und Shunt-Flussrichtung wurden postoperativ mit Permanentstift auf der Haut des Oberarms markiert.

Schonung des operierten Arms, adäquate Antikoagulation postoperativ, moderate Kryotherapie im Bedarfsfall. Entfernung der Hautfäden am 10. postoperativen Tag.

N.N., Leitender OA/FA für Chirurgie/Gefäßchirurgie/Viszeralchirurgie

25

25.8 Anlage einer Ellenbeugenfistel mit VasQ-System

Op-Bericht, Klinik für Gefäßchirurgie

Pat.-Nr.:	Fall-Nr.:
Aktuelle Klinik:	Station:
Pat.-Name:	Geb.-Dat.:
	Geschlecht/Alter: m, 75 J.
Op-Datum:	
Op-Dauer (Schnitt/Naht): 60 min	
Saal:	
Personal:	
Operateur:	Anästhesist:
1. Assistent:	Anästhesieschw./pfl.:
	Op-Schwester/-pfl.:

- **Vorgeschichte/Indikation**

Die Op-Indikation ergibt sich aus unten genanntem Diagnosemuster bei akuter Dialysepflicht, die Dialyse erfolgt derzeit über einen getunnelten Shaldon-Katheter, und Notwendigkeit zur Anlage einer autologen Fistel. Entsprechend des sonografischen Venen-Mappings ist an beiden Unterarmen keine Shunt-Anlage möglich, deswegen soll am nichtdominanten linken Arm eine Ellenbeugenfistel angelegt werden. Zur Verbesserung der Ausstromsituation soll zusätzlich eine externe Anastomosenstütze (VasQ-System) implantiert werden. Eine Op-Aufklärung über das Prozedere, inkl. des externen Stützsystems liegt vor.

- **Diagnose**

Terminale Niereninsuffizienz.

- **Operation**

Anlage einer Ellenbeugenfistel links mit VasQ-System.

- **Vorgehen**

In Rückenlage und Plexusanästhesie erfolgt nach Team-Time-out, Desinfektion und Abdeckung ein kubitaler querer Hautschnitt. Durchtrennen des Subkutangewebes. Darstellen der V. cephalica brachii von ausreichender Größe. Freipräparation nach distal, Absetzen unter Ligatur und weitere Präparation nach zentral, sodass insgesamt eine knapp 4 cm lange präparierte Vene vorliegt. Hydrodynamisches Aufdehnen der Vene mit Heparin-Kochsalz-Lösung mit sehr gutem Dehnungsresultat und sehr gutem Abstrom nach zentral; die Vene erscheint für eine Fistelanlage sehr gut geeignet. Okklusion mittels Venen-Bulldog, Darstellen der A. brachialis mit Spaltung des Lacertus fibrosus. Anschlingen der Arterie unter Schonung der nervalen und venösen Begleitstrukturen. Ausmessen des Gefäßdurchmessers mit der VasQ-Schablone. Entsprechend des Durchmessers sollte ein 6-mm-Device verwendet werden. Überstülpen desselben über die V. cephalica, Okklusion der A. brachialis mit Bulldog-Klemmen nach Längsarteriotomie über 5 mm und Durchführung der End-zu-Seit-Anastomose der Vene auf die Arterie mittels Prolene 6/0 fortlaufend. Vor Beenden der Vorderwandnaht Flushen der Gefäße. Nach Freigabe der Perfusion kann ein sehr gutes Shunt-Schwirren über der Vene abgeleitet werden. Die Anastomosen-Naht ist suffizient, somit Überstülpen des VasQ-Devices über die arterielle Anastomose, sodass unverändert eine gefällige Lage und ein regelhafter Ausstromwinkel ohne Abknicktendenz für die Vene besteht. Sichern des Systems mittels Fixationsnaht unter der Arterie. Nochmals subtile Blutstillung im gesamten Situs. Desinfektion, Subkutannaht. Einzelknopfhautnaht. Verband.

- **Weiteres Prozedere**

Der Patient wird postoperativ über den Aufwachraum auf die Normalstation zurückverlegt. Die Funktion des Shunts ist suffizient.

Fortsetzen des präoperativ begonnenen Shunt-Trainings ab dem 2. postoperativen Tag, Entfernen der Hautfäden am 7. postoperativen Tag, Nutzung der Fistel ab der 5. postoperativen Woche möglich.

N.N., Leitender OA/FA für Chirurgie/Gefäßchirurgie/Viszeralchirurgie

Varizenchirurgie

H. Staab

26.1   **Stripping-Operation der V. saphena magna
nach Babcock und Seitenastexhairese   – 348**

26.2   **Stripping-Operation der V. saphena parva   – 349**

26.3   **Radiofrequenzablation der V. saphena magna   – 350**

26.4   **Schaumsklerosierung der V. saphena parva   – 351**

© Springer-Verlag GmbH Deutschland, ein Teil von Springer Nature 2018
O. Richter, D. Uhlmann (Hrsg.), *Operationsberichte Allgemein-, Viszeral-, Gefäß- und Thoraxchirurgie*, Operationsberichte
https://doi.org/10.1007/978-3-662-57283-2_26

26

26.1 Stripping-Operation der V. saphena magna nach Babcock und Seitenastexhairese

Op-Bericht, Klinik für Gefäßchirurgie

Pat.-Nr.:	Fall-Nr.:
Aktuelle Klinik:	Station:
Pat.-Name:	Geb.-Dat.:
	Geschlecht/Alter: w, 35 J.
Op-Datum:	
Op-Dauer (Schnitt/Naht): 70 min	
Saal:	
Personal:	
Operateur:	Anästhesist:
1. Assistent:	Anästhesieschw./pfl.:
	Op-Schwester/-pfl.:

- **Vorgeschichte/Indikation**

Die Op-Indikation begründet sich aus einer Stamm- und Seitenastvarikosis der V. saphena magna links (HACH IV) im klinischen Stadium $C_4E_pA_3E_R$ mit Stauungsdermatitis und Dermatolipofaszosklerose im Bereich des linken Unterschenkels. In der präoperativ durchgeführten Duplexsonografie kann eine tiefe Beinvenenthrombose beidseits sicher ausgeschlossen werden. Es besteht die Indikation zur operativen Therapie mittels Stripping der V. saphena magna und Seitenastexhairese links. Eine präoperative Risikoaufklärung bezüglich der Operation liegt vor. Ein Team-Time-out wurde ohne Auffälligkeiten durchgeführt und dokumentiert.

- **Diagnose**

Stamm- und Seitenastvarikosis der V. saphena magna links (sonografisch HACH IV, klinisch $C_4E_pA_3E_R$).

- **Operation**

Stripping der V. saphena magna und Seitenastexhairese links.

- **Vorgehen**

In Rückenlage und ITN erfolgen die zirkuläre Desinfektion des linken Beins und das Abdecken nach üblichem Muster. Es erfolgt eine etwa 3 cm quergestellte Hautinzision im Bereich der Inguinalfalte medial der A. femoralis. Präparation in die Tiefe, unter sorgfältiger Schonung der Lymphgefäße. Darstellung der V. saphena magna. Sorgfältige komplette Crossektomie bis zur sicheren Darstellung der Mündung der V. saphena magna in die V. femoralis mit Ligatur und Durchtrennung der Seitenäste. Anzügeln der V. saphena mittels Ligatur. Bündiges Anbringen einer Satinsky-Klemme an die Mündungsregion und Durchtrennung der V. saphena. Diese wird mittels Durchstichligatur mit Prolene-3/0-Faden versorgt.

Nun Einführen der Babcock-Sonde von zentral nach distal, dies gelingt bis in die Knöchelregion. Ausleitung der Sonde über einen kleinen Hautschnitt, Ligatur der Vene nach distal. Wahl des mittleren Sondenkopfs und sicheres Adaptieren. Anbringen einer Sicherungsligatur an die V. saphena magna. Subkutanverlagerung des Sondenkopfs und Hautverschluss.

Seitenastexhairese bei sehr zarten Venen und starker Blutungsneigung. Durch Mini-Inzisionen werden die Seitenäste mittels Varady-Häkchen luxiert und unter Ligaturen durchtrennt. Verschluss der Seiteninzisionen mittels Steri-Strips Hautnaht in Intrakutantechnik. Steriler Pflasterverband. Stripping der V. saphena magna von distal nach zentral unter simultaner elastokompressiver Wickelung mittels steriler Kurzzugbinde. Inguinal Kontrolle auf Bluttrockenheit, welche gegeben ist. Subkutannaht. Hautnaht in Rückstichtechnik, inguinal.

Die Patientin wird postoperativ in den Aufwachraum zur Überwachung verlegt. Periphere Durchblutung, Motorik und Sensibilität sind intakt.

- **Weiteres Prozedere**

Kompressionstherapie für 4–6 Wochen sowie niedermolekulares Heparin gewichtsadaptiert für weitere 2 Tage.

N.N., OA/FA für Chirurgie/Gefäßchirurgie

26.2 Stripping-Operation der V. saphena parva

Op-Bericht, Klinik für Gefäßchirurgie

Pat.-Nr.:	Fall-Nr.:
Aktuelle Klinik:	Station:
Pat.-Name:	Geb.-Dat.:
	Geschlecht/Alter: w, 54 J.

Op-Datum:
Op-Dauer (Schnitt/Naht): 95 min
Saal:
Personal:

Operateur:	Anästhesist:
1. Assistent:	Anästhesieschw./pfl.:
	Op-Schwester/-pfl.:

- **Vorgeschichte/Indikation**

Die Op-Indikation begründet sich in einer Stammvarikosis der V. saphena parva links im klinischen Stadium $C_3E_pA_4E_R$ mit venöser Stauung im Bereich des linken Unterschenkels (Stadium HACH III). In der präoperativ durchgeführten Duplexsonografie kann eine tiefe Beinvenenthrombose beidseits sicher ausgeschlossen werden. Es besteht die Indikation zur operativen Therapie mittels Stripping der V. saphena parva links. Eine präoperative Risikoaufklärung bezüglich der OP liegt vor. Das Anzeichnen der Mündungsstelle der V. saphena parva in die V. poplitea sowie deren Seitenäste wurde durchgeführt. Ein Team-Time-out wurde ohne Auffälligkeiten durchgeführt und dokumentiert.

- **Diagnose**

Stamm- und Seitenastvarikosis der V. saphena parva links (HACH III, $C_4E_pA_3E_R$).

- **Operation**

Stripping der V. saphena parva links.

- **Vorgehen**

In Bauchlage und ITN erfolgt die zirkuläre Desinfektion des linken Beins und Abdecken nach üblichem Muster.

Nun erfolgt eine etwa 2 cm quer gestellte Hautinzision im Bereich einer Hautspaltlinie der angezeichneten Mündungsregion. Präparation in die Tiefe und Durchtrennung der Poplitealfaszie. Darstellung der V. saphena parva unter Schonung der nervalen Strukturen und Anzügeln derselben. Sorgfältige Präparation entlang der V. saphena parva nach zentral. Ligatur der Seitenäste. Nun sichere Darstellung der Mündungsregion. Anbringen einer Satinsky-Klemme an die V. poplitea sowie eines Overholts nach distal. Durchtrennen der V. saphena parva mündungsnah. Übernähung des zentralen Stumpfs mit Prolene-5/0-Faden.

Dann Einführen der Babcock-Sonde von zentral nach distal. Dies gelingt bis zum distalen Insuffizienzpunkt im Bereich des distalen Unterschenkels. Ausleitung der Sonde über einen kleinen Hautschnitt, Ligatur der Vene nach distal. Wahl des kleinsten Sondenkopfs und sicheres Konnektieren mit der Sonde. Anbringen einer Sicherungsligatur an die V. saphena parva. Nun Wiedereinführen der Sonde und Hautverschluss.

Seitenastexhairese durch Mini-Inzisionen, Seitenäste werden mittels Varady-Häkchen luxiert und unter Ligaturen durchtrennt. Verschluss der Seiteninzisionen mittels Steri-Strips. Steriler Pflasterverband. Stripping der V. saphena parva von distal nach zentral unter simultaner elastokompressiver Wickelung mittels steriler Kurzzugbinde. Popliteal Kontrolle auf Bluttrockenheit, welche gegeben ist. Subkutannaht. Hautnaht in Rückstichtechnik.

Die Patientin wird postoperativ in den Aufwachraum zur Überwachung verlegt. Periphere Durchblutung, Motorik und Sensibilität sind intakt.

- **Weiteres Prozedere**

Kompressionstherapie für 4–6 Wochen empfohlen. Niedermolekulares Heparin für 1 Tag empfohlen.

N.N., OA/FA für Chirurgie/Gefäßchirurgie

26

26.3 Radiofrequenzablation der V. saphena magna

Op-Bericht, Klinik für Gefäßchirurgie

Pat.-Nr.:	**Fall-Nr.:**
Aktuelle Klinik:	**Station:**
Pat.-Name:	**Geb.-Dat.:**
	Geschlecht/Alter: w, 42 J.
Op-Datum:	
Op-Dauer (Schnitt/Naht): 70 min	
Saal:	
Personal:	
Operateur:	**Anästhesist:**
1. Assistent:	**Anästhesieschw./pfl.:**
	Op-Schwester/-pfl.:

- **Vorgeschichte/Indikation**

Die Op-Indikation begründet sich in einer schmerzhaften Schwellneigung des linken Unterschenkels im klinischen Stadium $C_3E_PA_3E_R$ nach der CEAP-Klassifikation. In der durchgeführten präoperativen Duplexsonografie kann eine tiefe Beinvenenthrombose beidseits sicher ausgeschlossen werden. Die V. saphena magna zeigt sich linksseitig bis über das Kniegelenk insuffizient (HACH III). Es besteht die Indikation zur operativen Therapie. Diese soll mittels RFA durchgeführt werden. Eine präoperative Risikoaufklärung bezüglich der OP liegt vor. Ein Team-Time-out wurde ohne Auffälligkeiten durchgeführt und dokumentiert.

- **Diagnose**

Varikosis V. saphena magna rechts.

- **Operation**

RFA der V. saphena magna rechts.

- **Vorgehen**

In ITN erfolgen die zirkuläre Desinfektion der linken Extremität und das Abdecken nach üblichem Muster. Duplexsonografisch wird der distale Insuffizienzpunkt aufgesucht. Es erfolgt die ultraschallgestützte Punktion der V. saphena magna. In Seldinger-Technik wird die 5-F-Schleuse eingebracht. Nachfolgend Einführen des RF-Katheters. Dies gelingt komplikationslos. Unter Ultraschallkontrolle Einführen bis in die Mündungsregion zur V. femoralis. Fixierung des Katheters.

Es erfolgt nun die Seitenastexhairese der angezeichneten Seitenäste und Perforansvenen. Per Stichinzision und mittels Varady-Häkchen Hervorluxieren der Seitenäste und Ligatur derselben mit Vicryl-3/0-Faden. Hautnaht in Rückstichtechnik.

Nachfolgend Einbringen der Tumeszenzlösung paravasal unter Ultraschallkontrolle. Nochmalige sonografische Kontrolle der Katheterlage im Bereich der Leiste. Diese liegt etwa 1 cm distal der Mündungsstelle der V. saphena magna in die V. femoralis. Nun Beginn der RFA unter Kühlung und Kompression des Oberschenkels unter sonografischer Kontrolle. Insgesamt werden 6 Zyklen mit jeweils 20 s durchgeführt.

Entfernen des Katheters sowie der venösen Schleuse. Duplexsonografische Kontrolle der V. femoralis. Es ist keine tiefe Venenthrombose nachweisbar. Ebenso zeigt sich die V. saphena im Oberschenkelbereich bereits okkludiert.

Steriler Kompressenverband. Elastokompressive Wicklung des Beins. Die Patientin wird postoperativ auf die Normalstation verlegt. Periphere Durchblutung, Motorik und Sensibilität sind intakt.

- **Weiteres Prozedere**

Kompressionstherapie für 4 Wochen.

N.N., OA/FA für Chirurgie/Gefäßchirurgie

26.4 Schaumsklerosierung der V. saphena parva

Op-Bericht, Klinik für Gefäßchirurgie

Pat.-Nr.:	Fall-Nr.:
Aktuelle Klinik:	Station:
Pat.-Name:	Geb.-Dat.:
	Geschlecht/Alter: w, 35 J.
Op-Datum:	
Op-Dauer (Schnitt/Naht): 17 min	
Saal:	
Personal:	
Operateur:	Anästhesist:
1. Assistent:	Anästhesieschw./pfl.:
	Op-Schwester/-pfl.:

- **Vorgeschichte/Indikation**

Die Op-Indikation begründet sich aus einer Stammvarikosis der V. saphena parva links im klinischen Stadium $C_2E_pA_4E_R$ mit optisch störender variköser Dilatation der V. saphena parva im Bereich der linken Kniekehle und des Unterschenkels. In der präoperativ durchgeführten Duplexsonografie kann eine tiefe Beinvenenthrombose beidseits sicher ausgeschlossen werden. Es besteht ein Reflux von etwa 0,7 s bei einer maximalen Dilatation auf 6 mm. Es besteht eine relative Indikation zur operativen Therapie mittels Schaumsklerosierung links. Eine präoperative Risikoaufklärung bezüglich der Operation wurde durchgeführt und liegt vor.

- **Diagnose**

Stammvarikosis der V. saphena parva links (klinisch nach CEAP-Klassifikation $C_2E_pA_4E_R$).

- **Operation**

Schaumsklerosierung der V. saphena parva links mittels 2% Aethoxysklerol.

- **Vorgehen**

In Bauchlage ohne Anästhesie erfolgt die zirkuläre Desinfektion des linken Beins und das Abdecken nach üblichem Muster. Duplexsonografie der V. saphena parva vor der Mündung in die V. poplitea. Vorbereitung des Aethoxysklerols 2% 1 ml und 3 ml Luft via 3-Wege-Hahn. Es erfolgt nun die sichere Direktpunktion der Vene unter duplexsonografischer Kontrolle.

Aspiration von Blut über die Spritze und nun langsame Injektion des Schaumes unter Ultraschallkontrolle. Entfernen der Nadel und digitale Kompression. Nachfolgend steriles Pflaster. Warten von 2 min. Nun Anlage eines exzentrischen Kompressionsverbandes. Darüber Anlage des Kompressionsstrumpfs der Kompressionsklasse II.

Nun Spazierengehen für 30–45 min empfohlen.

- **Weiteres Prozedere**

Klinische und Duplexkontrolle in 7–12 Tagen.

N.N., FA für Chirurgie/Gefäßchirurgie

Amputationschirurgie

H. Siekmann, L. Brückner, L. Becherer

27.1   Amputation Finger   – 354

27.2   Amputation Oberarm   – 355

27.3   Amputation Zehe   – 356

27.4   Amputation in der Lisfranc-Gelenklinie   – 357

27.5   Amputation in der Chopart-Gelenklinie   – 358

27.6   Amputation Unterschenkel (nach Brückner)   – 360

27.7   Exartikulation Knie   – 362

27.8   Amputation Oberschenkel   – 363

27.9   Exartikulation Hüftgelenk   – 365

© Springer-Verlag GmbH Deutschland, ein Teil von Springer Nature 2018
O. Richter, D. Uhlmann (Hrsg.), *Operationsberichte Allgemein-, Viszeral-, Gefäß- und Thoraxchirurgie*, Operationsberichte
https://doi.org/10.1007/978-3-662-57283-2_27

27.1 Amputation Finger

Op-Bericht, Klinik für Unfall- und Wiederherstellungschirurgie

Pat.-Nr.:	**Fall-Nr.:**
Aktuelle Klinik:	**Station:**
Pat.-Name:	**Geb.-Dat.:**
	Geschlecht/Alter: m, 55 J.

Op-Datum:
Op-Dauer (Schnitt/Naht): 24 min
Saal:

Personal:
Operateur:	**Anästhesist:**
1. Assistent:	**Anästhesieschw./-pfl.:**
	Op-Schwester/-pfl.:
	Op-Springer:

- **Vorgeschichte/Indikation**

Bei dem Patienten ist nach einer tiefen Stichverletzung durch eine Rosendorne vor 2 Jahren ein Panaritium articulare des Kleinfingermittelgelenks rechts aufgetreten, das trotz mehrfacher Revisionen nicht zur Abheilung gebracht werden konnte. Hierbei besteht zudem eine chronische Osteitis des Grundgliedköpfchens. Aufgrund der rezidivierenden Infektsituation sowie entsprechend rezidivierenden Schmerzen wünscht der Patient jetzt die Amputation des kleinen Fingers. Eine alternative Arthrodese hat er abgelehnt. Die Einwilligung zur Operation liegt schriftlich vor. Ein Team-Time-out wurde ohne Auffälligkeiten durchgeführt und dokumentiert.

- **Diagnose**

Chronisches Panaritium articulare des Kleinfingermittelgelenks rechts mit Osteitis des Grundgliedköpfchens.

- **Operation**

Amputation des rechten Kleinfingers im Grundgelenk, Präparat ad Histologie.

- **Vorgehen:**

Ungestörte Plexusanästhesie des rechten Arms, Vorlage einer Oberarmblutsperre. Cefuroxim 1,5 g intravenös. Wiederholte Hautdesinfektion und übliches steriles Abdecken. Mittels sterilen Stifts Markierung der Absetzungsgrenze unter Wahl eines volar nach distal überstehenden Weichteillappens.

Blutsperre mit 250 mm Hg. Hautschnitt, beginnend streckseitig, etwas distal des Grundgelenks. Subkutane Schnittführung bis auf die Strecksehnen, die durchtrennt und mittels PDS proximal gefasst werden. Weitere Kapseleröffnung. Nun medial und lateral Aufsuchen der streckseitigen Gefäßnervenbündel. Durchtrennung und Elektrokoagulation. Weitere Schnittführung nach beugeseitig, hier Aufsuchen von tiefer und oberflächlicher Beugesehne, die ebenfalls durchtrennt werden. Aufsuchen der beugeseitigen Gefäßnervenbündel, Durchtrennung und Elektrokoagulation. Nun wird mit dem beugeseitigen Weichteildrittel nach distal auslaufend der Haut-Fettgewebe-Lappen präpariert, der weit ausreichend zur Deckung des Stumpfes ist. Nach Durchtrennung der letzten Fasern Präparat ad Histologie. Ausgiebige Spülung des Op-Gebiets. Anschließend wird mit PDS-3/0-Faden der beuge- mit dem streckseitigen Sehnenanteil über die Kondylen des Metakarpalköpfchens weit adaptierend vernäht. Öffnen der Blutsperre und Nachkoagulation. Abschließend tief durchgreifende Hauteinzelknopfnähte mit sicherem spanungsfreiem Stumpfverschluss. Steriler Verband. Elastische Wickelung.

- **Weiteres Prozedere**

Engmaschige Wundkontrollen bis zur zeitgerechten Nahtmaterialentfernung. Antibiose oral fortsetzen für 7 Tage postoperativ (3-mal 500 mg Cefuroxim). 2 Tage Ruhe, anschließend Mobilisation ohne Limitierung. Röntgen des Stumpfs in 2 Ebenen postoperativ.

N.N., FA für Chirurgie, Orthopädie und spezielle Unfallchirurgie

27.2 Amputation Oberarm

Op-Bericht, Klinik für Unfall- und Wiederherstellungschirurgie

Pat.-Nr.:	Fall-Nr.:
Aktuelle Klinik:	Station:
Pat.-Name:	Geb.-Dat.:
	Geschlecht/Alter: m, 56 J.

Op-Datum:	
Op-Dauer (Schnitt/Naht): 44 min	
Saal:	
Personal:	
Operateur:	Anästhesist:
1. Assistent:	Anästhesieschw./-pfl.:
2. Assistent:	Op-Schwester/-pfl.:
	Op-Springer:

- **Vorgeschichte/Indikation**

Der Patient zog sich 04/2011 eine Granatsplitterverletzung mit subtotaler Amputation des Unterarms im Rahmen von Kriegshandlungen im Ausland zu. Primär erfolgte in einem dortigen Lazarett die Exartikulation im Ellenbogengelenk rechts. Seither bestehen hier regelmäßige Infektionszeichen, teilweise Fistelungen. Mit Ende der Kampfhandlungen erfolgte die Verlegung in unsere Klinik. Bei aktuell relativ blandem Befund, aber radiologisch nachgewiesener Osteitis im distalen Humerus und letztendlich auf Wunsch des Patienten erfolgt nun unten genanntes operatives Vorgehen, in das der Patient nach entsprechender Risikoaufklärung schriftlich eingewilligt hat. Ein Team-Time-out wurde ohne Auffälligkeiten durchgeführt und dokumentiert.

- **Diagnose**

Chronische Stumpffistelung bei chronischer distaler Humerusosteitis nach Exartikulation im Ellenbogengelenk rechts.

- **Operation**

Amputatio humeri rechts, Histologie.

- **Vorgehen**

Ungestörte ITN. Rückenlage, rechter Oberarm ausgelagert. Cefuroxim1,5 g intravenös. Fischmaulförmige Stiftmarkierung am distalen Oberarmdrittelübergang im Bereich der geplanten Schnittführung. Wiederholte Hautdesinfektion und übliches steriles Abdecken.

Nun Führen des Hautschnitts im Bereich der Markierung um den Oberarm herum. Schnittführung bis auf die Faszie unter Koagulation punktueller Blutungen sowie Ligatur größerer Venen. Dann zirkuläre Faszientrennung. Anschließend wird zuerst von ventral, dann von dorsal mit dem Amputationsmesser sämtliches Muskelgewebe unter Anklemmen der größeren Gefäßstümpfe bis auf die letzte Faser durchtrennt. Lösen letzter Muskelansätze und des Periosts mit dem Raspatorium und Abschieben nach kranial. Nun ca. 5 cm oberhalb des Absetzungsrands Durchsägen des Humerus mit der Gigli-Säge. Im Folgenden werden die Blutgefäße sorgfältig ligiert. Die A. brachialis wird mittels Durchstichligatur verschlossen und mit einer weiteren Ligatur gesichert. Aufsuchen der Nervenstümpfe von N. radialis, N. ulnaris und N. medianus. Präparation nach kranial, Kürzen und Ligieren. Es folgt die Anpassung bzw. das Ausdünnen der Muskelweichteile, bis eine spannungsfreie Deckung des Knochenstumpfs möglich ist. Kontrolle auf Bluttrockenheit, Nachkoagulation. Ausgiebige Spülung des Wundgebiets. Sodann wird die Muskulatur mit einigen U-Nähten locker von dorsal nach ventral über eine eingelegte 10er Redon-Drainage adaptiert. Subkutannaht. Spannungsfreie Hautrückstichnähte. Steriler Verband und stumpfe Wickelung.

- **Weiteres Prozedere**

Engmaschige Wundkontrollen bis zur zeitgerechten Entfernung des Nahtmaterials. Anpassung einer Prothese. Röntgen nach Drainagenentfernung nach 48 h. Übliche Analgesie.

N.N., FA für Chirurgie, Orthopädie und spezielle Unfallchirurgie

27.3 Amputation Zehe

Op-Bericht, Klinik für Unfall- und Wiederherstellungschirurgie

Pat.-Nr.:	**Fall-Nr.:**
Aktuelle Klinik:	**Station:**
Pat.-Name:	**Geb.-Dat.:**
	Geschlecht/Alter: m, 66 J.
Op-Datum:	
Op-Dauer (Schnitt/Naht): 28 min	
Saal:	
Personal:	
Operateur:	**Anästhesist:**
1. Assistent:	**Anästhesieschw./-pfl.:**
	Op-Schwester/-pfl.:
	Op-Springer:

- **Vorgeschichte/Indikation**

Bei dem Patienten ist bei insulinpflichtigem Diabetes mellitus mit peripherer Mikroangiopathie eine noch trockene Gangrän der Zehen 1 und 2 rechts, bis an das jeweilige Endgelenk reichend, aufgetreten. Es besteht ein geröteter Rand zur Nekrose hin. Bei drohendem Fortschreiten der Entzündung und unter Würdigung der Grunderkrankung des Patienten wurde mit ihm die Amputation von 1. und 2. Zehe besprochen. Der Patient hat schriftlich in das operative Vorgehen eingewilligt. Ein Team-Time-out wurde ohne Auffälligkeiten durchgeführt und dokumentiert.

- **Diagnose**

Trockene Gangrän der Zehen 1 und 2 rechts.

- **Operation**

Amputation der Zehen 1 und 2 rechts.

- **Vorgehen**

Ungestörte Beinplexusanästhesie rechts. Cefuroxim 1,5 g i.v. Rückenlagerung. Entsprechende Polsterung. Wiederholte Hautdesinfektion. Übliches steriles Abdecken. Auf das Anlegen einer Blutsperre wird wegen der Durchblutungsstörung verzichtet. Mittels sterilen Stifts Markierung der Absetzungsgrenze unter Wahl eines fischmaulartigen Zugangs.

Beginn der OP an der 1. Zehe. Entsprechender Hautschnitt, beginnend streckseitig, etwas distal des Grundgelenks. Subkutane Schnittführung bis auf die Strecksehnen. Diese werden nun mit einer Kocherklemme so weit als möglich vorluxiert und kranial abgesetzt. Kapseldurchtrennung streckseitig sowie medial und lateral. Die Gefäßnervenbündel werden aufgesucht, durchtrennt und elektrokoaguliert. Bei Gefäßdurchtrennung zeigen sich hier teils Gefäßthromben. Weitere Schnittführung sohlenseitig. Aufsuchen der Beugesehnen, die ebenfalls hervorluxiert und kranial abgesetzt werden.

Nun Vervollständigung der Amputation nach sohlenseitig. Kontrolle auf Bluttrockenheit. Koagulation verbliebener punktueller Blutungen. Kontrolle der Weichteildeckung des Stumpfs, die weit ausreichend ist. Sodann subkutane Adaptation und locker adaptive Hauteinzelknopfnähte.

Identisches Vorgehen bei nahezu identischem Befund an der zweiten Zehe.

Steriler Verband. Elastokompressive Wickelung.

- **Weiteres Prozedere**

Engmaschige Wundkontrollen bis zur zeitgerechten Nahtmaterialentfernung. Antibiose für 5 Tage postoperativ (3-mal 500 mg Cefuroxim oral). Röntgen nach 48 h. Engmaschige Laborkontrollen (Entzündungsparameter, Glukosespiegel).

N.N., FA für Chirurgie, Orthopädie und spezielle Unfallchirurgie

27.4 Amputation in der Lisfranc-Gelenklinie

Op-Bericht, Klinik für Unfall- und Wiederherstellungschirurgie

Pat.-Nr.:	**Fall-Nr.:**
Aktuelle Klinik:	**Station:**
Pat.-Name:	**Geb.-Dat.:**
	Geschlecht/Alter: w, 70 J.
Op-Datum:	
Op-Dauer (Schnitt/Naht): 51 min	
Saal:	
Personal:	
Operateur:	**Anästhesist:**
1. Assistent:	**Anästhesieschw./-pfl.:**
	Op-Schwester/-pfl.:
	Op-Springer:

- **Vorgeschichte/Indikation**

Vor mehreren Tagen beginnende putride Sekretion aus dem plantaren Vorfuß nach Amputation der Zehen 13 vor 3 Monaten (bei Diabetes mellitus). Es besteht eine deutliche CRP-Erhöhung. Die präoperative Aufklärung über die notwendige notfallmäßige Wundrevision, ggf. Nachamputation sowie weitere mögliche Folgeeingriffe bis hin zur Unterschenkelamputation ist erfolgt. Die Risikoaufklärung bezüglich der Operation liegt vor. Ein Team-Time-out wurde ohne Auffälligkeiten durchgeführt und dokumentiert.

- **Diagnose**

Abszedierung plantarer zentraler Mittelfuß 2×3×3 cm mit beginnender Vorfußphlegmone rechts.

- **Operation**

Amputation in der Lisfranc-Gelenklinie rechts. Abstrich, Histologie, Lavage, Anlage eines Vakuumverbands.

- **Vorgehen**

Gesicherte gepolsterte Rückenlagerung der Patientin. Ungestörte ITN. Clindamycin i.v. (bei bekannter Cephalosporin-Allergie). Fotodokumentation. Wiederholte Hautdesinfektion bis über das Knie, übliches steriles Abdecken. Auf das Anlegen einer Blutsperre wird wegen der Durchblutungsstörung verzichtet. Nun zunächst Röntgenkontrolle in beiden Ebenen mit Festlegung der Höhe der primär geplanten Nachamputation. Anzeichnen mit dem Stift. Die Schnittlinie liegt außerhalb der geröteten Areale.

Zunächst Bildung des aufgrund des plantaren Abszesses etwas kürzeren plantaren Weichteillappens durch plantare Haut- und Subkutisinzision. Gute Blutungen an den Schnitträndern. Weitere Präparation auf die Basen der Ossa metatarsalia zu. Kreuzende Sehnen werden nach Hervorluxation weitestmöglich proximal durchtrennt. In Orientierung an der plantaren Inzision erfolgt nun die dorsale Hautquerinzision unter Bildung eines weiter nach distal reichenden Hautlappens. Makroskopisch ist das Gewebe am Schnittrand nicht infiziert und gut durchblutet. Weitere Präparation auf die Basen der Ossa metatarsalia zu. Kreuzende Sehnen werden nach Hervorluxation weitestmöglich proximal durchtrennt. Die gewonnenen Hautlappen reichen zur späteren Deckung des Amputationsstumpfs aus. Nun wird dorsal und plantar auf den Ossa metatarsalia zur Lisfranc-Gelenklinie hin präpariert. Anschließend wird der Amputationsstumpf scharf durch die tarsometatarsale Gelenklinie vollendet. Blutstillung bipolar bei kräftiger Durchblutung. Abgabe des Präparats zur histologischen Aufarbeitung und unmittelbar postoperativer Abstrichabnahme aus der peripheren Nekrosezone mit Gewebe zur mikrobiologischen Untersuchung.

Tücher- und Instrumentenwechsel und nun mehrfache Desinfektion und Inkubation mit Betaisodonalösung des Amputationsstumpfs. Es finden sich keine weiteren Abszedierungen. Ausgiebige Spülung mit Ringer-Lösung. Nun folgt die Entknorpelung der sichtbaren Gelenkflächen, regelhafte Blutungen aus dem Knochen. Nochmals ausgiebige Spülung. Aufgrund der diabetischen Angiopathie sowie des Befunds mit Vorfußphlegmone erfolgt heute kein primärer Stumpfverschluss, sondern der Verschluss über einen Vacuseal-Schwamm, der nun zurechtgeschnitten wird. Vereinigung der Lappen dorsoplantar mit 4 grob adaptierenden Nähten über dem Vacuseal-Schwamm. Weitere Zurichtung des Vacuseal-Verbands, Aufbau von 50 mm kontinuierlichem Sog.

- **Weiteres Prozedere**

Vacuseal-Wechsel in 3–4 Tagen, Abstrich erfragen, ggf. Umstellung der Antibiose. Je nach Befund ggf. sekundärer Wundverschluss bei der nächsten Revision. Antibiose zunächst kalkuliert mit 3-mal 600 mg Clindamycin i.v. Analgesie und Thromboseprophylaxe. Röntgen postoperativ nach 2 Tagen.

N.N., FA für Chirurgie, Orthopädie und spezielle Unfallchirurgie

27.5 Amputation in der Chopart-Gelenklinie

Op-Bericht, Klinik für Unfall- und Wiederherstellungschirurgie

Pat.-Nr.:	Fall-Nr.:
Aktuelle Klinik:	Station:
Pat.-Name:	Geb.-Dat.:
	Geschlecht/Alter: m, 66 J.
Op-Datum:	
Op-Dauer (Schnitt/Naht): 51 min	
Saal:	
Personal:	
Operateur:	Anästhesist:
1. Assistent:	Anästhesieschw./-pfl.:
	Op-Schwester/-pfl.:
	Op-Springer:

■ **Vorgeschichte/Indikation**

Seit 2 Tagen bestehende teils putride Sekretion aus dem plantaren Vorfuß bei Malum perforans unter den Grundgelenken D I und auch D IV rechts. Es besteht eine beginnende Vorfußphlegmone. Nachweis einer deutlichen CRP-Erhöhung bei bekannter diabetischer Mikroangiopathie. Im konventionellen Röntgenbild unauffällige Darstellung des Rückfußes, Lyse des MTK-I-Köpfchens. Präoperative Aufklärung über die notwendige notfallmäßige Operation, ggf. Chopart-Amputation. Die schriftliche Einwilligung liegt vor. Ein Team-Time-out wurde ohne Auffälligkeiten durchgeführt und dokumentiert.

■ **Diagnose**

Abszedierung plantarer basisnaher Mittelfuß bei Malum perforans rechts.

■ **Operation**

Chopart-Amputation rechts, Lavage, Abstrich, Pathologie, intraoperativer Beginn mit i.v.-Antibiose mit Ciprobay 400 mg und Sobelin 600 mg i.v.

■ **Vorgehen**

Gesicherte gepolsterte Rückenlagerung des Patienten. Ungestörte ITN. Clindamycin i.v. (bei bekannter Cephalosporin-Allergie). Fotodokumentation. Wiederholte Hautdesinfektion bis über das Knie, übliches steriles Abdecken. Auf das Anlegen einer Blutsperre wird wegen der Durchblutungsstörung verzichtet.

Zunächst vorsichtige Exploration des 2 cm großen plantaren bis auf die Basen der Metatarsalia 1 und 4 reichenden Ulkus. An beiden Lokalisationen besteht eine eindeutige knöcherne Beteiligung, bei sofortigem Einbruch in die ausgedünnte Kortikalis. Somit erfolgt entsprechend der präoperativen Aufklärung die definitive Sanierung des Befunds durch Amputation in der Chopart-Gelenklinie.

Tücher-, Handschuh- und Instrumentenwechsel. Mehrfache erneute Hautdesinfektion. Unter BV Markierung der Schnittführung.

Der dorsale Hautschnitt beginnt 1 cm distal der Chopart-Gelenklinie und wird seitlich bis 2 cm vor die Malleoli sowie ca. 1 cm unterhalb des Malleolus medialis geführt. Der plantare Schnitt reicht an das Lisfranc-Gelenk zur Bildung eines größeren plantaren Lappens. Darstellung von A. und V. dorsalis pedis, sichere Ligatur beider gut perfundierten Gefäße. Nun Darstellung des N. peroneus profundus dorsal, danach der Äste von A., V. und N. tibialis posterior medial. Die geplante knöcherne Resektionsfläche wird von dorsal und plantar sicher dargestellt. Der Vorfuß wird unter manueller forcierter Plantarflektion im Chopart-Gelenk mit dem Messer amputiert. Belassung des Knorpels. Die Ablösung der fußsohlenseitigen Weichteile vom Knochen wird mit dem Amputationsmesser komplettiert. Einsendung von durch den Assistenten auf einem sterilen Beistelltisch gewonnenen Gewebeproben aus der Tiefe des Amputats zur mikrobiologischen Untersuchung und Abgabe des Präparats zur histologischen Aufarbeitung. Beginn der kalkulierten Antibiose (s. o.).

Tücher-, Handschuh- und Instrumentenwechsel. Mehrfache Desinfektion und Inkubation mit verdünnter Betaisodonalösung. Es finden sich keine weiteren Abszedierungen. Ausgiebige Spülung mit Ringer-Lösung. Nun Sehnenzügelung des Sprungbeins. Hierzu wird der Talus mithilfe einer Schanz-Schraube in Neutralstellung gebracht. Transposition der Sehne des M. tibialis anterior von medial durch den Taluskopf nach entsprechender 4,5 mm Bohrung und des M. peroneus longus von lateral ebenfalls durch den Taluskopf. Erreichen eines sicher verankerten Sehnenzügels. Zusätzlich Aufsteppen der Sehnen des

M. extensor hallucis longus, dann des M. extensor digitorum longus auf dem Taluskopf im Bereich der zuvor durch den Talus geführten Sehnen. Haut und Subkutis werden nun durchgreifend nach Positionierung einer tiefen Redon-Drainage vernäht. Der Wundverschluss erfolgt schichtweise spannungsfrei. Steriler Verband.

- **Weiteres Prozedere**

Geführte Physiotherapie zur aktiven und passiven Spitzfuß- und Varusprophylaxe. Vorfußprothese über Orthopädietechnik nach Konsolidierung der Weichteile. Antibiose fortsetzen (s. o.), Abstrich erfragen, ggf. Umstellung der Antibiose. Thromboseprophylaxe bis zur sicheren Mobilität, Entlastung. Röntgen Rückfuß dorsoplantar und seitlich sowie OSG in 2 Ebenen.

N.N., FA für Chirurgie, Orthopädie und spezielle Unfallchirurgie

27.6 Amputation Unterschenkel (nach Brückner)

Op-Bericht, Klinik für Unfall- und Wiederherstellungschirurgie

Pat.-Nr.:	Fall-Nr.:
Aktuelle Klinik:	Station:
Pat.-Name:	Geb.-Dat.:
	Geschlecht/Alter: w, 69 J.

Op-Datum:	
Op-Dauer (Schnitt/Naht): 54 min	
Saal:	
Personal:	
Operateur:	Anästhesist:
1. Assistent:	Anästhesieschw./-pfl.:
2. Assistent:	Op-Schwester/-pfl.:
	Op-Springer:

- **Vorgeschichte/Indikation**

Bei bekannter peripherer arterieller Verschlusskrankheit (pAVK) sowie seit 15 Jahren bestehendem Diabetes mellitus mit peripherer Polineuropathie ist unten genannte Weichgewebesituation aufgetreten, mit der sich die Patientin erst nach einer Woche bei ihrem Hausarzt vorgestellt hat. Es bestehen noch keine fortgeleiteten Entzündungszeichen. Die Nekrosen sind trocken. Die Patientin hat nach entsprechender Risikoaufklärung in das operative Vorgehen eingewilligt. Ein Team-Time-out wurde ohne Auffälligkeiten durchgeführt und dokumentiert.

- **Diagnose**

Trockene Demarkierung des Vorfußes bis zur Chopart-Gelenklinie bei chronischer pAVK (Stadium IV n. Fontaine) sowie insulinpflichtigem Diabetes mellitus.

- **Operation**

Unterschenkelamputation nach Brückner.

- **Vorgehen**

Rückenlagerung der Patientin. Cefuroxim 1,5 g intravenös. Ungestörte ITN. Dreimaliges Abwaschen und sterile Abdeckung des Op-Gebiets nach hausüblichem Standard. Auf das Anlegen einer Blutsperre wird wegen der Durchblutungsstörung verzichtet.

Schnitt ventral durch Haut, Subkutis und Muskelfaszien ca. 2 QF (4 cm) unterhalb der Tuberositas tibiae, querverlaufend zum Unterschenkel. Danach Bildung eines dorsalen Haut-Muskel-Lappens mit dem Amputationsmesser im Durchstichverfahren. Das Periost der Tibia und der Fibula wird an der vorgesehenen Osteotomie nach distal mit dem Raspatorium abgeschoben. Osteotomie der Tibia und Fibula in einem Zug mittels der Amputationssäge unter Kühlung. Danach werden die restlichen dorsalen Weichteile mit dem Amputationsmesser durchtrennt und der Unterschenkel abgesetzt. Präparat ad Histo. Vorläufige Blutstillung.

Dann Beurteilung der Weichteile, Muskulatur in allen Belangen vital, keine Infektzeichen. Nun Entfernung des M. soleus, des M. tibialis anterior, des M. extensor digitorum longus, des M. peronaeus longus, des M. flexor hallucis longus, M. tibialis posterior und des M. popliteus. Entfernung der Fibula unter Abtrennung der Bizepssehne am Fibulaköpfchen. Entfernung des N. peronaeus profundus und superficialis bis kurz proximal des Fibulaköpfchens, hier Ligatur. An der Lateralseite der Tibia werden vorsichtig, ohne Verletzung des Periosts die verbliebenen Muskelreste entfernt, bis das Periost silbrig glänzt. Es wird der N. tibialis aufgesucht, soweit als möglich nach proximal verfolgt und nach Anspritzung mit Lokalanästhetikum scharf durchtrennt. Die großen Gefäße (Aa. tibialis anterior und tibialis posterior) werden doppelt unterbunden. Die ventrale Knochenkante wird abgerundet. Aufsuchen des N. suralis, Nachverfolgung und proximale Absetzung nach 6 cm zur Amputationslinie. Nunmehr liegen M. gastrocnemius med. und lat. zur Deckung des Stumpfs vor. Wenig, eher diffuse Blutungen. Der M. gastrocnemius med. wird unter physiologischer Vorspannung von medial nach ventrolateral über die Tibia gelegt und mit dem Periost der ventralen und lateralen Tibia vernäht (Vicryl 1/0). Bei Athrophie des Muskels wird zur weiteren Deckung der Tibia in gleicher Weise der M. gastrocnemius lat. herangezogen und in gleicher Weise am Periost fixiert. Schichtweiser Wundverschluss unter Einbringen einer 12er Redon-Drainage mit Subkutannaht (1/0 Vicryl.) und spannungsfreiem Hautverschluss, beginnend in der Mitte, dann nach medial und abschließend nach lateral fortgeführten. Lateral überstehende Hautlefzen werden hierbei entfernt. Steriler Verband. Sterile Watte. Locker gewickelte elastische Wickelung.

- **Weiteres Prozedere**

Täglicher Verbandswechsel unter ärztlicher Aufsicht für die ersten 4 postoperativen Tage. Weitere Verbandswechsel nach Festlegung des Operateurs. Stumpf flach im Bett lagern. Redon-Zug und Röntgen am 3. postoperativen Tag.

N.N., FA für Chirurgie, Orthopädie und spezielle Unfallchirurgie

27.7 Exartikulation Knie

Op-Bericht, Klinik für Unfall- und Wiederherstellungschirurgie

Pat.-Nr.:	Fall-Nr.:
Aktuelle Klinik:	Station:
Pat.-Name:	Geb.-Dat.:
	Geschlecht/Alter: m, 73 J.

Op-Datum:
Op-Dauer (Schnitt/Naht): 79 min
Saal:
Personal:

Operateur:	Anästhesist:
1. Assistent:	Anästhesieschw./-pfl.:
2. Assistent:	Op-Schwester/-pfl.:
	Op-Springer:

- **Vorgeschichte/Indikation**

Bei insulinpflichtigem Diabetes mellitus ist nach auswärtiger Plattenosteosynthese einer II°-offenen Pilon-tibiale-Fraktur eine ausgeprägte, durch lokale Revisionen nicht mehr beherrschbare Unterschenkelinfektion aufgetreten. Der Patient entwickelt ein zunehmend septisches Krankheitsbild. Eine Risikoaufklärung bezüglich der Operation liegt vor. Ein Team-Time-out wurde ohne Auffälligkeiten durchgeführt und dokumentiert.

- **Diagnose**

Beginnende Sepsis bei Unterschenkelphlegmone mit Plattenlagerinfektion nach operativer Stabilisierung einer II°-offenen Pilon-tibiale-Fraktur links bei bekanntem Diabetes mellitus.

- **Operation**

Transgenikuläre Amputation des linken Beins.

- **Vorgehen**

Komplikationslose ITN, Rückenlagerung des Patienten. Fotodokumentation. Wiederholte Hautdesinfektion, übliches steriles Abdecken einschließlich der Hüfte. Unterpolsterung des Kniegelenks mit einer Tuchrolle. Bewusster Verzicht auf eine Blutsperre.

Der Hautschnitt erfolgt nach Stiftmarkierung jeweils quer zur Längsachse des Beins im anterioren Kniegelenksaspekt auf Höhe des Gelenkspalts sowie dorsal ca. 15 cm distal desselben. Durchtrennung der Subkutis. Versorgung der Hautvenen, insbesondere der V. saphena. Ligaturen mit resorbierbarem Material. Atraumatische Präparation des dorsalen muskulodermalen Weichteilmantels. Darstellen der Tuberositas tibiae und des Lig. patellae. Letzteres wird unter gleichzeitiger ventraler Arthrotomie durchtrennt. Zugang über dem Tibiaplateau und schrittweise Darstellung und Durchtrennung der Kniebinnenstrukturen (Menisken und Kreuzbänder) auf Höhe des tibialen Gelenkspalts. Am dorsalen Kapselübergang sorgfältiges Präparieren der A. und V. poplitea sowie des tibialen und fibularen Asts des N. ischiadicus. Einkürzen der Letzteren um ca. 5 cm unter Vermeidung eines Zugs auf die Nerven und Durchtrennung mit dem Messer. Sichere Durchstichligaturen und zusätzlich einfache Ligaturen beider oben genannter gut perfundierter Gefäße.

Nun Komplettierung der Exartikulation, indem der Unterschenkel aus dem hinteren Weichteilschlauch „geschält" wird. Die Mm. gastrocnemii werden bei guter Perfusion derselben proximalen kurzstreckig belassen. Abgabe des Unterschenkelamputats zur histologischen Untersuchung. Kürzen der Sehnenstümpfe, insbesondere des Lig. patellae, bis an den Unterrand der Patella. Abtragen einzelner Osteophyten mit dem Luer unter Verzicht der Entknorpelung bei noch intakten Knorpelflächen. Kontrolle auf Bluttrockenheit. Ausgiebige Spülung der Wunde, nochmals dezidierte Blutstillung. Tiefe 12er Redon-Drainage. Abschließend schichtweiser spannungsfreier Verschluss mit Ventralisieren des dorsalen Weichteil-Muskel-Mantels. Faszienadaptation, durchgreifende adaptierende Hautnaht nach Donati. Steriler Verband. Watte- und milde elastische Wickelung.

- **Weiteres Prozedere**

Verbandswechsel am 1. p.o. Tag. Röntgenkontrolle in 2 Ebenen. Analgetika und Thromboseprophylaxe nach Maßgabe der Stationsärzte. Drainagenzug nach 23 Tagen. Fadenzug nach 1416 Tagen. Verordnung einer Doppelschaftprothese über die Orthopädietechnik.

N.N., FA für Chirurgie, Orthopädie und spez. Unfallchirurgie

27.8 Amputation Oberschenkel

Op-Bericht, Klinik für Unfall- und Wiederherstellungschirurgie

Pat.-Nr.:	**Fall-Nr.:**
Aktuelle Klinik:	**Station:**
Pat.-Name:	**Geb.-Dat.:**
	Geschlecht/Alter: m, 69 J.
Op-Datum:	
Op-Dauer (Schnitt/Naht): 54 min	
Saal:	
Personal:	
Operateur:	**Anästhesist:**
1. Assistent:	**Anästhesieschw./-pfl.:**
2. Assistent:	**Op-Schwester/-pfl.:**
	Op-Springer:

- **Vorgeschichte/Indikation**

Der Patient ist nach einem Apoplex bettlägerig, hat trotz entsprechender Lagerungsmaßnahmen in der Pflegeeinrichtung trockene Dekubitalulzera bei bekannter pAVK bekommen. Es bestehen noch keine fortgeleiteten Entzündungszeichen. Die Nekrosen sind trocken. Nach eingehender Absprache mit den Angehörigen und dem Sohn als medizinischem Betreuer erfolgte der Entscheid zu unten genanntem operativen Vorgehen. Ein Team-Time-out wurde ohne Auffälligkeiten durchgeführt und dokumentiert.

- **Diagnose**

Trockene Ulzerationen an Fuß und Unterschenkel bei chronisch arterieller Verschlusskrankheit im Stadium IV nach Fontaine bei Bettlägerigkeit nach Apoplex (2001).

- **Operation**

Oberschenkelamputation im mittleren Drittel.

- **Vorgehen**

Ungestörte ITN. Cefuroxim 1,5 g intravenös. Es wird in Rückenlage mit etwas angehobenem Becken operiert. Dreimaliges Abwaschen bis über die Leiste hinweg und Abdecken nach hausüblichem Standard.

In der Mitte des Oberschenkels wird im Durchstichverfahren mit dem Amputationsmesser zuerst der ventrale Haut-Muskel-Lappen gebildet. Größere Gefäße werden ligiert.

Dann Abschieben des Periosts nach distal. Um den evtl. Blutverlust gering zu halten, wird das Femur mit der oszillierenden Säge unter Kühlung osteotomiert. Dann wird, wieder im Durchstichverfahren, der dorsale Haut-Muskel-Lappen gebildet. Sofortige Blutstillung der großen und kleinen Gefäße mittels Klemmen. Beurteilung der Blutung aus den großen Gefäßen. Absetzung des Beins.

Doppelte Unterbindung der großen Gefäße nach Präparation (A. und V. profunda femoris, A. und V. femoralis, A. und V. perforans, V. saphena magna).

Sodann werden der N. ischiadicus, der N. saphenus und die Rami musculares aufgesucht und mittels Lokalanästhetikum angespritzt, dann 5 cm nach proximal der Absetzung verfolgt, abgesetzt und unterbunden.

Beurteilung der muskulären Verhältnisse, allseits gute Muskelkontrakturen bei vitaler Muskulatur. Mit der Feile Abrundung des Femurendes. Der M. adductor magnus wird lokal etwas isoliert und nach lateral über das abgerundete Femurende geschlagen. Verankerung im Sinne einer Myopexie über 2 Bohrlöcher im Femur (etwa 2 cm proximal des Femurendes). Hierdurch kommt das Femur in die physiologische Adduktionsstellung. Die Muskulatur wird unter physiologische Vorspannung gebracht. Darüber werden die Kniestrecker mit den Kniebeugern unter einer Myopexie am Femur vernäht und somit das Herausrutschen des Femurendes aus der Muskelschlinge gebannt. Sukzessives Vernähen der Muskulatur miteinander (Vicryl).

Einlegen einer tiefen und einer oberflächlichen Redon-Drainage (je 14 Ch). Subkutannaht. Spannungsfreie Hautrückstichnaht. Steriler Verband. Sterile elastische Wickelung.

■ **Weiteres Prozedere**

Die ersten 4 postoperativen Tage täglich Verbandswechsel. Lagerung bei Durchblutungsstörung flach im Bett. Redon-Zug und Röntgenkontrolle nach 3 Tagen. Kontrolle der elastischen Wicklung nach 4 h (falls zu straff, neu wickeln). Analgesie und Thromboseprophylaxe nach Maßgabe der Stationsärzte.

N.N., FA für Chirurgie, Orthopädie und spezielle Unfallchirurgie

27.9 Exartikulation Hüftgelenk

Op-Bericht, Klinik für Unfall- und Wiederherstellungschirurgie

Pat.-Nr.:	**Fall-Nr.:**
Aktuelle Klinik:	**Station:**
Pat.-Name:	**Geb.-Dat.:**
	Geschlecht/Alter: w, 72 J.
Op-Datum:	
Op-Dauer (Schnitt/Naht): 95 min	
Saal:	
Personal:	
Operateur:	**Anästhesist:**
1. Assistent:	**Anästhesieschw./-pfl.:**
2. Assitent:	**Op-Schwester/-pfl.:**
	Op-Springer:

- **Vorgeschichte/Indikation**

Bei der Patientin erfolgten mehrfache Operationen/Revisionen in einem auswärtigen Krankenhaus im Bereich der rechten Leiste bei pAVK, zuletzt wurde ein Patch im Bereich der A. femoralis rechts implantiert. Im Rahmen der letzten Revision war ein Knistern im Oberschenkel palpiert worden. Es erfolgte bei dringendem Verdacht auf eine Gasbrandinfektion die Oberschenkelablation rechts. Anschließend intubierte Verlegung zu uns zur weiteren chirurgischen Versorgung und HBO-Therapie. Klinisch zeigt sich auch mit Verlegung ein palpatorisches Knistern ventral oberhalb des Verbands bis nah an die Leiste reichend. Bekannte Hüft-TEP rechts. CRP 493 mg/l, Leukozyten 21 Gpt/l. Eine Risikoaufklärung bezüglich der Operation liegt vor. Ein Team-Time-out wurde ohne Auffälligkeiten durchgeführt und dokumentiert.

- **Diagnose**

Infektion mit Cl. perfringens (Gasbrand) des Oberschenkels rechts bei liegender Hüft-TEP.

- **Operation**

Revision und Hüftexartikulation mit Hüft-TEP-Ausbau rechts („life before limb"). Histologie, Abstriche.

- **Vorgehen**

Rückenlagerung der intubierten Patientin. Erhöhung des Stumpfs rechts durch Unterlage eines Gelkissens unter die Hüfte rechts. Verbandsabnahme, Fotodokumentation. Massiv gerötete Hautverhältnisse des Amputationsstumpfs vor allem medial nach Oberschenkelamputation. Wiederholte Hautdesinfektion, übliches Abdecken.

In Orientierung an den Infektionszeichen der Weichteile und dem palpablen Knistern wird der Hautschnitt markiert. Ventral geht die geplante Inzision an das Leistenband, medial an die Genitalfalte, dorsal bleibt noch ein breiterer Weichteillappen. Durchführung der geplanten Hautinzision zirkulär unter dezidierter Blutstillung. Im Wesentlichen gut durchblutetes Gewebe, wenige thrombosierte Gefäße. Zuerst ventrale schichtweise Präparation in die Tiefe unter Darstellung des Gefäßpatchs im Bereich der A. femoralis. Die Begleitvenen sind thrombosiert, werden mittels Durchstichligatur unterbunden. Darstellung der A. femoralis oberhalb des Patchs und Durchtrennung nach Setzen von Klemmen. Es zeigt sich die komplette Thrombosierung. Übliche Durchstichligatur. Ligaturen des N. femoralis nach Einkürzen desselben. Dann lateral- und dorsalseitig Präparation unter sukzessiver Blutstillung. Der N. ischiadicus wird dargestellt, nach proximal präpariert und ligiert.

Nun zirkuläre Präparation bis auf die Hüftgelenkskapsel. Eröffnen der Kapsel und Luxation des Gelenks. Nun Durchtrennen noch verbliebener dorsaler Weichteilbrücken Beendigung der Exartikulation in toto. Histologie.

Palpatorisch lässt sich in den verbliebenen Weichteilen kein Knistern und makroskopisch kein Infekt nachweisen.

Das verbliebene Gewebe ist gut durchblutet. Die Muskulatur reagiert auf Betasten allseits kontrahierend. Nun Entfernen des Inlays und Entfernen der Pfanne nach zirkulärer Präparation mit den gekröpften Pfannenrand-Meißeln, kein palpabler Defekt des azetabulären Knochens bei diffuser spongiöser Blutung. Weitere Blutstillung, grob adaptierende Muskelnähte der tiefen Muskulatur mit weit ausreichendem Abfluss. Einlage von 3 in Ringer-Lösung getränkten Bauchtüchern und umgreifende, nicht adaptierende muskuläre Nähte. Einwickeln des Absetzungsrands in sterile Tücher. Ende der Operation.

Intubierter Transport zur direkt folgenden hyperbaren Sauerstofftherapie.

- **Weiteres Prozedere**

Antibiose fortsetzen. Revision am Folgetag. Abstriche erfragen, ggf. Modifikation nach Antibiogramm. Analgesie und Thromboseprophylaxe nach Maßgabe der Stationsärzte.

N.N., FA für Chirurgie, Orthopädie und spezielle Unfallchirurgie

Aneurysmachirurgie

O. Richter

28.1   Aortale Rohrprotheseninterposition   – 368

28.2   Aortobiiliakale Bifurkationsprothesenanlage   – 370

28.3   Aortomonoiliakale endovaskulare Aneurysmareparatur (EVAR)   – 371

28.4   Aortobiliakale endovaskulare Aneurysmareparatur (EVAR)   – 373

28.5   Thorakale endovaskulare Aortenreparatur (TEVAR)   – 374

28.6   Aortobiiliakale Stentgraft-Prothesen-Implantation (2-fach fenestrierte endovaskuläre Aneurysmareparatur – FEVAR)   – 375

28.7   Aortobiiliakale Stentgraft-Prothesen-Implantation (4-fach kombiniert fenestrierte und gebranchte endovaskuläre Aneurysmareparatur – FEVAR)   – 376

28.8   Autologe popliteale Veneninterposition   – 378

© Springer-Verlag GmbH Deutschland, ein Teil von Springer Nature 2018
O. Richter, D. Uhlmann (Hrsg.), *Operationsberichte Allgemein-, Viszeral-, Gefäß- und Thoraxchirurgie*, Operationsberichte
https://doi.org/10.1007/978-3-662-57283-2_28

28

28.1 Aortale Rohrprotheseninterposition

Op-Bericht, Klinik für Gefäßchirurgie

Pat.-Nr.:	Fall-Nr.:
Aktuelle Klinik:	Station:
Pat.-Name:	Geb.-Dat.:
	Geschlecht/Alter: m, 75 J.
Op-Datum:	
Op-Dauer (Schnitt/Naht): 123 min	
Saal:	
Personal:	
1. Operateur:	Anästhesist:
2. Operateur:	Anästhesieschw./-pfl.:
3. Operateur:	Op-Schwester/-pfl.:
	Op-Springer:

- **Indikation/Vorgeschichte**

Die Op-Indikation ergibt sich aus einem größenprogredienten 57 mm großen infrarenalen Aortenaneurysma mit atypischer Konfiguration nach dorsolateral abweichend. Entsprechend der Vordiagnostik beginnt das Aneurysma direkt unterhalb der Nierenarterien, reicht bis an die Aortenbifurkation heran und beteiligt fraglich die rechte Beckenstrombahn. Es ist eine Aneurysmaausschaltung mit Rohrprotheseninterposition mit ggf. Bifurkationsprothesenanlage geplant. Eine Risikoaufklärung bezüglich der Operation liegt vor. Ein Team-Time-out wurde ohne Auffälligkeiten durchgeführt und dokumentiert.

- **Diagnose**

Infrarenales Aortenaneurysma.

- **Operation**

Aneurysmaausschaltung, Rohrprotheseninterposition.

- **Vorgehen**

In ITN, Rückenlage und perioperativer Antibiose (Cefuroxim) erfolgt nach Desinfektion und Abdeckung nach üblichem Muster bei dem ausgeprägt adipösen Patienten (BMI von ca. 35) eine mediane Laparotomie. Nach Eröffnung des Abdomens und orientierender Untersuchung finden sich eine ausgeprägte Adipositas und eine ausgeprägte Sigmadivertikulose. Die Leber ist steatotisch verändert, ansonsten kann kein pathologischer Befund erhoben werden. Eventration des Dünndarms und Einschlagen in feuchte Bauchtücher, der Kolonrahmen wird in den linken Oberbauch verschoben und ebenfalls mit feuchten Bauchtüchern geschützt, Einsetzen des Omnitraktsystems. Spalten des Retroperitoneums über der Aorta und Freilegen der infrarenalen Aorta bis zu den iliakalen Gefäßen. Vorbereiten für ein Ausklemmen infrarenal, systemische Heparinisierung (5000 IE). Nach entsprechender Kreislaufzeit Ausklemmen aortal und iliakal sowie der A. mesenterica inferior (AMI). Längsinzision in die ausgeprägt arteriosklerotische Aorta. Abstrich aus dem dorsalseitigen Thrombusinhalt. Verlängerung des Schnitts bis zum Aneurysmahals. Dort tangentiale Erweiterung des Schnitts. Analoges Vorgehen in Höhe der Aortenbifurkation. Die Rekonstruktion kann in diesem Bereich durchgeführt werden, eine Verlängerung nach iliakal ist nicht erforderlich. Es besteht eine ausgeprägte Blutung über die Lumbalgefäße. Diese können nur nach Desobliteration der Aorta mit Vicryl 3/0 umstochen werden. Die AMI wird bei gutem Rückstrom desobliteriert und soll insbesondere aufgrund der ausgeprägten Sigmadivertikulose auf die Gefäßprothese nachfolgend transponiert werden. Anreichen einer 16er beschichteten Rohrprothese (Gelsoft plus, Fa. Vascutek). End-zu-End-Anastomosierung der Gefäßprothese an die Aorta mittels Prolene 3/0. Nach Beenden der zirkulären Naht erfolgt ein probeweises Aufklemmen. Es zeigt sich eine dorsalseitige Restblutung, die nochmals umstochen wird. Nachfolgend ist der Situs unauffällig. Zurechtschneiden der Gefäßprothese und Anastomosierung in Höhe der Aortenbifurkation ebenfalls End-zu-End. Vor Beenden der Vorderwandnaht erfolgt ein Flushen aller Gefäßanteile. Nach Freigabe der Perfusion kann eine Pulsation über beiden Beckengefäßen abgeleitet werden. Größere Blutungen bestehen nicht. Einlage heißer Bauchtücher. Nachfolgend partielles tangentiales Ausklemmen der Gefäßprothese und von links lateral Exzision der Gefäßprothese für die Anastomosierung und Transposition der AMI. Die desobliterierte AMI kann schräg End-zu-Seit auf die Prothese mittels Prolene 5/0 fortlaufend anastomosiert werden. Nach Freigabe ist eine gute Pulsation über der AMI ableitbar. Nochmals Durchführen einer subtilen Blutstillung und Gabe von Protamin (5000 IE). Bei nachfolgender Bluttrockenheit Einlage einer 20er Robinson-Drainage paraaortal. Naht der alten Aneurysmawand über der Prothese (Vicryl 2/0), fortlaufender Verschluss des Retroperitoneums (Vicryl 2/0). Replatzieren des Darmpakets. Schichtweiser Bauchdeckenverschluss (1er PDS-Schlinge), Klammerhautnaht, Verband.

- **Weiteres Prozedere**

Der Patient wird zur weiteren intensivmedizinischen Betreuung im extubierten Zustand auf die Intensivstation verlegt. Clexane 40 mg s.c. 2-mal/Tag.

N.N., CA/FA für Chirurgie/Gefäßchirurgie

28.2   Aortobiiliakale Bifurkationsprothesenanlage

Op-Bericht, Klinik für Gefäßchirurgie

Pat.-Nr.:	Fall-Nr.:
Aktuelle Klinik:	Station:
Pat.-Name:	Geb.-Dat.:
	Geschlecht/Alter: m, 56 J.
Op-Datum:	
Op-Dauer (Schnitt/Naht): 144 min	
Saal:	
Personal:	
1. Operateur:	Anästhesist:
2. Operateur:	Anästhesieschw./-pfl.:
3. Operateur:	Op-Schwester/-pfl.:
	Op-Springer:

■ **Indikation/Vorgeschichte**

Die Op-Indikation ergibt sich aus einem infrarenalen Aortenaneurysma (55 mm Durchmesser) bifurkationsnah. Zusätzlich sind in beiden Beckenachsen arteriosklerotische Veränderungen mit entsprechender Klaudikationssymptomatik (100 m) vorhanden, wobei rechtsseitig die Stenosierung besonders im Iliakalbifurkationsbereich höhergradig ist. Geplant wird die Anlage einer aortobiiliakalen Bifurkationsprothese. Nebenbefundlich bestehen ein Diabetes mellitus, eine Adiapositas per magna sowie eine Sigmadivertikulose, Zustand nach B-II-Resektion und Cholezystektomie vor ca. 30 Jahren. Ein Team-Time-out wurde ohne Auffälligkeiten durchgeführt und dokumentiert.

■ **Diagnose**

Infrarenales Aortenaneurysma.

■ **Operation**

Aneurysmaausschaltung, aortobiiliakale Bifurkationsprothesenanlage.

■ **Vorgehen**

In ITN, Rückenlage und perioperativer Antibiose (Cefuroxim) erfolgt die mediane Laparotomie. Bei der orientierenden Untersuchung des Abdomens finden sich größere Verwachsungen im Bereich des rechten Oberbauchs sowie die bereits bekannte Sigmadivertikulose. Ausgeprägtes und schwieriges Lösen von Verwachsungen. Einschlagen des eventrierten Dünndarms und des in den linken Oberbauch platzierten Kolonrahmens in feuchte Bauchtücher, Einsetzen des Omnitractsystems. Freilegen des Retroperitoneums, Spalten desselbigen über der Aorta und infrarenales Freilegen der Aorta, von dem Aneurysma und der A. iliaca communis (AIC) bds. Die AIC sind palpatorisch ausgeprägt arteriosklerotisch verändert. Eine Anastomosierung ist im Bereich der Communis rechtsseitig nicht möglich, sodass die Iliakalbifurkation und die A. iliaca externa freigelegt werden. Im Verlauf besteht weiterhin eine Arteriosklerose, aber ein Ausklemmen der Gefäße ist peripher möglich. Systemische Heparinisierung (5.000 IE). Nach entsprechender Kreislaufzeit Ausklemmen der Aorta und der Beckengefäße. Längsinzision der Aorta. Endarteriektomie der ausgeprägt wandstarren dorsalen Seite. Übernähen der blutenden Lumbaläste. Zurechtschneiden der rifampicingetränkten Gelsoft-Plus-Prothese (Größe 16x8 mm, Fa. Vascutek), E-/E-Anastomosierung aortal mittels Prolene 3/0 fortlaufend. Schräge E-/S-Anastomosierung auf die linke AIC (Prolene 4/0) fortlaufend, vor Beenden der Vorderwandnaht selektives Flushen der linken Seite, nachfolgend Freigeben des linken Prothesenschenkels. Die Pulsation ist gut. Einzelne Umstechungen werden erforderlich. Bei nachfolgender Bluttrockenheit Einlage heißer Kochsalzkompressen. Längsarteriektomie der rechten AIC. Lokale Endarteriektomie. Die Plaquebildung reicht in die Interna und Externa hinein. Komplette Endarteriektomie der Iliakalbifurkation. Instillation von Heparin-Kochsalz-Lösung. Ausklemmen. Nachfolgend Absetzen des Plaquezylinders im Bereich der A. iliaca externa. Setzen von Einzelknopf-Intima-Adaptationsnähten. Nachfolgend Zurechtschneiden des rechten Prothesenschenkels und schräge E-/S-Anastomosierung (Prolene 4/0) von der A. iliaca communis beginnend bis in die Externa hinein. Vor Beenden der Vorderwandnaht erfolgt ein Flushen der Gefäße. Nach Freigabe kann eine gute Pulsation über den Bypass und den abgehenden Gefäßen abgeleitet werden. Protamingabe (5000 IE). Einlage heißer Bauchtücher. Bei nachfolgender Bluttrockenheit Platzieren einer 20er Robinson-Drainage paraaortal. Verschluss der Aortenwand über der Prothese i. S. der Inlay-Technik. Verschluss des Retroperitoneums. Replatzieren des Darmes. Bei Bluttrockenheit schichtweiser Bauchdeckenverschluss (1er PDS-Schlinge). Klammerhautnaht. Verband.

■ **Weiteres Prozedere**

Der Patient wird zur weiteren intensivmedizinischen Betreuung im extubierten Zustand auf die ITS verlegt. Clexane 40 mg s.c. 2-mal/Tag.

N.N., CA/FA für Chirurgie/Gefäßchirurgie

28.3 Aortomonoiliakale endovaskulare Aneurysmareparatur (EVAR)

Op-Bericht, Klinik für Gefäßchirurgie

Pat.-Nr.:	Fall-Nr.:
Aktuelle Klinik:	Station:
Pat.-Name:	Geb.-Dat.:
	Geschlecht/Alter: w, 80 J.

Op-Datum:
Op-Dauer (Schnitt/Naht): 122 min
Saal:
Personal:

1. Operateur:	Anästhesist:
2. Operateur:	Anästhesieschw./-pfl.:
3. Operateur:	Op-Schwester/-pfl.:
	Op-Springer:

- **Indikation/Vorgeschichte**

Die Op-Indikation ergibt sich aus einem größenprogredienten infrarenalen Aortenaneurysma mit 0,8 cm Wachstum im letzten halben Jahr. Das Aneurysma weist eine Größe von 5,5 cm auf. Aufgrund der Allgemeinsituation der Patientin sollte auf eine offene OP verzichtet werden. Die interventionelle Versorgung kann nur als monoiliakales System durchgeführt werden, da im Bereich der Aortenbifurkation eine zirkuläre Arteriosklerose vorliegt und der Durchmesser keine 2 Stent-Lumina erlaubt. Geplant ist ein monoiliakales System der Fa. Medtronic mit Verschluss der linken A. iliaca communis durch einen Occluder und die Anlage eines femorofemoralen Crossover-Bypasses. Eine Risikoaufklärung bezüglich der Operation liegt vor. Ein Team-Time-out wurde ohne Auffälligkeiten durchgeführt und dokumentiert.

- **Diagnose**

Größenprogredientes infrarenales Aortenaneurysma.

- **Operation**

EVAR, aortomonoiliakal rechts, femorale Crossover-Bypass-Anlage.

- **Vorgehen**

In ITN, Rückenlage und perioperativer Antibiose (Sobelin bei Cefuroxim-Allergie) erfolgt nach Desinfektion und Abdeckung nach üblichem Muster die Längsinzision beider Leisten (links simultan durch 2. Operateur). Nach medial Abpräparieren der Lymphbahnen. Darstellen und Anzügeln der Leistengefäße. Systemische Heparinisierung mittels 5000 IE Heparin. Punktion der A. femoralis communis (AFC) in typischer Art, jeweils Einführen einer 5er Punktionsschleuse; rechts wird in Seldinger-Technik ein Angiografiekatheter eingeführt und nachfolgend gegen einen steifen Lunderquist-Draht gewechselt. Linksseitig Einbringen eines linearen Messkatheters. Von rechts Vorführen eines monoiliakalen Stentgraftsystems (ENUF2514C105, Fa. Medtronic) bis zum vermeintlichen Nierenarterienabgang. Durchführen einer intraoperativen Angiografie, die Nierenarterien werden deutlich dargestellt. Infrarenal erfolgt nun die Freisetzung des Stentgraftsystems. Anschließend erfolgt die Verlängerung nach rechts iliakal durch eine sich verjüngende Stentgraftprothese von 16 auf 13 mm (ENLW1613C80). Anmodellieren der Stentsysteme mittels Reliant-Ballon-Katheter. Von linksseits erfolgt jetzt der Wechsel des Angiografiesystems gegen einen Lunderquist-Draht. Darüber erfolgt die Implantation eines Occluder-Systems mit 12 mm Durchmesser (31 mm Länge). Nachfolgend wird von rechts eine Abschlusskontrollangiografie durchgeführt, in der sich ein regelhafter Befund, ohne Endoleak, mit Verschluss der linken Beckenachse darstellen lässt. Entfernen aller Katheter und Drähte, Ausklemmen der Leistengefäße. Verlängerung des Schnittes in der AFC und Vorbereiten der Anastomosierung für einen femorofemoralen Crossover-Bypass bei nun bestehendem Verschluss der linken A. iliaca communis (AIC). Anreichen der 8 mm Gelsoft-Plus-Prothese (Fa. Vascutek). Zunächst schräge End-zu-Seit-Anastomosierung rechts femoral unter Nutzung von 2 Eckfäden, Prolene 5/0 fortlaufend. Subkutanes Tunnelieren nach links femoral mittels Tunnelator und dort analog schräge End-zu-Seit-Anastomosierung auf die AIC. Vor Beenden der Vorderwandnaht der linken Seite erfolgt ein Flushen aller Gefäßanteile. Nach Freigabe der Perfusion kann eine gute Pulsation auf dem Prothesebypass abgeleitet werden, ebenso auf den distalen Gefäßabgängen. Einlegen heißer Kompressen. Gabe von Protamin (5000 IE). Bei Bluttrockenheit Einlage jeweils einer 12er Robinson-Drainage. Entfernen der Kompressen und schichtweiser Wundverschluss. Jeweils Subkutannaht. Fortlaufende Hautnaht. Verband.

- **Weiteres Prozedere**

Die Patientin wird im Op-Saal extubiert und in den Aufwachraum zur weiteren postoperativen Überwachung verlegt. Gegen 18:00 Uhr Verlegung auf die Normalstation möglich. Clexane 40 mg s.c. 2-mal/Tag.

N.N., CA/FA für Chirurgie/Gefäßchirurgie

28

28.4 Aortobiliakale endovaskulare Aneurysmareparatur (EVAR)

Op-Bericht, Klinik für Gefäßchirurgie

Pat.-Nr.:	Fall-Nr.:
Aktuelle Klinik:	Station:
Pat.-Name:	Geb.-Dat.:
	Geschlecht/Alter: m, 73 J.
Op-Datum:	
Op-Dauer (Schnitt/Naht): 88 min	
Saal:	
Personal:	
1. Operateur:	Anästhesist:
2. Operateur:	Anästhesieschw./-pfl.:
3. Operateur:	Op-Schwester/-pfl.:
	Op-Springer:

- **Indikation/Vorgeschichte**

Die Op-Indikation ergibt sich aus einem asymptomatischen, großen infrarenalen Aortenaneurysma (80 mm Durchmesser), das als Zufallsbefund bei Z. n. rezidivierender TIA-Symptomatik im Rahmen der Umfelddiagnostik festgestellt wurde. Als Nebenbefund besteht im rechten Oberlappen ein karzinomverdächtiger Rundherd. Geplant ist die Implantation einer aorto-biiliakalen Stentgraftprothese (Fa. Medtronic) zur Ausschaltung des infrarenalen Aortenaneurysmas. Nachfolgend soll kurz-fristig der pulmonale Rundherd operativ in der Thoraxchirurgie versorgt werden. Eine Risikoaufklärung bezüglich der Ope-ration liegt vor. Ein Team-Time-out wurde ohne Auffälligkeiten durchgeführt und dokumentiert.

- **Diagnose**

Infrarenales Aortenaneurysma.

- **Operation**

Aortobiiliakale Stentgraft-Implantation, Aneurysmaausschaltung.

- **Vorgehen**

In ITN, Rückenlage und perioperativer Antibiose (Cefuroxim) erfolgt nach Desinfektion und Abdeckung nach üblichem Muster zunächst die Freilegung beider Leisten. Nach medial Abpräparieren der Lymphbahnen. Darstellen und Anzügeln der Leistengefäße. Diese sind beidseits, besonders dorsalseitig, arteriosklerotisch verändert. Die Implantation der Stentprothese erscheint aber transfemoral möglich. Systemische Gabe von 7000 IE Heparin i.v. In Seldinger-Technik nacheinander Punktie-ren beider Aa. femoralis communis und Einlegen der Schleusen. Zunächst rechts Einführen eines Terumo-Drahts, Sondieren der Aorta und nachfolgend Wechsel gegen einen starren Lunderquist-Draht. Linksseits Einführen eines Angiografiemess-katheters und Durchführen der intraoperativen Messangiografie. Die präoperativ ausgemessene Stentprothese mit 32 mm Durchmesser kann wie geplant verwendet werden. Einbringen des Hauptkörpers von rechts (ETBF 3220C166, Fa. Medtronic). Zunächst infrarenales zentrales Freisetzen bis zum Eröffnen des kontralateralen Beins. Absetzen des zentralen Hakensystems. Sondieren des kontralateralen Beins und über einen steifen Lunderquist-Draht Implantation eines Iliakal-Beinchens (ETL-W26C124, Fa. Medtronic) bis in die linke A. iliaca communis. Nach Absetzen des kontralateralen Schenkels erfolgt das kom-plette Freisetzen der Hauptprothese. Nachfolgend ein Anmodellieren der gesamten Prothese mittels Reliant-Ballon und die Durchführung einer Kontrollangiografie. In dieser zeigen sich ein regelhaft ausgeschaltetes Aortenaneurysma und keine Anzeichen eines Endoleaks. Somit Entfernen aller Drähte und Katheter. Verschluss der Arteriotomie mittels Prolene 5/0 fort-laufend beidseits. Subtile Blutstillung und Gabe von Protamin (5000 IE). Einlage jeweils einer 14er Robinson-Drainage. Schichtweiser Wundverschluss. Einzelknopfhautnaht. Verband.

- **Weiteres Prozedere**

Der Patient wird im extubierten Zustand, bei guten Leistenpulsen beidseits zur weiteren postoperativen Überwachung auf die IMC verlegt. Clexane 60 mg s.c. 2-mal/Tag.

N.N., CA/FA für Chirurgie/Gefäßchirurgie

28.5   Thorakale endovaskulare Aortenreparatur (TEVAR)

Op-Bericht, Klinik für Gefäßchirurgie

Pat.-Nr.:	**Fall-Nr.:**
Aktuelle Klinik:	**Station:**
Pat.-Name:	**Geb.-Dat.:**
	Geschlecht/Alter: w, 84 J.
Op-Datum:	
Op-Dauer (Schnitt/Naht): 93 min	
Saal:	
Personal:	
1. Operateur:	**Anästhesist:**
2. Operateur:	**Anästhesieschw./-pfl.:**
3. Operateur:	**Op-Schwester/-pfl.:**
	Op-Springer:

- ■ **Indikation/Vorgeschichte**

Die Op-Indikation ergibt sich aus einem ca. 7,5 cm großen thorakalen Aortenaneurysma ca. 4 cm nach Abgang der linken A. subclavia. Die Patientin war in der Kardiologie/Angiologie aufgrund kardialer Probleme vorstellig. Es erfolgte dort die entsprechende Diagnostik und Konditionierung der kardialen Situation. Eine Ausschaltung des thorakalen Aortenaneurysmas erscheint aus Sicht der Kardiologen machbar und in Hinsicht auf die Gesamtprognose der Patientin indiziert. Geplant ist thorakal die Implantation einer Stentgraftprothese (TAG, Fa. Gore). Die Prothese soll oberhalb des Truncus coeliacus enden. Eine Implantation nach dem Abgang der A. subclavia li. erscheint möglich. Durch die Anästhesie erfolgte präoperativ das Einschwemmen von Schrittmacherstimulationselektroden zur externen Stimulation. Eine Risikoaufklärung bezüglich der Operation liegt vor. Ein Team-Time-out wurde ohne Auffälligkeiten durchgeführt und dokumentiert.

- ■ **Diagnose**

Thorakales Aortenaneurysma.

- ■ **Operation**

Implantation einer thorakalen Aortenstentgraftprothese (TEVAR).

- ■ **Vorgehen**

In ITN, Rückenlage und perioperativer Antibiose (Cefuroxim) erfolgt nach Desinfektion und Abdeckung nach üblichem Muster zunächst die Längsinzision der rechten Leiste. Nach medial Abpräparieren der Lymphbahnen. Darstellen und Anzügeln der Leistengefäße. Systemische Heparinisierung (7000 IE). Nach entsprechender Kreislaufzeit Punktieren der A. femoralis communis. In Seldinger-Technik Einführen einer Schleuse, nachfolgend Einbringen eines Terumodrahts bis zum Aortenbogen und Wechseln gegen einen Angiografiekatheter. Durchführen einer Kontrollangiografie und nochmaliges Ausmessen des Stentsystems. Eine 45 mm, 20 cm lange TAG-Prothese (Fa. Gore) erscheint ausreichend für die gesamte Überbrückung des aneurysmatischen Anteils. Alle Aufnahmen werden in LAO durchgeführt. Wechseln des Katheters gegen einen steifen Lunderquist-Draht. Einführen einer 26er Gore-Schleuse nach aortal, darüber Einführen der Stentgraftprothese, Positionieren und in funktionellem Herzstillstand („rapid pacing" durch die Anästhesie) Implantieren und Entfalten der Stentprothese kurz nach Abgang der A. subclavia. Nachfolgend Anmodellieren im zentralen und distalen Anteil. Durchführen der Kontrollangiografie mit regelhaftem Ausstrom. Das Aneurysma ist sicher ausgeschaltet. Ein Endoleak wird nicht dargestellt. Entfernen aller Schleusen und Drähte. Verschluss der Arteriotomie mittels Prolene 5/0 fortlaufend. Einlage einer 14er Robinson-Drainage. Schichtweiser Wundverschluss. Hautnaht. Verband.

- ■ **Weiteres Prozedere**

Es wurden 5000 IE Protamin verabreicht. Die Patientin wird im extubierten Zustand, mit regelhafter Motorik in beiden Beinen, auf die ITS zur weiteren postoperativen Überwachung verlegt. Clexane 40 mg s.c. 2-mal/Tag.

N.N., CA/FA für Chirurgie/Gefäßchirurgie

28.6 Aortobiiliakale Stentgraft-Prothesen-Implantation (2-fach fenestrierte endovaskuläre Aneurysmareparatur – FEVAR)

Op-Bericht, Klinik für Gefäßchirurgie

Pat.-Nr.:	**Fall-Nr.:**
Aktuelle Klinik:	**Station:**
Pat.-Name:	**Geb.-Dat.:**
	Geschlecht/Alter: m, 72 J.
Op-Datum:	
Op-Dauer (Schnitt/Naht): 160 min	
Saal:	
Personal:	
1. Operateur:	**Anästhesist:**
2. Operateur:	**Anästhesieschw./-pfl.:**
3. Operateur:	**Op-Schwester/-pfl.:**
	Op-Springer:

- **Vorgeschichte/Indikation**

Die Op-Indikation ergibt sich aus einem 62 mm großen, juxtarenalen Aortenaneurysma mit Indikation zur operativen Versorgung. Entsprechend der CT-Untersuchung bestand kein ausreichender Aneurysmahals, sodass bei der Versorgung auf eine 2-fach fenestrierte Prothese zurückgegriffen werden muss. Diese wurde bei der Fa. Vascutek patientenbezogen in Auftrag gegeben (Anaconda, proximaler Durchmesser 34 mm). Nebenbefundlich bestanden eine arterielle Hypertonie und eine Adipositas (BMI 34). Eine Op-Aufklärung liegt vor.

- **Diagnose**

Juxtarenales Aortenaneurysma.

- **Operation**

Implantation einer 2-fach fenestrierten aortobiiliakalen Stentgraft-Prothese (FEVAR).

- **Vorgehen**

In ITN, Rückenlage und perioperativer Antibiose (Cefuroxim) erfolgt nach Team-Time-out, Desinfektion und Abdeckung die Längsinzision in beiden Leisten. Nach medialem Abpräparieren der Lymphbahnen Darstellen und Anzügeln der Leistengefäße, die beidseits ausgeprägt arteriosklerotisch verändert sind; eine Implantation erscheint aber möglich. Systemische Heparinisierung (7000 IE) durch die Anästhesie. Von links wird nach Vorlegen einer 11er Punktionsschleuse ein Angiografie-Messkatheter vorgelegt, über die rechte Leiste erfolgt in Seldinger-Technik das Einbringen des Anaconda-Hauptkörpers. Durchführung der Angiografie zur Positionierung der FEVAR, lagekorrekte Platzierung der Stentgraft-Prothese. Zunächst zentrales Freisetzen und von distal Sondieren des kontralateralen Beinchens; dies gelingt durch das Magnetsystem unkompliziert. Mittels Oscor-Schleuse und Terumo-Draht zunächst Sondieren der rechten Nierenarterie, das ebenfalls unproblematisch durchgeführt werden kann. Vorlegen eines Rosendrahtes, Kontrollangiografie und Implantation eines Advanta-V12-Stents (7×22 mm, Fa. Maquet). Freisetzen, Anmodellieren und Flairen. In der Kontrollangiografie regelhafte Perfusion der rechten Niere.

Analoges Vorgehen im Bereich der linken Niere. Platzieren eines weiteren Advanta-V12-Stents (6×22 mm, Fa. Maquet). Freisetzen, Anmodellieren und Flairen. Nachfolgend komplettes Freisetzen des Hauptkörpers und nach Längenkontrolle rechtsseitig Implantieren eines Flared-leg-Stentgrafts (Anaconda, FL-1215×170, Fa. Vascutek) und links Implantation eines Flared-leg-Stentgrafts (Anaconda, FL-1223×170, Fa. Vascutek). Anschließend Anmodellieren beider Becken-Stentgrafts. Durchführen einer Abschlussangiografie, in der ein regelhaft ausgeschaltetes Aortenaneurysma ohne relevantes Endoleak nachgewiesen wird. Entfernen aller Drähte und Schleusen. Verschluss der Arteriotomien beidseits mittels Prolene 5/0 fortlaufend. Nochmals subtile Blutstillung und Gabe von Protamin. Beidseits Einlage einer 14er Robinson-Drainage. Subkutannaht. Hautnaht. Verband.

- **Weiteres Prozedere**

Der Patient wird im extubierten Zustand zur weiteren Überwachung auf die IMC-Station verlegt.
Clexane 40 ml, 2-mal täglich, s.c.

N.N., CA/FA für Chirurgie/Gefäßchirurgie

28.7 Aortobiiliakale Stentgraft-Prothesen-Implantation (4-fach kombiniert fenestrierte und gebranchte endovaskuläre Aneurysmareparatur – FEVAR)

Op-Bericht, Klinik für Gefäßchirurgie

Pat.-Nr.:   Fall-Nr.:
Aktuelle Klinik: Station:
Pat.-Name: Geb.-Dat.:
                                            Geschlecht/Alter: m, 68 J.

Op-Datum:
Op-Dauer (Schnitt/Naht): 320 min
Saal:
Personal:
1. Operateur: Anästhesist:
2. Operateur: Anästhesieschw./-pfl.:
3. Operateur: Op-Schwester/-pfl.:
                                            Op-Springer:

■ **Vorgeschichte/Indikation**

Die Op-Indikation ergibt sich aus einem kombinierten supra- und infrarenalen Aortenaneurysma mit normalem Kaliber in Höhe der Nierenarterien. Der suprarenale Durchmesser beträgt 38 mm, der infrarenale 73 mm; entsprechend der Aneurysmagröße ist eine Versorgung indiziert. Zur Generierung eines adäquaten Aneurysmahalses ist eine kombinierte fenestrierte und gebranchte Prothesenimplantation erforderlich. Die klassisch-offene operative Aneurysmaausschaltung ist aufgrund der Polymorbidität des Patienten mit deutlich erhöhtem perioperativem Risiko nur grenzwertig indiziert, der Patient wünscht zudem eine endovaskuläre Versorgung. Eine entsprechende Op-Aufklärung ist erfolgt. Im Vorfeld wurde die Herstellung einer patientenbezogenen Prothese mit der Fa. Jotec (2-fach fenestriert, 2-fach gebrancht und Bifurkation nach peripher) vereinbart.

■ **Diagnose**

Suprarenales Aortenaneurysma.

■ **Operation**

Implantation einer 4-fach fenestrierten/gebranchten aortobiiliakalen Stentgraft-Prothese (FEVAR).

■ **Vorgehen**

In ITN und Rückenlage erfolgt nach Team-Time-out, Desinfektion und Abdeckung sowie perioperativer Antibiose mit Cefuroxim zunächst die Längsinzision beider Leisten. Medialisieren der Lymphbahnen und in ca. 8 cm Tiefe Darstellen und Anzügeln der Leistengefäße. Systemische Heparinisierung (7000 IE). In Seldinger-Technik Einlegen jeweils einer 8er Punktionsschleuse. Jeweils Sondieren der Gefäße und Einbringen eines Angiografiemesskatheters von links. Von rechts Vorlegen des Hauptkörpers. Durchführen einer Kontrollangiografie. Freisetzen des Hauptkörpers und des kontralateralen Beinchens, Sondieren desselben und Vorlegen einer 12er Schleuse. Über eine steuerbare 7er Oscor-Schleuse erfolgt zunächst unproblematisch die Darstellung des rechten Nierenarterienausgangs; Sondieren desselben. Angiografisches Darstellen und Einlegen eines Rosendrahtes, darüber Implantation eines gecoverten Nierenarterien-Stents (E-ventus BX 91 BX 2707 L00, Fa. Jotec). Freisetzung und Anmodellieren sowie Kontrollangiografie mit regelhafter Darstellung. Analoges Vorgehen im Bereich der linken Nierenarterie, hier wird ebenfalls ein E-ventus-BX-Stentgraft (91 BX 2806 L00, Fa. Jotec) implantiert und anmodelliert; Kontrollangiografie. Anschließend in seitlicher Darstellung schwieriges Sondieren der A. mesenterica superior. Mit verschiedenen Kathetern und Drähten kann keine suffiziente stabile Lage zur Implantation des Stentgrafts hergestellt werden, sodass jetzt der Entschluss zur Freilegung der linken A. subclavia als Zugangsweg von proximal gefasst wird. Infraklavikulärer Hautschnitt. Darstellen und Anzügeln der A. subclavia unter Schonung von Vene und Nervenplexus. Einbringen einer 10-French-Schleuse. Unter Röntgenkontrolle Vorlegen einer 7-F-Oscor-Schleuse, jetzt relativ unkompliziertes Sondieren des Branches für die A. mesenterica superior. Angiografie. Vorlegen eines Rosendrahtes, darüber Implantation eines E-ventus-BX-Stentgrafts (91 BX 2709 L00, Fa. Jotec). Anmodellieren und Kontrollangiografie mit regelhafter Perfusion. Nachfolgend ebenfalls von proximal Sondieren des Truncus coeliacus über den proximalen Branch der Stentgraft-Prothese. Angiografische Darstellung. Einlegen eines Rosendrahtes und darüber Freisetzen eines E-ventus-BX-Stentgrafts (91 BX 2806 L00, Fa. Jotec). Anmodellieren und Kontrollangiografie mit regelhafter Perfusion.

Nachfolgend Zuwenden zur Beckenstrombahn. Nochmaliges Ausmessen der korrekten Längen, zunächst für die linke A. iliaca, Implantation eines E-tegra-Beinchens (93 CL 15 22 L09, Fa. Jotec). Unproblematisches Implantieren und nachfolgendes Anmodellieren des gesamten Becken-Stentgrafts mittels E-xpand-Ballon-Katheter. Rechts Implantation einer E-tegra-Stentgraft-Prothese (93 CL 1516 L07), ebenfalls Anmodellieren und nachfolgend Durchführen einer Abschlussangiografie in a.-p. und Seitendarstellung: Es kann ein komplett ausgeschaltetes Aortenaneurysma mit einem kleinen Endoleak Typ II festgestellt werden; dieses bedarf zum gegenwärtigen Zeitpunkt keiner weiteren Therapie. Entfernen aller Drähte und Schleusen. Verschluss der Arteriotomien in beiden Leisten und an der A. subclavia mittels Prolene 5/0 fortlaufend. Einlegen heißer Kochsalzkompressen und Gabe von 5000 IE Protamin. Jeweils Einlage einer 14er Robinson-Drainage. Subkutannaht. Hautnaht. Verband.

- **Weiteres Prozedere**

Der Patient wird zur weiteren Überwachung und Infusionsbehandlung im extubierten Zustand auf die IMC verlegt. Clexane 60 mg (s.c., 1-mal täglich).

N.N., CA/FA für Chirurgie/Gefäßchirurgie

28.8 Autologe popliteale Veneninterposition

Op-Bericht, Klinik für Gefäßchirurgie

Pat.-Nr.:	**Fall-Nr.:**
Aktuelle Klinik:	**Station:**
Pat.-Name:	**Geb.-Dat.:**
	Geschlecht/Alter: m, 56 J.
Op-Datum:	
Op-Dauer (Schnitt/Naht): 167 min	
Saal:	
Personal:	
1. Operateur:	**Anästhesist:**
2. Operateur:	**Anästhesieschw./-pfl.:**
3. Operateur:	**Op-Schwester/-pfl.:**
	Op-Springer:

- ■ **Indikation/Vorgeschichte**

Die Op-Indikation ergibt sich aus einem 40 mm großen rechtsseitigen Poplitealaneurysma im Segment II mit subtotaler Thrombosierung. Im Vorfeld erfolgte bei inkompletter Ischämie ein Lyseversuch mit partieller Rekanalisation der US-Gefäße. Es besteht die Indikation zur Revaskularisation i. S. der Aneurysmaausschaltung aus mechanischer und zur Embolie protektiven Maßnahme. In der farbkodierten Duplexsonografie ist die perfundierte V. saphena parva von ausreichender Größe vorhanden, die tiefen Venen sind nicht thrombosiert. Eine Risikoaufklärung bezüglich der Operation liegt vor. Ein Team-Time-out wurde ohne Auffälligkeiten durchgeführt und dokumentiert.

- ■ **Diagnose**

Poplitealaneurysma rechts.

- ■ **Operation**

Aneurysmaausschaltung von dorsal, autologe Veneninterposition.

- ■ **Vorgehen**

In ITN, Bauchlage und perioperativer Antibiose (Cefuroxim) erfolgt nach Desinfektion und Abdeckung nach üblichem Muster ein S-förmiger Schnitt in der Fossa poplitea rechts. Präparation in die Tiefe, Durchtrennen der Faszie unter Schonung des N. peroneus. Sichere Detektion und Darstellung der nervalen Strukturen, insbesondere des N. tibialis inklusive der Auffaserungen, die angeschlungen und subtil geschont werden. Präparation in die Tiefe. Darstellen der A. poplitea oberhalb und unterhalb des Aneurysmas. Kleinere quer ziehende Seiten- und Venenäste werden unterbunden. Die als Transplantat zu verwendende V. saphena parva (VSP) wird über 8 cm freigelegt, Seitenäste werden unterbunden und durchtrennt, nachfolgend Absetzen unter Durchstichligatur (Vicryl 3/0) zentral und peripher. Ablegen des Venentransplantats in NaCl-Lösung. Das Aneurysma zeigt eine Länge von etwa 5 cm und eine Breite von 4 cm und ist teilthrombosiert. Anschlingen der Poplitea am Übergang zum 1. und 3. Segment. Gabe von 5000 IE Heparin. Abwarten der Kreislaufzeit. Ausklemmen der Gefäße. Stichinzision und Längsarteriotomie mit nachfolgender kompletter Resektion des Aneurysmas. Antegrad und retrograd zeigt sich ein guter Ausstrom. Instillation von Heparin-Kochsalz-Lösung, Ausklemmen der Arterienenden. Die zuvor im Op-Gebiet entnommene Vene (VSP) wird hydrodynamisch dilatiert. Es resultiert ein gutes Venensegment mit einem Durchmesser von etwa 6–7 mm, das in Reversed-Technik zunächst zentral End-zu-End anastomosiert wird. Freigabe des Blutstromes mit Fortsetzung des arteriellen pulsatilen Einstroms, sodass auch nach entsprechender Längenadaptation die distale End-zu-End-Anastomose ebenso mit Prolene 5/0 realisiert werden kann. Vor Fertigstellung der Anastomose nochmaliges orthogrades und retrogrades Flushmanöver mit gutem Einstrom und Ausstrom. Realisieren der Anastomose und komplette Freigabe des Blutstroms. Nachfolgend subtile Blutstillung im Wundgewebe. Antagonisieren des Heparins mit Protamin (5.000 IE). Umstechen von 2 kleinen Weichteilblutungen. Einlage einer 14er Robinson-Drainage. Nachfolgend subtiler schichtweiser Wundverschluss. Desinfektion und abschließende Hautnaht.

- ■ **Weiteres Prozedere**

Postoperativ systemische Heparinisierung mit Heparinperfusor (Ziel-PTT 60 s), um einen frühpostoperativen Verschluss zu vermeiden. Der Patient wird über den Aufwachraum auf die gefäßchirurgische Normalstation zurückverlegt.

N.N., CA/FA für Chirurgie/Gefäßchirurgie

Endarteriektomie

O. Richter

29.1   **Eversionsendarteriektomie der A. carotis interna**   **– 380**

29.2   **Endarteriektomie und Patchplastik der A. carotis interna
und A. carotis communis**   **– 381**

29.3   **A.-carotis-interna-/A.-carotis-externa-Gabelplastik**   **– 382**

29.4   **Femoralis-Endarteriektomie und Patchplastik**   **– 383**

29.5   **Femoralis-Endarteriektomie und autologe Profunda-
Patchplastik**   **– 384**

29.6   **Endarteriektomie A. mesenterica superior,
Venen-Patchplastik**   **– 385**

© Springer-Verlag GmbH Deutschland, ein Teil von Springer Nature 2018
O. Richter, D. Uhlmann (Hrsg.), *Operationsberichte Allgemein-, Viszeral-, Gefäß- und Thoraxchirurgie,* Operationsberichte
https://doi.org/10.1007/978-3-662-57283-2_29

29

29.1 Eversionsendarteriektomie der A. carotis interna

Op-Bericht, Klinik für Gefäßchirurgie

Pat.-Nr.:	Fall-Nr.:
Aktuelle Klinik:	Station:
Pat.-Name:	Geb.-Dat.:
	Geschlecht/Alter: m, 62 J.

Op-Datum:
Op-Dauer (Schnitt/Naht): 58 min
Saal:
Personal:

1. Operateur:	Anästhesist:
2. Operateur:	Anästhesieschw./-pfl.:
3. Operateur:	Op-Schwester/-pfl.:
	Op-Springer:

- **Indikation/Vorgeschichte**

Die Op-Indikation ergibt sich aus einer hochgradigen asymptomatischen ACI-Stenose links bei einem ausgeprägtem Diabetes mellitus und einer arteriellen Hypertonie. Geplant ist eine Eversionsendarteriektomie der A. carotis interna (ACI) links. Op-Aufklärung und Team-Time-out sind erfolgt.

- **Diagnose**

Hochgradige asymptomatische ACI-Stenose links.

- **Operation**

Eversionsendarteriektomie der ACI links.

- **Vorgehen**

In ITN und Rückenlage erfolgt die schräge Längsinzison am Vorderrand des linken M. sternocleidomastoideus. Durchtrennen des Platysmas, Darstellen und Anzügeln der Halsgefäße. Durchtrennung der V. facialis unter Ligatur. Die A. carotis communis (ACC) erscheint glatt und unauffällig. Im Bereich des Internaabgangs ist eine hochgradige kalzifizierende Stenose zu palpieren. Systemische Heparinisierung (5000 IE). Nach entsprechender Kreislaufzeit Ausklemmen der Halsgefäße. Im Neuromonitoring (SSEP und EEG) können keine pathologischen Veränderungen festgestellt werden, sodass nach Blutdruckreduktion (zwischenzeitlich über 200 mmHg) die ACI tangential abgesetzt wird. In typischer Art erfolgt die Eversionsendarteriektomie der ACI. Dies gestaltet sich schwierig, weil eine transmurale Kalzifikation im Internaabgang vorhanden ist. Letztlich komplette Entfernung des etwa 2,5–3,0 cm langen Eversionszylinders. Ausspülen der ACI und Entfernen von einzelnen Intimalefzen. Lokale Endarteriektomie im Bereich der ACC und im Externaabgang. Eine komplette zirkuläre Endarteriektomie ist in diesem Bereich nicht erforderlich. Nachfolgend Reanastomosierung der Interna mittels PDS 6/0 fortlaufend. Vor Beenden der Vorderwand erfolgt ein Flushen aller Gefäßanteile. Nach Freigabe der Perfusion kann eine gute Pulsation über der ACI und der ACE abgeleitet werden. Bei suffizienter Anastomose wird eine intraoperative Arteriografie mit regelhaftem postoperativem Befund durchgeführt. Gabe von Protamin (5.000 IE) und bei diffuser Blutungsneigung Einlage von Tabotamp Fibrillar sowie einer 14er Robinson-Drainage. Subkutannaht. Klammerhautnaht. Verband.

- **Weiteres Prozedere**

Die Patientin wird im extubierten Zustand zur weiteren postoperativen Überwachung in den Aufwachraum verlegt. Clexane 40 s.c. 2-mal/Tag. Um 14:00 Uhr 100 mg ASS per os. Ein neurologisches Defizit kann postoperativ nicht festgestellt werden. Die Klemmzeit betrug 12 min.

N.N., CA/FA für Chirurgie/Gefäßchirurgie

29.2 Endarteriektomie und Patchplastik der A. carotis interna und A. carotis communis

Op-Bericht, Klinik für Gefäßchirurgie

Pat.-Nr.:	Fall-Nr.:
Aktuelle Klinik:	Station:
Pat.-Name:	Geb.-Dat.:
	Geschlecht/Alter: m, 76 J.

Op-Datum:
Op-Dauer (Schnitt/Naht): 72 min
Saal:
Personal:

1. Operateur:	Anästhesist:
2. Operateur:	Anästhesieschw./-pfl.:
3. Operateur:	Op-Schwester/-pfl.:
	Op-Springer:

- **Indikation/Vorgeschichte**

Die Op-Indikation ergibt sich aus einer symptomatischen A. carotis interna(ACI)-Stenose rechts, mit Apoplex (Mediainfarkt) und Aphasie sowie diskreter Parese am linken Arm. Der Patient wurde über die Stroke Unit primär behandelt und zur frühzeitigen Versorgung der hochgradigen ACI-Stenose rechts in unser Haus verlegt. Geplant ist die Thrombendarteriektomie der ACI mit Patchplastik rechts. Eine Risikoaufklärung bezüglich der Operation liegt vor. Ein Team-Time-out wurde ohne Auffälligkeiten durchgeführt und dokumentiert.

- **Diagnose**

Symptomatische hochgradige ACI-Stenose rechts.

- **Operation**

Endarteriektomie und Patchplastik der ACI und ACC rechts, temporärer intraarterieller Shunt.

- **Vorgehen**

In ITN und Rückenlage erfolgt nach Desinfektion und Abdeckung nach üblichem Muster der schräge Hautschnitt am Vorderrand des rechten M. sternocleidomastoideus. Durchtrennen des Platysmas. Darstellen und Anzügeln der Halsgefäße unter Schonung des dargestellten N. vagus und N. hypoglossus. Die Ansa cervicalis wird partiell durchtrennt. Es besteht eine hochgradige Abgangsstenose im Bereich der A. carotis interna (ACI). Die Arteriosklerose ist generalisiert. Systemische Heparinisierung (5000 IE). Nach entsprechender Kreislaufzeit Ausklemmen der Gefäße. Im Neuromonitoring (SSEP und EEG) werden eindeutig pathologische Veränderungen festgestellt, sodass die OP mit temporärem arteriellem Shunt durchgeführt werden muss. Zunächst Längsarteriotomie der ACI bis in die A. carotis communis (ACC) hin verlängernd. Es besteht eine nahezu okklusive Verlegung des Interna-Abgangs, im Verlauf ist die Interna von ausreichender Qualität. Einführen eines gespülten Pruitt-Inahara-Shunt-Röhrchens zentral und distal, Blocken der Ballons und zusätzliche Sicherung mittel extravasaler Tourniquets. Entlüften beider Schenkel und Freigabe der Perfusion. Sofort Normalisierung der Kurven im Neuromonitoring. (Klemmzeit 4,5 min). Durchführen der direkten Endarteriektomie, von der ACC bis in die Interna hinein, etwa 3 cm nach der Gabel muss der Plaquezylinder tangential abgesetzt werden. Sicherung mit einer Intima-Adaptationsnaht mittels Prolene 7/0 fortlaufend. Nachfolgend evertierende Endarteriektomie der ACE und der ACC zentralwärts. Ausspülen der Gefäße. Anreichen eines Karotis-Patches (8×75 mm, Fluoropassiv, Fa. Vascutek) und Anastomosierung mittels zwei Prolene-6/0-Eckfäden, fortlaufende Nahttechnik. Das Shunt-Röhrchen wurde vor Beenden der Vorderwandnaht und vor dem Flushen entfernt. Nach sequenzieller Freigabe der Perfusion besteht Bluttrockenheit an der Anastomose. In der intraoperativen Arteriografie zeigt sich eine regelhafte Darstellung des Op-Gebiets und der intrakraniellen Versorgung. Gabe von Protamin (5000 IE). Einlage heißer Kompressen. Bei nachfolgender Bluttrockenheit erfolgt die Einlage einer 14er Robinson-Drainage, Subkutannaht. Klammerhautnaht. Verband.

- **Weiteres Prozedere**

Der Patient wird im extubierten Zustand in den Aufwachraum zur weiteren postoperativen Überwachung verlegt. Die temporäre Klemmzeit betrug insgesamt 8 min. Postoperativ kann kein zusätzliches neurologisches Defizit festgestellt werden. Clexane 40 s.c. 2-mal/Tag, 14:00 Uhr ASS 100 mg per os.

N.N., CA/FA für Chirurgie/Gefäßchirurgie

29.3   A.-carotis-interna-/A.-carotis-externa-Gabelplastik

Op-Bericht, Klinik für Gefäßchirurgie

Pat.-Nr.:	Fall-Nr.:
Aktuelle Klinik:	Station:
Pat.-Name:	Geb.-Dat.:
	Geschlecht/Alter: w, 67 J.

Op-Datum:
Op-Dauer (Schnitt/Naht): 78 min
Saal:
Personal:

1. Operateur:	Anästhesist:
2. Operateur:	Anästhesieschw./-pfl.:
3. Operateur:	Op-Schwester/-pfl.:
	Op-Springer:

- **Indikation/Vorgeschichte**

Die Op-Indikation ergibt sich aus einer hochgradigen A.-carotis-interna(ACI)-Stenose links bei rezidivierender Amaurosis fugax und Symptomatik einer transitorischen ischämischen Attacke (TIA), letztmalig vor 4 Wochen mit Behandlung auf der Stroke Unit. In der MR-Angiografie zeigt sich neben einer hochgradigen Stenosierung im ACI-Verlauf ein distales Kinking. Die OP wird unter ASS-Therapie durchgeführt. Op-Aufklärung und Team-Time-out sind erfolgt.

- **Diagnose**

Hochgradige ACI-Stenose links.

- **Operation**

Thrombendarteriektomie der ACI links, A.-carotis-interna-/A.-carotis-externa-Gabelplastik.

- **Vorgehen**

In ITN und Rückenlage erfolgt die schräge Längsinzision am Vorderrand des linken M. sternocleidomastoideus. Durchtrennen des Platysmas. Darstellen und Anzügeln der Halsgefäße unter Schonung des lateral verlaufenden N. vagus und des dargestellten N. hypoglossus. Aufgrund des bekannten Kinkings wird die ACI nahezu komplett langstreckig in Richtung Schädelbasis freigelegt. Die ACI und ACE sind insgesamt kleinkalibrig, an der ACI befindet sich eine kalzifizierte Abgangsstenose. Systemische Heparinisierung (5000 IE). Nach entsprechender Kreislaufzeit Ausklemmen der ACI, ACE und der A. carotis communis (ACC). Im Neuromonitoring (SSEP und EEG) werden keine pathologischen Veränderungen festgestellt, deshalb erfolgt die OP ohne temporären arteriellen Shunt. Tangentiales Absetzen der Interna und Strecken des Gefäßes. Durchführen einer lokalen Endarteriektomie. Die zusätzlich vorhandene Knickstenose kann durch Streckung des Gefäßes beseitigt werden. Aufgrund der kleinkalibrigen Gefäße ist eine ACI-/ACE-Gabelplastik als Erweiterungsplastik erforderlich. Strecken und Kürzen der ACI, Spatulieren von ACI und ACE über ca. 4 cm. Spannungsfreie Reanastomosierung als ACI-/ACE-Gabelplastik mittels PDS 6/0 in fortlaufender Nahttechnik. Vor Beenden der Vorderwandnaht erfolgt ein Flushen der Gefäße. Nach Freigabe der Perfusion unter kurzfristiger Abklemmung der ACI ist eine gute Pulsation auf allen Gefäßen ableitbar. Es wird eine einzelne Umstechung an der Anastomose erforderlich. Bei nachfolgender Bluttrockenheit Einlegen einer Flexüle in die ACC und Durchführen einer intraoperativen Angiografie. Es zeigt sich ein regelhaft postoperatives Resultat.

Entfernen der Flexüle und Sicherung mittels PDS-6/0-Durchstichligatur. Antagonisieren des Heparins mittels Protamin (5000 IE). Nochmals Durchführen einer subtilen Blutstillung. Einlage einer 14er Robinson_Drainage und von Tabotamp Fibrillar bei diffuser Blutungsneigung. Subkutannaht. Klammerhautnaht. Verband.

- **Weiteres Prozedere**

Die Patientin wird zur weiteren Überwachung in den Aufwachraum verlegt. Clexane 40 s.c. 2-mal/Tag, 14:00 Uhr 100 mg ASS per os. Postoperativ kann kein zusätzliches neurologisches Defizit festgestellt werden.

N.N., CA/FA für Chirurgie/Gefäßchirurgie

29.4 Femoralis-Endarteriektomie und Patchplastik

Op-Bericht, Klinik für Gefäßchirurgie

Pat.-Nr.:	**Fall-Nr.:**
Aktuelle Klinik:	**Station:**
Pat.-Name:	**Geb.-Dat.:**
	Geschlecht/Alter: m, 63 J.
Op-Datum:	
Op-Dauer (Schnitt/Naht): 95 min	
Saal:	
Personal:	
1. Operateur:	**Anästhesist:**
2. Operateur:	**Anästhesieschw./-pfl.:**
3. Operateur:	**Op-Schwester/-pfl.:**
	Op-Springer:

- **Indikation/Vorgeschichte**

Die Op-Indikation ergibt sich aus einer pAVK im Stadium IIb nach Fontaine (CD 150 m) bei deutlicher Verschlechterung in den letzten 6 Monaten. Angiografisch besteht eine hochgradige Stenose im Bereich der A. femoralis communis (AFC) links bei Z. n. Stent/PTA der linken A. iliaca communis (AIC) und A. iliaca externa (AIE) im vor 10 Monaten. Geplant ist die lokale femorale Endarteriektomie links. Eine Risikoaufklärung bezüglich der Operation liegt vor. Ein Team-Time-out wurde ohne Auffälligkeiten durchgeführt und dokumentiert.

- **Diagnose**

pAVK vom Oberschenkeltyp, Stadium IIb nach Fontaine links.

- **Operation**

Direkte Femoralis-TEA links, Patch-Plastik.

- **Vorgehen**

In ITN, Rückenlage und perioperativer Antibiose (Cefuroxim) erfolgt nach Desinfektion und Abdeckung nach üblichem Muster ein Längsschnitt in der linken Leiste. Nach medial Abpräparieren der Lymphbahnen und Anzügeln der Leistengefäße. Die AFC ist besonders dorsalseitig ausgeprägt derb arteriosklerotisch verändert, wobei in Höhe des Leistenbandes ein kräftiger Puls abgeleitet werden kann. Nach systemischer Heparinisierung (5000 IE) und entsprechender Kreislaufzeit werden die Leistengefäße ausgeklemmt. Längsinzision der AFC bis zur Femoralisgabel (ca. 6 cm). Direkte Endarteriektomie der AFC, der Plaque läuft distal frei aus und wird zur Histologie abgegeben. Probeweise wird die zentrale Femoralis-Klemme geöffnet, es resultiert ein sehr guter Ausstrom. Der Rückstrom aus A. femoralis profunda (AFP) und A. femoralis superficialis (AFS) ist ausreichend. Instillation von Heparin-Kochsalz-Lösung. Ausspülen des Gefäßes und Anreichen eines Karotispatches (8×75 mm, Fluoropassiv, Fa. Vascutek). Anastomosierung mit 2 Eckfäden (Prolene 5/0) fortlaufend. Vor Beenden der Vorderwandnaht erfolgt ein Flushen der Gefäße. Nach Freigabe der Perfusion ist eine gute Pulsation auf allen Anteilen der Gefäße ableitbar. Gabe einer vollen Dosis Protamin (5000 IE). Einlegen heißer Kochsalzkompressen. Bei Bluttrockenheit Einlage einer 12er Robinson-Drainage. Schichtweiser Wundverschluss. Fortlaufende Hautnaht. Verband.

- **Weiteres Prozedere**

Der Patient wird im weiteren Verlauf auf die Normalstation zurückverlegt. Clexane 40 mg s.c 2-mal/Tag.

N.N., CA/FA für Chirurgie/Gefäßchirurgie

29.5   Femoralis-Endarteriektomie und autologe Profunda-Patchplastik

Op-Bericht, Klinik für Gefäßchirurgie

Pat.-Nr.:	Fall-Nr.:
Aktuelle Klinik:	Station:
Pat.-Name:	Geb.-Dat.:
	Geschlecht/Alter: m, 63 J.

Op-Datum:
Op-Dauer (Schnitt/Naht): 95 min
Saal:
Personal:

1. Operateur:	Anästhesist:
2. Operateur:	Anästhesieschw./-pfl.:
3. Operateur:	Op-Schwester/-pfl.:
	Op-Springer:

- **Indikation/Vorgeschichte**

Die Op-Indikation ergibt sich aus einer pAVK im Stadium II b nach Fontaine (CD 70 m). Angiografisch bestehen ein Oberschenkelverschluss und eine ausgeprägte Arteriosklerose im Femoralisgabelbereich. Eine P-1-Kollaterale ist suffizient vorhanden. Geplant sind die lokale femorale Endarteriektomie und die Anlage einer autologen Profundaplastik rechts. Eine präoperative Aufklärung sowie ein Team-Time-out sind erfolgt.

- **Diagnose**

pAVK vom OS-Typ, Stadium IIb nach Fontaine, rechts.

- **Operation**

Direkte Femoralis-TEA rechts, autologe Profunda-Patchplastik.

- **Vorgehen**

In ITN, Rückenlage und perioperativer Antibiose (Cefuroxim) erfolgt ein Längsschnitt in der rechten Leiste. Nach medial Abpräparieren der Lymphbahnen und Anzügeln der Leistengefäße. Im Anfangsbereich der großkalibrigen AFC ist ein kräftiger Puls ableitbar, wobei im Verlauf der AFC sowie in der AFP eine ausgeprägte dorsalseitige Arteriosklerose palpabel ist, der Puls ist dort deutlich abgeschwächt vorhanden, die AFS verschlossen.

Nach systemischer Heparinisierung (5000 IE) und entsprechender Kreislaufzeit werden die AFC mittels Femoralisklemme, die Profundaäste und die Superficialis mittels Bulldoggs ausgeklemmt. Längsinzision der AFC, Verlängerung des Schnitts in die Profunda hinein bis zur ersten großen Aufgabelung (ca. 5 cm nach der Femoralisgabel). Probeweise wird der arterielle Ausstrom aus der AIE getestet, das Blut kommt kräftig schäumend heraus, sodass auf eine zentrale Verbesserung des Ausstroms verzichtet werden kann. Endarteriektomie der AFC und AFP mittels Raspatorium über die gesamte Strecke. Der gewonnene Plaquezylinder wird zur Histologie abgegeben. Es werden einzelne Intima-Adaptationsnähte (Prolene 6/0) erforderlich. Ansonsten ist die Profunda femoris jetzt weich und gut als Aufnahmegefäß geeignet.

Die verschlossene Superficialis soll als autologes Patchmaterial genutzt werden (Schwenklappenplastik). Dazu Absetzen der AFS etwa 8 cm unterhalb der Gabel, Sicherung mit Ligatur nach peripher. Längsinzision des AFS-Anteils von der Femoralisgabel beginnend, nachfolgend Endarteriektomie. Schwenken des entstandenen Superfizialispatches auf die AFP und Anastomosierung der Gefäßhinterwand im Gabelbereich beginnend mittels Prolene 5/0 fortlaufend nach distal bis zur Aufteilung, nachfolgend wird ca. 1/3 der Vorderwand von distal versorgt. Mit einem weiteren Eckfaden (Prolene 5/0) wird die endarteriektomierte AFC auf Grund des großen Kalibers direkt fortlaufend genäht. Vor Beenden der Vorderwandnaht erfolgt ein Flushen der Gefäße. Nach Freigabe der Perfusion ist eine gute Pulsation auf allen Anteilen der Gefäße ableitbar. Gabe einer vollen Dosis Protamin. Einlegen heißer Kochsalzkompressen. Bei Bluttrockenheit Einlage einer 12er Robinson-Drainage. Schichtweiser Wundverschluss. Fortlaufende Hautnaht. Verband.

- **Weiteres Prozedere**

Der Patient wird im weiteren Verlauf auf die Normalstation zurückverlegt. Clexane 40 mg s.c 2-mal/Tag.

N.N., CA/FA für Chirurgie/Gefäßchirurgie

29.6 Endarteriektomie A. mesenterica superior, Venen-Patchplastik

Op-Bericht, Klinik für Gefäßchirurgie

Pat.-Nr.:	Fall-Nr.:
Aktuelle Klinik:	Station:
Pat.-Name:	Geb.-Dat.:
	Geschlecht/Alter: w, 61 J.
Op-Datum:	
Op-Dauer (Schnitt/Naht): 155 min	
Saal:	
Personal:	
1. Operateur:	Anästhesist:
2. Operateur:	Anästhesieschw./-pfl.:
3. Operateur:	Op-Schwester/-pfl.:
	Op-Springer:

- **Indikation/Vorgeschichte**

Die Op-Indikation ergibt sich aus einer ausgeprägten symptomatischen Angina abdominalis mit entsprechend postprandialen Schmerzen sowie Gewichtsverlust. In der angiografischen Vordiagnostik zeigt sich eine längerstreckige Stenosierung im Verlauf der A. mesenterica superior (AMS). Geplant ist die lokale Endarteriektomie, ggf. die Anlage eines aortomesenterialen Bypasses. Eine Risikoaufklärung bezüglich der Operation liegt vor. Ein Team-Time-out wurde ohne Auffälligkeiten durchgeführt und dokumentiert.

- **Diagnose**

Angina abdominalis.

- **Operation**

Endarteriektomie A. mesenterica superior, Venen-Patchplastik.

- **Vorgehen**

In ITN, Rückenlage und perioperativer Antibiose (Cefuroxim) erfolgt nach Desinfektion und Abdeckung nach üblichem Muster die mediane Laparotomie. Bei der Untersuchung des Abdomens finden sich keine relevanten pathologischen Veränderungen, das intraabdominale Fettgewebe ist relativ gering ausgeprägt. Spalten des Mesenteriums über der AMS. Darstellen und Anzügeln selbiger. Palpatorisch besteht eine ausgeprägte Plaquebildung vom Abgangsbereich bis in den weiten Bereich der Aufteilung der arteriellen Arkade. Der palpatorische Befund ist diskrepant zum angiografischen Befund. In der Angiografie zeigt sich ein unauffälliger Abgang der AMS inkl. der ersten 3–4 cm. Dies kann palpatorisch nicht nachvollzogen werden. Es besteht besonders im dorsalseitigen Anteil der Arterie eine ausgeprägte Plaquebildung. Systemische Heparinisierung (5.000 IE). Nach entsprechender Kreislaufzeit Ausklemmen der AMS, zentral und peripher. Längsspaltung der Arterie und letztlich Durchführen einer langstreckigen Endarteriektomie über etwa 10 cm bis weit in den Aufteilungsbereich der Arterie hinein. Nach peripher muss ein Plaque mittels Intimaschere tangential abgesetzt werden. Es erfolgt eine Sicherung durch eine Intimanaht. Nach zentral kann die ausgeprägte Plaquebildung nur unvollständig mittels Raspatorium freigegeben werden. Daraufhin wird mittels Schneidring-Stripper retrograd die Desobliteration bis zum Aortenabgang durchgeführt. Dort tangentiales Absetzen des Plaquezylinders. Nach Entfernung des Plaques kann ein sehr guter arterieller Ausstrom festgestellt werden. Instillation von Heparin-Kochsalz-Lösung und erneutes Ausklemmen der AMS. Zum Verschluss der AMS muss eine Vene gewonnen werden. Die V. mesenterica erscheint bei dem kleinen Kaliber sowie der direkt anliegenden Reperfusion über die Riolansche Arkade/Kollateralarterien als nicht geeignet. Somit Zuwenden zur V. ovarica sinistra. Diese ist von einem ausreichenden Kaliber, wird retroperitoneal freigelegt und unter Ligaturen abgesetzt. Längsspaltung der Vene und Anastomosierung mittels fortlaufender Prolene-6/0-Naht. Nach Freigabe der Perfusion müssen mehrere Umstechungen vorgenommen werden. Letztlich resultiert eine sehr gute Pulsation auf der gesamten AMS inkl. der nachfolgenden Arterien. Die Darmperfusion wird sofort wieder rosig. Nochmals subtile Blutstillung und Kontrolle des gesamten Abdomens. Verschluss des Mesenteriums durch Vicryl-Naht. Replatzieren des Darms. Schichtweiser Bauchdeckenverschluss. Klammerhautnaht. Verband.

- **Weiteres Prozedere**

Die Patientin wird zur weiteren Überwachung im extubierten Zustand auf die ITS verlegt. Clexane 40 mg s.c., 2-mal/Tag.

N.N., CA/FA für Chirurgie/Gefäßchirurgie

Bypass-Chirurgie

O. Richter

30.1   Karotideosubklavialer Prothesenbypass   – 388

30.2   Aortobiiliakale Bifurkationsprothese   – 389

30.3   Aortobifemorale Bifurkationsprothese   – 390

30.4   Aortofemoraler Bypass   – 392

30.5   Femorofemoraler Crossover-Bypass   – 393

30.6   FP-I-Prothesen-Bypass   – 394

30.7   FP-III-Prothesen-Bypass   – 395

30.8   Autologer FP-III-in-situ-Venen-Bypass   – 396

30.9   Autologer femorokruraler Venenbypass   – 397

© Springer-Verlag GmbH Deutschland, ein Teil von Springer Nature 2018
O. Richter, D. Uhlmann (Hrsg.), *Operationsberichte Allgemein-, Viszeral-, Gefäß- und Thoraxchirurgie*, Operationsberichte
https://doi.org/10.1007/978-3-662-57283-2_30

30.1   Karotideosubklavialer Prothesenbypass

Op-Bericht, Klinik für Gefäßchirurgie

Pat.-Nr.:	Fall-Nr.:
Aktuelle Klinik:	Station:
Pat.-Name:	Geb.-Dat.:
	Geschlecht/Alter: m, 42 J.

Op-Datum:
Op-Dauer (Schnitt/Naht): 73 min
Saal:
Personal:

1. Operateur:	Anästhesist:
2. Operateur:	Anästhesieschw./-pfl.:
3. Operateur:	Op-Schwester/-pfl.:
	Op-Springer:

- **Indikation/Vorgeschichte**

Die Op-Indikation ergibt sich aus einem Subclavian-Steal-Syndrom des linken Arms mit einer RR-Differenz von 70 mm Hg. In der Angiografie ist ein zentraler Subklavia-Abgangsverschluss dargestellt. Eine interventionelle Revaskularisierung misslang bei dem polymorbiden Gefäßpatienten, sodass eine chirurgische Sanierung durchgeführt werden soll. Geplant ist eine Transposition der A. subclavia, alternativ die Anlage eines karotidosubklavialen Bypasses. Eine Risikoaufklärung bezüglich der Operation liegt vor. Ein Team-Time-out wurde ohne Auffälligkeiten durchgeführt und dokumentiert.

- **Diagnose**

Subclavian-Steal-Syndrom links.

- **Operation**

Anlage eines karotideosubklavialen Prothesenbypasses links.

- **Vorgehen**

In ITN, Rückenlage und perioperativer Antibiose (Cefuroxim) erfolgt nach Desinfektion und Abdeckung nach üblichem Muster 1 cm oberhalb der linken Klavikula eine Querinzision der Haut bis zum M. sternocleidomastoideus sinistra. Durchtrennen des Unterhautfettgewebes der Muskulatur und Darstellen sowie Anzügeln der A. subclavia, die nach Abgang der A. vertebralis von normalem Kaliber, mäßig arteriosklerotisch beeinträchtigt sowie ausklemmbar und schwach pulsierend ist (in der DSA-Darstellung einer gering ausgebildeten linken A. vertebralis). Unter Darstellung und Schonung des N. phrenicus und des Ductus thoracicus weitere Freipräparation des zentralen Anteils der A. subclavia (ausgeprägt arteriosklerotisch umgebaut und obliteriert). Entsprechend des Lokalbefunds ist eine Endarteriektomie und Transposition nur fraglich realisierbar, deshalb wird die Anlage eines Bypasses bevorzugt. Anheben des M. sternocleidomastoideus, Präparation der A. carotis communis und Anzügeln selbiger. Systemische Heparinisierung (5000 IE). Nach entsprechender Kreislaufzeit Ausklemmen der A. carotis communis. Längsinzision und End-zu-Seit-Anastomosierung einer beringten 8-mm-Goretex-Prothese (Fa. Gore) mit Prolene 6/0 fortlaufend mit vorgelegten Nähten. Selektives Ausklemmen der Prothese und Reposition der A. carotis communis. Retrojuguläres Durchziehen der Prothese in Richtung A. subclavia. Dort schräge End-zu-Seit-Anastomosierung mittels Prolene 6/0 fortlaufend. Vor Beenden der Vorderwandnaht erfolgt ein Flushen der Gefäße. Nach Freigabe der Perfusion kann eine gute Pulsation auf dem Prothesenbypass und der A. subclavia abgeleitet werden. Subtile Blutstillung. Intraoperative Arteriografie mit regelhafter Darstellung der A. carotis communis, des Prothesenbypasses und der A. subclavia. Nochmals subtile Blutstillung. Protamin-Gabe. Bei geringer diffuser Blutungsneigung Einlage von Tabotamp Fibrillar und einer 10er Jackson-Pratt-Drainage. Subkutannaht. Klammerhautnaht. Verband.

- **Weiteres Prozedere**

Der Patient wird zur weiteren postoperativen Überwachung in den Aufwachraum verlegt. Die A. radialis ist auf der linken Seite kräftig palpabel. Clexane 40 mg s.c. 2-mal/Tag im Verlauf.

N.N., CA/FA für Chirurgie/Gefäßchirurgie

30.2   Aortobiiliakale Bifurkationsprothese

Op-Bericht, Klinik für Gefäßchirurgie

Pat.-Nr.:	**Fall-Nr.:**
Aktuelle Klinik:	**Station:**
Pat.-Name:	**Geb.-Dat.:**
	Geschlecht/Alter: m, 72 J.
Op-Datum:	
Op-Dauer (Schnitt/Naht): 144 min	
Saal:	
Personal:	
1. Operateur:	**Anästhesist:**
2. Operateur:	**Anästhesieschw./-pfl.:**
3. Operateur:	**Op-Schwester/-pfl.:**
	Op-Springer:

- **Indikation/Vorgeschichte**

Die Op-Indikation ergibt sich aus einer peripheren arteriellen Verschlusskrankheit (pAVK) mit Verschluss der distalen Aorta sowie der AIC beidseits. Die Iliakalbifurkation wird spärlich retrograd aufgefüllt. Geplant ist die Anlage einer aortobiiliakalen Bifurkationsprothese, alternativ die bifemorale Versorgung. Eine Risikoaufklärung bezüglich der Operation liegt vor. Ein Team-Time-out wurde ohne Auffälligkeiten durchgeführt und dokumentiert.

- **Diagnose**

pAVK vom Beckentyp.

- **Operation**

Anlage einer aortobiiliakalen Bifurkationsprothese.

- **Vorgehen**

In ITN, Rückenlage und perioperativer Antibiose (Cefuroxim) erfolgt nach Desinfektion und Abdeckung nach üblichem Muster die mediane Laparotomie.

Bei der orientierenden Untersuchung des Abdomens zeigen sich keine Besonderheiten. Einschlagen des Dünndarms in feuchte Bauchtücher und Einsetzen des Omnitract-Systems. Spalten des Retroperitoneums über der Aorta und infrarenale Freipräparation selbiger für ein Ausklemmen. Die Aorta ist arteriosklerotisch verändert und unterhalb der AMI in Höhe der Aortenbifurkation verschlossen. Weitere arterielle Freipräparation in Richtung Iliakalbifurkation unter Schonung des dargestellten Ureters. Sowohl die AII als auch die AIE sind beidseits weich und komprimierbar, sodass eine iliakale Rekonstruktion potenziell möglich erscheint. Systemische Heparinisierung (5000 IE). Nach entsprechender Kreislaufzeit Ausklemmen der Aorta infrarenal sowie der AIE und AII beidseits mit abgewinkelten Aortenklemmen. Längsaortotomie oberhalb der A. mesenterica inferior. Der distal sichtbare Verschluss imponiert wie ein alter umgebauter Thrombus bei zusätzlich bestehender Arteriosklerose der Aortenwand. Tangentiales Ausschneiden der Aortenvorderwand und Durchführen einer sparsamen lokalen Endarteriektomie der Aorta. Nachfolgend Längsinzision im Bereich der Iliakalbifurkation beidseits. Ein Rückstrom kann aus allen Gefäßen erzielt werden, die Instillation von Heparin-Kochsalz-Lösung gelingt mit gutem Abstrom regelhaft, somit kann eine iliakale Rekonstruktion durchgeführt werden. Anreichen einer 16×8-mm-Gelsoft-Plus-Prothese (Fa. Vascutek). Zurechtschneiden des zentralen Prothesenanteils und schräge End-zu-Seit-Anastomosierung der Prothese auf die Aorta mittels Prolene 3/0 fortlaufend mit 2 Eckfäden. Nachfolgend zunächst rechtsseitige Anastomosierung des Prothesenschenkels auf die Iliakalgabel schräg End-zu-Seit mit Prolene 4/0 fortlaufend. Flushen über den linken Prothesenschenkel und sequenzielle Freigabe der rechtsseitigen Perfusion. Analoge linksseitige Rekonstruktion, wobei vor Beenden der Vorderwandnaht ein Flushen aller Gefäße erfolgt. Bei regelhaften Kreislaufbedingungen ebenfalls Freigabe des linken Prothesenschenkels. Einlage heißer Bauchtücher und komplette Protamin-Gabe (5000 IE). Bei nachfolgender Bluttrockenheit Einlage einer 20er Robinson-Drainage paraaortal. Verschluss des Retroperitoneums über der Prothese mit Vicryl 2/0, Replatzieren des Darmpakets. Nochmalige Inspektion des Abdomens. Schichtweiser Bauchdeckenverschluss mit je einer 1er PDS-Schlinge. Klammerhautnaht, steriler Verband.

- **Weiteres Prozedere**

Der Patient wird im extubierten Zustand auf die ITS zur weiteren postoperativen Überwachung verlegt. Clexane 40 mg s.c. 2-mal/Tag.

N.N., CA/FA für Chirurgie/Gefäßchirurgie

30.3 Aortobifemorale Bifurkationsprothese

Op-Bericht, Klinik für Gefäßchirurgie

Pat.-Nr.:   Fall-Nr.:

Aktuelle Klinik: Station:

Pat.-Name: Geb.-Dat.:

                                                   Geschlecht/Alter: m, 75 J.

Op-Datum:

Op-Dauer (Schnitt/Naht): 155 min

Saal:

Personal:

1. Operateur: Anästhesist:

2. Operateur: Anästhesieschw./-pfl.:

3. Operateur: Op-Schwester/-pfl.:

                                                   Op-Springer:

- ■ Indikation/Vorgeschichte

Die Op-Indikation ergibt sich aus einem distalen Aortenverschluss unter Beteiligung beider Beckenachsen. Der Patient wird bei Z. n. Apoplex im Pflegeheim betreut. Aufgrund einer pAVK im Stadium IV (Ulzeration interdigital) besteht die Indikation zur gefäßchirurgischen Revaskularisation; es ist die Anlage einer aortobifemoralen Bifurkationsprothese geplant. Eine Risikoaufklärung bezüglich der Operation liegt vor. Ein Team-Time-out wurde ohne Auffälligkeiten durchgeführt und dokumentiert.

- ■ Diagnose

Subrenaler Aortenverschluss.

- ■ Operation

Anlage einer aortobifemoralen Bifurkationsprothese.

- ■ Vorgehen

In ITN, Rückenlage und perioperativer Antibiose (Cefuroxim) erfolgt nach Desinfektion und Abdeckung nach üblichem Muster die mediane Laparatomie des ausgeprägt adipösen Abdomens. Nach Eröffnung des Bauchraums zeigen sich auch intraabdominell massiv Fettgewebe sowie eine besonders im Oberbauch und rechten Mittelbauch ausgeprägte Verwachsung nach der offenen Cholezystektomie vor 15 Jahren. Der Leberrand des linken Leberlappens ist scharfrandig und normal, der rechte Leberlappen kann nicht eingesehen werden. Ansonsten finden sich bei der orientierenden Untersuchung des Abdomens keine pathologischen Befunde. Das große Netz wird im Unterbauch, bei ausgeprägter Verwachsung, unter Ligaturen abgesetzt und in feuchte Bauchtücher geschlagen. Eröffnen des Retroperitoneums und Darstellen der Aorta. Diese ist zirkulär verkalkt und in Höhe der Nierenarterie noch pulsierend. Ein Ausklemmen muss als extrem schwierig erachtet werden. Distal Freilegen und Anzügeln der AMI.

Nachfolgend erfolgt simultan (linke Leiste: 2. Operateur) das Freilegen der Leistengefäße durch Längsinzision der Haut. Nach medial Abpräparieren der Lymphbahnen, Darstellen und Anzügeln der Gefäße. Es besteht auch hier beidseits eine Arteriosklerose, die Gefäße sind relativ kleinkalibrig (fehlender arterieller Zustrom von zentral). Systemische Heparinisierung (5000 IE). Nach entsprechender Kreislaufzeit infrarenal Ausklemmen der Aorta durch eine senkrecht und eine tangential aufgesetzte gerade DeBakey-Klemme. Längsinzision der Aorta, Durchführen einer sparsamen lokalen Endarteriektomie und ovaläre Exzision der Aortenvorderwand über ca. 3 cm Länge. Dies ist durch die Arteriosklerose nur sehr schwierig möglich. Nachfolgend schräge End-zu-Seit-Anastomosierung einer S-förmig zurechtgeschnittenen Gelsoft-Plus-Prothese (16×8 mm, Fa. Vascutek) mittels Prolene 3/0 fortlaufend mit 2 Eckfäden. Retroperitoneales Durchziehen der Prothese unter dem palpablen Ureter in beide Leisten und dort nach Ausklemmen der Leistengefäße Längsarteriotomie der AFC, beidseits ebenfalls sparsame lokale Endarteriektomie. Schräge End-zu-Seit-Anastomosierung der Prothese mittels Prolene 5/0 fortlaufend. Vor Beenden der Vorderwandnaht erfolgt jeweils ein Flushen der Gefäße. Nacheinander Freigabe beider Prothesenschenkel. Nach kompletter Reperfusion Einlegen heißer Bauchtücher und Gabe von Protamin (5000 IE). Es werden einzelne Umstechungen, insbesondere im Aortenbereich, erforderlich. Bei nachfolgender Bluttrockenheit Platzieren einer 20er Robinson-Drainage aortal und jeweils einer 14er Robinson-Drainage femoral. Zunächst schichtweiser Wundverschluss der Leistengefäße.

Nachfolgend Verschluss des Retroperitoneums über der Aorta und der Prothese mittels Vicryl 2/0 fortlaufend. Replatzieren des Darms. Schichtweiser Bauchdeckenverschluss (jeweils mit 2er fortlaufender PDS-Schlinge). Klammerhautnaht. Fortlaufende Hautnaht in der Leiste. Verband.

- **Weiteres Prozedere**

Der ausgekühlte Patient wird im extubierten Zustand zur weiteren intensivmedizinischen Betreuung auf die ITS verlegt. Clexane 60 mg s.c. 2-mal/Tag.

N.N., CA/FA für Chirurgie/Gefäßchirurgie

30.4 Aortofemoraler Bypass

Op-Bericht, Klinik für Gefäßchirurgie

Pat.-Nr.:	Fall-Nr.:
Aktuelle Klinik:	Station:
Pat.-Name:	Geb.-Dat.:
	Geschlecht/Alter: m, 53 J.

Op-Datum:
Op-Dauer (Schnitt/Naht): 118 min
Saal:
Personal:

1. Operateur:	Anästhesist:
2. Operateur:	Anästhesieschw./-pfl.:
3. Operateur:	Op-Schwester/-pfl.:
	Op-Springer:

- **Indikation/Vorgeschichte**

Die Op-Indikation ergibt sich aus einer linksseitigen pAVK im Stadium IV mit Großzehenulzeration von etwa 1 cm. In der Becken-Bein-Angiografie zeigt sich ein aortennaher Verschluss der linken A. iliaca communis mit Kollateralperfusion der A. femoralis communis. Aus diesem Grund besteht die Indikation zur operativen Revaskularisation, geplant ist die Anlage eines aortofemoralen Bypasses links. Eine Risikoaufklärung bezüglich der Operation liegt vor. Ein Team-Time-out wurde ohne Auffälligkeiten durchgeführt und dokumentiert.

- **Diagnose**

Beckenachsenverschluss links, pAVK Stadium IV.

- **Operation**

Aortofemoraler Bypass links.

- **Vorgehen**

In ITN, Rückenlage und perioperativer Antibiose (Cefuroxim) erfolgt nach Desinfektion und Abdeckung nach üblichem Muster ein hockeyförmiger Schnitt im Bereich des linken lateralen Abdomens. Präparation auf die Externusaponeurose und Eröffnen selbiger. Präparation in die Tiefe, dabei wird der Peritoneal-Sack geschont, nach medial weggehalten und in ein feuchtes Bauchtuch verpackt. Darstellung des M. iliopsoas und medial davon der A. iliaca communis (AIC), Einsetzen des Omnitract-Systems. Präparation nach zentral auf die Aorta, diese kann zirkulär für ein Ausklemmen präpariert werden. Die Aorta ist weich mit vereinzelten Plaques, am Abgang der linken AIC besteht eine zirkuläre Stenosierung und ca. 2 cm später eine Pulslosigkeit. Präparation der Leistengefäße über einen gebogenen Längsschnitt unterhalb des Leistenbands. Nach medial Abpräparieren der Lymphbahnen, Darstellen und Anzügeln der wider Erwarten relativ weichen Leistengefäße. Systemische Gabe von 5000 IE Heparin. Nach entsprechender Kreislaufzeit tangentiales Ausklemmen der Aorta mittels einer großen Satinsky-Klemme, Längsaortotomie mittels Stichskalpell, leicht ovaläres Ausschneiden der Aortenvorderwand. Anreichen einer Dacron-Prothese (8 mm/30 cm, Fa. Vascutek) und schräge End-zu-Seit-Anastomosierung mit Prolene 3/0 fortlaufend. Retroperitoneales Durchziehen der Prothese in die linke Leiste (unter den gesehenen Ureter). Ausklemmen der Leistengefäße und Längsarteriotomie über ca. 3 cm. Erwartungsgemäß fehlt der zentrale Einstrom, von peripher besteht ein guter Rückstrom, die Heparin-Kochsalz-Lösung lässt sich ungehindert instillieren. Zurechtschneiden der Prothese und Anlage der schrägen End-zu-Seit-Anastomose mittels Prolene 5/0 unter Nutzung von 2 Ecknähten. Vor Beenden der Vorderwandnaht erfolgt ein Flush-Manöver. Freigabe der Perfusion mit guter Pulsation über dem Bypass und auf den Aa. femoralis superficialis et profunda. Subtile Blutstillung, vollständige Gabe von Protamin (5000 IE). Einlage einer 20er Robinson-Drainage retroperitoneal sowie einer 14er Robinson-DrainageRobinson-Drainage femoral. Verschluss des femoralen Zugangs mittels Faszien- und Subkutannaht in fortlaufender Technik. Verschluss des retroperitonealen Zugangs mittels zwei 1er PDS-Schlingen in üblicher Weise. Hautklammernaht abdominell und femoral. Steriler Verband.

- **Weiteres Prozedere**

Der Patient wird extubiert zur Überwachung auf die IMC-Station verlegt. Clexane 40 mg s.c. 2-mal/Tag.

N.N., CA/FA für Chirurgie/Gefäßchirurgie

30.5 Femorofemoraler Crossover-Bypass

Op-Bericht, Klinik für Gefäßchirurgie

Pat.-Nr.:	Fall-Nr.:
Aktuelle Klinik:	Station:
Pat.-Name:	Geb.-Dat.:
	Geschlecht/Alter: m, 76 J.
Op-Datum:	
Op-Dauer (Schnitt/Naht): 64 min	
Saal:	
Personal:	
1. Operateur:	Anästhesist:
2. Operateur:	Anästhesieschw./-pfl.:
3. Operateur:	Op-Schwester/-pfl.:
	Op-Springer:

- **Indikation/Vorgeschichte**

Die Op-Indikation ergibt sich aus einem chronischen Verschluss der rechten Beckenachse mit Mumifikation der Zehen I und II am rechten Fuß. In der digitalen Subtraktionsangiografie ist ab der rechten Femoralisgabel ein spärlich gefülltes Gefäßsystem mit einer Eingefäßversorgung am Unterschenkel (A. tibialis posterior) nachweisbar. Nebenbefundlich besteht ein ausgeprägtes metabolisches Syndrom mit Diabetes mellitus, arterieller Hypertonie, Hyperlipidämie, Z. n. Myokardinfarkt (vor 7 Jahren) sowie Herzschrittmacherimplantation und COPD. Als kleinstmöglicher und schnellster Eingriff wird die Anlage eines femorofemoralen Crossover-Bypasses geplant. Eine Risikoaufklärung bezüglich der Operation liegt vor. Ein Team-Time-out wurde ohne Auffälligkeiten durchgeführt und dokumentiert.

- **Diagnose**

Beckenachsenverschluss rechts bei pAVK Stadium IV rechts.

- **Operation**

Anlage eines femorofemoralen Crossover-Bypasses.

- **Vorgehen**

In PDA, Rückenlage und perioperativer Antibiose (Cefuroxim) erfolgt nach Desinfektion und Abdeckung nach üblichem Muster simultan die Freilegung beider Leisten (links 2. Operateur). Bogenförmiger Längsschnitt in den Leisten, nach medial Abpräparieren der Lymphbahnen, Darstellen und Anzügeln der Leistengefäße. Links kann ein kräftiger Puls abgeleitet werden, das Gefäß ist als Spendergefäß gut geeignet, rechtsseitig besteht eine Pulslosigkeit mit mäßiger Wandatheromatose. Systemische Heparinisierung (5000 IE), nach entsprechender Kreislaufzeit Ausklemmen der Leistengefäße und jeweils Längsarteriotomie im Bereich der A. femoralis communis. Eine Endarteriektomie ist beidseits nicht erforderlich, der Ausstrom aus der linken A. iliaca externa ist gut. Beim probeweisen rechtsseitigen Aufklemmen resultiert nahezu kein arterieller Rückstrom von peripher, aber die Instillation von Heparin-Kochsalz-Lösung gelingt unproblematisch. Somit kann der Crossover-Bypass angelegt werden. Anreichen einer 8×300 mm langen Gelsoft-Plus-Prothese (Fa. Vascutek) und subkutanes Tunnelieren der Prothese von der linken Leiste nach rechts. Zurechtschneiden der Prothese und simultan schräge End-zu-Seit-Anastomosierung mittels Prolene 5/0 fortlaufend unter Nutzung von 2 Ecknähten. Vor Beenden der Vorderwandnaht erfolgt jeweils ein Flushen aller Gefäße. Nach Freigabe der Perfusion kann eine gute Pulsation auf dem Prothesenbypass sowie den peripheren Gefäßabgängen abgeleitet werden. Durchführen einer subtilen Blutstillung und Gabe einer halben Dosis Protamin (2500 IE). Bei nachfolgender Bluttrockenheit jeweils Einlage einer 14er Robinson-Drainage. Schichtweiser Wundverschluss. Einzelknopfhautnaht. Steriler Verband.

- **Weiteres Prozedere**

Der Patient wird zur weiteren Überwachung in den Aufwachraum verlegt. Clexane 40 mg s.c. 2-mal/Tag.

N.N., CA/FA für Chirurgie/Gefäßchirurgie

30.6 FP-I-Prothesen-Bypass

30

Op-Bericht, Klinik für Gefäßchirurgie

Pat.-Nr.:	Fall-Nr.:
Aktuelle Klinik:	Station:
Pat.-Name:	Geb.-Dat.:
	Geschlecht/Alter: m, 66 J.

Op-Datum:
Op-Dauer (Schnitt/Naht): 69 min
Saal:
Personal:

1. Operateur:	Anästhesist:
2. Operateur:	Anästhesieschw./-pfl.:
3. Operateur:	Op-Schwester/-pfl.:
	Op-Springer:

- **Indikation/Vorgeschichte**

Die Op-Indikation ergibt sich aus einer pAVK im Stadium III nach Fontaine am linken Bein bei Z. n. PTA und Stent-Implantation im Bereich von AFS und AP im Segment I auswärts. Jetzt besteht ein Oberschenkelverschluss mit Ruheschmerzsymptomatik. Zusätzlich ist der Patient im häuslichen Milieu gestürzt und hat sich eine Metatarsale-V-Fraktur links zugezogen, die bisher konservativ therapiert wurde. Jetzt ist eine simultane gefäß- und unfallchirurgische Therapie geplant. Vor der gefäßchirurgischen Operation erfolgte durch die Unfallchirurgie eine Zuggurtungsosteosynthese der MT-V-Fraktur. Gefäßchirurgisch ist die Anlage eines FP-I-Prothesen-Bypasses links geplant. Nebenbefundlich bestehen ein insulinpflichtiger Diabetes mellitus seit 1959 (Typ 1), ein Glaukom und eine arterielle Hypertonie. Eine Risikoaufklärung bezüglich der Operation liegt vor. Ein Team-Time-out wurde ohne Auffälligkeiten durchgeführt und dokumentiert.

- **Diagnose**

pAVK im Stadium III nach Fontaine links vom Oberschenkeltyp.

- **Operation**

Anlage eines FP-I-Prothesen-Bypasses links.

- **Vorgehen**

In ITN, Rückenlage und perioperativer Antibiose (Cefuroxim) erfolgt nach Desinfektion und Abdeckung nach üblichem Muster simultan die Präparation der Zugänge femoral und popliteal im Segment I.

Längsinzision in der linken Leiste (2. Operateur), nach medial Abpräparieren der Lymphbahnen. Darstellen und Anzügeln der Leistengefäße, die kleinkalibrig sind, aber einen guten Puls aufweisen und als Spendergefäß fungieren können. Längsinzision in der linken P-I-Region von medial, Freilegen und Anzügeln der A. poplitea. Die Arterie hat einen Durchmesser von ca. 1 cm und ist pulslos sowie arteriosklerotisch verändert. Systemische Heparinisierung (5000 IE), nach entsprechender Kreislaufzeit Ausklemmen der Leistengefäße, Längsinzision und zunächst lokale Endarteriektomie der A. poplitea. Es ist der bekannte und verschlossene Stent sichtbar, dieser endet am geplanten distalen Anastomosenende. Somit besteht die Indikation zur Explantation des Stents. Komplette Exstirpation des Stents und Komplettieren der poplitealen Endarteriektomie. Beim probeweisen Aufklemmen ist ein guter arterieller Rückstrom von distal festzustellen. Instillation von Heparin-Kochsalz-Lösung und erneutes Ausklemmen des Gefäßes. Anreichen einer 8-mm-Gelsoft-Plus-Prothese (30 cm Länge). Schräge End-zu-Seit-Anastomosierung popliteal mittels Prolene 5/0 (2-mal Eckfaden). Subfasziales Tunnelieren und Durchziehen nach femoral. Dort ebenfalls schräge End-zu-Seit-Anastomosierung auf die A. femoralis communis mit Prolene 5/0 fortlaufend. Vor Beenden der Vorderwandnaht erfolgt ein Flushen der Gefäße. Nach Freigabe der Perfusion ist eine gute Pulsation auf dem Prothesenbypass sowie der A. profunda femoris ableitbar. Subtile Blutstillung. Gabe von Protamin (2500 IE). Einlage jeweils einer 12er Robinson-Drainage. Bei Bluttrockenheit jeweils schichtweiser Wundverschluss. Fortlaufende Hautnaht. Verband.

- **Weiteres Prozedere**

Der Patient wird zur weiteren Überwachung in den Aufwachraum verlegt. Anschließende Verlegung auf die Normalstation. Clexane 40 mg s.c. 2-mal/Tag.

N.N., CA/FA für Chirurgie/Gefäßchirurgie

30.7 FP-III-Prothesen-Bypass

Op-Bericht, Klinik für Gefäßchirurgie

Pat.-Nr.:	Fall-Nr.:
Aktuelle Klinik:	Station:
Pat.-Name:	Geb.-Dat.:
	Geschlecht/Alter: m, 75 J.

Op-Datum:
Op-Dauer (Schnitt/Naht): 101 min
Saal:
Personal:

1. Operateur:	Anästhesist:
2. Operateur:	Anästhesieschw./-pfl.:
3. Operateur:	Op-Schwester/-pfl.:
	Op-Springer:

- **Indikation/Vorgeschichte**

Die Op-Indikation ergibt sich aus einem chronischen Oberschenkelverschluss am linken Bein mit Ruheschmerz und einer Gehstrecke von ca. 20 m. Es besteht ein Z. n. Endarteriektomie der linken A. iliaca externa und der A. femoralis mit autologer Profunda-Plastik (vor 5 Jahren 10 Monaten), Stent/PTA in der linken A. iliaca externa (vor 5 Jahren 4 Monaten), Z. n. Crossektomie und Stripping der VSM bds. sowie partiell rekanalisierter TVT (vor 2 Jahren). Entsprechend der Farbduplexsonografie ist keine ausreichende autologe Venenentnahme für den Bypass realisierbar, deshalb soll eine heparinbeschichtete Goretex-Prothese verwendet werden. Nach der im Vorfeld durchgeführten digitalen Subtraktionsangiografie ist ein FP-III-Bypass erforderlich. Eine Risikoaufklärung bezüglich der Operation liegt vor. Ein Team-Time-out wurde ohne Auffälligkeiten durchgeführt und dokumentiert.

- **Diagnose**

pAVK im Stadium III vom Oberschenkeltyp.

- **Operation**

Anlage eines FP-III-Prothesen-Bypasses links.

- **Vorgehen**

In ITN, Rückenlage und perioperativer Antibiose (Cefuroxim) erfolgt nach Desinfektion und Abdeckung nach üblichem Muster simultan (linke Leiste 2. Operateur) die Freilegung der Leistengefäße und der A. poplitea im Segment III durch einen medialen Zugang. Es erfolgen eine Exzision der alten Narbe, das nach mediale Abpräparieren der Lymphbahn sowie die Darstellung und das Anzügeln der Leistengefäße. Die Präparation der Leistengefäße ist aufgrund der Voroperation deutlich erschwert. Die A. femoralis superficialis ist abgesetzt, die A. femoralis communis (AFC) und A. femoralis profunda pulsieren ausgezeichnet. Eine Bypass-Anlage ist von diesem Spendergefäß gut möglich.

Durch einen bogenförmigen medialseitigen Zugang erfolgt die Freilegung der A. poplitea (AP) im Segment III. Darstellen und Anzügeln der AP, dies ist unproblematisch möglich. Die Arterie ist in diesem Bereich arteriosklerotisch verändert, aber komprimierbar. Systemische Heparinisierung (5000 IE), nach entsprechender Kreislaufzeit Ausklemmen der Gefäße. Längsinzision der AP und Kontrolle auf Rückstrom, welcher gut ist. Relevante Plaques sind in diesem Bereich nicht vorhanden, sodass das Gefäß sehr gut für eine Bypass-Anlage geeignet ist.

Instillation von Heparin-Kochsalz-Lösung. Anreichen einer ringverstärkten 70 cm langen, 6-mm-Propaten-Prothese (Fa. Gore) und schräge End-zu-Seit-Anastomosierung auf die AP im Segment III mittels Prolene 6/0 fortlaufend (2 Eckfäden). Subfasziales Tunnelieren orthotop in die linke Leiste und dort schräge End-zu-Seit-Anastomosierung der Prothese auf die AFC mittels Prolene 5/0 fortlaufend mit 2 Eckfäden. Vor Beenden der Vorderwandnaht erfolgt ein Flushen der Gefäße. Nach Freigabe der Perfusion kann eine gute Pulsation auf dem Prothesenbypass abgeleitet werden. Durchführung einer subtilen Blutstillung und Gabe von 5 ml Protamin (5000 IE). Bei nachfolgender Bluttrockenheit Einlage jeweils einer 12er Robinson-Drainage und schichtweiser Wundverschluss in der Leiste sowie im P-III-Segment. Fortlaufende Hautnaht. Verband.

- **Weiteres Prozedere**

Der Patient wird im Op-Saal extubiert. Das Bein ist warm. Eine Vollheparinisierung mit Ziel-PTT 5060 s wird angestrebt. Die A. dorsalis pedis ist am linken Bein palpatorisch ableitbar.

N.N., CA/FA für Chirurgie/Gefäßchirurgie

30.8 Autologer FP-III-in-situ-Venen-Bypass

Op-Bericht, Klinik für Gefäßchirurgie

Pat.-Nr.:   Fall-Nr.:
Aktuelle Klinik: Station:
Pat.-Name: Geb.-Dat.:
                                             Geschlecht/Alter: w, 78 J.

Op-Datum:
Op-Dauer (Schnitt/Naht): 97 min
Saal:
Personal:
1. Operateur: Anästhesist:
2. Operateur: Anästhesieschw./-pfl.:
3. Operateur: Op-Schwester/-pfl.:
                                             Op-Springer:

■ Indikation/Vorgeschichte

Die Op-Indikation ergibt sich aus einer pAVK im Stadium IV n. F. mit Nekrosen und Gangrän im linken Vorfußbereich. Entsprechend der Angiografie besteht ein langstreckiger Oberschenkelverschluss bis zum Kniebereich hinein, sodass ein kniegelenksüberschreitender Bypass erforderlich wird. Die vorher durchgeführte sonografische Diagnostik zeigt eine gute V. saphena magna, die als Venenbypass fungieren kann. Die tiefen Venen sind regelhaft perfundiert. Geplant ist die Anlage eines autologen In-situ-Venen-Bypasses. Eine Risikoaufklärung bezüglich der Operation liegt vor. Ein Team-Time-out wurde ohne Auffälligkeiten durchgeführt und dokumentiert.

■ Diagnose

pAVK im Stadium IV nach Fontaine vom Oberschenkeltyp links.

■ Operation

Anlage eines autologen FP-III-in-situ-Venen-Bypasses links.

■ Vorgehen

In ITN, Rückenlage und perioperativer Antibiose (Cefuroxim) erfolgt nach Desinfektion und Abdeckung nach üblichem Muster die simultane Freilegung der Femoral-Region (2. Operateur) und der P-III-Region (von medial). Jeweils Längsinzision, Freilegen und Anschlingen der Gefäße. Femoral besteht eine lokale Arteriosklerose mit kräftigem Puls. Die V. saphena magna weist ein Kaliber von ca. 7 mm auf und scheint als Transplantat gut geeignet. Popliteal ist der Truncus tibiofibularis von kleinkalibriger Größe, aber weich und gut als Empfängersegment nutzbar. Die V. saphena kann von entsprechender Länge am Unterschenkel freigelegt und abgesetzt werden. Ligatur nach peripher. Hydrodynamisches Aufdehnen der Vene. Dies gelingt bis etwa 5 mm Durchmesser. Somit wird die Vene prinzipiell für den Bypass nutzbar. Ausklemmen. Nun systemische Heparinisierung (5000 IE). Nach entsprechender Kreislaufzeit Ausklemmen der Leistengefäße. Längsarteriotomie. Lokale Endarteriektomie der A. femoralis. Absetzen der V. saphena magna unter Ligaturen (Vicryl 3/0). Schräge End-zu-Seit-Anastomosierung der V. saphena auf die A. femoralis (Prolene 5/0 fortlaufend mit 2 Eckfäden). Nachfolgend Freigabe der Perfusion. Von peripher Einführen eines Valvulotoms (3,5 mm Durchmesser) bis zur Anastomose und Durchführen der Valvektomie. Das Manöver wird dreimal durchgeführt. Im Verlauf kann ein guter pulsatiler Ausstrom peripher realisiert werden. Nun Ausklemmen der Poplitealregion. Längsarteriotomie und schräge End-zu-Seit-Anastomosierung der Vene auf den Truncus tibiofibularis mittels Prolene 5/0 fortlaufend mit 2 Eckfäden. Nach Freigabe der Perfusion ist eine gute Pulsation, auch im peripheren poplitealen Bereich, ableitbar. Der Bypass liegt regelhaft ohne Zug, einzelne kleine muskuläre Einengungen können beseitigt werden. Es erfolgt im Anschluss die Unterbindung von 3 venösen Seitenästen (sonografiegestützte Darstellung). Abschließend wird bei guter Bypass-Funktion eine subtile Blutstillung durchgeführt. Jeweils Subkutannaht. Hautnaht. Verband.

■ Weiteres Prozedere

Die Patientin wird über den Aufwachraum auf die Normalstation zurückverlegt. Es besteht ein schwacher Fußpuls. Eine Vollheparinisierung mit Ziel-PTT von 50–60 s ist angestrebt.

N.N., CA/FA für Chirurgie/Gefäßchirurgie

30.9   Autologer femorokruraler Venenbypass

Op-Bericht, Klinik für Gefäßchirurgie

Pat.-Nr.:	Fall-Nr.:
Aktuelle Klinik:	Station:
Pat.-Name:	Geb.-Dat.:
	Geschlecht/Alter: m, 66 J.

Op-Datum:
Op-Dauer (Schnitt/Naht): 139 min
Saal:
Personal:

1. Operateur:	Anästhesist:
2. Operateur:	Anästhesieschw./-pfl.:
3. Operateur:	Op-Schwester/-pfl.:
	Op-Springer:

- ▪ **Indikation/Vorgeschichte**

Die Op-Indikation ergibt sich aus einer pAVK im Stadium IV nach Fontaine mit Ulzeration am rechten lateralen Sprung-gelenk. In der Angiografie zeigt sich lediglich eine spärlich perfundierte A. tibialis anterior ab Übergang vom proximalen zum mittleren Drittel nach peripher bei sonst fehlenden kruralen Gefäßen. Ziel der Operation ist die Anlage eines femorokruralen Bypasses rechts zum Erhalt des Beins. Sonografisch erscheint die V. saphena magna von ausreichender Größe, sodass diese für den Venenbypass genutzt werden soll. Eine Risikoaufklärung bezüglich der Operation liegt vor. Ein Team-Time-out wurde ohne Auffälligkeiten durchgeführt und dokumentiert.

- ▪ **Diagnose**

pAVKStadium IV nach Fontaine rechts.

- ▪ **Operation**

Anlage eines autologen, femorokruralen (ATA-)reversed Venenbypasses rechts.

- ▪ **Vorgehen**

In ITN, Rückenlage und perioperativer Antibiose (Cefuroxim) erfolgt nach Desinfektion und Abdeckung nach üblichem Muster zunächst die Längsinzision in der rechten Leiste. Darstellen und Anzügeln der kräftig pulsierenden Leistengefäße. Einlegen feuchter Kompressen. Freilegen und Anzügeln der A. tibialis anterior (ATA) über einen lateralen Zugang am rechten Unterschenkel. Dieses Gefäß ist insgesamt kleinkalibrig, leicht arteriosklerotisch verändert, aber für eine Bypass-Anlage prin-zipiell geeignet. Nun Freilegen der ipsilateralen V. saphena magna mit ausreichendem Kaliber vom Leistenschnitt beginnend bis zum Unterschenkel über mehrere Hilfsinzisionen. Die Vene kann über ca. 70 cm abpräpariert werden. Die Seitenäste werden zum Teil ligiert, zum Teil geclipt. Am distalen Unterschenkel wird das Kaliber deutlich zu klein und für einen Venen-bypass unbrauchbar. Zentral erfolgt eine Durchstichligatur an der Absetzungsstelle, peripher eine Ligatur. Die entnommene Vene ist für einen Reversed-Venenbypass gut geeignet. Systemische Heparinisierung (5000 IE). Nach entsprechender Kreis-laufzeit Ausklemmen der Leistengefäße und der ATA. Simultan (Leiste 2. Operateur) Längsinzision der A. femoralis commu-nis und ATA. Beide Gefäße sind für die Anastomosierung geeignet. Unter Nutzung einer weiteren Hilfsinzision wird die Vene subkutan mittels Tunnelator extraanatomisch vom rechten Unterschenkel zunächst lateral zum distalen Oberschenkel und von dort nach medial-femoral als Reversed-Bypass verlegt. Es erfolgt jeweils eine schräge End-zu-Seit-Anastomosierung der Vene auf die Arterien mittels Prolene 5/0 fortlaufend unter Nutzung von jeweils 2 Ecknähten. Vor Beenden der femoralen Vorderwandnaht erfolgt ein Flushen der Gefäße. Nach Freigabe der Perfusion kann eine gute Pulsation über dem Bypass und der distalen ATA abgeleitet werden. Partielles Antagonisieren des Heparins (2500 IE). Bei nachfolgender Bluttrockenheit Einlage jeweils einer 14er Robinson-Drainage femoral und krural. Schichtweiser Wundverschluss, Klammerhautnaht, steriler Verband.

- ▪ **Weiteres Prozedere**

Der Patient wird in extubiertem Zustand auf die IMC zur weiteren Überwachung verlegt. Es soll eine Vollheparinisierung mit Ziel-PTT 60 s erfolgen, initial 500 IE Heparin/h.

N.N., CA/FA für Chirurgie/Gefäßchirurgie

Serviceteil

Sachverzeichnis   – 400

© Springer-Verlag GmbH Deutschland, ein Teil von Springer Nature 2018
O. Richter, D. Uhlmann (Hrsg.), *Operationsberichte Allgemein-, Viszeral-, Gefäß- und Thoraxchirurgie,* Operationsberichte
https://doi.org/10.1007/978-3-662-57283-2

Sachverzeichnis

A

Abszedierung
- plantarer basisnaher Mittelfuß 358
- plantarer zentraler Mittelfuß 357
A.-carotis-interna-/A.-carotis-externa-Gabel-
  plastik 382
A.-carotis-interna-Stenose 380, 381, 382
Acetylsalicylsäure 5
Achalasie der Kardia 63
Adenokarzinom
- distaler Ösophagus 56, 58
- linker Lungenoberlappen 251, 260
- linker Lungenunterlappen 248
- Lungenmittellappen 237
- Papille 156
- rechter Lungenoberlappen 235, 254, 263, 286
- rechter Lungenunterlappen 239, 246
Adrenalektomie 52
Allergie 4
Ampullektomie 165
Amputation
- Chopart-Gelenklinie 358
- Finger 354
- Lisfranc-Gelenklinie 357
- Oberarm 355
- Oberschenkel 363
- transgenikuläre 362
- Unterschenkel (nach Brückner) 360
- Zehe 356
Analabszess 120
Analabszess-Spaltung 120
Analfissur 126
Analfistel
- intersphinktäre 120
- transsphinktäre 121, 122
Analkanalstenose 129
Anamnese 6
Anastomose, biliodigestive 151
Aneurysmareparatur
- 2-fach fenestrierte endovaskuläre 375
- 4-fach fenestrierte endovaskuläre 376
- aortobiiliakale endovaskulare 373
- aortomonoiliakale endovaskulare 371
Angina abdominalis 385
Anoplastik 129
Antibiotikum 8
Aortenaneurysma
- größenprogredientes infrarenales 371
- infrarenales 368, 370, 373
- juxtarenales 375
- suprarenales 376
- thorakales 374
Aortenreparatur, thorakale endovaskulare 374
Aortenverschluss, subrenaler 390
Appendektomie
- konventionelle 86
- laparoskopische 87
Appendizitis 86, 87
- Kodierung 21
Arthroskopie 31
Aspirationspneumonie 328
Atelektase 326
Aufklärung 6

B

Beckenachsenverschluss 392, 393
Beger-Operation 154
Bifurkationsprothese
- aortobifemorale 390
- aortobiiliakale 370, 389
Bifurkationsresektion 283
Billroth-II-Operation 71
Billroth-II-Resektion 31
Billroth-I-Resektion 70
Bilobektomie
- Lungenober- und -mittellappen 263
- Lungenunter- und -mittellappen 266
Bisegmentresektion 231, 248
Bronchusmanschette 274
Brustwandrekonstruktion 318
Brustwandresektion, partielle 318
Bullaresektion 217, 221
Bypass, aortofemoraler 392

C

Choledocholithiasis 149
Choledochusrevision 149
Cholelithiasis, Kodierung 7
Cholezystektomie 15
- konventionelle 146
- laparoskopische 147
Cholezystitis, chronische 146
Cholezystolithiasis 146, 147
Chopart-Gelenklinie 358
Cimino-Fistel
- Anlage 338
- Thrombektomie 342
Cl.-perfringens-Infektion 365
Colon ascendens 91, 92
Cri-du-Chat-Syndrom 328
Crossover-Bypass, femorofemoraler 393

D

Diabetes mellitus Typ I 196
Diagnose 6
Divertikulektomie 61
Divertikulitis, Kodierung 21
Divertikulose, Kodierung 21
Dokumentationsmängel 28
Dokumentationspflicht 27
Dritteingriff 10
Dünndarmsegmentresektion 80
Dünndarmtumor 80
Duodenalperforation 79
Duodenalulkus 70
Duodenopankreatektomie
- partielle 156
- pyloruserhaltende partielle 158
- totale 163
Dyspnoe 203

E

Ellenbeugenfistel 339
- mit VasQ-System 346
Embolektomie 16
- Arm 334
- Bein 335
Endarteriektomie
- A. carotis interna und A. carotis communis 381
- A. femoralis 383, 384
- A. mesenterica superior 385
Epipharynxkarzinom 223
EVAR
- aortobiiliakale 373
- aortomonoiliakale 371
Eversionsendarteriektomie 380
Exartikulation
- Hüftgelenk 365
- Knie 362

F

Fabricius-Operation 180
Fadendrainage 120
FEVAR
- 2-fach 375
- 4-fach 376
Fissurektomie nach Gabriel 126
Fistel-Plug 122
Fistelrezidiv, rektovaginales 82
Fistulektomie 121
FP-III-in-situ-Venenbypass 396
FP-III-Prothesen-Bypass 395
FP-I-Prothesen-Bypass 394
Fundoplikation, laparoskopische 62

G

Gabelplastik 382
Gallenblasenbett-Wedge-Resektion 148
Gallenblasenkarzinom, inzidentelles 148
Gangrän der Zehen, trockene 356
Gasbrand 365
Gastrektomie 66, 68
Gastroenterostomie 151
Gastrotomie 74
G-DRG 20
Gefäßmanschette 271

H

Hamartochondrom der Lunge 227
Hämatoperikard 306
Hämatothorax 306
Hämorrhoidenarterienligatur 124
Hämorrhoidopexie nach Longo 123
Hauptast-intraduktale-papillärmuzinöse
  Neoplasie 161
Hemihepatektomie
- links 134
- rechts 136, 140

Hemikolektomie links
– erweiterte 98
– konventionelle 95
– laparoskopische 96
Hemikolektomie rechts
– konventionelle 91
– konventionelle erweiterte 94
– laparoskopische 92
Hemithyreoidektomie 36
Hernie, epigastrische 185, 186
HERO-Graft, intrakardialer 344
Hygienemaßnahmen 30
Hyperhidrose, palmoaxillär 312, 314
Hyperparathyreoidismus 48, 50

I

ICD-10 6
– Verschlüsselungskatalog 20
ICD-Kodierung 7
ICPM 6
Ileostoma
– doppelläufiges 82
– Rückverlegung 83
Ileozökalresektion
– konventionelle 88
– laparoskopisch assistierte 89
– offene 88
IPOM 184, 186, 190

J

Jejunalkatheter 81

K

Kardiakarzinom 66
Karydakis-Plastik 128
Karzinom
– Colon ascendens 91, 92
– Colon descendens 95
– Colon sigmoideum 105
– Colon transversum 99, 100
– Gallenblase 148
– hepatozelluläres 134, 194
– linke Kolonflexur 98, 102
– Magen 68
– Ösophagus 81
– Pankreaskopf 151
– rechte Kolonflexur 94
– Rektum 110, 112, 114, 116, 127
Kausch-Whipple-Operation 156
Klatskin-Tumor 142
Kodiersoftware 20
Kodierung
– Diagnose 20
– Eingriffe am Darm 21
– Eingriffe an Haut und Unterhaut 22
– Operationsabbruch 23
– Prozeduren 21
– Revisionseingriff 22
– Richtlinien 20
– Vakuumtherapie 22

L

Lagerung 28
Lebermetastase 102
– eines Kolonkarzinoms 144
– kolorektale 136, 138
Leberresektion, linkslaterale 144
Lebersegmentresektion, anatomische 138
Lebertransplantation 194
Lebertrauma 140
Leberzyste 139
Leistenhernie
– direkte 177, 178, 179
– indirekte 176, 179
Lichtenstein-Operation 179
Limberg-Plastik 205
Lingularesektion 248, 326
Lipomexstirpation 207
Lisfranc-Gelenklinie 357
Lobektomie
– Lungenmittellappen 237, 257
– Lungenoberlappen links 242, 260
– Lungenoberlappen rechts 235, 254
– Lungenunterlappen links 244
– Lungenunterlappen rechts 239
– mit Bronchusmanschette 274
– mit Gefäßmanschette 271
– mit intraperikardialer Gefäßversorgung 277
Lokalbefund 6
Loop-Oberarm-Prothesen-Shunt, axilloaxillärer 340
Lotheisen-McVay-Operation 181
Lungenabszess 328, 330
Lungendekortikation 328
Lungenmetastase 257
Lungenresektion
– Lingulaspitze 326
– linker Unterlappen 225
– partielle 304
– rechter Oberlappen 219, 223, 227
Lungensegmentresektion
– linker Oberlappen 231, 233, 248, 251
– rechter Unterlappen 229
– rechts 246
Lymphadenektomie 225, 229, 231, 233, 235, 237, 242, 244, 246, 248, 251, 254, 257, 260, 263, 266, 269, 271, 274, 277, 280, 283, 286
– mediastinale 290, 292, 294
Lymphadenopathie, mediastinale 290, 292, 294
Lymphknotendissektion
– Axilla 211
– collar 208
– femoral 209

M

Magen
– Ausgangsstenose 73
– Karzinom 68
– Übernähung 75
Mageninterponat, Resektion 60
Malum perforans 358
Mediastinaldrainage 301
Mediastinoskopie, videoassistierte 294
Mediastinotomie, anteriore 303
Medikamente 4
– gerinnungsaktive 5
Melanom, malignes 211

Merkelzellkarzinom 209
Mesh-Plastik
– total extraperitoneale (TEP) 176
– transabdominelle präperitoneale (TAPP) 177
Mikrodissektion 42, 45
Milzmetastasen 168
Milzruptur 173
Milzteilresektion 173
Minithorakotomie 202
– parasternale 303
Morbus Crohn 108, 122
Morbus Werlhof 169, 171
Myotomie des unteren Ösophagus 63
Myotomie, zervikale 61

N

Nabelhernie 182, 183, 184
Nachbehandlung 8
Naht, offene 182, 188
Nahttechnik 8
Nahtverschluss, offener 185, 187
Narbenhernie 14, 188, 189, 190
– offener Nahtverschluss 187
Nebenerkrankung 4
Nierendegeneration, polyzystische 192
Niereninsuffizienz
– präterminale 338, 339
– terminale 340, 341, 344, 346
Nierentransplantation 192
Nierenversagen, akutes 201

O

Oberarm-Prothesen-Shunt, Thrombektomie 343
onkologische Chirurgie, elektive 10
Onlay-Mesh-Plastik 188, 190
– laparoskopische intraperitoneale 184, 186
Operateur 4
Operation
– Abbruch 23
– Ablauf 8
– intraoperativer Befund 8
– präoperative Planung 6
Operationsbericht
– allgemeine Anforderungen 26
– erforderlicher Inhalt 29
– Erstellungsdatum 8
– Gliederung 3
– juristische Aspekte 27
OPS 20
Ösophaguskarzinom 81
Ösophagusresektion, abdominothorakale 56, 58
Osteolyse 318
Osteotomie, partielle 318, 330

P

Panaritium articulare, chronisches 354
Pankreaskopfkarzinom 151
Pankreaskopfresektion
– duodenumerhaltende (Beger) 154
– duodenumerhaltende, Berner Modifikation 160

Pankreaslinksresektion, laparoskopische 161
Pankreas-Nieren-Transplantation 196
Pankreatitis 160
– chronische 154
Papillenadenom 165
Papillenkarzinom 158
Parathyreoidektomie
– fokussierte 50
– subtotale 48
Patch-Plastik 17
Patienteneinwilligung 28
pAVK 392, 393, 397
– Beckentyp 389
– Oberschenkeltyp 383, 384, 394, 395, 396
periphere arterielle Verschlusskrankheit ▶ pAVK
Perikarddrainage 310
Perikarderguss 308, 310
Perikardfensterung 308
Perikardiotomie 306
– partielle 308
– subxiphoidal 310
Perikardteilresektion 299
Pilonidalsinus
– Exzision 204
– Limberg-Plastik 205
Plattenepithelkarzinom
– linker Lungenoberlappen 231, 233, 242, 271
– linker Lungenunterlappen 225, 244, 280
– rechter Lungenoberlappen 269, 274, 283
– rechter Lungenunterlappen 266, 277
Pleuraempyem 326, 328, 330
Pleuraerguss 202, 320, 324
Pleurafibrose 320
Pleurakatheter 203
Pleuramesotheliom 320, 324
Pleurektomie 217, 221
– partielle 320, 322
Pleuritis 320
Pleurodese 322
Pleurolyse 217, 231, 235, 326
PleurX-Katheter 324
Pneumomediastinum 217
Pneumonektomie
– mit Bifurkationsresektion 283
– mit intraperikardialer Gefäßversorgung 280
– mit Thoraxwandresektion 286
– rechts 269
Pneumothorax 217, 221
Poplitealaneurysma 378
Portimplantation 200
Poudrage 322
Primäreingriff 12
Proceed-Ventral-Patch (PVP) 183
Profundapatchplastik 383
Profundaplastik, autologe 384
Prothesenbypass, karotideosubklavialer 388
Prothesen-Composite 344
Prothesen-Shunt, subklaviosubklavialer 341
Prozedere 8
Pyloroplastik nach Heineke-Mikulicz 73

R

Radiofrequenzablation 350
Refluxkrankheit, gastroösophageale 62
Rekonstruktion nach Thal 63
Rektumkarzinom 110, 112, 114, 116, 127
Rektumprolaps 125

Rektumresektion
– laparoskopische 112, 114, 116
– tiefe anteriore 110
Rektumulkus 125
Rektumwandresektion, transanale 127
Rest-Thyreoidektomie 38
Revisionseingriff 22
Rezervikotomie 38
Rezidiveingriff 12
Riedel-Hartley-Dunhill-Operation 36
Rohrprotheseninterposition 368

S

Sakralnervenstimulation
– Permanentimplantation 131
– temporäre 130
Schaumsklerosierung 351
Schenkelhernie 180, 181
Schilddrüsenresektion 36
Schmerzsyndrom, chronisches 160
Schnitt-Naht-Zeit 4
Seitenastexhairese 348
Shaldon-Katheter 201
Shouldice-Repair 178
Shunt-Verschluss 342, 343
Sigmadivertikulitis 106
Sigmaperforation 103
Sigmaresektion 103
– konventionelle 105
– laparoskopische 106
Sigmoideostoma 108
Sinus pilonidalis 128
– Abszess 204
– Rekonstruktion 205
Sphinkterotomie 129
Splenektomie 168
– handassistierte laparoskopische 171
– laparoskopische 169
Spontanpneumothorax 217, 221
Standardeingriff 10
STARR-Operation 125
Stentgraft-Prothesen-Implantation, aorto-
    biiliakale 375, 376
Sternotomie 301
Stripping-Operation
– V. saphena magna nach Babcock 348
– V. saphena parva 349
Struma 40
Stuhlinkontinenz 130, 131
Stumpffistelung, chronische 355
Subclavian-Steal-Syndrom 388
Sublay-Mesh 189
Sympathektomie 312, 314

T

Talkum-Pleurodese 322
TAPP 177
T-Drainage 149
TEP 176
TEVAR 374
Thorakoskopie, videoassistierte ▶ VATS
Thorakostoma 330
Thorakotomie 299
– anterolaterale 227, 246, 248, 251, 254, 257,
    260, 263, 266, 269, 271, 274, 277, 280, 283, 286

– mit Lungendekortikation 328
– posterolaterale 225
Thoraxdrainage 202, 246, 248, 251, 254, 257,
    260, 263, 266, 269, 271, 274, 277, 280, 283, 286,
    290, 292, 295, 297, 299, 304, 306, 308
Thoraxsaugdrainage 217, 219, 221, 223, 225,
    227, 229, 231, 233, 235, 237, 242, 244, 312, 316,
    318, 320, 322
Thoraxwandrekonstruktion 286
Thoraxwandresektion 286, 316
Thoraxwandtumor 316
Thrombektomie 342
– Oberarm-Prothesen-Shunt 343
Thrombendarteriektomie 17
Thymektomie 297, 299, 301
Thymom 297, 299, 301
Thyreoidektomie, totale 40, 42, 45
total-extraperitoneale Mesh-Plastik (TEP) 176
transabdominelle präperitoneale Mesh-Plastik
    (TAPP) 177
Transplantation
– Leber 194
– Niere 192
– Pankreas-Nieren 196
Transversostoma, doppelläufiges 102
Transversumresektion 99
– laparoskopische 100
Traverso-Longmire-Operation 158
Trisegmentresektion 233, 251
Trisektorektomie 142

U

Ulcus duodeni
– blutendes 78
– perforiertes 71, 79
Ulcus ventriculi
– blutendes 74
– perforiertes 75
Ulkusübernähung 78

V

Vakuumverband 206
VAMLA 294
VATS
– Bisegmentresektion linker Lungenoberlappen
    231
– Bullaresektion, triportal 221
– Bullaresektion, uniportal 217
– links mit partieller Perikardiotomie 308
– links mit Perikardiotomie 306
– Lobektomie Lungenmittellappen 237
– Lobektomie Lungenoberlappen links 242
– Lobektomie Lungenoberlappen rechts 235
– Lobektomie Lungenunterlappen links 244
– Lobektomie Lungenunterlappen rechts
    239
– Lungenresektion, triportal 223
– Lungenresektion, uniportal 219
– Lymphadenektomie 290, 292
– mediastinale Zystenresektion 295
– mit Anlage eines PleurX-Katheters 324
– mit Pleurolyse 326
– mit Talkum-Pleurodese 322
– partielle Lungenresektion 304
– Pleurektomie 320

– Segmentresektion rechter Lungenunterlappen
  229
– Sympathektomie   312, 314
– Thoraxwandresektion   316
– Thymektomie   297
– Trisegmentresektion linker Lungenoberlappen
  233
Venenbypass, autologer femorokruraler   397
Veneninterposition, autologe   378
Venenkathether, zentraler   201
Venen-Patchplastik   385
Verletzung von Berufspflichten   27
Verschlüsselung   1, 19
videoassistierte mediastinale Lymph-
     adenektomie ▶ VAMLA
videoassistierte Thorakoskopie ▶ VATS
Vorgeschichte   4
Vorhofkatheter, getunnelter   202
Voroperation   4, 8, 10

W

Wunddebridement   206
Wundrevision, abdominelle   206

Z

zeitnahe Erstellung   29
Zenker-Divertikel, Resektion   61
Zökumtumor   88, 89
Zweitoperation   10
Zystadenom des Pankreaskopfs   163
Zyste, mediastinale   295
Zystenentdachung, laparoskopische   139
Zystenresektion, mediastinale   295